Guia de Bolso de NEUROLOGIA

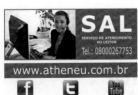

Guia de Bolso de NEUROLOGIA

EDITORES

Thiago Cardoso Vale

José Luiz Pedroso

Orlando Graziani Povoas Barsottini

90 anos
1928•2018

Atheneu
nossa missão é construir o futuro

EDITORA ATHENEU

São Paulo — *Rua Jesuíno Pascoal, 30*
Tel.: (11) 2858-8750
Fax: (11) 2858-8766
E-mail: atheneu@atheneu.com.br

Rio de Janeiro — *Rua Bambina, 74*
Tel.: (21)3094-1295
Fax: (21)3094-1284
E-mail: atheneu@atheneu.com.br

Belo Horizonte — *Rua Domingos Vieira, 319 — conj. 1.104*

CAPA: Equipe Atheneu
PRODUÇÃO EDITORIAL: Texto & Arte Serviços Editoriais

CIP-BRASIL. CATALOGAÇÃO NA PUBLICAÇÃO
SINDICATO NACIONAL DOS EDITORES DE LIVROS, RJ

G971

Guia de bolso de neurologia / editores Thiago Cardoso Vale, José Luiz Pedroso, Orlando Graziani Povoas Barsottini. - 1. ed. - Rio de Janeiro : Atheneu, 2019.
: il.

Inclui bibliografia
ISBN 978-85-388-0913-5

1. Neurologia - Manuais, guias, etc. 2. Sistema nervoso central - Doenças - Manuais, guias, etc. I. Vale, Thiago Cardoso. II. Pedroso, José Luiz. III. Barsottini , Orlando Graziani Povoas.

18-52326 CDD: 616.8
CDU: 616.8

Leandra Felix da Cruz - Bibliotecária - CRB-7/6135

03/09/2018 05/09/2018

Vale, T.C.; Pedroso, J.L.; Barsottini, O.G.P.
Guia de Bolso de Neurologia – 1ª Edição

Dedicatória

Thiago Cardoso Vale:
"Para meu filho, Gabriel."

José Luiz Pedroso:
"Para meus queridos afilhados, Davi, Rafael, Otávio e Lara."

Orlando Graziani Povoas Barsottini:
"Para Raphael e Susan."

Sobre os editores

THIAGO CARDOSO VALE
Neurologista, Mestre e Doutorando pela Universidade Federal de Minas Gerais (UFMG). Professor do Departamento de Clínica Médica da Universidade Federal de Juiz de Fora (UFJF). Coordenador do Setor de Distúrbios de Movimento do Hospital Universitário da UFJF.

JOSÉ LUIZ PEDROSO
Professor-Afiliado do Departamento de Neurologia e Neurocirurgia da Universidade Federal de São Paulo/Escola Paulista de Medicina (Unifesp/EPM). Vice-Coordenador do Setor de Neurologia Geral e Ataxias da Unifesp/EPM. Responsável pelo Setor de Interconsultas da Neurologia da Unifesp/EPM. Preceptor do Programa de Residência Médica de Neurologia da Unifesp/EPM.

ORLANDO GRAZIANI POVOAS BARSOTTINI
Professor Livre-Docente de Neurologia do Departamento de Neurologia e Neurocirurgia da Universidade Federal de São Paulo/Escola Paulista de Medicina (Unifesp/EPM). Chefe do Setor de Neurologia Geral e Ataxias da Unifesp/EPM. Coordenador Geral do Programa de Residência Médica em Neurologia da Unifesp/EPM.

Sobre os colaboradores

ADRIALDO JOSÉ SANTOS
Chefe do Setor de Neuro-Oncologia da Disciplina de Neurocirurgia da Universidade Federal de São Paulo/Escola Paulista de Medicina (Unifesp/EPM).

ALYSSON FERREIRA LEITE
Médico Neurologista do Hospital Julia Kubitschek (HJK)/ Fundação Hospitalar de Minas Gerais (Fhemig). Médico Neurologista do Hospital Governador Israel Pinheiro (HGIP)/Instituto de Previdência dos Servidores do Estado de Minas Gerais (IPSEMG).

ANA LAURA MACIEL ALMEIDA
Neurologista pelo Hospital Universitário da Universidade Federal de Juiz de Fora (HU/UFJF). Psicóloga com Especialização em Neuropsicologia pela Universidade Federal de São Paulo/Escola Paulista de Medicina (Unifesp/EPM). Professora-Assistente de Neurologia da Faculdade de Medicina da UFJF. Mestrado em Saúde Brasileira pela UFJF. Doutoranda em Oftalmologia pela Faculdade de Medicina da Universidade de São Paulo (FMUSP). Membro Titular da Academia Brasileira de Neurologia (ABN).

ANDRÉ MACEDO SERAFIM DA SILVA
Neurologista e Médico-Assistente do Grupo de Miopatias do Hospital das Clínicas da Faculdade de Medicina da Universidade de São Paulo (HC-FMUSP).

BARBARA ARDUINI FERNANDES CORRÊA
Neurologista Assistente no Ambulatório de Neuroinfecção do Hospital das Clínicas da Universidade Federal de Minas Gerais (HC-UFMG). Neurologista do Pronto Atendimento do Hospital das Clínicas.

BRENO FRANCO SILVEIRA FERNANDES
Médico Neurologista, Coordenador do Ambulatório de Doenças Cerebrovasculares do Hospital das Clínicas da Universidade Federal de Minas Gerais (HC-UFMG) e do Ambulatório de Doenças Cerebrovasculares do Instituto de Previdência dos Servidores do Estado de Minas Gerais (IPSEMG). Médico Horizontal da Equipe de Internação e Setor de Interconsultas do HC da UFMG e Médico do Hospital Madre Teresa.

CAÍSSA BEZERRA DE ANDRADE
Graduada em Medicina pela Universidade Federal de Juiz de Fora (UFJF). Residência Médica em Neurologia no Hospital Universitário da Universidade Federal de Juiz de Fora (HU-UFJF).

CARLA JULIANA ARAUJO FERREIRA
Neurologista e Neurofisiologista Assistente do Ambulatório de Doenças Neuromusculares e Setor de Eletroneuromiografia do Hospital das Clínicas da Universidade Federal de Minas Gerais (HC-UFMG). *Fellow* em Neurofisiologia Intraoperatória na University of Pittsburgh Medical Center (UPMC).

CARLOS AUGUSTO DE ALBUQUERQUE DAMASCENO
Neurologista Coordenador do Centro de Atendimento a Doenças Neurológicas Imunomedianas (CADIM); Centro de Referência em Esclerose Múltipla do Hospital Universitário da Universidade Federal de Juiz de Fora (HU-UFJF).

CAROLINA CANDEIAS DA SILVA
Neurologista e Pós-Graduanda do Setor de Transtornos do Movimento – Neurologia do Hospital Universitário da Universidade Federal de Juiz de Fora (HU-UFJF).

CHIEN HSIN FEN
Médica Neurologista e Fisiatra. Mestre e Doutora em Ciência pelo Departamento de Neurologia da Faculdade de Medicina da Universidade de São Paulo (FMUSP). Coordenadora do Departamento Científico de Transtornos do Movimento da Academia Brasileira de Neurologia (ABN). Professora Colaboradora do Instituto de Ortopedia e Traumatologia (IOT) do Hospital das Clínicas da Faculdade de Medicina da Universidade de São Paulo (HC-FMUSP).

DÉBORA PALMA MAIA
Neurologista do Ambulatório de Distúrbios do Movimento do Hospital das Clínicas da Universidade Federal de Minas Gerais (HC-UFMG). Professora-Assistente da Faculdade de Medicina da Pontifícia Universidade Católica de Minas Gerais (PUC Minas).

EDMAR ZANOTELI
Professor-Associado do Departamento de Neurologia da Faculdade de Medicina da Universidade de São Paulo (FMUSP).

ELISA DE PAULA FRANÇA RESENDE
Médica Neurologista Assistente do Hospital das Clínicas da Universidade Federal de Minas Gerais (HC-UFMG) – filial da Empresa Brasileira de Serviços Hospitalares (EBSERH). Mestre em Ciências Aplicadas à Saúde do Adulto pela UFMG.

EVA CAROLINA ROCHA RAMOS
Neurologista pela Universidade Federal de São Paulo/Escola Paulista de Medicina (Unifesp/EPM). Título de Neurologista pela Academia Brasileira de Neurologia (ABN). Especialização (*Fellowship*) em Neurologia Vascular e *Doppler* Transcraniano pela Unifesp/EPM. Doutoranda em Neurologia/Neurociências pela Unifesp/EPM, com período sanduíche em Harvard University (bolsista da Coordenação de Aperfeiçoamento de Pessoal de Nível Superior – Capes).

FABIANO FERREIRA DE ABRANTES
Neurologista Membro Titular da Academia Brasileira de Neurologia (ABN). Preceptor do Programa de Residência Médica em Neurologia da Universidade Federal de São Paulo/ Escola Paulista de Medicina (Unifesp/EPM).

FABIANO MOULIN DE MORAES
Médico Neurologista pela Universidade Federal de São Paulo/ Escola Paulista de Medicina (Unifesp/EPM). Receptor da Residência Médica de Neurologia pela Unifesp/EPM. Mestre em Ciências pela Unifesp/EPM.

FLÁVIO MOURA REZENDE FILHO
Graduado em Medicina pela Universidade Federal de Alagoas (Ufal). Mestre pela Universidade Federal de São Paulo/Escola Paulista de Medicina (Unifesp/EPM). Neurologista pela Unifesp/ EPM. Médico-Assistente dos Ambulatórios de Neurologia Geral da Unifesp/EPM.

GILMAR FERNANDES DO PRADO
Médico, Professor Livre-Docente, Medicina do Sono, Neurofisiologia Clínica, Doutor em Medicina. Professor--Associado e Chefe do Setor de Neuro-Sono e Diretor do Laboratório de Sono e Pesquisa da Disciplina de Neurologia da Universidade Federal de São Paulo/Escola Paulista de Medicina (Unifesp/EPM). Supervisor do Programa de Residência Médica em Medicina do Sono da Unifesp/EPM. Presidente da Academia Brasileira de Neurologia (ABN).

GISELE SAMPAIO SILVA
Professora-Adjunta da Disciplina de Neurologia da Universidade Federal de São Paulo/Escola Paulista de Medicina (Unifesp/ EPM). Gerente Médica do Programa Integrado de Neurologia do Hospital Israelita Albert Einstein (HIAE).

HENRIQUE BALLALAI FERRAZ
Professor-Adjunto Livre-Docente de Neurologia da Universidade Federal de São Paulo/Escola Paulista de Medicina (Unifesp/EPM). Membro Titular da Academia Brasileira de Neurologia (ABN).

HUGO ALMEIDA CHAVES DE RESENDE
Docente do Magistério Superior, Classe Auxiliar do Departamento de Medicina, Neurologia, da Universidade Federal de São João del-Rei (UFSJ). Neurologia Vascular e *Doppler* Transcraniano pela Universidade Federal de São Paulo/Escola Paulista de Medicina (Unifesp/EPM). Movimentos Anormais (UFMG). Membro Titular da Academia Brasileira de Neurologia (ABN). Neurologista pela Universidade Federal de Juiz de Fora (UFJF).

IGOR DE ASSIS FRANCO
Neurologista pela Universidade Federal de Juiz de Fora (UFJF). Neurologista Infantil pela Universidade Federal de São Paulo/Escola Paulista de Medicina (Unifesp/EPM). Mestre em Neurologia pela Unifesp/EPM.

IGOR DE LIMA E TEIXEIRA
Médico Neurologista. *Fellowship* junto à equipe de Transtornos do Movimento da Universidade Federal de São Paulo/Escola Paulista de Medicina (Unifesp/EPM). Graduação em Medicina Humana pela Faculdade de Medicina da Universidade Estadual Paulista (Unesp), "Júlio de Mesquita Filho", Câmpus Botucatu. Credenciado como Especialista em Neurologia pela Academia Brasileira de Neurologia (ABN). Residência Médica em Neurologia, Curso de Neurologia Geral – Ano Opcional, pela Universidade Federal de São Paulo/Escola Paulista de Medicina (Unifesp/EPM).

IGOR SALES ORNELAS FREITAS
Neurologista (Residência em Neurologia Clínica pelo Hospital das Clínicas da Universidade Federal de Minas Gerais (HC-UFMG). Neurofisiologista Clínico (*Fellow* em Eletroneuromiografia – HC-UFMG). Membro Titular da Academia Brasileira de Neurologia (ABN). Membro Titular da Sociedade Brasileira de Neurofisiologia Clínica (SBNC).

IVY ROSA COELHO LOURES
Neurologista Infantil do Hospital Universitário da Universidade Federal de Juiz de Fora (HU-UFJF). Coordenadora do Núcleo da Associação Brasileira de Neurologia Infantil e Psiquiatra Infantil e Profissões Afins (Abenepi) de Juiz de Fora e Zona da Mata.

JOÃO BRAINER CLARES DE ANDRADE
Membro Titular da Academia Brasileira de Neurologia (ABN). Doutorando em Neurologia e Neurociências pela Universidade Federal de São Paulo/Escola Paulista de Medicina (Unifesp/EPM).

JORGE MURILO BARBOSA DE SOUSA
Neurologia Vascular pela Universidade Federal de São Paulo/ Escola Paulista de Medicina (Unifesp/EPM). Mestrado em Cuidados Intensivos pela Universidade Federal de Santa Catarina (UFSC). Especializando em Neurorradiologia Intervencionista da Unifesp/EPM.

JOSÉ LUIZ PEDROSO
Professor-Afiliado do Departamento de Neurologia e Neurocirurgia da Universidade Federal de São Paulo/Escola Paulista de Medicina (Unifesp/EPM). Vice-Coordenador do Setor de Neurologia Geral e Ataxias da Unifesp/EPM. Responsável pelo Setor de Interconsultas da Neurologia da Unifesp/EPM. Preceptor do Programa de Residência Médica de Neurologia da Unifesp/EPM.

JULIANA MACHADO SANTIAGO SANTOS AMARAL
Residência em Neurologia pelo Instituto da Previdência dos Servidores do Estado de Minas Gerais (IPSEMG). *Fellow* em Doenças Desmielinizantes pelo Centro de Investigação em Esclerose Múltipla (Ciem) na Universidade Federal de Minas Gerais (UFMG). Doutoranda pela UFMG. Neurologista do Hospital Mater Dei, IPSEMG e Centro de Investigação em Esclerose Múltipla (Ciem) na UFMG. Médica Receptora no Ambulatório de Doenças Desmielinizantes no IPSEMG.

JULIANA MATOSINHOS DE PAULA
Neurologista pelo Hospital Universitário da Universidade Federal de Juiz de Fora (HU-UFJF). Coordenadora do Serviço de Neurologia do Hospital São José, Conselheiro Lafaiete, Minas Gerais.

LAURA MARIA DE FIGUEIREDO FERREIRA GUILHOTO
Médica Neurologista, Mestre e Doutora em Neurologia pela Faculdade de Medicina da Universidade de São Paulo (FMUSP). Pós-Doutoramento no Boston Children's Hospital – Harvard University. Presidente de Honra da Associação Brasileira de Epilepsia (ABE). Médica Responsável pelo Ambulatório de Epilepsia Infantil da Unidade de Pesquisa e Tratamento das Epilepsias da Universidade Federal de São Paulo/Escola Paulista de Medicina (Unifesp/EPM). Médica Neurofisiologista Clínica do Hospital Universitário (HU) da FMUSP.

LEANDRO DE SOUZA CRUZ
Neurologista da Santa Casa da Misericórdia do Rio de Janeiro. Mestre pela Universidade Federal do Rio de Janeiro (UFRJ). Professor na Faculdade de Ciências Médicas e da Saúde de Juiz de Fora (Suprema-JF).

LEONARDO CRUZ DE SOUZA
Neurologista. Titular da Academia Brasileira de Neurologia (ABN). Doutor em Neurociências pela Université Pierre et Marie Curie (Paris 6). Professor-Adjunto da Faculdade de Medicina da Universidade Federal de Minas Gerais (FMUFMG).

LEOPOLDO ANTÔNIO PIRES
Mestrado em Neurologia pela Universidade Federal de São Paulo/Escola Paulista de Medicina (Unifesp/EPM). Especialista em Líquido Cefalorraquiano pela Unifesp/EPM. Especialização em Neuroanatomia pela Universidade Estadual de Campinas (Unicamp). Professor-Adjunto IV da Faculdade de Medicina da Universidade Federal de Juiz de Fora (FMUFJF). Chefe de Serviços de Neurologia da UFJF. Chefe de Setor de Neuromuscular do Hospital Universitário (HU) da UFJF, filial da Empresa Brasileira de Serviços Hospitalares (EBSERH). Membro Titular da Academia Brasileira de Neurologia (ABN).

LORENA BROSEGHINI BARCELOS
Membro Titular da Academia Brasileira de Neurologia (ABN). Mestre em Ciências pela Universidade Federal de São Paulo/ Escola Paulista de Medicina (Unifesp/EPM). Médica do Setor de Transtornos do Movimento da Disciplina de Neurologia da Unifesp/EPM.

LUCIANE BIZARI COIN DE CARVALHO
Psicóloga e Doutora em Psicologia pela Universidade de São Paulo (USP). Professora-Afiliada da Disciplina de Neurologia da Universidade Federal de São Paulo/Escola Paulista de Medicina (Unifesp/EPM). Pesquisadora do Setor Neuro-Sono da Disciplina de Neurologia da Unifesp/EPM. Orientadora do Programa de Pós-Graduação em Medicina Translacional da Unifesp/EPM. Responsável pelo Ambulatório de Sono do Setor de Neuro-Sono da Disciplina de Neurologia da Unifesp/EPM.

LUCILA BIZARI FERNANDES DO PRADO
Médica com área de atuação em Medicina do Sono, Neurofisiologia Clínica, Medicina de Tráfego e Doutora em Ciências. Responsável pelo Setor de Neuro-Sono e pelo Laboratório de Sono e Pesquisa da Disciplina de Neurologia da Universidade Federal de São Paulo/Escola Paulista de Medicina (Unifesp/EPM). Supervisora do Programa de Residência Médica em Medicina de Tráfego da Unifesp/EPM. Preceptora do Programa de Residência Médica em Medicina do Sono da Unifesp/EPM. Supervisora do Programa de Residência Médica em Neurofisiologia Clínica da Unifesp/EPM.

LÚCIO HUEBRA PIMENTEL FILHO
Neurologista com área de atuação em Medicina do Sono. Título de Especialista em Neurologia pela Membro da Academia Brasileira de Neurologia (ABN) e da Associação Brasileira de Sono (ABS). Título de Especialista em Medicina do Sono pela Associação Médica Brasileira (AMB).

LUÍS OTÁVIO CABOCLO
Neurologista e Neurofisiologista Clínico. Doutor em Neurologia pela Universidade Federal de São Paulo/Escola Paulista de Medicina (Unifesp/EPM). Docente do Programa de Pós-Graduação do Hospital Israelita Albert Einstein (HIAE).

LUIZ PAULO BASTOS VASCONCELOS
Residência em Neurologia pelo Hospital das Clínicas da Universidade Federal de Minas Gerais (HC-UFMG). Neurologista-Assistente do Hospital Albert Sabin (HAS) de Juiz de Fora. Neurologista-Assistente do Hospital Universitário da Universidade Federal de Juiz de Fora (HU-UFJF). Coordenador do Ambulatório de Cefaleias do HU-UFJF.

LUIZ SÉRGIO MAGESTE BARBOSA
Membro Titular da Academia Brasileira de Neurologia (ABN). Título de Especialista em Eletroneuromiografia pela Sociedade Brasileira de Neurofisiologia Clínica (SBNC). Médico-Assistente do Ambulatório de Doenças Neuromusculares do Hospital das Clínicas da Universidade Federal de Minas Gerais (HC-UFMG).

MARCEL KEN UEHARA
Membro Titular da Academia Brasileira de Neurologia (ABN). Especialista e Pós-Graduando em Neurovascular pela Universidade Federal de São Paulo/Escola Paulista de Medicina (Unifesp/EPM). Neurologista do Setor de Telemedicina, Pronto Atendimento e do Protocolo de Acidente Vascular Cerebral (AVC) do Hospital Israelita Albert Einstein (HIAE). Neurologista de Pronto Atendimento do Hospital Sírio-Libanês.

MARCELO MAROCO CRUZEIRO
Médico Neurologista. Especialista em Neurofisiologia Clínica. Mestre em Medicina pela Universidade Federal Fluminense (UFF). Doutor em Medicina pela UFF. Professor-Associado I do Departamento de Clínica Médica da Faculdade de Medicina da Universidade Federal de Juiz de Fora (FMUFJF).

MARCONDES CAVALCANTE FRANÇA JUNIOR
Neurologista e Neurofisiologista Clínico. Professor do Departamento de Neurologia da Faculdade de Ciências Médicas da Universidade Estadual de Campinas (FCM-Unicamp). Responsável pelo Grupo de Doenças Neuromusculares e Neurogenética da FCM-Unicamp.

MARCOS VINICIUS TADAO FUJINO
Médico Neurologista Preceptor da Residência Médica do Hospital Israelita Albert Einstein (HIAE). *Clinical Fellow* de Neurointensivismo e Neurologia Vascular da Universidade Federal de São Paulo/Escola Paulista de Medicina (Unifesp/EPM).

MARIANA BARBOSA AIDAR
Neurologista e Título de Especialista em Neurologia pela Academia Brasileira de Neurologia (ABN) e Associação Médica Brasileira (AMB). Neurofisiologista Clínica com Certificado de Área de Atuação em Neurofisiologia. Clínica pela Sociedade Brasileira de Neurofisiologia Clínica (SBNC) e AMB.

MARIO FERNANDO PRIETO PERES
Médico Neurologista. Doutorado em Neurologia pela Universidade Federal de São Paulo/Escola Paulista de Medicina (Unifesp/EPM). Pós-Doutorado na Thomas Jefferson University. *Fellow* do American College of Physicians.

MAURO CESAR QUINTÃO E SILVA CUNNINGHAM
Neurologista Especialista em Distúrbios do Movimento. Mestre em Biologia pelo Instituto de Ciências Biológicas da Universidade Federal de Minas Gerais (ICB-UFMG). Médico-Assistente da Clínica de Distúrbios do Movimento do Hospital das Clínicas (HC) da UFMG.

NINA ROSA APARECIDA FELISARDO MURTA
Neurologista. Preceptora do Ambulatório de Cefaleias do Hospital das Clínicas da Universidade Federal de Minas Gerais (HC-UFMG).

ORLANDO GRAZIANI POVOAS BARSOTTINI
Professor Livre-Docente de Neurologia do Departamento de Neurologia e Neurocirurgia da Universidade Federal de São Paulo/ Escola Paulista de Medicina (Unifesp/EPM). Chefe do Setor de Neurologia Geral e Ataxias da Unifesp/EPM. Coordenador-Geral do Programa de Residência Médica em Neurologia da Unifesp/EPM.

PAULO CARAMELLI
Médico Neurologista e Membro Titular da Academia Brasileira de Neurologia (ABN). Professor Titular da Faculdade de Medicina da Universidade Federal de Minas Gerais (FMUFMG).

PAULO GUILHERME TAVARES DE AZEVEDO CARDOSO
Graduação em Medicina pela Universidade Federal de São Paulo/Escola Paulista de Medicina (Unifesp/EPM). Conclusão de Residência Médica em Neurologia pela Unifesp/EPM. Doutorando do Setor de Neurologia Geral e Ataxias da Disciplina de Neurologia da Unifesp/EPM.

PAULO HENRIQUE FERREIRA BERTOLUCCI
Chefe do Setor de Neurologia do Comportamento. Professor Titular da Disciplina de Neurologia da Universidade Federal de São Paulo/Escola Paulista de Medicina (Unifesp/EPM).

PAULO PEREIRA CHRISTO
Professor de Pós-Graduação da Santa Casa de Misericórdia de Belo Horizonte.

PEDRO VICENTE FERREIRA NAVES
Neurologista e Neurofisiologista Clínico. Membro Titular da Academia Brasileira de Neurologia (ABN) e da Sociedade Brasileira de Neurofisiologia Clínica (SBNC). Especialização em Epilepsia, Eletroencefalografia e Vídeo-Eletroencefalografia pela Universidade Federal de São Paulo/Escola Paulista de Medicina (Unifesp/EPM). Mestrado em Ciências pela Unifesp/ EPM. Médico do Corpo Clínico do Hospital Israelita Albert Einstein (HIAE). Eletroencefalografista no Departamento de Neurofisiologia Clínica do HIAE.

RAPHAEL DE PAULA DOYLE MAIA
Neurologista. Mestre pela Faculdade de Medicina da Universidade Federal de Minas Gerais (FMUFMG). Ambulatório de Distúrbios do Movimento e de Neurologia Cognitiva e de Comportamento da Hospital Universitário Cassiano Antônio Moraes da Universidade Federal do Espírito Santo (Hucam-Ufes). Centro de Referência em Toxina Botulínica do Centro de Reabilitação Física do Espírito Santo (Crefes).

RICARDO OLIVEIRA HORTA MACIEL
Graduação em Medicina pela Faculdade de Medicina da Universidade Federal de Minas Gerais (FMUFMG). Residência em Neurologia pela Universidade Federal de São Paulo/Escola Paulista de Medicina (Unifesp/EPM). Mestrado em Ciências da Saúde pela UFMG. Preceptor do Ambulatório de Movimentos Anormais do Hospital das Clínicas (HC) da UFMG.

ROBERTA ARB SABA RODRIGUES PINTO
Professora Doutora em Neurologia pela Universidade Federal de São Paulo/Escola Paulista de Medicina (Unifesp/EPM). Membro Titular da Academia Brasileira de Neurologia (ABN) e Membro da Comissão de Ensino. Médica-Assistente do Ambulatório de Transtornos do Movimento da Unifesp/EPM e do Instituto de Assistência Médica ao Servidor Público Estadual (Iamspe).

RODRIGO ALENCAR E SILVA
Neurologista pelo Hospital das Clínicas da Universidade Federal de Minas Gerais (HC/UFMG). Médico-Assistente do Ambulatório de Distúrbios do Movimento e Toxina Botulínica do Hospital Universitário Onofre Lopes da Universidade Federal do Rio Grande do Norte (Huol/UFRN). Coordenador do Ambulatório de Neurocognitiva do Huol/UFRN.

RODRIGO BARBOSA THOMAZ
Médico Neurologista, Especialista pela Academia Brasileira de Neurologia (ABN) e Associação Médica Brasileira (AMB). Coordenador Médico do Centro de Excelência em Esclerose Múltipla e Outras Doenças Desmielinizantes do Sistema Nervoso Central do Programa Integrado de Neurologia do Hospital Israelita Albert Einstein (HIAE).

RODRIGO KLEINPAUL
Coordenador do Serviço de Neurologia do Instituto de Previdência dos Servidores do Estado de Minas Gerais (IPSEMG). Neurologista-Assistente do Hospital das Clínicas da Universidade Federal de Minas Gerais (HC-UFMG).

RODRIGO SANTIAGO GOMEZ
Preceptor do Ambulatório de Cefaleias e Doenças Neuromusculares do Ambulatório Bias Fortes do Hospital das Clínicas da Universidade Federal de Minas Gerais (HC-UFMG). Preceptor da Residência Médica de Neurologia Hospitalar do HC-UFMG. Preceptor da Residência Médica de Neurologia Hospitalar no Hospital Madre Teresa, Belo Horizonte, Minas Gerais. Especialista em Neurologia Clínica da Universidade Federal de São Paulo/Escola Paulista de Medicina (Unifesp/EPM).

RODRIGO VASCONCELLOS VILELA
Graduação em Medicina pela Faculdade de Medicina da Universidade Federal de Minas Gerais (FMUFMG). Residência Médica em Neurologia pela UFMG. Mestrando em Neurociências Clínicas pela UFMG.

SARAH TEIXEIRA CAMARGOS
Médica Neurologista. Professora-Adjunta da Faculdade de Medicina da Universidade Federal de Minas Gerais (FMUFMG).

THIAGO CARDOSO VALE
Neurologista, Mestre e Doutorando pela Universidade Federal de Minas Gerais (UFMG). Professor do Departamento de Clínica Médica da Universidade Federal de Juiz de Fora (UFJF). Coordenador do Setor de Distúrbios de Movimento do Hospital Universitário da UFJF.

VANDERCI BORGES
Professora-Afiliada Doutora do Departamento de Neurologia e Neurocirurgia da Universidade Federal de São Paulo/Escola Paulista de Medicina (Unifesp/EPM). Médica Neurologista Colaboradora do Setor de Transtornos do Movimento da Disciplina de Neurologia da Unifesp/EPM. Membro Titular da Academia Brasileira de Neurologia (ABN).

Prefácio

Durante o meu curso de medicina, na Universidade Federal de São Paulo/Escola Paulista de Medicina (Unifesp/EPM), de 1976 a 1981, fui estimulado pelos eméritos professores a entender o significado das palavras impressas nos livros. Diziam eles, quantas maravilhas, quantas coisas insuspeitadas descobriríamos se soubéssemos dissecar as palavras, quebrar-lhes a casca e libertar o espírito e a divina luz que elas encerram. São elas que ensinam o mistério das coisas e desvendam as verdades mais recônditas. A descoberta iria levar para um caminho maravilhoso, de realizações e sem medo!

Entretanto, mesmo lendo muito, havia uma matéria desafiadora, misteriosa, imprevisível e até amedrontadora: a neurologia. Anatomia, fisiologia, síndromes e quantas palavras difíceis; talvez, seja por isso que decidi enfrentá-la.

Após 37 anos, acho que consegui, em parte, tornar-me neurologista. E qual foi a minha principal estratégia? Um livro de bolso.

Será que já ao término da segunda década do século XXI, com celulares inteligentes, internet quase 24 horas por dia, quase em todos locais e com amplo acesso a *sites* do mundo todo, um livro de bolso em neurologia terá algum valor? Vou procurar responder.

O termo "LIVRO" nos remete, em várias línguas, a palavras relativas a árvores. Na maioria das línguas latinas (*libro* em espanhol e italiano, *livre* em francês), veio do latim *liber*, a fina camada fibrosa entre a casca e o tronco da árvore que, depois de seca, pode ser usada para escrever (e realmente era, em um passado longínquo). Já nas línguas de origem anglo-germânicas (*book* em inglês, *buch* em alemão e *boek* em holandês), o termo advém de *bokis*, nome da árvore que hoje se chama *beech* em inglês, da qual se faziam tábuas em que eram escritas as runas, uma antiga forma de escrita da Europa do Norte.

Um livro é um conjunto de folhas de papel ou outro material similar que, uma vez conectado, formam um volume que deve ter, pelo menos, 50 páginas. No sentido figurado, é sobre o fornecimento de uma fonte de educação e conhecimento.

"O livro é um mestre que fala, mas não responde."
(Platão)

BOLSO é a parte da roupa que funciona como uma pequena bolsa utilizada para guardar objetos pessoais, ou como enfeite. Sua origem deriva de uma pequena bolsa usada na Europa, que era carregada junto ao corpo, presa por meio de uma espécie de cinto. Essa bolsa podia ficar entre duas peças de roupa. Quando isso acontecia, por vezes, a peça mais externa possuía um pequeno corte que permitia acesso mais fácil à bolsa.

MEDICINA tem a sua origem no imaginário dos antigos romanos uma deusa das curas, Meditrina, em cuja festa (no dia 11 de outubro) tomava-se uma mistura de vinho novo e velho, dizendo-se as seguintes palavras: *"Vetus novum vinum bibo, veteri novo morbo medeor"* — "Bebo vinho novo-velho e de velhas-novas doenças estou curado".

O verbo *medere* ("curar"), originalmente, significava o ato ou conhecimento de "saber o melhor caminho" para algo ou "tratar", "curar". O termo está ligado ao adjetivo *medicus*, que remete, por sua vez, à arte da medicina (com destaque para as intervenções cirúrgicas) e à arte de curar pela magia. A poção é um medicamento ou algum preparado mágico. Desde as origens, a ação de curar foi concebida mais como uma arte do que como uma técnica, e feiticeiros eram confundidos muitas vezes com médicos. Medicar tem essa dupla face. Assim, o termo "medicina" chegou à língua portuguesa por meio do latim *ars medicinae*, que na tradução literal significa "arte da medicina".

NEUROLOGIA, do grego *neuron*, "nervo", e *logos*, "estudo", é a especialidade médica que trata dos distúrbios estruturais do sistema nervoso. Especificamente, ela lida com o diagnóstico e tratamento de todas as categorias de doenças que envolvem os sistemas nervoso central, periférico e autônomo, incluindo os seus revestimentos, vasos sanguíneos e todos os tecidos efetores, como os músculos. Ensina-nos, ainda, a entendermos uma grande sorte de sentimentos e emoções, tais como o medo.

MEDO – uma das emoções primárias – é caracterizado por uma sensação desagradável intensa causada pela percepção de perigo, presente ou futuro, real ou presumido.

Para a neurologia, o medo é uma forma comum de organização do cérebro primitivo dos seres humanos vivos, com a ativação da amígdala, que está localizada no lobo temporal. O medo é um estado afetivo e emocional necessário para permitir que o corpo se adapte ao ambiente e responda rápida e eficazmente em situações adversas. No que se refere ao aspecto social e cultural, o medo é parte do caráter de uma pessoa ou uma organização social; dito isso, é possível aprender a não ter medo.

O presente livro de bolso tem o objetivo de apresentar as principais doenças neurológicas, sob uma forma concisa e harmoniosa, relacionadas com as principais orientações terapêuticas. Deve-se chamar a atenção que os capítulos foram escritos por profissionais que têm grande experiência nas suas especialidades, demonstrando-se que, muitas vezes, a diferença não se faz só com medicamentos. Mesmo se referindo às doenças graves ou em situações de emergência, com prognóstico amedrontador, muito pode ser oferecido, com segurança.

Procurou-se, neste livro, mostrar que pequenas diferenças fazem grandes e valiosas transformações. Ao caber no bolso, este bem valioso pode acompanhá-lo em todos os momentos.

Particularmente, agora, posso trocar o meu velho *Manual de Neurologia*, de J. Cambier, M. Masson e H. Dehen, por este livro de bolso, para continuar neurologista. Não tenho medo de ser chamado de velho:

"O livro de bolso é o poderoso instrumento
de cultura da civilização moderna."
(Jean Giono)

"No fim, tu hás de ver que as coisas mais leves
são as únicas que o vento não conseguiu levar:
um estribilho antigo,
um carinho no momento preciso,
o folhear de um livro de poemas,
o cheiro que tinha um dia o próprio vento..."
(Mário Quintana)

Acary Souza Bulle Oliveira
Professor-Afiliado do Departamento de Neurologia e Neurocirurgia da Universidade Federal de São Paulo/Escola Paulista de Medicina (Unifesp/EPM)

Introdução

O *Guia de Bolso de Neurologia* surge como uma ferramenta prática e objetiva direcionada para residentes, médicos generalistas, neurologistas e para aqueles que em algum momento atendem pacientes com queixas neurológicas. Esta obra não tem como objetivo descrever de forma completa as doenças que afetam o sistema nervoso, e tampouco substituir livros-texto. Funcionará como bibliografia para consulta rápida e de fácil acesso. Por se tratar de um guia de bolso, seu uso será útil para ambulatórios, consultórios e pronto-socorro.

As doenças neurológicas mais comuns são abordadas de maneira didática, com quadros e tabelas que permitirão ao leitor elaborar o raciocínio diagnóstico de maneira rápida e objetiva, além de traçar metas terapêuticas de forma imediata. Os capítulos foram escritos por neurologistas especialistas nas respectivas subáreas, e distribuídos de maneira sistemática. Os capítulos estão divididos por seções, as quais incluem: neurologia vascular, demências, epilepsias, cefaleias, transtornos do movimento, doenças neuromusculares, neuro-oncologia, doenças desmielinizantes, infecções do sistema nervoso, neurointensivismo e distúrbios do sono.

A elaboração de um guia de bolso de neurologia permitirá ao médico uma abordagem diagnóstica direcionada, objetiva e mais adequada na sua prática diária.

Os Editores

Sumário

SEÇÃO 10 – NEUROINFECTOLOGIA

SEÇÃO 11 – NEUROINTENSIVISMO/NEUROTRAUMA

Seção 1

Supervisor: Breno Franco Silveira Fernandes

NEUROVASCULAR

Capítulo 1

Acidente vascular cerebral

Hugo Almeida Chaves de Resende
Breno Franco Silveira Fernandes

CONCEITO

- O acidente vascular cerebral (AVC) isquêmico é a doença neurológica que decorre da interrupção, ou redução a níveis críticos, do fluxo sanguíneo cerebral. Ocasiona necrose isquêmica do tecido e gera sinais e sintomas específicos, conforme a área afetada.
- O ataque isquêmico transitório (AIT) é evento isquêmico que cursa com os mesmos sinais focais, entretanto com melhora completa desses sintomas, sem evidências de necrose nos exames de imagem. Não deve ser negligenciado e deve ser investigado assim como o AVC isquêmico.

EPIDEMIOLOGIA

- O AVC é importante causa de morbidade e mortalidade em todo o mundo.
- É a terceira principal causa de incapacidade no mundo.
- De acordo com a Organização Mundial de Saúde (OMS), o AVC foi a segunda principal causa de morte prematura no mundo em 2014, com um evento cerebrovascular a cada 5 segundos.
- É a primeira causa de morte no Brasil, superando as mortes de etiologia cardiovascular.

» Dentre os países da América Latina, o Brasil é o país com as maiores taxas de mortalidade por AVC.
» Em pacientes mais jovens, a incidência do AVC é maior em homens que em mulheres. Em maiores de 75 anos, o AVC tem maior incidência entre as mulheres.
» O AVC pode ocorrer em qualquer idade, inclusive intraútero e no período neonatal. Um quarto de todos os AVCs ocorre em pessoas com menos de 65 anos.
» A incidência e os tipos de AVC variam conforme os grupos raciais. Os asiáticos, por exemplo, parecem ter maior incidência de aterosclerose intracraniana que os caucasianos.
» Nos países ocidentais, 80 a 85% dos AVCs em adultos são isquêmicos; os demais, hemorrágicos. Nas crianças, a porcentagem de AVCs isquêmicos cai para 55% e a de hemorrágicos sobe para cerca de 45%.

■ FATORES DE RISCO

» Os fatores de risco para o AVC podem ser divididos em não modificáveis e modificáveis (Quadro 1.1).

Quadro 1.1. Fatores de risco para acidente vascular cerebral isquêmico

Modificáveis	Não modificáveis
• Hipertensão arterial • Tabagismo • Obesidade abdominal (relação cintura-quadril elevada) • Dieta pobre em vegetais e grãos e rica em carne, ovos e frituras • Inatividade física • Diabete melito • Uso de álcool • Estresse psicossocial e depressão • Doenças cardíacas e níveis de apolipoproteína • Uso de anticoncepcional • Uso de álcool e drogas • Apneia do sono • Hiper-homocisteinemia • Síndrome metabólica • Distúrbios da coagulação	• Idade • Sexo • Raça • Genética

» Segundo o estudo INTERSTROKE, dez fatores de risco explicam 90% dos AVCs: hipertensão arterial, tabagismo, obesidade abdominal (relação cintura-quadril elevada), dieta pobre em vegetais e grãos e rica em carne, ovos e frituras, inatividade física, diabete melito, consumo de álcool, estresse psicossocial e depressão, doenças cardíacas e níveis de apolipoproteína.

ETIOLOGIA

» As principais etiologias do AVC são: embolia cardioaórtica, doença arterial de grandes vasos e doença de pequenos vasos.

» Outras causas potenciais de AVC: vasculites, colagenoses, doenças hematológicas, trombofilias adquiridas e hereditárias e doenças genéticas.

» Várias são as classificações etiológicas que podemos utilizar. A mais comum é a classificação de TOAST (*Trial of Org 10172 in Acute Stroke Treatment*), revisada e então denominada SSS-TOAST em 2005 (*Stop Stroke Study Trial of Org 10172 in Acute Stroke Treatment*) – Quadro 1.2.

» Há uma versão automatizada da escala SSS-TOAST, chamada de CCS (*Causative Classification System*), disponível no site: https://ccs.mgh.harvard.edu/ccs_title.php. O site dispõe de uma área de treinamento na aplicação da escala.

Quadro 1.2. Classificação etiológica da SSS-TOAST

Mecanismo do AVC	Nível de confiança	Critério
Aterosclerose de grandes artérias	Evidente	1. Doença vascular aterosclerótica oclusiva ou estenótica (> 50% de oclusão ou < 50% com placa ulcerada ou trombose) em artéria intra ou extracraniana clinicamente relevante.
		2. Ausência de infarto agudo em território vascular fora da artéria ocluída ou estenótica.

(continua)

Quadro 1.2. Classificação etiológica da SSS-TOAST *(continuação)*

Mecanismo do AVC	Nível de confiança	Critério
Aterosclerose de grandes artérias	Provável	1. História de uma ou mais cegueira monocular transitória, ataque isquêmico transitório ou acidente vascular cerebral no território da artéria índice afetada por aterosclerose no último mês.
		2. Evidência de estenose quase oclusiva ou oclusão completa não crônica de causa aterosclerótica presumível em artéria intracraniana ou extracraniana clinicamente relevante (exceto artérias vertebrais).
		3. Presença de infarto em área fronteiriça (do inglês, *watershed*) ipsilateral ou múltiplos infartos temporalmente separados exclusivamente no território da artéria afetada.
	Possível	1. Evidência de placa aterosclerótica causando estenose leve (< 50%), na ausência de qualquer ulceração de placa ou trombose, em artéria intracraniana ou extracraniana clinicamente relevante e história de dois ou mais ataques isquêmicos transitórios, amaurose fugaz ou acidentes vasculares cerebrais no território da artéria índice, sendo pelo menos um no último mês.
		2. Evidência de aterosclerose de grandes artérias, na ausência de investigação diagnóstica completa para outros mecanismos.
Embolismo cardioaórtico	Evidente	1. Presença de fonte cardíaca de alto risco para embolia cerebral.

(continua)

Quadro 1.2. Classificação etiológica da SSS-TOAST *(continuação)*

Mecanismo do AVC	Nível de confiança	Critério
Embolismo cardioaórtico	Provável	1. Evidência de embolia sistêmica.
		2. Presença de múltiplos infartos agudos temporalmente relacionados na circulação anterior direita e esquerda ou anterior e posterior, na ausência de oclusão ou estenose quase oclusiva das artérias relevantes. Ausência de outras doenças que podem gerar múltiplos infartos (vasculite, vasculopatia, distúrbio hemodinâmico).
	Possível	1. Presença de doença cardíaca com risco baixo ou incerto de embolia cerebral.
		2. Evidência de embolismo cardioaórtico na ausência de investigação completa.
Oclusão de pequenas artérias	Evidente	1. Evidência imaginológica de um único infarto clinicamente relevante < 20 mm em seu maior diâmetro, no território das artérias penetrantes do tronco ou basais, na ausência de qualquer outra alteração no sítio de origem da artéria penetrante (ateroma focal, dissecção, vasculite, vasoespasmo).
	Provável	1. Presença de pelo menos um ataque isquêmico transitório lacunar estereotipado na última semana.
		2. Presença de uma síndrome lacunar clássica.
	Possível	1. Síndrome lacunar clássica na ausência de imagem sensível suficiente para detectar pequenos infartos.
		2. Evidência de oclusão de pequenas artérias na ausência de investigação completa.

(continua)

Quadro 1.2. Classificação etiológica da SSS-TOAST *(continuação)*

Mecanismo do AVC	Nível de confiança	Critério
Outras causas	Evidente	1. Evidência de doença específica que envolva artérias clinicamente apropriadas.
	Provável	1. Doença específica que ocorreu em íntima relação temporal ou espacial com o acidente vascular cerebral: dissecção arterial, cirurgia cardíaca ou vascular, intervenção cardiovascular.
	Possível	1. Evidência de outra causa na ausência de investigação completa para causas anteriormente citadas.
Causas indeterminadas	Embolismo criptogênico	1. Evidência angiográfica de coágulo em artéria angiograficamente normal.
		2. Evidência angiográfica de completa recanalização de artéria previamente ocluída.
		3. Múltiplos infartos agudos temporalmente relacionados sem anomalia relevante nos vasos.
	Criptogênico (outro)	1. Aqueles que não preencheram critérios pra embolismo criptogênico.
	Avaliação incompleta	1. Ausência de testes diagnósticos que sejam essenciais para revelar a etiologia do processo, no julgamento do examinador.
	Inclassificável	1. Presença de um ou mais mecanismos evidentes, pelo menos provável, ou ausência de evidência provável capaz de estabelecer uma causa única.

Fonte: adaptado de Ay H, Furie KL, Singhal A, Smith WS, Sorensen AG, Koroshetz WJ. An evidence-based causative classification system for acute ischemic stroke. Ann Neurol. 2005;58(5):688-97.

■ DIAGNÓSTICO

» O AVC manifesta-se clinicamente como um evento neurológico súbito, geralmente focal, em decorrência de disfunção de uma área encefálica específica.

- Não é possível diferenciar um evento hemorrágico de um isquêmico, baseando-se apenas nas manifestações clínicas.
- É importante definir o início dos sintomas, perguntando sistematicamente ao paciente. Se o paciente for incapaz de fornecer as informações, considerar o último momento em que o paciente foi visto sem sintomas pelos acompanhantes.
- O exame neurológico deve ser estruturado pela aplicação da escala de NIHSS (do inglês, *National Institutes of Health Stroke Scale*): escala que varia de 0 a 42 pontos, possui correlação com a área de infarto e com a presença de oclusão proximal (Quadro 1.3). A escala torna objetivo o exame neurológico, com boa reprodutibilidade, e permite detectar sinais de melhora e piora de maneira mais objetiva (para treinamento na aplicação da escala, visite: www.nihstrokescale.org).

Quadro 1.3. Escala NIHSS*

Instrução	Definição da escala
1a. Nível de consciência: o investigador deve escolher uma resposta mesmo se uma avaliação completa é prejudicada por obstáculos, como um tubo orotraqueal, barreiras de linguagem, trauma ou curativo orotraqueal. Um 3 é dado apenas se o paciente não faz nenhum movimento (outro além de postura reflexa) em resposta à estimulação dolorosa.	0 = Alerta, reponde com entusiasmo. 1 = Não alerta, mas ao ser acordado por mínima estimulação obedece, responde ou reage. 2 = Não alerta, requer repetida estimulação ou estimulação dolorosa para realizar movimentos (não estereotipados). 3 = Responde somente com reflexo motor ou reações autonômicas, ou totalmente irresponsivo, flácido e arreflexo.

(continua)

Quadro 1.3. Escala NIHSS* *(continuação)*	
Instrução	**Definição da escala**
1b. Perguntas de nível de consciência: o paciente é questionado sobre o mês e sua idade. A resposta deve ser correta – não há nota parcial por chegar perto. Pacientes com afasia ou estupor que não compreendem as perguntas receberão 2. Pacientes incapacitados de falar em virtude de intubação orotraqueal, trauma orotraqueal, disartria grave de qualquer causa, barreiras de linguagem ou qualquer outro problema não secundário à afasia receberão 1. É importante que somente a resposta inicial seja considerada e que o examinador não "ajude" o paciente com dicas verbais ou não verbais.	0 = Responde ambas as questões corretamente. 1 = Responde uma questão corretamente. 2 = Não responde nenhuma questão corretamente.
1c. Comandos de nível de consciência: o paciente é solicitado a abrir e fechar os olhos e então abrir e fechar a mão não parética. Substitua por outro comando de um único passo se as mãos não puderem ser utilizadas. É dado crédito se uma tentativa inequívoca é feita, mas não completada por fraqueza. Se o paciente não responde ao comando, a tarefa deve ser demonstrada a ele (pantomima) e o resultado, registrado (segue um, nenhum ou ambos os comandos). Aos pacientes com trauma, amputação ou outro impedimento físico devem ser dados comandos únicos compatíveis. Registra-se somente a primeira tentativa.	0 = Realiza ambas as tarefas corretamente. 1 = Realiza uma tarefa corretamente. 2 = Não realiza nenhuma tarefa corretamente.

(continua)

Quadro 1.3. Escala NIHSS* *(continuação)*	
Instrução	**Definição da escala**
2. Melhor olhar conjugado: somente os movimentos oculares horizontais são testados. Movimentos oculares voluntários ou reflexos (oculocefálicos) recebem nota, mas a prova calórica não é usada. Se o paciente tem um desvio conjugado do olhar, que pode ser sobreposto por atividade voluntária ou reflexa, o escore será 1. Se o paciente tem uma paresia de nervo craniano isolada (III, IV ou VI nervos), marca-se 1. O olhar é testado em todos os pacientes afásicos. Os pacientes com trauma ocular, curativos, cegueira preexistente ou outro distúrbio de acuidade ou campo visual devem ser testados com movimentos reflexos e a escolha é feita pelo investigador. Estabelecer contato visual e, então, mover-se perto do paciente de um lado para outro pode esclarecer a presença de paralisia do olhar.	0 = Normal. 1 = Paralisia parcial do olhar. Este escore é dado quando o olhar é anormal em um ou ambos os olhos, mas não há desvio forçado ou paresia total do olhar. 2 = Desvio forçado ou paralisia total do olhar que não podem ser vencidos pela manobra oculocefálica.
3. Visual: os campos visuais (quadrantes superiores e inferiores) são testados por confrontação, utilizando contagem de dedos ou ameaça visual, conforme apropriado. O paciente deve ser encorajado, mas se olha para o lado do movimento dos dedos, deve ser considerado como normal. Se houver cegueira unilateral ou enucleação, os campos visuais no olho restante são avaliados. Marca-se 1 somente se uma clara assimetria, incluindo quadrantanopsia, for encontrada. Se o paciente é cego por qualquer causa, marca-se 3. Estimulação dupla simultânea é realizada neste momento. Se houver uma extinção, o paciente recebe 1 e os resultados são usados para responder a questão 11.	0 = Sem perda visual. 1 = Hemianopsia parcial. 2 = Hemianopsia completa. 3 = Hemianopsia bilateral (cego, incluindo cegueira cortical).

(continua)

Quadro 1.3. Escala NIHSS* *(continuação)*	
Instrução	**Definição da escala**
4. Paralisia facial: perguntar ou usar pantomima para encorajar o paciente a mostrar os dentes ou sorrir e fechar os olhos. Considerar a simetria de contração facial em resposta a estímulo doloroso em paciente pouco responsivo ou incapaz de compreender. Na presença de trauma/curativo facial, tubo orotraqueal, esparadrapo ou outra barreira física que obscureça a face, estes devem ser removidos, tanto quanto possível.	0 = Movimentos normais simétricos. 1 = Paralisia facial leve (apagamento de prega nasolabial, assimetria no sorriso). 2 = Paralisia facial central evidente (paralisia facial total ou quase total da região inferior da face). 3 = Paralisia facial completa (ausência de movimentos faciais das regiões superior e inferior da face).
5. Motor para braços: o braço é colocado na posição apropriada: extensão dos braços (palmas para baixo) a 90° (se sentado) ou a 45° (se deitado). É valorizada queda do braço se esta ocorre antes de 10 segundos. O paciente afásico é encorajado pela firmeza na voz e por pantomima, mas não com estimulação dolorosa. Cada membro é testado isoladamente, iniciando pelo braço não parético. Somente em caso de amputação ou de fusão de articulação no ombro, o item deve ser considerado não testável (NT), e uma explicação deve ser escrita para essa escolha.	0 = Sem queda; mantém o braço a 90° (ou a 45°) por 10 segundos completos. 1 = Queda; mantém o braço a 90° (ou 45°); porém este apresenta queda antes dos 10 segundos completos; não toca a cama ou outro suporte. 2 = Algum esforço contra a gravidade; o braço não atinge ou não mantém 90° (ou 45°), cai na cama, mas tem alguma força contra a gravidade. 3 = Nenhum esforço contra a gravidade; braço despenca. 4 = Nenhum movimento. NT = Amputação ou fusão articular. Explique:_______________ 5a. Braço esquerdo. 5b. Braço direito.

(continua)

Quadro 1.3. Escala NIHSS* *(continuação)*	
Instrução	**Definição da escala**
6. Motor para pernas: a perna é colocada na posição apropriada: extensão a 30° (sempre na posição supina). É valorizada queda do braço se esta ocorre antes de 5 segundos. O paciente afásico é encorajado pela firmeza na voz e por pantomima, mas não com estimulação dolorosa. Cada membro é testado isoladamente, iniciando pela perna não parética. Somente em caso de amputação ou de fusão de articulação no quadril, o item deve ser considerado não testável (NT), e uma explicação deve ser escrita para essa escolha.	0 = Sem queda, mantém a perna a 30° por 5 segundos completos. 1 = Queda, mantém a perna a 30°; porém esta apresenta queda antes dos 5 segundos completos; não toca a cama ou outro suporte. 2 = Algum esforço contra a gravidade, a perna não atinge ou não mantém 30°, cai na cama, mas tem alguma força contra a gravidade. 3 = Nenhum esforço contra a gravidade; perna despenca. 4 = Nenhum movimento. NT = Amputação ou fusão articular. Explique:________________ 6a. Perna esquerda 6b. Perna direita
7. Ataxia de membros: este item avalia se existe evidência de uma lesão cerebelar unilateral. Teste com os olhos abertos. Em caso de defeito visual, assegure-se de que o teste é feito no campo visual intacto. Os testes índex-nariz e calcanhar-joelho são realizados em ambos os lados e a ataxia somente é valorizada se for desproporcional à fraqueza. A ataxia é considerada ausente no paciente que não pode entender ou está hemiplégico. Somente em caso de amputação ou de fusão de articulações, o item deve ser considerado não testável (NT), e uma explicação deve ser escrita para essa escolha. Em caso de cegueira, testa-se tocando o nariz, a partir de uma posição com os braços estendidos.	0 = Ausente. 1 = Presente em um membro. 2 = Presente em dois membros. NT = Amputação ou fusão articular. Explique:________________

(continua)

Quadro 1.3. Escala NIHSS* *(continuação)*	
Instrução	**Definição da escala**
8. Sensibilidade: avalie sensibilidade ou mímica facial ao beliscar ou retirada do estímulo doloroso em paciente torporoso ou afásico. Somente a perda de sensibilidade atribuída ao acidente vascular cerebral é registrada como anormal e o examinador deve testar tantas áreas do corpo (braços [exceto mãos], pernas, tronco e face) quantas forem necessárias para checar acuradamente uma perda hemissensitiva. Um escore de 2, "grave ou total" deve ser dado somente quando uma perda grave ou total da sensibilidade pode ser claramente demonstrada. Portanto, pacientes em estupor e afásicos provavelmente receberão 1 ou 0. O paciente com acidente vascular cerebral de tronco que tem perda de sensibilidade bilateral recebe 2. Se o paciente não responde e está quadriplégico, marca-se 2. Pacientes em coma (item 1a = 3) recebem arbitrariamente 2 neste item.	0 = Normal, nenhuma perda. 1 = Perda sensitiva leve a moderada, a sensibilidade ao beliscar é menos aguda ou diminuída do lado afetado, ou há uma perda da dor superficial ao beliscar, mas o paciente está ciente de que está sendo tocado. 2 = Perda da sensibilidade grave ou total, o paciente não sente que está sendo tocado.

(continua)

Quadro 1.3. Escala NIHSS* *(continuação)*

Instrução	Definição da escala
9. Melhor linguagem: uma grande quantidade de informações acerca da compreensão pode ser obtida durante a aplicação dos itens precedentes do exame. O paciente é solicitado a descrever o que está acontecendo no quadro, a nomear os itens na lista de identificação e a ler da lista de sentença (ver Anexos). A compreensão é julgada a partir dessas respostas, assim como das de todos os comandos no exame neurológico geral precedente. Se a perda visual interfere nos testes, pede-se ao paciente que identifique objetos colocados em sua mão, repita e produza falas. O paciente intubado deve ser incentivado a escrever. O paciente em coma (item 1a = 3) receberá automaticamente 3 neste item. O examinador deve escolher 1 para pacientes em estupor ou pouco cooperativos, mas a pontuação 3 deve ser reservada ao paciente que está mudo e que não segue nenhum comando simples.	0 = Sem afasia, normal. 1 = Afasia leve a moderada, alguma perda óbvia da fluência ou dificuldade de compreensão, sem limitação significativa das ideias, expressão ou forma de expressão. A redução do discurso e/ou compreensão, entretanto, dificulta ou impossibilita a conversa sobre o material fornecido. Por exemplo, na conversa sobre o material fornecido, o examinador pode identificar figuras ou itens da lista de nomeação a partir da resposta do paciente. 2 = Afasia grave; toda a comunicação é feita por meio de expressões fragmentadas; grande necessidade de interferência, questionamento e adivinhação por parte do ouvinte. A quantidade de informação que pode ser trocada é limitada; o ouvinte carrega o fardo da comunicação. O examinador não consegue identificar itens do material fornecido a partir da resposta do paciente. 3 = Mudo, afasia global; nenhuma fala útil ou compreensão auditiva.

(continua)

Quadro 1.3. Escala NIHSS* *(continuação)*	
Instrução	**Definição da escala**
10. Disartria: acredita-se que o paciente é normal; uma avaliação mais adequada é obtida, pedindo-se ao paciente que leia ou repita palavras da lista (ver Anexo). Se o paciente tem afasia grave, a clareza da articulação da fala espontânea pode ser graduada. Somente se o paciente estiver intubado ou tiver outras barreiras físicas à produção da fala, este item deverá ser considerado não testável (NT). Não se deve dizer ao paciente por que ele está sendo testado.	0 = Normal. 1 = Disartria leve a moderada; paciente arrasta pelo menos algumas palavras e, na pior das hipóteses, pode ser entendido com alguma dificuldade. 2 = Disartria grave; fala do paciente é tão empastada que chega a ser ininteligível, na ausência de disfasia ou com disfasia desproporcional, ou é mudo/anártrico. NT = Intubado ou outra barreira física. Explique________________
11. Extinção ou desatenção (antiga negligência): informação suficiente para a identificação de negligência pode ter sido obtida durante os testes anteriores. Se o paciente tem perda visual grave, que impede o teste da estimulação visual dupla simultânea, e os estímulos cutâneos são normais, o escore é normal. Se o paciente tem afasia, mas parece atentar para ambos os lados, o escore é normal. A presença de negligência espacial visual ou anosognosia pode também ser considerada como evidência de negligência. Como a anormalidade só é pontuada se presente, o item nunca é considerado não testável.	0 = Nenhuma anormalidade. 1 = Desatenção visual, tátil, auditiva, espacial ou pessoal, ou extinção à estimulação simultânea em uma das modalidades sensoriais. 2 = Profunda hemidesatenção ou hemidesatenção para mais de uma modalidade; não reconhece a própria mão e se orienta somente para um lado do espaço.

Fonte: adaptado de Cincura C, Pontes-Neto OM, Neville IS et al. Validation of the national institutes of health stroke scale, modified rankin scale and barthel index in brazil: The role of cultural adaptation and structured interviewing. Cerebrovasc Dis. 2009;27(2):119-22.

» Testes diagnósticos têm objetivos imediatos (na emergência) de avaliar presença de sangramento, excluir diagnósticos alternativos, avaliar presença de comorbidades, ajudar na definição do tratamento e pesquisar complicações do AVC (Quadro 1.4).

Quadro 1.4. Testes diagnósticos para realização imediata

Todos os pacientes	Pacientes selecionados
• Tomografia computadorizada de crânio sem contraste ou ressonância magnética encefálica • Glicemia • Saturação de oxigênio • Eletrólitos e marcadores de função renal* • Hemograma completo, com contagem de plaquetas* • Marcadores de isquemia cardíaca* • Tempo de protrombina/relação normatizada internacional (RNI)* • Eletrocardiograma*	• Tempo de trombina e/ou tempo de coagulação da ecarina, caso o paciente faça uso de inibidores diretos da trombina ou inibidores diretos do fator Xa • Marcadores de função hepática • Avaliação toxicológica • Teste de gravidez (beta-HCG) • Gasometria arterial (se suspeita de hipóxia) • Radiografia de tórax (se suspeita de doença pulmonar) • Punção lombar (se suspeita de hemorragia subaracnóidea e tomografia computadorizada de crânio sem sinais sugestivos de sangramento) • Eletroencefalograma (se suspeita de síndrome epiléptica)

* A espera por esses resultados não deve atrasar a terapia de reperfusão intravenosa, a menos que haja suspeita de discrasia sanguínea ou plaquetopenia, ou o paciente tenha recebido heparina, varfarina ou outros anticoagulantes.

» O escore ASPECTS (do inglês, *Alberta Stroke Program Early Computed Tomography Score*) pode ser aplicado na avaliação da tomografia computadorizada (TC) de crânio inicial. Avalia a presença de sinais precoces de isquemia no território da artéria cerebral média, variando de 10 (TC de crânio normal) a 0 (sinais precoces de isquemia em todo o território de irrigação da artéria cerebral média) – Figura 1.1.

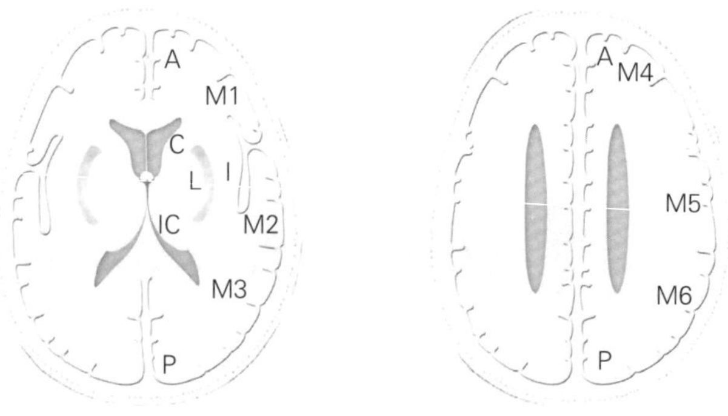

Figura 1.1. Desenho esquemático dos cortes utilizados para o cálculo do ASPECTS. A: circulação anterior; P: circulação posterior; C: caudado; L: núcleo lentiforme; IC: cápsula interna; I: ínsula; artéria cerebral média (M1 a M6): M1: córtex anterior; M2: córtex lateral à ínsula; M3: córtex posterior; M4, M5, M6: córtices anterior, lateral e posterior imediatamente superiores a M1, M2 e M3. Para a pontuação utilizamos apenas o território de irrigação da cerebral média: 3 pontos para as estruturas profundas (C, L, IC) e 7 pontos para o córtex (I, M1, M2, M3, M4, M5, M6). Para cada localidade com sinal precoce de isquemia, subtrai-se 1 do escore.

Fonte: adaptada de Pexman JH, Barber PA, Hill MD et al. Use of the Alberta Stroke Program Early CT Score (ASPECTS) for assessing CT scans in patients with acute stroke. AJNR Am J Neuroradiol. 2001;22(8):1534-42

» O Quadro 1.5, a seguir, indica as alterações que podemos encontrar na TC de crânio em pacientes com AVC isquêmico (sinais precoces e não precoces).

Quadro 1.5. Sinais de isquemia cerebral na tomografia computadorizada de crânio

- Imagem pode estar normal, especialmente na fase aguda.
- Sinais precoces de isquemia cerebral:
  - perda da diferenciação entre substâncias branca e cinzenta em:
    - núcleos da base;
    - ínsula;
    - corticossubcortical.
  - apagamento de sulcos cerebrais.
  - hiperdensidade de grande artéria ocluída (artéria cerebral média, artéria basilar).
- Isquemia já estabelecida cursa com hipodensidades em territórios vasculares.

» O padrão dos achados nos exames de imagem pode dar pistas para o mecanismo do evento cerebrovascular. O Quadro 1.6 mostra os padrões de imagem para alguns mecanismos possíveis.

Quadro 1.6. Padrões possíveis de imagem do acidente vascular cerebral e suas respectivas correlações etiológicas

Sugere embolia	Múltiplos territórios vasculares envolvidos, hipodensidades (ou restrição a difusão) distais corticossubcorticais.
Sugere doença de pequenos vasos	Acometimento de território de irrigação de vasos perfurantes (núcleos da base, cápsula interna, tálamo, coroa radiada, ponte, mesencéfalo) de tamanho inferior a 20 mm.
Acidente vascular cerebral juncional (*watershed*)	Isquemia nas fronteiras de irrigação: entre território da artéria cerebral anterior e média, entre artéria cerebral posterior e média e na zona fronteiriça subcortical.

» A investigação etiológica é um passo importante na condução do paciente com doença cerebrovascular isquêmica e visa a descobrir a causa específica que ocasionou o evento. A definição etiológica do AVC permite a adequada escolha da profilaxia secundária. O Quadro 1.7 compila os principais exames diagnósticos que podem ser solicitados a fim de determinar a causa do AVC.

Quadro 1.7. Exames complementares para investigação etiológica do acidente vascular cerebral isquêmico

Estudos vasculares (rastreio de doença aterosclerótica de grandes vasos)	Angiotomografia computadorizada de crânio, angiorressonância magnética encefálica, Doppler de artérias carótidas e vertebrais, Doppler transcraniano, arteriografia cerebral.
Exame funcional e estrutural do coração	Ecocardiograma transtorácico ou transesofágico.

(continua)

Quadro 1.7. Exames complementares para investigação etiológica do acidente vascular cerebral isquêmico *(continuação)*	
Exames de rastreio de arritmias emboligênicas (fibrilação e *flutter* atrial)	Eletrocardiograma, Holter de 24 horas, Holter de 7 dias.
Exames laboratoriais	Hemograma completo, coagulograma, íons, função renal, glicemia de jejum, colesterol total e frações, triglicérides, proteína C-reativa. Em casos selecionados, sorologia para doença de Chagas.

» O Quadro 1.8 mostra os principais diagnósticos diferenciais para os eventos cerebrovasculares.

Quadro 1.8. Diagnósticos diferenciais do acidente vascular cerebral	
Migrânea com aura (o mais comum)	História de eventos semelhantes, aura, cefaleia.
Hipoglicemia	História de diabete melito, glicemia baixa, rebaixamento do nível de consciência.
Crises epilépticas	História de crises epilépticas, crise epiléptica testemunhada, período pós-ictal.
Tumores de sistema nervoso central	Progressão gradual dos sintomas, outra neoplasia primária, crise epiléptica na instalação do quadro.
Encefalopatia hipertensiva	Cefaleia, *delirium*, hipertensão arterial sistêmica significativa, cegueira cortical, edema cerebral, crise epiléptica.
Encefalopatia de Wernicke	Abuso de álcool, ataxia, oftalmoplegia, confusão mental.
Abscesso de sistema nervoso central	História de abuso de drogas, endocardite, cateter implantado e presença de febre.
Toxicidade por drogas	Lítio, fenitoína, carbamazepina.
Amnésia global transitória	Perda súbita de memória recente e imediata.
Psicogênico	Ausência de alterações de nervos cranianos, achados neurológicos sem correspondência com territórios de irrigação vascular, exame neurológico inconsistente.

■ ANEXOS: FIGURAS NIHSS

Sentenças para leitura no item 9 – Melhor linguagem:

Você sabe como fazer.

De volta pra casa.

Eu cheguei em casa do trabalho.

Próximo da mesa, na sala de jantar.

Eles ouviram o Pelé falar no rádio.

Figuras para nomeação no item 9 – Melhor linguagem:

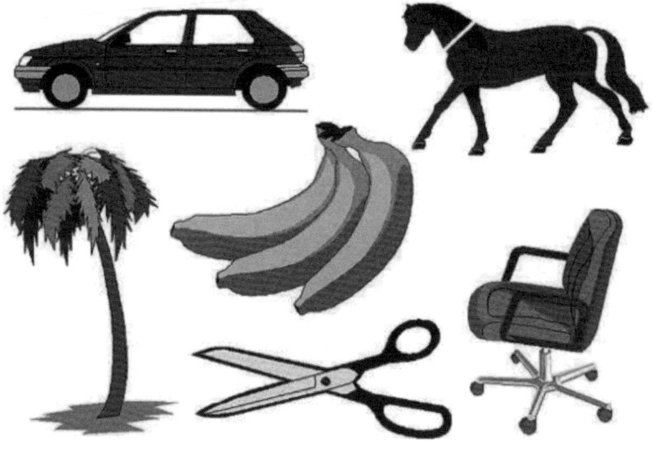

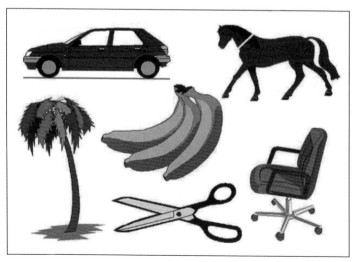

Figura para item 9 – Melhor linguagem:

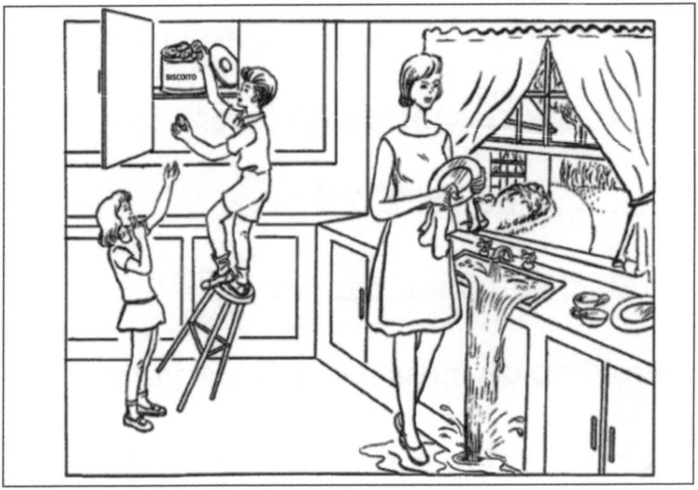

Lista para leitura no item 10 – Disartria:

Mamãe
Tic-Tac
Paralelo
Obrigado
Estrada de ferro
Jogador de futebol

Leituras recomendadas

Adams HP Jr, Bendizen BH, Kappelle LJ, et al. Classification of subtype of acute ischemic stroke. Definitions for use in a multicenter clinical trial. TOAST. Trial of Org 10172 in Acute Stroke Treatment. Stroke. 1993;24(1):35-41.

Caplan LR. Caplan's stroke: a clinical approach. 4. ed. Philadelphia: Saunders; 2009.

Hasan TF, Rabinstein AA, Middlebrooks EH, et al. Diagnosis and management of acute ischemic stroke. Mayo Clin Proc 2018; 93(4): 523-538.

Jauch EC, Saver JL, Adams HP, Bruno A, Connors JJ, Demaerschalk BM, et al. Guidelines for the early management of patients with acute ischemic stroke: a guideline for healthcare professionals from the American Heart Association/American Stroke Association. Stroke. 2013;44:870-947.

Nentwich LM. Diagnosis of acute ischemic stroke. Emerg Med Clin N Am. 2016;34:837-59.

O'Donnell MJ, Chin SL, Rangarajan S, et al. Global and regional effects of potentially modifiable risk factors associated with acute stroke in 32 countries (INTERSTROKE): a case-control study. Lancet. 2017;388(10046):761-775.

Vachha BA, Schaefer PW. Imaging patterns and management algorithms in acute stroke: an update for the emergency radiologist. Radiol Clin North Am. 2015;53(4):801-26.

Capítulo 2

Tratamento do acidente vascular cerebral isquêmico

Eva Carolina Rocha Ramos
Jorge Murilo Barbosa de Sousa
Marcel Ken Uehara
Gisele Sampaio Silva

■ CUIDADOS GERAIS

» A abordagem inicial do paciente com acidente vascular cerebral (AVC) isquêmico deverá ser feita de maneira sistemática e rápida, sendo similar à de qualquer outra emergência médica.

» Iniciar com a manutenção das vias aéreas, ventilação adequada e manutenção da circulação (sequência ABC).

» Uma adequada oxigenação cerebral é fundamental para a vitalidade da região da penumbra isquêmica.

■ CONTROLE PRESSÓRICO

» Os pacientes que serão submetidos à trombólise intravenosa ou intravascular devem ter a pressão controlada antes e durante a infusão da medicação. É necessário que durante a infusão e nas horas subsequentes o controle pressórico seja rígido, já que a hipertensão está associada ao risco aumentado de transformação hemorrágica.

» O Quadro 2.1 demonstra as medicações e doses recomendadas para o controle pressórico antes ou durante a infusão do trombolítico com drogas disponíveis no Brasil.

Quadro 2.1. Recomendação de controle pressórico em pacientes candidatos à terapia fibrinolítica intravenosa ou intra-arterial com pressão sistólica > 185 mmHg ou diastólica > 110 mmHg

- Administrar nitroprussiato IV a 0,5 mcg/kg/min em dose inicial, esmolol (aplicar IV: 500 mcg/kg/min em 1 minuto, seguir com 50 mcg/kg/min ou metoprolol (aplicar IV: 5 mg a cada 10 min, sendo 1 mg/min, máximo 20 mg). Nitroglicerina intravenosa: 50 mg diluídos em 250 mL de soro e infundidos a critério médico.
- Aferir a pressão arterial de 5 em 5 minutos até 15 minutos com controle < 185 × 110 mmHg. Caso a pressão não reduza, contraindica-se o uso do trombolítico intravenoso.

- Diluição de nitroprussiato (Nipride®):
  – Ampola: 25 mg/mL (2 mL)
  – Diluição: 1 amp (2 mL) + SG 5% 250 mL

» Nos pacientes não elegíveis ao tratamento trombolítico, o tratamento da hipertensão deve ser iniciado quando há PA > 220 × 120 mmHg. A redução deve ser feita preferencialmente com drogas intravenosas (IV) de fácil titulação, com o objetivo de redução pressórica de 15 a 25% nas primeiras 24 horas, utilizando-se as medicações listadas no Quadro 2.1.

■ GLICEMIA

» A hiperglicemia está relacionada a pior prognóstico em pacientes com AVC isquêmico, apesar de o controle estrito da glicemia não melhorar os desfechos clínicos.

» A Academia Americana de Cardiologia/Associação Americana de AVC (AHA/ASA) recomenda tratar níveis glicêmicos elevados para o alvo de 140 a 180 mg/dL.

» A hipoglicemia pode mimetizar o quadro clínico do AVC isquêmico e ainda é claramente deletéria em pacientes com evento cerebrovascular real, devendo ser corrigida prontamente com a administração de glicose intravenosa.

■ TEMPERATURA

» A presença de febre está relacionada a pior desfecho funcional, mas o controle estrito da temperatura não mostrou melhores resultados em pacientes com AVC.

- Como a administração de antitérmicos é medida de baixo risco, é razoável sua prescrição para pacientes com AVC.
- Na presença de febre, avaliar a possibilidade de endocardite e/ou outras complicações infecciosas, como pneumonia aspirativa.
- A hipotermia terapêutica ainda não está indicada na fase aguda do AVC isquêmico.

EXAMES COMPLEMENTARES

- O Quadro 1.7 (Capítulo 1) lista os principais exames complementares.
- É importante frisar que os únicos exames essenciais para decisão de terapia trombolítica são a tomografia computadorizada (TC) de crânio sem contraste e a glicemia capilar. A angio-TC (ou angio-RM) de vasos intracranianos e cervicais é mandatória para pacientes elegíveis à trombectomia mecânica.

PACIENTES SELECIONADOS – TERAPIA TROMBOLÍTICA

- O alteplase (rtPA) intravenoso foi aprovado para uso nos Estados Unidos em 1996, sendo a única droga intravenosa aprovada para terapia trombolítica visando à restauração do fluxo sanguíneo cerebral, quando iniciada em até 4 horas e 30 minutos após o início dos sintomas.
- Quanto mais rápido for instituído o tratamento, melhor será o desfecho funcional ("*time is brain*" – "tempo é cérebro").
- O Quadro 2.2 demonstra as precauções padrões na administração intravenosa do rtPA.
- O Quadro 2.3 demonstra os critérios de inclusão e exclusão para o uso de rtPA intravenoso em até 4 horas e 30 minutos.

Quadro 2.2. Administração intravenosa de rtPA para tratamento de fase aguda do acidente vascular cerebral isquêmico

- Infundir 0,9 mg/kg (dose máxima de 90 mg) em 60 min – 10% da dose em *bolus* em 1 minuto
- Admitir paciente em unidade de AVC
- Exame neurológico a cada 15 min durante a infusão, a cada 30 min nas 6 horas seguintes e então, de hora em hora até 24 horas do tratamento
- Se o paciente desenvolver cefaleia, hipertensão aguda, náuseas ou vômitos, interromper a administração da medicação e obter tomografia computadorizada de crânio de urgência
- Se PA $> 180 \times 110$ mmHg – administrar medicação anti-hipertensiva para manter abaixo desses níveis. Medidas de PA: primeiras 2 horas após rtPA: a cada 15 minutos; 2 a 6 horas após rtPA: a cada 30 minutos; 6 a 24 horas após rtPA: a cada hora
- Evitar uso de sonda nasogástrica, sonda vesical ou cateter intra-arterial nas primeiras 24 horas
- Não iniciar antiagregantes plaquetários ou anticoagulantes nas primeiras 24 horas
- Suspeita de sangramento: suspender infusão do alteplase, solicitar tomografia computadorizada de crânio, coagulograma e avaliação neurocirúrgica

AVC: acidente vascular cerebral; PA: pressão arterial; rtPA: alteplase.

Quadro 2.3. Critérios de inclusão e exclusão para o uso de rtPA intravenoso em 4 horas e 30 minutos

Critérios de inclusão:

- Diagnóstico de AVCi causando déficit neurológico mensurável
- Início dos sintomas < 4 horas e 30 minutos
- Idade ≥ 18 anos

Critérios de exclusão relativos:

- AVCi *minor*, ou com melhora rápida dos sintomas (de maneira espontânea)
- Gravidez
- Crises epilépticas no início dos sintomas
- Grandes cirurgias ou traumas graves nos últimos 14 dias
- Sangramento gastrointestinal ou urinário recente (últimos 21 dias)
- Infarto agudo do miocárdio recente (últimos 3 meses)
- Traumatismo craniano significativo ou AVCi em ≤ 3 meses

(continua)

Quadro 2.3. Critérios de inclusão e exclusão para o uso de rtPA intravenoso em 4 horas e 30 minutos *(continuação)*

Critérios de exclusão:

- Sintomas sugestivos de hemorragia subaracnóidea
- Punção arterial em sítio não compressível nos 7 dias anteriores
- História prévia de hemorragia intracraniana
- Cirurgia intracraniana ou vertebral recente
- Pressão arterial elevada (sistólica > 185 mmHg ou diastólica > 110 mmHg)
- Sangramento interno ativo
- Diátese hemorrágica aguda, incluindo:
  - Contagem de plaquetas < 100.000/mm^3
  - Uso de heparina nas últimas 48 horas, resultando em elevação do TTPa acima dos níveis da normalidade
  - Uso de anticoagulante com INR > 1,7 ou TP > 15 segundos
  - Uso atual de inibidores diretos da trombina ou inibidores do fator Xa com elevação de testes laboratoriais (TTPa, contagem de plaquetas ou testes apropriados para dosar atividade do fator Xa)
  - Concentração sérica de glicose < 50 mg/dL (2,7 mmol/L), caso haja reversão completa dos sintomas após administração de glicose hipertônica.
  - Tomografia computadorizada de crânio demonstrando infarto extenso (hipodensidade > 1/3 do hemisfério cerebral)

AVCi: acidente vascular cerebral isquêmico; TTPa: tempo de tromboplastina parcial ativada; INR: *International Normalized Ratio*; TP: tempo de protrombina.

TRANSFORMAÇÃO HEMORRÁGICA APÓS TROMBÓLISE VENOSA

» Hemorragia intracraniana nos pacientes tratados com rtPA intravenoso pode variar desde petéquias assintomáticas até hematomas lobares.

» O melhor método para prevenir sua ocorrência é a seleção criteriosa, de acordo com os critérios de elegibilidade.

» Podemos classificar a hemorragia pós-rtPA em petequial ou parenquimatosa. Veja a classificação a seguir:

- Transformação hemorrágica do tipo I: presença de petéquias isoladas na TC de crânio.

- Transformação hemorrágica do tipo II: presença de petéquias confluentes na TC de crânio.
- Hemorragia parenquimatosa do tipo I: presença de hematoma com volume menor que 30% da área isquêmica na TC de crânio.
- Hemorragia parenquimatosa do tipo II: quando maior que 30% da área isquêmica na TC de crânio.

» É denominada hemorragia cerebral sintomática quando a hemorragia é acompanhada por piora de quatro pontos na escala NIHSS (*National Institute of Health Stroke Scale*).

» Se houver suspeita de hemorragia (piora dos sintomas neurológicos com diminuição do nível de consciência, cefaleia, náusea e vômito e ou sinais sugestivos de hemorragia intracraniana), suspender o rtPA e realizar TC de crânio urgente.

Fatores de risco

» Idade > 80 anos.

» AVC isquêmico grave (pontuação na escala NIHSS > 25).

» Glicemia capilar > 400 mg/dL.

» Uso de anticoagulante, a despeito da razão normalizada internacional (RNI).

» História de diabete e AVC isquêmico prévio.

Manejo da transformação hemorrágica

» Garantir dois acessos venosos periféricos calibrosos (> 18 G) e administrar solução fisiológica.

» Solicitar exames urgentes: hematócrito e hemoglobina, tempo de protrombina e tempo de tromboplastina parcial ativada, plaquetas, fibrinogênio e exames pré-transfusionais.

» Solicitar avaliação da equipe de neurocirurgia se sangramento intracraniano.

» Infundir: 6 a 10 unidades de crioprecipitado, 2 a 3 unidades de plasma fresco (se RNI > 1,5) ou ainda 6 a 8 unidades de plaquetas ou concentrado de hemácias e reavaliar se hematócrito adequado.

TRATAMENTO INTRAVASCULAR

» O uso do rtPA intravenoso para o tratamento do AVC isquêmico na fase aguda melhora os desfechos clínicos. A despeito disso, as taxas de recanalização das artérias intracranianas com oclusões proximais ainda são limitadas (cerca de 4,4% para trombo em "T" da artéria carótida interna e próximas a 30% na oclusão do segmento M1 da artéria cerebral média).

» Nesse contexto, a terapia intravascular despontou como uma ferramenta importante, podendo atingir taxas de até 88% de recanalização, com o uso de *stents* autoexpansíveis removíveis, para pacientes adequadamente selecionados, por meio do procedimento denominado trombectomia mecânica.

» Atualmente, é o procedimento intravascular de escolha para pacientes com AVC isquêmico e possui grau de evidência 1A.

» O Quadro 2.4 demonstra as principais indicações de tratamento intravascular para o AVC isquêmico agudo.

Quadro 2.4. Indicações de terapia intravascular no acidente vascular cerebral isquêmico agudo, conforme a atualização das diretrizes da American Heart Association e da American Stroke Association, publicadas em 2015
• Oclusão da artéria carótida interna intracraniana ou segmento M1 da artéria cerebral média • Idade ≥ 18 anos • Escala do NIHSS ≥ 6 • Escore funcional ≤ 1 na escala de Rankin modificada • Escore ASPECTS ≥ 6 na TC de crânio • Tratamento intravascular que possa ser iniciado dentro de 6 horas • AVCi que recebeu terapia com rtPA dentro de 4 horas e 30 minutos

TC: tomografia computadorizada; AVCi: acidente vascular cerebral isquêmico; NIHSS: *National Health Institutes Stroke Scale*; ASPECTS: *Alberta Stroke Program Early CT Score*; rtPA: alteplase .

» É válido ressaltar que todos os pacientes elegíveis para terapia com rtPA intravenoso (sistêmico) devem recebê-lo, mesmo se a terapia intravascular também estiver indicada.

» A terapia intravascular deve ser feita preferencialmente com *stent* autoexpansível removível (*stent-retriever*), pois este foi o dispositivo intravascular mais avaliado nos estudos clínicos positivos publicados em 2015. Ele teve melhores resultados em recanalização e bons desfechos de incapacidades, motivo pelo qual é, atualmente, o principal dispositivo utilizado na trombectomia. Dispositivos de aspiração também podem ser utilizados.

» Caso o paciente esteja fora da janela para tratamento com rtPA (> 4,5 horas), a indicação de terapia intravascular com *stent-retriever* é razoável, devendo ser considerada.

» Da mesma maneira, na oclusão aguda de outros segmentos arteriais, como M2 e M3 da artéria cerebral média, artérias cerebrais anteriores, artérias vertebrais, basilar ou artérias cerebrais posteriores, embora os benefícios sejam incertos, o tratamento intravascular é razoável para casos selecionados, desde que o início da trombectomia ocorra dentro de 6 horas do início dos sintomas.

» Em pacientes com AVC isquêmico ao acordar ou com horário incerto do início dos sintomas cuidadosamente selecionados por neuroimagem (lesão isquêmica pequena e NIHSS alto), a terapia de reperfusão com trombectomia mecânica deve ser considerada.

TROMBECTOMIA MECÂNICA EM JANELA ESTENDIDA (6-24 HORAS)

» Pacientes com AVC isquêmico com início dos sintomas entre 6 a 24 horas podem receber tratamento com trombectomia mecânica, desde que preencham os seguintes critérios de inclusão (estudo DAWN):

- Idade superior a 18 anos.
- Escala de Rankin prévia de 0 ou 1.
- Evidência de oclusão na artéria carótida interna intracraniana, no tronco da artéria cerebral média ou em ambos, visualizada por estudo vascular (angio-TC, angio-RM ou arteriografia de vasos intracranianos e cervicais).
- Ausência de hemorragia intracraniana nos exames de imagem.

- Ausência de infarto superior a 1/3 do território de irrigação da artéria cerebral média no exame de imagem inicial.
- Presença de *mismatch* entre a gravidade clínica e o volume de infarto (Quadro 2.5).

Quadro 2.5. Formas de avaliação do *mismatch* clínico/radiológico (critérios do estudo DAWN)
Pacientes com mais de 80 anos: • NIHSS $\geq$ 10; • Volume de infarto inferior a 21 mL. Paciente com menos de 80 anos: • NIHSS $\geq$ 10 com volume de infarto inferior a 31 mL; • NIHSS $\geq$ 20 com volume de infarto entre 31 e 51 mL.
O volume de infarto é calculado pela sequência de difusão da ressonância magnética encefálica ou da tomografia computadorizada de crânio – perfusão de crânio usando um *software* automatizado (RAPID, iSchemiaView).

Fonte: adaptado de Jovin TG, Saver JL, Ribo M, et al. Diffusion-weighted imaging or computerized tomography perfusion assessment with clinical mismatch in the triage of wake up and late presenting strokes undergoing neurointervention with Trevo (DAWN) trial methods. Int J Stroke. 2017;12:641-652.

CRISE EPILÉPTICA

» Nos AVCs corticais, há maior chance de crise epiléptica precoce, e a maioria ocorre nas primeiras 24 horas.

» No entanto, como uma minoria das isquemias evolui com crise epiléptica e levando em consideração os efeitos colaterais dos antiepilépticos, a terapia profilática não é recomendada.

HEMICRANIECTOMIA DESCOMPRESSIVA

» A hemicraniectomia reduz a mortalidade após infarto extenso de artéria cerebral média. Os estudos que comprovaram os benefícios da hemicraniectomia descompressiva utilizaram os seguintes critérios de inclusão:

- Período de até 48 horas do *ictus*.
- Idade entre 18 e 60 anos.

- Pontuação na escala de NIHSS maior que 15.
- Rebaixamento do nível de consciência.

» Estudo de craniectomia descompressiva em pacientes com mais de 60 anos foi positivo para o desfecho mortalidade, no entanto, obteve resultados controversos quanto ao desfecho clínico funcional.

Leituras recomendadas

Barber PA, Demchuk AM, Zhang J, Buchan AM. Validity and reliability of a quantitative computed tomography score in predicting outcome of hyperacute stroke before thrombolytic therapy. Aspects study group. Lancet. 2000;355:1670-4.

Pontes-Neto OM, Cougo P, Martins SC, Abud DG, Nogueira RG, Miranda M, et al. Brazilian Guidelines for endovascular treatment of patients with acute ischemic stroke. Arq Neuropsiquiatr. 2017;75(1):50-6.

Powers WJ, Derdeyn CP, Biller J, Coffey CS, Hoh BL, Jauch EC, et al. 2015 AHA/ASA Focused Update of the 2013 Guidelines for the Early Management of Patients with Acute Ischemic Stroke Regarding Endovascular Treatment: A Guideline for Healthcare Professionals From the American Heart Association/American Stroke Association. Stroke. 2015;46:3020-35.

Powers WJ, Rabinstein AA, Ackerson T, Adeoye OM, Bambakidis NC, Becker K, et al. 2018 Guidelines for the early management of patients with acute ischemic stroke: a guideline for healthcare professionals from the American Heart Association/American Stroke Association. Stroke. 2018;49(3):e46-110.

Wijdicks EFM, Sheth KN, Carter BS, Greer DM, Kasner SE, Kimberly WT, et al. Recommendations for the management of cerebral and cerebellar infarction with swelling: a statement for healthcare professionals from the American Heart Association/American Stroke Association. Stroke. 2014;45:1222-38.

Capítulo 3

Prevenção do acidente vascular cerebral isquêmico

Eva Carolina Rocha Ramos
Jorge Murilo Barbosa de Sousa
Marcel Ken Uehara
Gisele Sampaio Silva

INTRODUÇÃO

» Em média, o risco anual de acidente vascular cerebral (AVC) após um evento isquêmico inicial é estimado em 3 a 4% e pode variar de acordo com características clínicas e epidemiológicas.
» Essa chance de recorrência vem diminuindo nos últimos 40 a 50 anos, em decorrência de importantes descobertas no campo da prevenção do AVC.

CONTROLE PRESSÓRICO

» O controle de hipertensão é possivelmente a intervenção mais importante na prevenção secundária do AVC.
» A redução da pressão arterial pode diminuir o risco de AVC em 30 a 40%, com benefício reportado na prevenção tanto primária quanto secundária dessa doença.
» A correção adequada e eficaz da pressão arterial é mais importante que a escolha do anti-hipertensivo.

DISLIPIDEMIA

» Recomenda-se utilizar estatinas de moderada a alta intensidade em pacientes com AVC isquêmico ou ataque isquêmico transitório (AIT), especialmente para aqueles cuja etiologia é a doença aterosclerótica de grandes vasos. O uso de estatinas é benéfico mesmo em pacientes com níveis normais de colesterol total e frações.

» O Quadro 3.1 mostra as diferentes estatinas com suas dosagens e sua associação com a média de redução do LDL.

Quadro 3.1. Estatinas de alta, moderada e baixa intensidade em reduzir os níveis de LDL-colesterol

Estatina de alta intensidade	Estatina de moderada intensidade	Estatina de baixa intensidade
Dose diária reduz o LDL em média > 50%	Dose diária reduz o LDL em média 30-50%	Dose diária reduz o LDL em média < 30%
Atorvastatina 40-80 mg Rosuvastatina 20-40 mg	Atorvastatina 10-20 mg Rosuvastatina 5-10 mg Sinvastatina 20-40 mg Pravastatina 40-80 mg Lovastatina 40 mg Fluvastatina XL 80 mg Fluvastatina 40 mg 2 ×/dia Pitavastatina 2-4 mg	Sinvastatina 10 mg Pravastatina 10-20 mg Lovastatina 20 mg Fluvastatina 20-40 mg Pitavastatina 1 mg

DIABETE MELITO

» A associação de diabete melito (DM) e AVC já é bem caracterizada, sendo responsável por um aumento substancial no risco de eventos cardiovasculares.

» Após um episódio de AVC ou AIT, é recomendado rastreio para DM com glicemia de jejum, hemoglobina glicosilada (HbA_{1C}) ou teste de tolerância oral à glicose (TOTG).

» Tratar os pacientes diabéticos conforme indicações usuais.

SEDENTARISMO

» Dentre os benefícios da atividade física, destacam-se a redução da pressão arterial, melhora da função endotelial, redução da resistência à insulina, melhora do metabolismo lipídico e redução de peso.

» A atividade física regular em intensidade moderada pode reduzir o risco de AVC em 10 a 30%, tanto em homens quanto em mulheres.

NUTRIÇÃO

» É razoável realizar uma avaliação nutricional dos pacientes com história de AVC ou AIT.

» Pacientes com sinais de subnutrição devem ser referenciados para aconselhamento nutricional individualizado.

» O tratamento da obesidade é fundamental.

» A American Heart Association/American Stroke Association recomenda a adesão à dieta do Mediterrâneo e redução no consumo de sódio para pacientes hipertensos.

» Não é recomendada suplementação rotineira com vitaminas ou multivitamínicos.

SÍNDROME DA APNEIA-HIPOPNEIA OBSTRUTIVA DO SONO

» A síndrome de apneia-hipopneia obstrutiva do sono (SAHOS) está presente em metade a 3/4 dos pacientes com AVC.

» A SAHOS tem sido associada com maior mortalidade, *delirium*, humor depressivo e pior estado funcional em pacientes com doenças cerebrovasculares.

» Polissonografia deve ser considerada em pacientes que tiveram AVC isquêmico. Detectadas SAHOS ou apneia central do sono, estas devem ser especificamente manejadas.

TABAGISMO

» O tabagismo é um fator de risco independente para AVC e infartos cerebrais silenciosos.

» Aconselhamento, uso de adesivos de nicotina e medicações específicas para a cessação de tabagismo (p. ex., bupropiona) são efetivos em auxiliar fumantes a pararem com o hábito.

ETILISMO

» Pacientes com AVC ou AIT que consumam grande quantidade de álcool devem ser orientados a eliminar ou reduzir o consumo.

» O consumo leve de álcool (dois drinques diários para homens e um drinque para mulheres) não aumenta o risco de AVC, no entanto pacientes que não são usuários de álcool não devem ser estimulados a beber.

DOENÇA CAROTÍDEA EXTRACRANIANA

» A terapia medicamentosa ótima, que inclui terapia antiplaquetária, estatinas de alta intensidade e modificação de fatores de risco, deve ser realizada em todos os casos de estenose carotídea.

» A endarterectomia ou angioplastia carotídea com *stent* é indicada em pacientes com AVC ou AIT nos últimos 6 meses e estenose ipsilateral grave (70-99%), documentada por método não invasivo, de preferência nas duas primeiras semanas.

» Na estenose moderada (50-69%), documentada por angiografia ou exame não invasivo corroborando (p. ex., angiorressonância ou angiotomografia computadorizada de vasos cervicais e intracranianos), a endarterectomia ou angioplastia com colocação de *stent* é recomendada de acordo com fatores específicos do paciente (idade, sexo e comorbidades). Quando a estenose é menor que 50% não é indicada a realização de procedimentos de revascularização.

FIBRILAÇÃO ATRIAL

» O risco de AVC em pacientes com fibrilação atrial (FA) pode ser estimado com os escores $CHADS_2$ ou CHA_2DS_2-VASc.

» Os pacientes que já tiveram AVC isquêmico ou AIT já são considerados de alto risco por essas escalas e devem ser tratados com medicações anticoagulantes.

» Antagonista da vitamina K, apixabana (Classe I, Nível de Evidência A) e dabigatrana (Classe I, Nível de Evidência B) estão todos indicados para a prevenção de AVC em pacientes com FA não valvar, paroxística ou permanente. A rivaroxabana também pode ser utilizada, com nível de evidência um pouco menor (Classe IIa, Nível de Evidência B).

» O Quadro 3.2 aponta os principais anticoagulantes disponíveis no mercado brasileiro.

Quadro 3.2. Principais anticoagulantes disponíveis no mercado brasileiro

Anticoagulante	Dose	Evidência	Comentário
Varfarina	Variável	CI/NE A	Difícil controle com alta variação de RNI
Apixabana	2,5 a 5 mg 12/12h	CI/NE A	Menor chance de sangramento
Dabigatrana	110 a 150 mg 12/12h	CI/NE B	Maior potência anticoagulante (150 mg 2 ×/dia)
Rivaroxabana	20 mg/dia	CIIa/NE B	Posologia favorável

NE A: Nível de evidência A: consiste em estudos de nível 1, há boas evidências para apoiar a recomendação. NE B: Nível de evidência B: consiste em estudos do nível 2 e 3 ou generalização de estudos de nível 1. Há evidências razoáveis para apoiar a recomendação. RNI: (relação normatizada internacional)

- A combinação de anticoagulação oral com terapia antiplaquetária é razoável em pacientes com doença coronariana instável (último evento coronariano ocorrido há menos de 1 ano).
- Nos pacientes que não podem tomar anticoagulantes orais, o ácido acetilsalicílico (AAS) isoladamente é recomendado, com ou sem adição de clopidogrel.
- Na maioria dos pacientes com AVC isquêmico ou AIT e FA, é razoável iniciar os anticoagulantes orais dentro de 14 dias do início dos sintomas neurológicos.

MIOCARDIOPATIA

- Em pacientes com trombo em átrio esquerdo ou ventrículo esquerdo demonstrado por ecocardiograma ou outro exame de imagem em ritmo sinusal, ou miocardiopatia dilatada com fração de ejeção menor ou igual a 35% e AVC ou AIT recente, a terapia anticoagulante com antagonista de vitamina K é recomendada por ≥ 3 meses.

VALVOPATIAS

- Pacientes com valvopatia reumática e FA devem fazer uso de varfarina em longo prazo, com um alvo de RNI (relação normatizada internacional) entre 2-3.

» Em pacientes com valvopatia reumática sem FA ou outra causa provável para seus sintomas (p. ex., estenose de carótida), os antagonistas de vitamina K em longo prazo com um alvo de RNI de 2,5 (entre 2-3) podem ser considerados no lugar de terapia antiplaquetária.

■ PRÓTESES VALVARES

» Para pacientes com valva aórtica mecânica e história de AVC ou AIT antes de sua inserção, a terapia com antagonistas da vitamina K é recomendada com um alvo de RNI de 2,5 (faixa de 2,0-3,0).

» Já nos pacientes com valva mitral mecânica e uma história de AVC ou AIT antes de sua inserção, é recomendado um alvo de 3,0 (faixa de 2,5-3,5).

» A adição de AAS 75-100 mg/dia ao tratamento com varfarina pode ser recomendada em pacientes com prótese valvar aórtica ou mitral mecânica que apresentaram AVC ou AIT com RNI em faixa terapêutica e que tenham baixo risco de sangramento.

■ TERAPIA ANTIPLAQUETÁRIA

» AAS 50-325 mg/dia em monoterapia é indicado como terapia inicial após AVC ou AIT para prevenção de recorrência.

» A monoterapia com clopidogrel 75 mg é uma opção razoável ao AAS.

» A combinação de AAS e clopidogrel nos primeiros 21 dias do AVC isquêmico *minor* (NIHSS $\leq$ 3) ou AIT com alto risco de recorrência (baseando-se na escala ABCD2) demonstrou-se benéfica no estudo CHANCE (população exclusivamente asiática).

■ DISSECÇÕES ARTERIAIS

» Nos pacientes com dissecção arterial de carótidas ou vertebrais extracranianas, é recomendada antiagregação plaquetária ou anticoagulação por pelo menos 3 a 6 meses.

» Não há evidência de superioridade do uso de anticoagulantes em relação ao uso de antiagregantes plaquetários.

FORAME OVAL PATENTE (FOP)

- Como a prevalência de FOP na população é alta (cerca de 20%), os pacientes devem ter uma avaliação cuidadosa para excluir outras etiologias de AVC.
- É recomendada terapia antiplaquetária nos pacientes com FOP associado a AVC ou AIT prévio.
- A anticoagulação pode ser indicada no caso de trombose venosa confirmada ou se houver recorrência do AVC em vigência de antiagregação plaquetária.
- Estudos recentes apontam para um benefício do fechamento percutâneo do FOP em pacientes com menos de 60 anos, AVC criptogênico não lacunar e *shunt* moderado a grave ou aneurisma de septo atrial.

RESUMO DOS ELEMENTOS-CHAVE NA PREVENÇÃO

- O Quadro 3.3 apresenta um resumo dos elementos-chave envolvidos na prevenção do AVC.

Quadro 3.3. Resumo dos elementos-chave na prevenção do acidente vascular cerebral	
Pressão arterial	PA ≤ 140 × 90 mmHg AVC lacunar recente → PAS < 130 mmHg
Diabetes e resistência insulínica	HbA_{1C} ≤ 6,5% Uso de metformina ou pioglitazona
Dislipidemia	Estatinas de moderada a alta intensidade objetivando LDL ≤ 100 mg/dL e se alto risco cardiovascular ≤ 70 mg/dL
Tabagismo	Aconselhamento, terapia com adesivo, goma de nicotina, bupropiona ou vareniclina
Dieta mediterrânea	Consumo de vegetais, frutas, grãos integrais, produtos com baixo teor de gordura, aves, peixes, legumes, óleo de oliva e nozes. Limitar o consumo de doces e carnes vermelhas
Exercício físico	Exercício moderado a intenso 40 min 3-4 ×/dia

(continua)

Quadro 3.3. Resumo dos elementos-chave na prevenção do acidente vascular cerebral *(continuação)*

Bebida alcóolica	Até 2 drinques/dia para homens e 1 drinque/dia para mulheres
Antiagregação plaquetária	AAS 75-300 mg ou clopidogrel 75 mg em todos os casos, exceto nos já anticoagulados. Dupla antiagregação com AAS e clopidogrel está indicada por 3 meses nos casos de aterosclerose intracraniana grave ou por 2 dias no AVC isquêmico *minor* ou AIT.
Anticoagulação	• Realizar em pacientes com AVC prévio e: – fibrilação atrial. • Por 3 meses quando IAM com SST recente e: – trombo mural; – anormalidades na movimentação de parede apical e anterior e FE $<$ 40%. • Miocardiopatia (RNI 2-3): – trombo em AE ou VE; – miocardiopatia dilatada com FE $\leq$ 35%. • Valvopatias: – valva mitral mecânica (alvo RNI 2,5-3,5); – valva aórtica mecânica (alvo RNI 2-3).
FOP	Antiagregação sempre. Anticoagulação em caso de AVC recorrente em vigência de antiagregação. Considerar fechamento em pacientes com menos de 60 anos, AVC criptogênico não lacunar e *shunt* moderado a grave ou aneurisma de septo atrial.
Estenose de carótida	Quando maior que 50% e sintomática (AVC isquêmico ou AIT ipsilateral nos últimos 6 meses), é indicada endarterectomia ou angioplastia, de preferência nas primeiras 2 semanas. Considerar em casos selecionados com obstrução entre 50-70%.

PA: pressão arterial; AVC: acidente vascular cerebral; PAS: pressão arterial sistólica; HbA1C: hemoglobina glicada; AIT: ataque isquêmico transitório; IAM: infarto agudo do miocárdio; SST: supradesnível de segmento ST; FE: fração de ejeção; RNI: razão normatizada internacional; AE: átrio esquerdo; VE: ventrículo esquerdo.

Leituras recomendadas

Gage BF, Waterman AD, Shannon W, Boechler M, Rich MW, Radford MJ. Validation of clinical classification schemes for predicting stroke: results from the National Registry of Atrial Fibrillation. JAMA 2001;285:2864-70.

Kernan WN, Ovbiagele B, Black HR, Bravata DM, Chimowitz MI, Ezekowitz MD, et al. Guidelines for the prevention of stroke in patients with stroke and transient ischemic attack: a guideline for healthcare professionals from the American Heart Association/American Stroke Association. Stroke. 2014;45(7):2160-236.

Lip GY, Halperin JL. Improving stroke risk stratification in atrial fibrillation. Am J Med. 2010 123(6):484-8.

Lip GY, Nieuwlaat R, Pisters R, Lane DA, Crijns HJ. Refining clinical risk stratification for predicting stroke and thromboembolism in atrial fibrillation using a novel risk factor-based approach: the euro heart survey on atrial fibrillation. Chest. 2010;137:263-72.

Mas JL, Derumeaux G, Guillon B, Massardier E, Hosseini H, Mechtouff L, et al. Patent foramen ovale closure or anticoagulation vs. antiplatelets after stroke. NEJM. 2017;377(11):1011-21.

Silva GS, Miranda RCAN, Massaud RM. Acidente vascular cerebral: prevenção, tratamento agudo e reabilitação. São Paulo: Atheneu; 2015.

Stone NJ, Robinson JG, Lichtenstein AH, Merz NB, Blum CB, Eckel RH, et al. ACC/AHA guideline on the treatment of blood cholesterol to reduce atherosclerotic cardiovascular risk in adults: a report of the American College of Cardiology/American Heart Association Task Force on Practice Guidelines. Circulation. 2014;129(25 suppl 2):S13.

Wang Y, Wang Y, Zhao X, et al. Clopidogrel with Aspirin in Acute Minor Stroke or Transient Ischemic Attack. N Engl J Med. 2013;369:11-9.

Capítulo 4

Acidente vascular cerebral em crianças e adultos jovens

Igor de Lima e Teixeira
Gisele Sampaio Silva

EPIDEMIOLOGIA

» Acidente vascular cerebral (AVC) isquêmico não é comum em crianças ou adultos jovens.
» Estima-se que a incidência em crianças seja de 2 a 4 a cada 100.000/ano, sendo mais comum em neonatos.
» Cerca de 15% dos casos de AVC acometem adultos jovens, definidos como idade < 50 anos.
» Nos últimos anos, a incidência de AVC em adultos jovens, especialmente entre 35 e 44 anos, tem crescido até 37%.
» O diagnóstico ainda é tardio: com média de 24 horas após a instalação dos sintomas, e há prejuízos para iniciar a terapia de reperfusão.
» O atraso se deve a doenças mais frequentes nessa faixa etária que podem simular o AVC, como migrânea, epilepsia/crises convulsivas, paralisia de Bell, encefalopatias, cerebelite, desmielinização no sistema nervoso central (SNC), infecções do SNC, intoxicações e tumores cerebrais.

FATORES DE RISCO E CONDIÇÕES SUBJACENTES

» Em 30 a 80% dos casos de AVC em crianças, há arteriopatias definidas, doenças cardíacas ou doenças crônicas subjacentes (Quadro 4.1).

» Em adultos jovens, os fatores de risco se assemelham aos já conhecidos para a doença cerebrovascular na faixa etária mais comumente acometida pela doença (Quadros 4.1 e 4.2).

Quadro 4.1. Fatores de risco e condições subjacentes para acidente vascular cerebral em crianças e adultos jovens

Condição subjacente	Prevalência
Arteriopatias definidas	**36%**
Moyamoya (primária ou secundária)	10%
Dissecção arterial	7%
Arteriopatia cerebral transitória	7%
Vasculite secundária	4%
Displasia fibromuscular	1%
Outras condições não classificadas: arteriopatias inflamatórias (arterite de Takayasu, arterite de células gigantes, angeíte primária do sistema nervoso central, poliarterite nodosa, doença de Behçet, síndrome de Churg-Strauss e doença de Kohlmeier-Degos)	5%
Doenças cardíacas	**30%**
Malformações congênitas	18%
Forame oval patente	6%
Condições adquiridas	6%
Outras doenças cardíacas	12%
Outras doenças ou condições	
Uso de contraceptivos orais	6%
Anemia falciforme	4%
Migrânea	3%
Síndrome de Down	3%
Deficiência de ferro	1%
Tumor cerebral	1%
Doenças do tecido conjuntivo	1%

Quadro 4.2. Fatores de risco e condições subjacentes para acidente vascular cerebral em adultos jovens

Condição subjacente	Prevalência
Tabagismo	56%
Sedentarismo	48%
Hipertensão	47%
Dislipidemia	35%
Alto consumo de álcool	33%
Migrânea	27%
Obesidade	22%
Menos de 6 horas de sono por noite	18%
Doença coronariana	4%
Síndrome de apneia-hipopneia obstrutiva do sono	3%
Fibrilação atrial	2%

INVESTIGAÇÃO

- A avaliação do AVC isquêmico em crianças difere parcialmente da avaliação dos adultos.
- O Quadro 4.3 demonstra os exames laboratoriais que fazem parte da propedêutica de investigação de AVC em jovens.
- As causas ateroscleróticas são mínimas em crianças, o que inclina a investigação para as trombofilias e cardiopatias (p. ex., usando eletrocardiograma e ecocardiograma transtorácico e/ou transesofágico).
- Em adultos jovens, é importante investigar ritmo cardíaco com Holter de 24 horas ou sete dias.
- Angio-RM de vasos cervicais e intracranianos em sequência T1 com supressão de gordura é importante, tendo em vista que a dissecção arterial responde por, aproximadamente, 20% dos casos nessa subpopulação (*vide* Capítulo 6).
- Quanto à imagem, a ressonância magnética (RM) encefálica é mais sensível para alterações estruturais que a tomografia computadorizada de crânio. Entretanto, RM é menos disponível e requer anestesia em alguns casos.

Quadro 4.3. Investigação laboratorial do acidente vascular cerebral em jovens

- Hemograma e eletroforese de hemoglobina.
- Sedimento urinário e toxicológico.
- Coagulograma, eletrólitos, função renal, função hepática, glicemia de jejum, hemoglobina glicosilada, enzimas cardíacas, sorologia para doença de Chagas IgM, IgG, ácido úrico, perfil lipídico, velocidade de hemossedimentação, proteína C-reativa.
- Infeccioso: anti-HIV I/II, VDRL/FTA-Abs, sorologias para vírus Epstein-Barr, citomegalovírus, herpes simples, varicela-zóster, vírus das hepatites B e C, doença de Lyme e bacilo álcool-ácido resistente.
- Eletroforese de proteínas e imunofixação.
- Provas reumatológicas: fator antinuclear, anti-Ro, anti-La, anti-SLC70, crioglobulinas, anti-DNA dupla hélice, anticentrômero e enzima conversora de angiotensina.
- Punção lombar: citologia, proteína, culturas, Gram, bandas oligoclonais, eletroforese de proteínas, índice de imunofixação, pesquisa de células neoplásicas, sorologia para criptococo, VDRL e bacilo álcool-ácido resistente.

» A angiografia por cateter é o padrão de referência e é sensível à doença de pequenos vasos, como na vasculite, mas envolve os riscos de um procedimento invasivo e é menos viável para o seguimento longitudinal pela exposição à radiação.

» O estudo das trombofilias é incerto na faixa neonatal, quando os níveis de anticoagulantes ou pró-coagulantes endógenos são naturalmente mais baixos.

» Idealmente, a testagem de trombofilias deve ser repetida após três meses do evento isquêmico. As trombofilias mais comumente encontradas podem ser divididas em congênitas (Quadro 4.4) e adquiridas.

» A doença mitocondrial deve ser suspeitada quando os infartos são periventriculares e acompanhados de acometimento sistêmico (visão, audição, coração, fígado, pâncreas e rins) ou níveis elevados de lactato no soro ou no líquor.

Quadro 4.4. Trombofilias congênitas
• Deficiência de antitrombina • Deficiência de proteína S • Deficiência de proteína C • Mutação do fator V de Leiden • Mutação da protrombina G20210A • Elevação do fator VIII • Elevação da homocisteína • Elevação da lipoproteína A

» Em adultos jovens, é importante avaliar o uso de substâncias ilícitas que se relacionam a outras doenças vasculares, como o vasoespasmo reversível e a hemorragia intraparenquimatosa. Avaliar especialmente o uso de cocaína e maconha.

» Outras condições genéticas também se associam ao risco de AVC em adultos jovens: CADASIL (arteriopatia cerebral autossômica dominante com infartos subcorticais e leucoencefalopatia), CARASIL (arteriopatia cerebral autossômica recessiva com infartos subcorticais e leucoencefalopatia), MELAS (miopatia mitocondrial, encefalopatia, acidose lática e episódios do tipo acidente vascular cerebral), síndrome de Marfan, síndrome de Ehlers-Danlos tipo IV, pseudoxantoma elástico, neurofibromatose tipo I, deficiência de citocromo-oxidase, síndrome de Menkes e mutações do *COL4A1* e *TREX1*.

CONDUTA

» A fase aguda do AVC em adultos jovens não é diferente em adultos mais velhos.

» A maioria dos neonatos com AVC isquêmico se apresenta com crises epilépticas, de modo que o manejo inicial envolve monitorar as crises e tratar com antiepilépticos.

» A pressão arterial deve ser mantida, para garantir uma boa perfusão cerebral, e a hipotensão deve ser evitada.

» A hipertensão leve pode ser tolerada para preservar a perfusão cerebral.

» Se houver suspeita de dissecção do vaso cervical, arteriopatia focal ou embolia cardíaca, a anticoagulação com heparina não fracionada, heparina de baixo peso molecular ou terapia antiplaquetária com ácido acetilsalicílico (AAS) pode ser apropriada para o manejo agudo, a depender da extensão da isquemia e dos riscos de hemorragia sistêmica. A duração da terapia anticoagulante varia de acordo com a causa do evento isquêmico. Nos casos de doença ou síndrome de Moyamoya (quando a vasculopatia ocorre em associação com outras doenças como doença falciforme, neurofibromatose tipo 1 ou síndrome de Down), os pacientes são candidatos à revascularização cirúrgica.

TROMBÓLISE INTRAVENOSA

» Não há evidência que indique fortemente o uso de trombólise intravenosa em pacientes com menos de 18 anos de idade. No entanto, há diversos relatos de casos que defendem seu uso, desde que excluídas as contraindicações (essas mais restritivas que em adultos), pois parece haver benefício quanto ao desfecho funcional, com risco diminuído de complicações neurológicas.

» A trombectomia mecânica precoce com dispositivos de segunda geração não tem segurança e eficácia em crianças ainda adequadamente testadas, o que não invalida a possibilidade de uso.

PREVENÇÃO SECUNDÁRIA

» Em crianças com AVC após o período neonatal, a prevenção varia com a condição associada.

» Crianças que apresentaram arteriopatia definida, especialmente com doença/síndrome de Moyamoya, têm os maiores riscos de recorrência. Elas precisam de acompanhamento de longo prazo e antitrombóticos, em particular agentes antiplaquetários.

» Nos casos de dissecção arterial, evidências limitadas sugerem que as crianças devem ser tratadas com antitrombóticos para prevenir a recorrência aguda até que a dissecção seja resolvida (avaliação sequencial por método de imagem).

» Crianças com arteriopatia focal estáveis devem ser tratadas com agentes antiplaquetários, mas a duração é incerta.
» Para crianças com doença falciforme, a terapia de transfusão em longo prazo é necessária para reduzir a recorrência; a interrupção da terapia de transfusão em longo prazo resulta em aumento do risco de recorrência do AVC. Após a fase aguda, o paciente deve ser mantido idealmente em regime crônico de transfusões (regime de hipertransfusões) para manter a concentração de hemoglobina S inferior a 30% por tempo indefinido. O acompanhamento, mesmo sem AVC prévio, pode ser realizado por estudo de velocidades cerebrais com Doppler transcraniano.
» Em adultos jovens, a prevenção envolve incentivar as mesmas mudanças de estilo de vida que em adultos mais velhos: evitar o tabagismo, aumentar a atividade física, fazer modificações dietéticas para perder peso e não utilizar drogas ilícitas, especialmente cocaína. O tratamento agressivo da hipertensão, da dislipidemia e do diabete melito é imperioso.
» O uso de estatinas em adultos jovens com AVC não aterosclerótico (como embolia cardíaca) é incerto.

OUTRAS CONDIÇÕES EM CRIANÇAS E ADULTOS JOVENS

Fibrodisplasia muscular

» Condição não ateromatosa, não inflamatória, com estreitamento fibrótico alternante e atrofia de parede vascular; mais comum em mulheres, atingindo predominantemente adultos de 20 a 50 anos de idade. Padrão em "colar de pérolas" acometendo vasos extracranianos (artérias carótidas mais acometidas que as artérias vertebrais); aneurismas intracranianos em 7 a 8% dos pacientes. Tratamento é conservador na maioria dos casos; antiagregação nos sintomáticos ou intravascular nos refratários.

Doença/síndrome de Moyamoya

» A doença de Moyamoya caracteriza-se por uma hiperplasia da camada íntima e disfunção da elástica interna. A doença determina estenose progressiva e oclusão distal das carótidas internas e cerebrais médias ou anteriores, desenvolvendo um padrão de colaterais que lembra um nevoeiro. Mais comum em crianças. Pode se manifestar com isquemia ou hemorragia (mais comum em adultos); há relatos ainda de hemorragia subaracnóidea. Em até 15% dos casos, há um componente familial (gene *RNF213*). Já foi descrita a associação de doença de Moyamoya com: síndrome de Down, neurofibromatose, radioterapia, síndrome de Noonan, anemia falciforme, anemia de Fanconi, poliarterite nodosa. Essas associações são esporádicas, o que sugere que o termo doença de Moyamoya possa ser reservado para os casos idiopáticos e que a expressão síndrome de Moyamoya seja usada quando a condição fundamental é conhecida. Tratamento, em geral, com antiagregação plaquetária, anticoagulação (em casos selecionados) ou cirurgia (*bypass* da artéria cerebral média com a temporal superficial ou *bypass* indireto). A abordagem cirúrgica garante redução de até 70% no risco de novas isquemias, apesar de o *bypass* indireto estar mais associado com eventos no pós-operatório; ainda é incerto o benefício da abordagem após eventos hemorrágicos.

Doença de Fabry

» Doença de depósito lisossomal ligada ao X. São achados clínicos comuns: neuropatia periférica dolorosa, AVC isquêmico, acroparestesia, miocardiopatia e insuficiência renal. É possível achar dolicoectasia basilar e hipersinal em T1 no pulvinar e lentiformes na ressonância magnética encefálica. O diagnóstico é obtido pela atividade da alfa-galactosidase A. O tratamento é realizado com reposição da enzima – parece reduzir as alterações de imagem e risco de novos eventos isquêmicos.

Anemia falciforme

» A anemia falciforme é um importante fator de risco para o AVC, além de anemia hemolítica, crises vaso-oclusivas dolorosas e infecções. Até 10% dos portadores terão AVC sem a profilaxia primária adequada, 24% até os 45 anos de idade. O paciente que não é tratado após o primeiro evento tem risco de recorrência de até 70%.

- A queda da solubilidade da hemoglobina, sua conformação atípica e sua cristalização alteram a estrutura da hemácia, reduzindo sua capacidade carreadora de oxigênio. Com isso, aumenta-se a viscosidade do sangue, com expressão de proteínas de adesão e consequente dano endotelial, o que eleva o risco de AVC isquêmico (que representa 75% dos eventos) e de hemorragias intraparenquimatosas. A idade média do primeiro evento é de 7,7 anos, mais comumente ocorrendo entre 5 e 15 anos de idade.
- Os infartos cerebrais silenciosos (que não causam queixa neurológica evidente) ocorrem em 30 a 35% das crianças com anemia falciforme; apesar de não haver indicação de neuroimagem de rastreio, a terapia de transfusão reduz em até 60% o risco de novas isquemias. As isquemias silenciosas estão associadas a declínio cognitivo progressivo. Uma das manifestações possíveis relacionadas é a estenose da artéria carótida interna, ao redor da emergência da artéria oftálmica, em razão do turbilhonamento do fluxo.
- A prevenção primária para eventos hemorrágicos foi demonstrada pelo estudo *The Stroke Prevention Trial in Sickle Cell Anemia* (STOP), utilizando Doppler transcraniano; demonstrando que transfusão intermitente tem redução de risco relativo de até 92% para eventos isquêmicos. A recomendação do National Heart, Lung, and Blood Institute (NHLBI) é de realizar Doppler transcraniano anualmente em crianças com anemia falciforme de 2 aos 16 anos; o programa de transfusão deve ser iniciado com velocidades a partir de 170-200 cm/s. Na presença de velocidades menores que 170 cm/s, é indicado repetir o exame em 1 ano; 170-187 cm/s, a cada 3 meses; 185-199 cm/s, a cada mês; > 200 cm/s, a cada mês (se o exame seguinte apresentar a mesma velocidade, indica-se transfusão); e em velocidades > 220 cm/s há risco iminente de AVC. Nos pacientes que realizaram transfusões por 1 ano e que não têm doença arterial intracraniana podem-se substituir as transfusões por hidroxiureia, mantendo o acompanhamento com Doppler transcraniano.

» Além da isquemia, pacientes com anemia falciforme podem apresentar hemorragia intraparenquimatosa, hemorragia subaracnóidea e hematoma subdural espontâneo. Diante dessas condições e necessidade de intervenção ou arteriografia, os pacientes devem ser transfundidos para o alvo de HbS < 30%, pelo risco de complicações nos procedimentos.

CADASIL

» CADASIL (do inglês, *Cerebral Autossomal Dominant Arteriopathy with Subcortical Infarcts and Leukoencephalopathy*), uma mutação *NOTCH3* no cromossomo 19, é uma arteriopatia de pequenos vasos; migrânea e ataques isquêmicos transitórios são achados clínicos comuns. Neuroimagem demonstra hipersinal em substância branca marcadamente no polo temporal, podendo apresentar micro-hemorragias (*microbleeds*). Sem tratamento específico.

MELAS

» MELAS (do inglês, *Mitochondrial Encephalopathy with Lactic Acidosis and Stroke-Like Episodes*), é uma doença mitocondrial com acidente vascular cerebral que ocorre tipicamente antes dos 40 anos, com encefalopatia: epilepsia ou demência. Apresenta padrão de fibras vermelhas rasgadas (*ragged red fibers*) na biópsia muscular. Evitar ácido valproico, estatinas e metformina.

Hiper-homocisteinemia

» A homocisteína é derivada do metabolismo da metionina. Os níveis elevados são decorrentes das deficiências na cistationina beta-sintase e do metil tetra-hidrofolato. A deficiência das vitaminas B12, B6 ou ácido fólico também pode causar hiper-homocisteinemia. Repor vitaminas reduz os níveis de homocisteína, mas parece não prevenir o AVC.

Outras formas genéticas: *TREX1* e *COL4A1*

- No espectro das mutações do gene *TREX1* (que inclui a vasculopatia cerebrorretiniana e a retinopatia vascular hereditária), a endoteliopatia hereditária com retinopatia, nefropatia e AVC (do inglês, *Hereditary Endotheliopathy with Retinopathy, Nephropathy and Stroke* – HERNS) é uma vasculopatia sistêmica não inflamatória que acomete predominantemente arteríolas e capilares do cérebro, da retina e dos rins. A doença acomete tipicamente pacientes entre 30 e 40 anos de idade. Nos primeiros 10 anos de evolução, as manifestações clínicas mais comuns incluem AVC, migrânea, retinopatia, nefropatia, alterações neuropsiquiátricas e declínio cognitivo. Na retina, as alterações variam de retinopatia proliferativa a edema macular e microaneurismas. Na avaliação por neuroimagem, há um edema vasogênico difuso, com lesões captantes de contraste na substância branca, sugerindo disfunção na permeabilidade da barreira hematoencefálica.
- O gene *COL4A1* é responsável pela produção da cadeia alfa-1 do colágeno tipo IV; sua mutação repercute na integridade vascular: o resultado é microangiopatia com risco para AVC isquêmico e hemorrágico. Vários fenótipos são atribuídos a essa mutação, como a doença cerebral de pequenos vasos com hemorragias, poroencefalia autossômica dominante tipo I e angiopatia hereditária com nefropatia, aneurismas e câimbras musculares (em inglês, *Hereditary Angiopathy with Nephropathy, Aneurysms and Muscle Cramps* – HANAC). Migrânea, crises epilépticas e doença vascular retiniana também são manifestações clínicas possíveis, além de fenômeno de Raynaud e prolapso de valva mitral. Na avaliação por neuroimagem, frequentemente há leucoencefalopatia bilateral supratentorial e periventricular simetricamente, lacunas isquêmicas e/ou hemorragias intraparenquimatosas. Aneurismas de artéria carótida interna podem ser frequentes. A doença também acomete tipicamente pacientes entre 30 e 40 anos de idade.

Leituras recomendadas

DeVeber G, Singhal, AB, Caplan LR. Stroke in children and young adults. Caplan's stroke: a clinical approach. 5. ed. Cambridge: Cambridge University Press; 2016. p.511-33.

Ekker MS, Boot EM, Singhal AB, et al. Epidemiology, aetiology, and management of ischaemic stroke in young adults. Lancet Neurol. 2018; 17(9):790-801.

Lo WD, Kumar R. Arterial ischemic stroke in children and young adults. Continuum Lifelong Learning in Neurol. 2017;23(1):158-80.

Majersik JJ. Inherited and uncommon causes of stroke. Continuum Lifelong Learning in Neurol. 2017;23(1):211-37.

Ostendorf A, Roach E, Adams R. Stroke and sickle cell disease. In: Caplan LR, Biller J, Leary M, Lo EH, Yenari M, Zhang JH, eds. Primer on cerebrovascular diseases. 2. ed. London: Academic Press; 2017. p.603-8.

Capítulo 5

Trombose venosa cerebral

Igor de Assis Franco
Juliana Matosinhos de Paula
Leopoldo Antônio Pires
Breno Franco Silveira Fernandes

INTRODUÇÃO

- A trombose venosa cerebral (TVC) caracteriza-se pela oclusão do sistema venoso responsável pela drenagem venosa do cérebro, com edema a montante da obstrução, infartos venosos e, por vezes, transformação hemorrágica.
- Muitos casos têm sido associados a trombofilias hereditárias e adquiridas, gravidez, puerpério, infecção e neoplasias.
- As manifestações de TVC podem ser agrupadas em quatro síndromes clínicas distintas e isoladas: hipertensão intracraniana, sinais e sintomas neurológicos focais, encefalopatia difusa e oftalmoplegia dolorosa.

EPIDEMIOLOGIA

- Acomete jovens e adultos de meia-idade, entre 20 e 50 anos e menos que 10% dos indivíduos acima de 65 anos.
- É mais comum em mulheres por fatores de risco específicos desse sexo, como uso de anticoncepcionais orais, gravidez e puerpério.
- Dentre outros fatores de risco para doenças venosas podemos citar trombofilias, doenças inflamatórias (doença de Behçet), infecciosas (dentárias, sinusite, mastoidite ou otite média) e neoplasias (Quadro 5.1).

Quadro 5.1. Condições associadas à trombose venosa cerebral	
Fatores de risco permanentes	
Trombofilia hereditária	• Fator V de Leiden • Mutação da protrombina Gly20210Ala • Deficiência de antitrombina • Deficiência de proteína C • Deficiência de proteína S
Doenças sistêmicas	• Neoplasias • Doença inflamatória intestinal • Doença de Behçet • Tireoidopatias • Lúpus eritematoso sistêmico • Síndrome do anticorpo antifosfolípide • Síndrome nefrótica • Sarcoidose • Hemoglobinúria paroxística noturna
Fatores de risco transitórios	
Relacionados ao sexo	• Anticoncepcional oral • Gravidez e puerpério • Terapia de reposição hormonal
Iatrogênico	• Punção lombar • Procedimentos neurocirúrgicos • Cateter de veia jugular
Miscelânea	• Anemia • Traumatismo craniano • Desidratação • Hipotensão intracraniana espontânea • Obesidade • Fístula dural arteriovenosa • Infecção de cabeça e pescoço

ANATOMIA

» O sistema venoso cerebral difere das demais áreas do corpo, não havendo veias correspondentes às respectivas artérias.

» Divide-se em sistema superficial e profundo.

» O sistema superficial é formado pelo seio sagital superior, seios transversos, seios sigmoides que drenam para veias jugulares.

» Veias corticais superficiais superiores e inferiores, e veias anastomóticas superior e inferior (Trolard e Labbé, respectivamente) completam esse sistema.

» No sistema profundo, temos o seio sagital inferior, as veias cerebrais internas, a veia de Galeno e o seio reto, que converge para a confluência dos seios.

» Os seios cavernosos, petrosos e outros drenam para o sistema profundo (Figura 5.1).

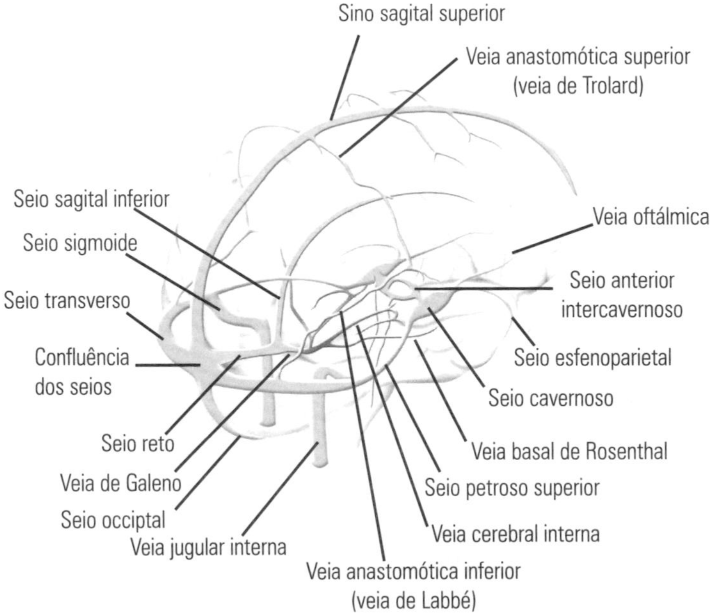

Figura 5.1. Anatomia do sistema venoso cerebral.

FISIOPATOLOGIA

- A TVC é causada por desequilíbrios sistêmicos ou locais decorrentes de processos trombóticos e trombolíticos, que levam à formação e propagação do trombo nos seios cerebrais ou veias durais.
- Como o sangue venoso é forçado para trás em pequenos vasos e capilares, ocorre um aumento da pressão capilar.
- A anatomia específica do sistema venoso cerebral, com suas extensas anastomoses, muitas vezes fornece circulação colateral suficiente para compensar tais mudanças na pressão. Contudo, quando o recrutamento de caminhos colaterais se torna insuficiente, há uma ruptura da barreira hematoencefálica, com redução da pressão de perfusão cerebral, consequente edema cerebral vasogênico e citotóxico, isquemia venosa local e hemorragia intracerebral.
- Os seios durais desempenham um papel vital na absorção de líquido cefalorraquidiano. Esse processo é mediado pelas vilosidades aracnoides que se encontram nas paredes dos seios. A disfunção dessas granulações resulta em diminuição da absorção de líquido cefalorraquidiano e, posteriormente, hipertensão intracraniana.

QUADRO CLÍNICO

- A apresentação clínica é amplamente variável e depende da localização, da progressão e da etiologia da trombose (Quadro 5.2).

Quadro 5.2. Síndromes clínicas da trombose venosa cerebral

Síndromes	Sinais e sintomas
Síndrome de hipertensão intracraniana	Cefaleia, náuseas, vômitos, papiledema e alterações visuais (normalmente tardias e secundárias ao comprometimento dos nervos ópticos)
Síndromes de sinais e sintomas neurológicos focais	Sinais focais deficitários, crises de início focal evoluindo ou não para crises tônico-clônicas bilaterais, frequentemente associada a cefaleia de características variáveis

(continua)

Quadro 5.2. Síndromes clínicas da trombose venosa cerebral (*continuação*)	
Síndromes	**Sinais e sintomas**
Síndrome de encefalopatia difusa	Comprometimento do sensório, com predomínio do rebaixamento da consciência e quadros confusionais, geralmente relacionado com drenagem venosa profunda
Síndrome da oftalmoplegia dolorosa	Comprometimento do III, IV, VI e ramo oftálmico do V nervo craniano, quemose e proptose homolateral que ocorre na trombose do seio cavernoso

» Cefaleia de forte intensidade e de caráter progressivo é o sintoma mais comum e, geralmente, o primeiro a se manifestar. Crises epilépticas, proptose e oftalmoplegia podem ocorrer.

■ INVESTIGAÇÃO ETIOLÓGICA

» Na avaliação inicial devem ser realizados exames laboratoriais de rotina para todos os pacientes com TVC (hemograma completo, bioquímica, urinálise e coagulograma), com a finalidade de estabelecer condições associadas, como doenças hematológicas, hepáticas, inflamatórias e infecciosas.

» Testes genéticos para a pesquisa de trombofilias raramente mudam o manejo do quadro agudo, mas podem ser considerados para pacientes que não têm fatores de risco para TVC, história de trombose recorrente, história familial de trombose venosa, ou no cenário de necrose de pele induzida por varfarina.

» Eletroforese de hemoglobina deve ser realizada em casos suspeitos de doença falciforme ou talassemia.

» Deve ser realizado rastreio para neoplasia na ausência de fator desencadeante e/ou em pacientes acima de 60 anos.

» Punção lombar só deve ser realizada em circunstâncias especiais, para diagnóstico diferencial de infecção do sistema nervoso central.

» A tomografia computadorizada (TC) de crânio é geralmente o primeiro exame realizado na emergência diante de um paciente com queixa de cefaleia no pronto-socorro. Possui baixa sensibilidade para a detecção de TVC.

» Ressonância magnética encefálica, angiotomografia ou angiorressonância venosa permitem complementar o estudo.
» A angiografia cerebral, apesar de ser o exame padrão de referência, deve ser reservada para casos em que a angiotomografia e a angiorresonância de crânio forem inconclusivas, suspeita de fístula arteriovenosa ou quando o tratamento intravascular for necessário.
» É importante saber avaliar quais os sinais sugestivos de TVC em neuroimagem, conforme descrito no Quadro 5.3.

Quadro 5.3. Sinais em neuroimagem sugestivos de trombose venosa cerebral

Exame	Achados de neuroimagem
Tomografia computadorizada de crânio	• Sinal do delta vazio: falha de enchimento na região da tórcula que aparece negativa após a injeção de contraste (15-35% dos casos). • Sinal do triângulo denso: seio sagital superior trombosado. • Sinal da corda: trombose de veias corticais. • Hiperatenuação espontânea do sistema venoso profundo, sobretudo no seio reto e na veia de Galeno. • Edemas, hematomas, hemorragias intraparenquimatosas e infartos venosos. • Realce da tenda do cerebelo e estruturas da dura-máter sugere congestão venosa.
Ressonância magnética encefálica	• Trombos hiperagudos são hiperintensos em T1 e hipointensos em T2. • Trombos subagudos são hiperintensos em todas as sequências. • Alterações parenquimatosas podem ser focais ou difusas na substância branca. • Há também alteração de sinal da substância cinzenta profunda e infartos hemorrágicos que não respeitam territórios vasculares.
Angiografia cerebral	• Seio ou veia trombosados apresentam falhas de enchimento e veias colaterais durais adjacentes dilatadas.

■ ASPECTOS TERAPÊUTICOS

» O tratamento deverá ser iniciado assim que o diagnóstico for confirmado e consiste em reverter a causa subjacente, quando conhecida, e no controle de crises epilépticas, hipertensão intracraniana e terapia antitrombótica. Anticoagulação é o pilar do tratamento agudo e subagudo da TVC. O fluxograma de atendimento (Figura 5.2) demonstra um esquema do diagnóstico e do manejo da TVC.

» A American Heart Association recomenda a anticoagulação com heparina em dose terapêutica como principal tratamento para a TVC. Podem ser utilizadas tanto a heparina não fracionada quanto a de baixo peso molecular. A duração do tratamento é entre 3 e 12 meses. O benefício da anticoagulação oral sobre o tratamento com a heparina na fase aguda ainda é controverso. Mesmo na presença de infartos hemorrágicos, a heparina é segura.

» Deve-se manter anticoagulação oral com varfarina após a fase aguda (melhora nos sintomas neurológicos), mantendo a relação normatizada internacional (RNI) entre 2,0 e 3,0 por limite de tempo variável conforme indicação:

- 3 meses se TVC secundária a fator de risco de transitório.
- 6 a 12 meses em pacientes com TVC idiopática e nos com trombofilias hereditárias "leves".
- Indefinidamente naqueles com dois ou mais episódios de TVC e naqueles com um episódio de TVC e trombofilias hereditárias "graves".

» A trombofilia "leve" é definida como a presença de mutação heterozigótica do fator V Leiden, mutação heterozigótica da protrombina G20210A ou níveis plasmáticos elevados de fator VIII.

» A trombofilia "grave" é definida como a presença de qualquer uma das seguintes alterações: deficiência de antitrombina, proteína C ou proteína S, mutação homozigótica do fator V de Leiden ou mutação em homozigose da protrombina G20210A, anticorpos antifosfolipídes ou condições protrombóticas combinadas.

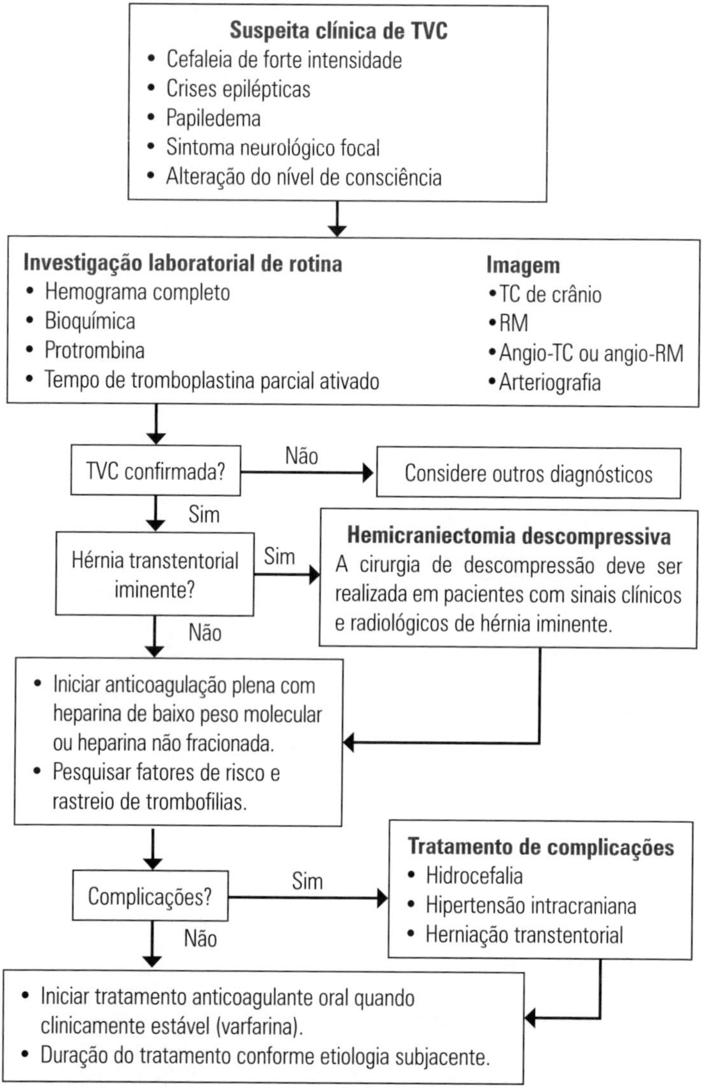

Figura 5.2. Fluxograma de atendimento.

RM: ressonância magnética; TC: tomografia computadorizada; TVC: trombose venosa cerebral.

- Trombectomia e terapia trombolítica de modo intravascular, por cateterismo local ou intravenoso, têm sido usadas para os pacientes que desenvolvem piora neurológica progressiva apesar da anticoagulação adequada, mas ainda não há evidências sobre seu benefício, assim como ainda não há evidências para o uso de novos anticoagulantes orais.
- Não existe eficácia com o uso de antiagregantes plaquetários em pacientes com TVC aguda e subaguda.
- A profilaxia de crises epilépticas deverá ser realizada apenas para os pacientes que apresentem crises epilépticas e lesões supratentoriais, como edema, infarto ou hemorragia na TC de crânio ou RM encefálica. Segundo as diretrizes de 2010 da Federação Europeia de Sociedades Neurológicas, esse tratamento para TVC deverá ser administrado por um ano.
- A profilaxia não é claramente indicada para uma crise sintomática única precoce na ausência de lesão supratentorial, pois geralmente não há recorrência. Além disso, a profilaxia para crises epilépticas não é claramente indicada para pacientes com lesões cerebrais focais sem crises epilépticas.

COMPLICAÇÕES E PROGNÓSTICO

- Hidrocefalia obstrutiva aumenta desfecho clínico desfavorável. Como os pacientes necessitam de anticoagulação, um procedimento de derivação só deve ser considerado em pacientes criticamente afetados, em quem nenhuma condição além da hidrocefalia possa explicar sua piora clínica.
- Hipertensão intracraniana é comum e deve ser tratada, inicialmente, com medidas clínicas como analgesia, avaliar início de acetazolamida e elevar a cabeceira a 30°. Em raros casos, pode ser necessária a realização de punção lombar seriada ou derivação lomboperitoneal, o que pode afetar o uso contínuo de anticoagulação. Cirurgia de fenestração da bainha de nervo óptico pode ser proposta nos casos refratários aos procedimentos descritos. Hipertensão intracraniana grave está associada a pior prognóstico.

- Hérnia transtentorial é a principal causa de morte em pacientes com TVC em decorrência do efeito de massa de uma lesão parenquimatosa. Nesses casos, deve-se avaliar a realização de craniectomia descompressiva, sendo necessária interrupção da anticoagulação plena.
- Morte na fase aguda pode ocorrer em cerca de 4% dos pacientes e geralmente decorre de complicações como herniações, estado de mal epiléptico, sepse, embolia pulmonar e evolução da doença neoplásica. Cerca de 6 a 10% dos pacientes sobreviventes com TVC têm incapacidade grave e permanente.
- Estudos de coortes multicêntricos evidenciaram que os resultados em longo prazo da maioria dos pacientes com TVC são favoráveis.
- A melhoria do cuidado e a maior conscientização da TVC entre os clínicos, associadas a evoluções nas técnicas de imagem, proporcionam o diagnóstico e o início de tratamento precoce, contribuindo para melhor prognóstico e menor incapacidade funcional do paciente.

Leituras recomendadas

Agrawal K, Burger K, Rothrock JF. Cerebral sinus thrombosis. Headache. 2016;56:1380-9.

Ferro JM, Canhão P, Stam J, Bousser M, Barinagarrementeria F for the ISCVT Investigators Prognosis of Cerebral Vein and Dural Sinus Thrombosis: Results of the International Study on Cerebral Vein and Dural Sinus Thrombosis (ISCVT). Stroke. 2004;35:664-70.

Patel SI, Obeid H, Matti L, Ramakrishna H, Shamoun FE. Cerebral venous thrombosis. Current and newer anticoagulant treatment options. Neurologist. 2015;20:80-8.

Rim HT, Jun HS, Ahn JH, Kim JH, Oh JK, Song JH, et al. Clinical aspects of cerebral venous thrombosis: experiences in two institutions. J Cerebrovasc Endovasc Neurosurg. 2016;18(3):185-93.

Silvis SM, de Sousa DA, Ferro JM, Coutinho JM. Cerebral venous thrombosis. Nat Rev Neurol. 2017;13:1-11.

Capítulo 6

Dissecção arterial

Breno Franco Silveira Fernandes

CONCEITO

- Dissecção arterial consiste na perda espontânea ou provocada da integridade das camadas vasculares, levando a:
  - Surgimento de falso lume.
  - Formação de hematoma intramural.
- Se na porção subintimal, ocorre estenose do lume vascular.
- Se na porção subadvencial, surge o aneurisma dissecante.
- Causa frequente de acidente vascular cerebral (AVC) isquêmico em jovens, representando em torno de 20% dos casos.
- Acomete as porções intra e extracranianas das artérias que irrigam o sistema nervoso central (SNC).
- Cursa com AVC isquêmico por estenose do vaso ou tromboembolismo. Mais raramente pode ocasionar hemorragia subaracnóidea.
- Os locais mais frequentes de dissecção espontânea são:
  - Carótida: 2 cm acima da bifurcação carotídea e na carótida supraclinóidea.
  - Vertebral: segmentos V2 e V3.
- Relaciona-se com algumas doenças, mas na maior parte das vezes não encontramos doença predisponente prévia (Quadro 6.1).

Quadro 6.1. Condições associadas à dissecção arterial cervical	
Associação comprovada	• Ehlers-Danlos tipo IV • Displasia fibromuscular
Associação duvidosa	• Doença renal policística • Deficiência de alfa-1 antitripsina • Síndrome de Marfan • Osteogênese imperfeita • Síndrome de vasoconstrição cerebral reversível • Homocistinúria • Genótipo *C677T* da metil tetra-hidrofolato redutase
Outras condições médicas relatadas na literatura	• Migrânea • Infecção recente • Hipertensão arterial • Tabagismo • Etilismo • Uso de anticoncepcionais orais • Maior comprimento do processo estiloide do osso temporal • Diâmetro da aorta maior que 34 mm

» Pode se relacionar com desencadeantes mecânicos que muitas vezes são traumas leves na região cervical evocados durante atividades do cotidiano ou esportes, especialmente quando relacionados com hipermobilização do segmento cervical.

AVALIAÇÃO CLÍNICA

» A dissecção arterial cursa com combinações de três tipos de condições possíveis: sintomas locais, eventos isquêmicos e hemorragia subaracnóidea (Quadro 6.2).

» O estudo *Cervical Artery Dissection and Ischemic Stroke Patients* (CADISP) forneceu pistas clínicas e radiológicas para diferenciação entre dissecção nas artérias vertebrais extracranianas e dissecção nas carótidas extracranianas (Quadro 6.3).

Quadro 6.2. Manifestações clínicas de dissecção arterial de vasos cervicais e intracranianos	
Sintomas locais	• Dor cervical ou cefaleia, inclusive em padrão de cefaleia em trovoada. • Síndrome de Horner de terceira (geralmente incompleta, poupando as fibras sudomotoras) ou de primeira ordem (geralmente fazendo parte da síndrome de Wallenberg). • Neuropatias cranianas: V, IX, X, XI, XII (mais frequente). • Zumbido, dor ocular. • Radiculopatias cervicais: muito raras.
Eventos cerebrovasculares isquêmicos	• Manifestação mais clássica e varia de acordo com o território acometido. Pode ocorrer na circulação anterior, posterior, ocular ou na medula espinhal.
Hemorragia subaracnóidea	• Apenas para as dissecções intracranianas.

Atentar para sinais e sintomas sugestivos de doenças do colágeno, especialmente Ehlers-Danlos tipo IV ou displasia fibromuscular: acrogeria, pele translúcida com vasos visíveis, equimoses e hematomas frequentes, hipermotilidade articular. Hipertensão renovascular sugere displasia fibromuscular.

Quadro 6.3. Dados do estudo CADISP para diferenciação entre dissecção nas artérias vertebrais e dissecção nas artérias carótidas (extracranianas)

Dissecção nas carótidas	Dissecção nas vertebrais
• Mais frequente em homens • Infecção recente mais frequente • Idade média discretamente superior • Disseção bilateral infrequente • Isquemia retiniana • NIHSS maior • Aneurisma dissecante mais frequente	• Mais frequente em mulheres • Trauma mais frequente • Idade média discretamente inferior • Dissecção bilateral foi mais frequente • Dor cervical e AVC mais frequentes • NIHSS menor • Aneurisma dissecante menos frequente

NIHSS: *National Institutes of Health Stroke Scale*; AVC: acidente vascular cerebral.
Fonte: adaptado de Debette S, Grond-Ginsbach C, Bodenant M, et al. Differential features of carotid and vertebral artery dissections: the CADISP study. Neurology. 2011;77(12):1174-81.

DIAGNÓSTICO

» Suspeita-se de dissecção arterial especialmente em pacientes jovens (idade inferior a 50 anos) com eventos cerebrovasculares ou síndrome de Horner, associados ou não a dor cervical, com ou sem desencadeantes mecânicos identificados.

» O diagnóstico se faz a partir dos achados típicos de neuroimagem (Quadro 6.4).

Quadro 6.4. Exames complementares em dissecções arteriais e padrões típicos de alteração

Investigação diagnóstica das dissecções arteriais	• Ressonância magnética (RM) encefálica com angio-RM cervical e intracraniana (acrescentar sequência T1 com supressão de gordura) OU tomografia computadorizada de crânio com angio-TC cervical e intracraniana. • Arteriografia: se estudo vascular não invasivo for inconclusivo ou não estiver disponível. • Punção lombar: se cefaleia súbita ou suspeita de aneurisma dissecante intracraniano. • Testes para doenças do colágeno: apenas se suspeita clínica. • Estudo vascular das artérias renais: se suspeita de hipertensão secundária renovascular em paciente com displasia fibromuscular em vasos cervicais e/ou intracranianos (detectada a partir dos exames vasculares citados anteriormente).
Padrões típicos de dissecção	• Sinal da corda (afilamento abrupto do lume do vaso). • Estenose cônica. • Oclusão em chama de vela. • *Flap* intimal. • *Pouch* distal. • Aneurisma dissecante. • Hematoma intramural.
Padrão patognomônico	• Sinal da crescente: classicamente descrito na sequência T1 com supressão de gordura na RM encefálica → hematoma intramural hiperintenso circundando um lume arterial hipointenso.

TRATAMENTO

» O tratamento consiste em terapia antitrombótica (profilaxia secundária de eventos vasculares) e/ou tratamento intravascular da dissecção (Quadro 6.5).

» Fase hiperaguda: não há contraindicações à trombólise venosa ou à trombectomia mecânica em pacientes com suspeita de dissecção arterial elegíveis para esses tratamentos.

» Hemorragia subaracnóidea deve ser manejada da mesma forma que a hemorragia por aneurisma sacular, exceto por particularidades técnicas na abordagem cirúrgica ou intravascular do aneurisma dissecante (na maior parte das vezes a clipagem não é factível por causa da morfologia do aneurisma).

» O melhor estudo comparativo (do inglês, *antiplatelet treatment compared with anticoagulation treatment for cervical artery dissection* [CADISS]) foi insuficiente para demonstrar superioridade da anticoagulação sobre a antiagregação plaquetária para a prevenção de eventos vasculares. Metanálises mostram que ambos os tratamentos são igualmente efetivos.

» Iniciar antiplaquetário ou anticoagulação imediatamente para pacientes não trombolisados, ou após 24 horas do tratamento trombolítico.

Quadro 6.5. Abordagem terapêutica na dissecção arterial	
Dissecção intracraniana	• AAS (150 a 325 mg) iniciado nas primeiras 48 horas. • AAS, AAS + dipiridamol ou clopidogrel podem ser indicados na terapia de manutenção por período mínimo de 3 a 6 meses. • Não anticoagular pelo risco de aneurisma dissecante com hemorragia subaracnóidea.
Dissecção extracraniana sem sintomas isquêmicos	• AAS (150 a 325 mg) nas primeiras 48 horas. • AAS, AAS + dipiridamol ou clopidogrel podem ser indicados na terapia de manutenção por período mínimo de 3 a 6 meses. • Analgésicos simples para dor cervical, se presente.

(continua)

Quadro 6.5. Abordagem terapêutica na dissecção arterial *(continuação)*	
Dissecção extracraniana com sintomas isquêmicos	• AAS (150 a 325 mg) iniciado nas primeiras 48 horas. AAS, AAS + dipiridamol ou clopidogrel podem ser indicados na terapia de manutenção por período mínimo de 3 a 6 meses; OU • Heparina não fracionada (manter PTTa entre 1,5 a 2,5 vezes o valor do controle) ou heparina de baixo peso molecular (exemplo: enoxaparina 1 mg/kg/dose 12/12 horas) com posterior transição para varfarina com alvo de RNI entre 2,0 e 3,0. Manter por período mínimo de 3 a 6 meses e trocar para antiplaquetário, se estudo vascular de controle for satisfatório.
Orientar	• Evitar a prática de esportes de contato e atividades que levem a hiperflexão, extensão ou rotação do segmento cervical. • Suspensão do uso de anticoncepcionais orais (buscar método alternativo de contracepção).
Tratamento intravascular da dissecção (fechamento do falso lume por angioplastia com *stent*)	• Pouca experiência. • Deve ser reservado para falência primária da terapia antitrombótica.
Imagem de controle	• Repetir estudo vascular em 3 a 6 meses (angio-RM, angio-TC ou arteriografia) para guiar terapia antitrombótica: • Se vaso completamente cicatrizado → continuar com antiagregação (ou mudar para antiagregação, se inicialmente foi optado por anticoagular) OU suspender terapia antitrombótica. • Se vaso ainda alterado → manter terapia antitrombótica.

AAS: ácido acetilsalicílico; PTTa: tempo de tromboplastina parcial ativado; RNI: razão normatizada internacional; Angio-RM: angiorressonância magnética; Angio-TC: angiotomografia computadorizada.

■ PROGNÓSTICO

- » Recorrência de eventos isquêmicos: aproximadamente 2% e a maioria recorre nas primeiras duas semanas (CADISS).
- » Recorrência da dissecção: ainda não completamente definida. Pode ser de até 2% nos primeiros três meses (CADISP).

Leituras recomendadas

CADISS trial investigators, Markus HS, Hayter E, Levi C, Feldman A, Venables G, Norris J. Antiplatelet treatment compared with anticoagulation treatment for cervical artery dissection (CADISS): a randomised trial. Lancet Neurol. 2015;14(4):361-7.

Debette S, Leys D. Cervical-artery dissections: predisposing factors, diagnosis, and outcome. Lancet Neurol. 2009;8:668-78.

Debette S, Grond-Ginsbach C, Bodenant M, Kloss M, Engelter S, Metso T, et al. Differential features of carotid and vertebral artery dissections – The CADISP Study. Neurology. 2011;77(12):1174-81.

Engelter ST, Traenka C, von Hessling A, Lyrer PA. Diagnosis and treatment of cervical artery dissection. Neurol Clin. 2015;33:421-41.

Robertson JJ, Kovfman A. Cervical artery dissections: a review. J Emerg Med. 2016;51(5):508-18.

The CADISS trial investigators. Antiplatelet treatment compared with anticoagulation treatment for cervical artery dissection (CADISS): a randomised trial. Lancet Neurol. 2015;14:361-7.

Capítulo 7

Vasculites do sistema nervoso central

Fabiano Ferreira de Abrantes
Chien Hsin Fen
Orlando Graziani Povoas Barsottini

CONCEITO

- As vasculites do sistema nervoso central (SNC) são doenças raras, que têm como substrato principal um processo inflamatório envolvendo a parede dos vasos.
- Esse processo inflamatório pode ser primariamente do SNC ou secundário a drogas, infecções, doenças autoimunes ou paraneoplásicas.
- As manifestações clínicas das vasculites dependerão da localização dos vasos afetados e também de seu calibre.
- As vasculites do SNC afetam principalmente vasos de pequeno e médio calibre.

CLASSIFICAÇÃO

- As vasculites do SNC podem ser classificadas pelo tamanho dos vasos envolvidos (pequeno, médio ou grande calibre) e também pelos achados neuropatológicos.
- Cada uma dessas formas distintas (Quadro 7.1) tem suas peculiaridades clínicas, prognóstico e resposta ao tratamento.

Quadro 7.1. Formas de vasculite – classificação neuropatológica
• Forma linfocítica • Forma granulomatosa • Forma necrotizante • Forma associada à proteína beta-amiloide (forma descrita mais recentemente)

» As vasculites também podem ser classificadas como primárias ou secundárias, conforme mostra a Figura 7.1.

■ QUADRO CLÍNICO E INVESTIGAÇÃO

» As vasculites do SNC podem se manifestar em qualquer idade, sendo mais comuns no adulto jovem.

» As manifestações clínicas são muito variadas e heterogêneas, incluindo cefaleia, encefalopatia, crises epilépticas, sintomas motores/sensitivos e demência (Quadro 7.2).

» A vasculite primária do SNC (VPSNC) é uma forma rara de vasculite e deve ser diagnosticada somente quando se exclui totalmente o envolvimento sistêmico pela doença.

Quadro 7.2. Investigação das vasculites do sistema nervoso central	
Presença de manifestações sistêmicas	• Úlceras orais e genitais • Erupções cutâneas • Comprometimento renal, pulmonar e cardíaco • Uveíte • Tromboses venosas e abortamentos de repetição
Exames de triagem imunológica	• Fator antinuclear • Velocidade de hemossedimentação • Anticorpo anticardiolipina • Anticorpo anticoagulante lúpico • Anticorpos para antígenos ENA (anti-SSa, anti-SSb, anti-Sm, anti-RNP)
Outros exames	• Função renal • Função hepática • Função tireoidiana

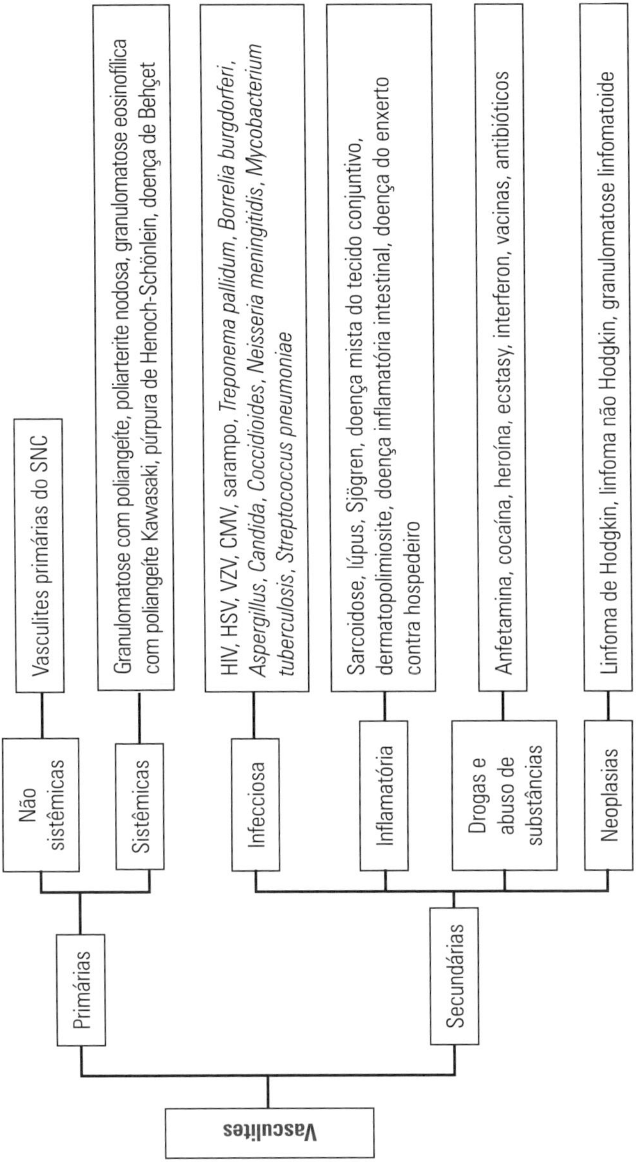

Figura 7.1. Classificação das vasculites.
SNC: sistema nervoso central; HIV: vírus da imunodeficiência humana; HSV: vírus herpes simplex; VZV: vírus da varicela-zóster; CMV: citomegalovírus.

- A VPSNC pode ocorrer em qualquer idade e em algumas situações tem manifestações clínicas de caráter lentamente progressivo, por vezes simulando um processo demencial.
- Sempre que possível, a biópsia cerebral deve ser realizada para a confirmação diagnóstica de VPSNC.
- O principal diagnóstico diferencial da VPSNC é com a síndrome de vasoconstrição cerebral reversível (SVCR), que se constitui em um processo de vasoconstrição prolongado, geralmente acompanhado de sintomas neurológicos focais e cefaleia em trovoada. Em geral, o líquor desses pacientes tem menos de 10 células e proteína inferior a 80 mg/dL.
- A SVCR pode estar relacionada com o uso de drogas vasoativas, como antidepressivos, vasoconstritores e *marijuana*. Também é descrita após eventos cirúrgicos, em especial no período pós-parto imediato. A característica principal desse grupo de doenças é a reversibilidade dos achados angiográficos em poucas semanas.

DIAGNÓSTICO

- Os principais instrumentos utilizados no diagnóstico das vasculites do SNC são descritos no Quadro 7.3.

Quadro 7.3. Diagnóstico de vasculites do sistema nervoso central

Ressonância magnética encefálica	• Quase sempre exames alterados • Baixa especificidade para o diagnóstico
Líquido cefalorraquidiano	• Pode ser normal • Maioria dos casos tem pleiocitose + elevação de proteína • Níveis baixos de glicose: neurotuberculose e sarcoidose
Arteriografia digital	• Sensibilidade de 60% para vasculite primária do sistema nervoso central • Exame normal não afasta vasculite completamente
Biópsia cerebral	• Padrão de referência para o diagnóstico • Incluir a meninge e o tecido cerebral • Deve ser realizada quando existe dúvida diagnóstica ou se o diagnóstico de vasculite não foi elucidado com os métodos anteriores

TRATAMENTO

- Envolve o uso de imunossupressão com corticosteroides e geralmente ciclofosfamida, em pulso ou oral, em especial para as vasculites inflamatórias. A indução é feita por 6 meses a 1 ano, dependendo da vasculite.
- A manutenção é realizada com drogas, como a azatioprina na dose de 100-200 mg ao dia por 1 a 2 anos.
- Nas vasculites associadas a doenças inflamatórias, como lúpus eritematoso sistêmico e síndrome de Sjögren, o uso de anticorpos monoclonais, como o rituximabe, pode ser altamente efetivo. Nos pacientes com doença de Behçet pode-se utilizar infliximabe.
- A SVCR não deve ser tratada com corticosteroides. O uso de nimodipina na dose de 30-60 mg a cada 6 horas pode aliviar a cefaleia associada ao quadro.

Leituras recomendadas

Bhattacharyya S, Berkowitz AL. Primary angiitis of the central nervous system: avoiding misdiagnosis and missed diagnosis of a rare disease. Pract Neurol. 2016;16(3):195-200.

Dutra LA, de Souza AWS, Barsottini OGP. Vasculites do sistema nervoso central. In: Bertolucci PHF, Ferraz HB, Barsottini OGP, Pedroso JL, coord. Neurologia: diagnóstico e tratamento. 2. ed. Barueri: Manole; 2016.

Dutra LA, de Souza AW, Grinberg-Dias G, Barsottini OG, Appenzeller S. Central nervous system vasculitis in adults: an update. Autoimmun Rev. 2017;16(2):123-31.

Nocton JJ. Usual and unusual manifestations of systemic and central nervous system vasculitis. Pediatr Clin North Am. 2017;64(1):185-204.

Suri V, Kakkar A, Sharma MC, Padma MV, Garg A, Sarkar C. Primary angiitis of the central nervous system: a study of histopathological patterns and review of the literature. Folia Neuropathol. 2014;52(2):187-96.

Seção 2

Supervisores: Paulo Caramelli e Paulo Henrique Ferreira Bertolucci

DEMÊNCIAS

Capítulo 8

Comprometimento cognitivo leve e demências

Rodrigo Vasconcellos Vilela
Leonardo Cruz de Souza
Paulo Henrique Ferreira Bertolucci
Paulo Caramelli

■ CONCEITO E EPIDEMIOLOGIA

» Comprometimento cognitivo leve (CCL) caracteriza-se por declínio e perda de desempenho cognitivo além do esperado para a idade e o nível educacional do paciente, mas com autonomia preservada para atividades da vida diária. Assim, representa um estado fronteiriço entre o envelhecimento normal e a demência.

» CCL é uma entidade clínica sindrômica, de diferentes etiologias possíveis, desde causas reversíveis (p. ex., deficiência de vitamina B12) até causas neurodegenerativas. É importante ressaltar que nem todo CCL evoluirá para demência e, logo, não necessariamente representa um pródromo demencial.

» Demência consiste em deterioração do funcionamento cognitivo e/ou do comportamento em intensidade suficiente para comprometer a autonomia do paciente. Assim como o CCL, a demência também tem característica sindrômica.

» A principal distinção entre CCL e demência é que nesta há perda da autonomia para as atividades diárias, ao contrário do CCL.

» A prevalência de CCL, de acordo com dados de estudos internacionais, é de 12 a 18% nos indivíduos acima de 60 anos.

» A prevalência de demência dobra a cada cinco anos a partir dos 65 anos de idade (1,9% da população) e afeta mais de 40% da população acima de 90 anos.

CLASSIFICAÇÃO E DIAGNÓSTICO

» O CCL pode ser classificado de acordo com os domínios cognitivos acometidos, conforme apresentado no Quadro 8.1.

» As demências podem ser classificadas de acordo com vários parâmetros, como idade, progressão e etiologia, conforme mostrado no Quadro 8.2.

» São várias as causas de CCL e demência (Quadro 8.3), e há uma grande sobreposição causal entre ambas as síndromes.

Quadro 8.1. Comprometimento cognitivo leve (CCL)

Definição	Tipos de CCL
• Queixa cognitiva reportada pelo paciente ou por familiares • Desempenho cognitivo abaixo do esperado para a idade e o nível educacional do paciente • Ausência de demência • Declínio cognitivo objetivo detectado pelo examinador • Capacidade funcional normal	• Memória comprometida: – CCL amnéstico • Memória não comprometida: – CCL não amnéstico • De domínio único (apenas uma função cognitiva afetada) • De múltiplos domínios (duas ou mais funções cognitivas comprometidas)

Quadro 8.2. Classificação das demências

Causas	• Demências neurodegenerativas • Demências não neurodegenerativas • Demências potencialmente tratáveis (reversíveis) • Demências não reversíveis
Idade de início	• Demências pré-senis (início antes dos 65 anos) • Demências senis (início a partir dos 65 anos)
Progressão	• Demências rapidamente progressivas (progressão do primeiro sintoma para demência em prazo de 12 a 24 meses; na maior parte dos casos, ao longo de semanas a alguns meses) • Demências lentamente progressivas

Quadro 8.3. Principais causas de comprometimento cognitivo leve e demência

Causas neurodegenerativas	Causas não neurodegenerativas
• Doença de Alzheimer • Demência frontotemporal • Demência com corpos de Lewy • Degeneração corticobasal • Paralisia supranuclear progressiva • Doença de Parkinson • Doença de Huntington • Doenças priônicas (sendo a principal a doença de Creutzfeldt-Jakob)	• Comprometimento cognitivo vascular (multi-infarto, infarto estratégico, lesões subcorticais) • Hipotireoidismo, insuficiência adrenal, hiperparatireoidismo • Hidrocefalia de pressão normal • Traumatismo craniano • Esclerose múltipla • Sífilis, complexo HIV-Aids • Deficiência de vitamina B12, folato • Hematoma subdural, tumores cerebrais • Apneia obstrutiva do sono • Medicações: anticolinérgicas, benzodiazepínicos, anti-histamínicos, opioides

» A quinta edição do DSM (do inglês, *Diagnostic and Statistic Manual of Mental Disorders*) apresenta critérios formais para o diagnóstico de demência e CCL, especificados respectivamente como transtorno neurocognitivo maior e menor (Quadro 8.4).

Quadro 8.4. Diagnóstico de comprometimento cognitivo leve e demência pelo DSM-V

Comprometimento cognitivo leve ou transtorno neurocognitivo leve
A. Evidências de declínio cognitivo leve em relação ao nível anterior de desempenho em um ou mais domínios cognitivos (atenção complexa, função executiva, aprendizagem e memória, linguagem, habilidade visuoespacial, cognição social) com base em: 1. Percepção do indivíduo, de um informante ou do clínico, de que há declínio significativo na função cognitiva; e 2. Prejuízo substancial no desempenho cognitivo, de preferência documentado por teste neuropsicológico padronizado ou, em sua falta, por outra investigação clínica quantificada.

(continua)

Quadro 8.4. Diagnóstico de comprometimento cognitivo leve e demência pelo DSM-V *(continuação)*
B. O comprometimento cognitivo não interfere na capacidade de ser independente nas atividades cotidianas (i.e., estão preservadas atividades instrumentais complexas da vida diária, como pagar contas ou controlar medicamentos, mas pode haver necessidade de mais esforço, estratégias compensatórias ou acomodação). C. O comprometimento cognitivo não ocorre exclusivamente no contexto de *delirium*. D. O comprometimento cognitivo não é mais bem explicados por outro transtorno mental (p. ex., transtorno depressivo maior, esquizofrenia).
Demência ou transtorno neurocognitivo maior
A. Evidência de declínio cognitivo significativo em relação ao nível anterior de desempenho, em dois ou mais domínios cognitivos (atenção complexa, função executiva, aprendizagem e memória, linguagem, habilidade visuoespacial, cognição social), com base em: 1. Percepção do indivíduo, de um informante ou do clínico, de que há declínio significativo na função cognitiva; e 2. Prejuízo substancial no desempenho cognitivo, de preferência documentado por teste neuropsicológico padronizado ou, em sua falta, por outra avaliação clínica quantificada.
B. O comprometimento cognitivo interfere na independência em atividades da vida diária (i.e., no mínimo, necessita de assistência em atividades instrumentais complexas, como pagamento de contas ou controle dos medicamentos em uso). C. O comprometimento cognitivo não ocorre exclusivamente no contexto de *delirium*. D. O comprometimento cognitivo não é mais bem explicados por outro transtorno mental (p. ex., transtorno depressivo maior, esquizofrenia).

MANIFESTAÇÕES CLÍNICAS

» Com o envelhecimento normal, surgem alterações cognitivas discretas, como redução da velocidade de processamento mental e maior dificuldade de aprendizagem e de realização de tarefas múltiplas de modo simultâneo (atenção dividida). Em geral, essas alterações não trazem prejuízo funcional ao paciente.

» Assim, no envelhecimento normal não há real comprometimento cognitivo, de modo que sintomas como amnésia anterógrada, afasia, declínio funcional e manifestações psiquiátricas (apatia, alucinações, delírios) devem ser sempre cuidadosamente investigados.
» As manifestações clínicas de CCL e demência dependem dos domínios cognitivos afetados.
» Pacientes com comprometimento da memória episódica recente podem perder objetos frequentemente, esquecer compromissos e datas importantes, fazer perguntas e afirmações repetitivamente.
» A disfunção executiva é caracterizada por dificuldade para tomar iniciativas, resolver problemas complexos, formular adequadamente objetivos para projetos, além de prejuízo no raciocínio, organização e planejamento.
» Alterações da linguagem podem se manifestar como dificuldade para produzir, compreender ou repetir a linguagem escrita e falada. Os pacientes podem não encontrar as palavras (anomia), não formular frases gramaticalmente corretas, não compreender comandos, não conseguir ler e/ou escrever, ter fala hesitante com erros fonêmicos ou semânticos (parafasias).
» Distúrbios das funções visuoespaciais consistem em dificuldade de se orientar espacialmente, como para dirigir, desenhar ou perceber detalhes em cenas visualmente complexas.
» Pacientes com apraxias gestuais têm dificuldades no uso de objetos (p. ex., tesoura, martelo, chaves), ou na realização de sequências gestuais (apraxia de vestir, por exemplo).
» Outras funções como cálculo e cognição social (habilidades como empatia, teoria da mente, capacidade de reconhecer e processar emoções) também podem estar afetadas.

AVALIAÇÃO CLÍNICA E EXAMES COMPLEMENTARES

» Uma anamnese detalhada é fundamental mediante queixa cognitiva de um paciente ou acompanhante. Ela tem como objetivo determinar a cronologia e a evolução do quadro clínico, identificar os domínios cognitivos comprometidos, os sintomas associados, possíveis fatores agravantes, grau de repercussão nas atividades de vida diária e sintomas neuropsiquiátricos.

» Preferencialmente, o paciente e os familiares deveriam ser entrevistados separadamente para evitar conflitos, constrangimentos, omissão de informações e interferência no desempenho cognitivo durante a avaliação.
» Após coleta da história clínica, o paciente deve ser submetido à avaliação cognitiva mediante instrumentos diagnósticos validados para mensurar o comprometimento e permitir uma referência de base para seguimento longitudinal.
» Um instrumento comumente utilizado no Brasil é a *Bateria Cognitiva Breve*, que consiste na aplicação de *Miniexame do Estado Mental* (MEEM), teste de memórias de figuras, teste de fluência verbal e desenho do relógio.
» O MEEM avalia a orientação temporal e espacial, a memória imediata e tardia, cálculo, repetição de frase, execução de comandos, escrita, leitura e habilidade visual-construtiva. A pontuação varia de 0 a 30, e a nota de corte varia conforme a escolaridade do paciente.
» O teste de memória de figuras avalia a percepção visual e a nomeação, memória imediata, memória incidental, curva de aprendizagem, memória tardia e reconhecimento.
» O teste de fluência verbal relaciona-se ao domínio executivo e à linguagem e consiste em solicitar ao paciente que cite em um minuto o número máximo de animais que conseguir.
» No teste do desenho do relógio, o paciente é solicitado a desenhar um mostrador de um relógio, colocar os números em seu interior e os ponteiros marcando determinada hora. Esse teste avalia a capacidade de planejamento (parte da função executiva) e a praxia.
» Outros testes cognitivos utilizados e que têm versão brasileira são o *Montreal Cognitive Assessment* (MoCA), o *Exame Cognitivo de Addenbrooke* – versão revisada, o *Mini-Cog* e a *Bateria de Avaliação Frontal*.
» Após a avaliação cognitiva, o paciente deve ser submetido a exame neurológico completo.

- » Por meio da anamnese e do exame clínico, é possível determinar o diagnóstico sindrômico (CCL ou demência). Com o auxílio de exames complementares, faz-se o diagnóstico etiológico da síndrome.
- » Para fins de diagnóstico diferencial, o paciente deve ser submetido a exames complementares mínimos, de acordo com as recomendações da Academia Brasileira de Neurologia (Quadro 8.5). A critério clínico, outros exames podem ser solicitados.

Quadro 8.5. Exames complementares de acordo com a Academia Brasileira de Neurologia

- Hemograma completo
- Creatinina
- TSH
- Albumina
- Enzimas hepáticas
- Vitamina B12 e ácido fólico
- Cálcio
- Reações sorológicas para sífilis
- Sorologia para HIV:
  - Idade < 60 anos
  - Apresentação clínica atípica
  - Sintomas sugestivos
- Exames de neuroimagem:
  - Tomografia computadorizada de crânio
  - Ressonância magnética encefálica

- » A punção lombar está indicada para:
  - Pacientes com demência iniciada antes dos 65 anos de idade.
  - Pacientes com apresentação rapidamente progressiva ou atípica.
  - Suspeita de doença inflamatória, infecciosa ou priônica do sistema nervoso central.
  - Suspeita de hidrocefalia de pressão normal.

» Podem ser dosados no líquor os biomarcadores de doença de Alzheimer, como peptídeo beta-amiloide 1-42, proteína tau total e proteína tau fosforilada (P-tau). Sua dosagem está indicada em casos selecionados, como em quadros de demência rapidamente progressiva e dúvida diagnóstica com relação à etiologia da demência, bem como em pacientes com CCL que desejam saber se seu quadro tem etiologia de doença de Alzheimer. Contudo, questões metodológicas limitam a interpretação da dosagem de biomarcadores, de modo que o exame deve ser encaminhado apenas a laboratórios com experiência nessa técnica, e os resultados devem ser interpretados por clínico experiente na área.

■ TRATAMENTO E PROGNÓSTICO

» O tratamento das demências pode ser dividido em farmacológico e não farmacológico.

» Os inibidores de colinesterase (IChE), representados pela donepezila, galantamina e rivastigmina, devem ser usados em condições que cursam com redução do tônus colinérgico cortical das projeções ascendentes dos núcleos basais de Meynert, como na doença de Alzheimer. Há benefício também na demência por doença de Parkinson, na demência com corpos de Lewy e no comprometimento cognitivo vascular. São indicados para melhora sintomática da cognição, podendo apresentar benefícios também sobre o desempenho funcional e alterações comportamentais.

» A memantina é um antagonista do receptor de glutamato NMDA e apresenta teórico mecanismo neuroprotetor contra excitotoxicidade. É formalmente usada nos estágios moderado e avançado de doença de Alzheimer, não sendo indicada nos estágios leves.

» É imprescindível o tratamento farmacológico de comorbidades neuropsiquiátricas comuns nas demências, como depressão, ansiedade, agitação, distúrbios do sono, delírios e alucinações. São comumente empregados inibidores seletivos de recaptação de serotonina (como citalopram e sertralina), drogas para indução e manutenção do sono (como mirtazapina, trazodona e, eventualmente, zolpidem) e antipsicóticos atípicos, como quetiapina e olanzapina. Cumpre observar que, para todas essas medicações, o uso em pacientes com demência é uma prescrição para condição não indicada em bula (*"off-label"*).

» O tratamento não farmacológico é multidisciplinar e engloba orientação à família quanto aos cuidados com o paciente. Quando indicado, o paciente deve ser encaminhado para reabilitação cognitiva, terapia ocupacional, fisioterapia ou terapia fonoaudiológica.

» As drogas usadas para tratamento sintomático da demência (IChE e memantina) não têm evidência de benefício no tratamento do CCL. Quando fatores de risco cardiovasculares estiverem presentes, devem ser adotadas medidas para seu controle.

» O prognóstico de demência e CCL depende de sua etiologia.

Leituras recomendadas

Caramelli P, Teixeira AL, Buchpiguel CA, Lee HW, Livramento JA, Fernandez LL, et al. Diagnóstico de doença de Alzheimer no Brasil. Dement Neuropsychol. 2011;5:11-20.

de Souza LC, Sarazin M, Teixeira-Junior AL, Caramelli P, Santos AE, Dubois B. Biological markers of Alzheimer's disease. Arq Neuropsiquiatr. 2014;72:227-31.

Dubois B, Feldman HH, Jacova C, Hampel H, Molinuevo JL, Blennow K, et al. Advancing research diagnostic criteria for Alzheimer's disease: the IWG-2 criteria. Lancet Neurol. 2014;13:614-29.

Nitrini R, Lefèvre BH, Mathias SC, Caramelli P, Carrilho PE, Sauaia N, et al. Neuropsychological tests of simple application for diagnosing dementia. Arq Neuropsiquiatr. 1994;52:457-65.

Petersen RC. Clinical practice. Mild cognitive impairment. N Engl J Med. 2011;364:2227-34.

Capítulo 9

Doença de Alzheimer

Fabiano Moulin de Moraes
Paulo Henrique Ferreira Bertolucci

CONCEITO

- A doença de Alzheimer (DA) é um transtorno neurodegenerativo caracterizado por um prejuízo progressivo cognitivo e comportamental, com repercussão funcional, associado ao acúmulo de proteínas amiloide e tau no cérebro.

FATORES DE RISCO

- Idade: especialmente após 65 anos.
- Sexo feminino.
- Etnias afro-americana e hispânica.
- Presença de um ou mais alelos do gene da apolipoproteína E4 (*APOE4*).
- Baixa escolaridade.
- Baixa demanda intelectual durante a vida profissional.
- Histórico familial de DA. Menos de 2% dos casos ocorrem por mutações genéticas autossômicas dominantes. Os principais genes relacionados são a proteína precursora de amiloide (APP), a presenilina 1 (*PSEN1*) e a presenilina 2 (*PSEN2*).

- Trauma cranioencefálico leve de repetição ou episódio único moderado ou grave.
- Fatores de risco cardiovasculares incluindo hipertensão arterial, diabetes, dislipidemia, tabagismo, etilismo, sedentarismo e síndrome da apneia obstrutiva do sono.
- Transtorno depressivo maior.

FISIOPATOLOGIA

- A DA é o resultado do aumento da produção e/ou da redução da eliminação da proteína beta-amiloide. A toxicidade neuronal se inicia pela formação desses oligômeros beta-amiloides e pela hiperfosforilação da proteína tau. O depósito de amiloide começa a se acumular até 20 anos antes dos sintomas.

QUADRO CLÍNICO

- O prejuízo da memória é a característica mais típica da doença.
- A memória mais acometida inicialmente é a episódica recente.
- As memórias mais antigas são poupadas até as fases finais da doença.
- Comprometimento não amnéstico é comum no início (afasia, disfunção executiva, apatia ou mudança da personalidade) e inclusive pode predominar especialmente nas variantes da DA.
- A variante frontal apresenta alterações comportamentais e executivas precoces.
- Na atrofia cortical posterior, há prejuízo visuoespacial grave, culminando com síndromes clássicas como Gerstmann, Anton e Balint, ao passo que na variante logopênica há prejuízo predominante na linguagem.
- Alterações neuropsiquiátricas são comuns em todas as fases da doença, predominando nas fases avançadas.
- As alterações neuropsiquiátricas mais precoces são apatia, ansiedade e irritabilidade.

- Durante a evolução da doença, depressão e agitação psicomotora são comuns.
- Prejuízo do *insight* sobre as próprias deficiências (anosognosia) torna o cuidado ainda mais complexo.

TRIAGEM NEUROPSICOLÓGICA

- Todo paciente com suspeita inicial de uma síndrome demencial deve ser submetido a um teste de triagem.
- O teste de triagem mais utilizado é o *Miniexame do Estado Mental* (MEEM); no entanto, é pouco sensível na fase leve da DA.
- O teste do desenho do relógio e a fluência verbal de animais e frutas aumentam substancialmente a acurácia do exame pela avaliação da função executiva. Para pacientes analfabetos, pode-se fazer uso da *Bateria Breve de Rastreio Cognitivo*, já que utiliza imagens e não palavras na avaliação. Nesse teste de figuras, o paciente é pontuado em identificação, nomeação, memória imediata, memória recente, memória de aprendizado e memórias remota e de reconhecimento.
- O *Montreal Cognitive Assessment* (MoCA) apresenta melhor sensibilidade em pacientes com alta escolaridade. Também se devem aplicar instrumentos para a identificação do estágio da doença, como o *Clinical Dementia Rating* (CDR), e para a avaliação de sintomas neuropsiquiátricos, como o *Inventário Neuropsiquiátrico*.
- A avaliação neuropsicológica formal pode auxiliar em quadros iniciais com teste de triagem normais, em pacientes com alta escolaridade pela baixa sensibilidade dos testes de rastreio e nos pacientes cuja opção terapêutica seja a neurorreabilitação.

DIAGNÓSTICO

- Pela mudança fisiopatológica relacionada com DA, há necessidade da construção de um *continuum* desde um paciente assintomático, passando pelo comprometimento cognitivo leve até a demência causada pela doença.

» O Quadro 9.1 detalha o critério diagnóstico mais utilizado do National Institute of Aging and Alzheimer's Association (NIA-AA), publicado em 2011.

» O acréscimo mais importante do DSM-V (*Diagnostic and Statistic Manual of Mental Disorders*) foi considerar apenas um domínio cognitivo acometido como critério e não dois, como anteriormente.

Quadro 9.1. Critério diagnóstico para doença de Alzheimer pelo NIA-AA (National Institute of Aging and Alzheimer's Association)
Síndrome demencial
• Comprometimento cognitivo ou comportamental objetivo em pelo menos dois dos seguintes domínios: memória, resolução de problemas, habilidade visuoespacial, linguagem ou comportamento. • Queda funcional de um nível prévio, com redução de autonomia.
Provável demência pela doença de Alzheimer
• Critérios para demência atendidos: – Início insidioso e progressivo. – Nenhum outro distúrbio psiquiátrico, neurológico ou clínico grave que interfira na cognição. – Biomarcadores positivos: relação no líquor Aβ42/tau, tomografia por emissão de pósitrons (PET) amiloide ou atrofia hipocampal na ressonância magnética encefálica.

» Em 2018, foram publicados novos critérios pelo mesmo grupo (NIA-AA) com maior ênfase fisiopatológica da doença, ou seja, biomarcadores, remodelando a classificação atual.

■ EXAMES COMPLEMENTARES

» Deve-se realizar uma imagem estrutural, preferencialmente ressonância magnética (RM) encefálica, para descartar causas não presumidas como neoplasia, hematoma subdural ou hidrocefalia de pressão normal. Além disso, a RM encefálica pode evidenciar atrofia hipocampal e micro-hemorragias, corroborando a possibilidade de DA.

» Tanto a tomografia com emissão de fóton único (SPECT) como a tomografia por emissão de pósitrons (PET) marcada com fluodesoxiglicose (FDG) podem auxiliar, demonstrando padrões de hipoperfusão/hipometabolismo temporoparietal. Os trabalhos clínicos evidenciaram alta sensibilidade e baixa especificidade com alto risco de falso positivo. Uma PET FDG normal virtualmente exclui o diagnóstico de DA.

» Apesar de a PET amiloide evidenciar o processo patológico, seu papel na prática clínica ainda não é claro.

» A avaliação liquórica dos biomarcadores está bem estabelecida. A depleção do Aβ42 evidencia o acúmulo do amiloide, o tau total reflete a intensidade de neurodegeneração e o tau fosforilado se correlaciona com os emaranhados neurofibrilares. A relação Aβ42/tau fosforilado acrescenta acurácia. Na prática, aplicam-se os biomarcadores em três situações:
   1. Pacientes com comprometimento cognitivo leve amnéstico no auxílio de estimar risco de conversão para demência.
   2. Pacientes com apresentações atípicas ou doença mista.
   3. Pacientes com doença de início precoce (menor que 65 anos de idade).

» Embora a variação genética da APOE4 seja o fator de risco genético mais estabelecido para a DA esporádica, a solicitação do rastreio genético não é recomendada.

TRATAMENTO

» O cuidado do paciente com DA tem vários objetivos:
   - Informar diagnóstico e prognóstico.
   - Tratamento farmacológico.
   - Tratamento não farmacológico com cuidado e orientação multidisciplinar (enfermagem, assistência social, neuropsicologia, terapia ocupacional, musicoterapia, fisioterapia, fonoterapia).
   - Orientações gerais: educação em cada consulta sobre a demência, o estágio da doença e as alterações comportamentais esperadas e seu tratamento específico. Orientações sobre segurança, direitos e deveres dos familiares e do paciente.

» Duas classes de medicamentos são indicadas para a DA com evidência de melhora da cognição e da funcionalidade (Quadro 9.2).

Quadro 9.2. Características das medicações indicadas na doença de Alzheimer

Droga	Rivastigmina	Galantamina	Donepezila	Memantina
Classe	Inibidor da acetilcolinesterase	Inibidor da acetilcolinesterase	Inibidor da acetilcolinesterase	Antagonista do NMDA
Indicação	Todas as fases	Todas as fases	Todas as fases	Moderada-grave
Dose inicial	1,5 mg 12/12h 5 cm^2 (*patch*)	8 mg/dia	5 mg/dia	5 mg/dia
Dose final	6 mg 12/12h 15 cm^2 (*patch*)	24 mg/dia	10 mg/dia fase moderada 20 mg na fase grave	10 mg 12/12h
Intervalo de ajuste de dose	Mensal	Mensal	Mensal	Semanal
Efeitos colaterais	Náuseas, vômitos, diarreia, bradicardia ou bloqueio atrioventricular	Náuseas, vômitos, diarreia, bradicardia ou bloqueio atrioventricular	Náuseas, vômitos, diarreia, bradicardia ou bloqueio atrioventricular	Confusão mental, vertigem
Cuidado	Bupropiona e amitriptilina aumentam o risco de crises epilépticas	Bupropiona e amitriptilina aumentam o risco de crises epilépticas	Bupropiona e amitriptilina aumentam o risco de crises epilépticas	Ajustar de acordo com a função renal
Apresentações	Comprimidos, solução oral, adesivo transdérmico (*patch*)	Comprimidos	Comprimidos	Comprimidos

» Para os sintomas neuropsiquiátricos, a primeira linha do tratamento na DA é não farmacológica.

» Um ambiente familiar calmo, com etiquetas nas portas para identificar os quartos e luz suficiente nos cômodos costuma reduzir desorientação. O comportamento agressivo deve ser abordado com linguagem clara e positiva para reassegurar o paciente e direcioná-lo para outro foco.

» Caso o paciente tenha sintomas neuropsiquiátricos leves e ainda não esteja usando anticolinesterásico ou memantina, vale a pena introduzir inicialmente essas medicações pela possiblidade de melhora sintomática do comportamento.

» Sintomas depressivos são tratados com inibidores de recaptação de serotonina pelo baixo efeito anticolinérgico, como o citalopram até a dose de 20 mg/dia e sertralina até a dose de 200 mg/dia.

» Agitação e agressividade, quando não respondem às tentativas não farmacológicas, podem necessitar de antipsicóticos, de preferência os atípicos (quetiapina, olanzapina ou risperidona) em doses baixas e com aumentos graduais. O alerta para uso desses medicamentos em idosos é pela evidência clara de aumento de mortalidade cardiovascular.

» Os transtornos relacionados ao sono, como insônia, devem ser tratados inicialmente com medidas não farmacológicas/higiene do sono. Quando essas medidas falham, podemos usar algumas medicações, como trazodona (50 mg), melatonina (5-10 mg) e quetiapina (12,5-100 mg) para auxílio, apesar de a evidência ser pequena ou controversa.

Leituras recomendadas

Apostolova LG. Alzheimer disease. Continuum. (Minneap Minn) 2016;22(2):419-34.

de Moraes FM, Bertolucci PF. The contribution of supplementary tests in the differential diagnosis of dementia. Am J Alzheimers Dis Other Demen. 2018 Mar;33(2):131-7.

Jack CR Jr, Bennett DA, Blennow K, et al. NIA-AA Research Framework: Toward a biological definition of Alzheimer's disease. Alzheimer's & Dementia 2018;14:535-62.

Livingston G, Sommerlad A, Orgeta V, Costafreda SG, Huntley J, Ames D, et al. Dementia prevention, intervention, and care. Lancet. 2017;390(10113):2673-734.

Molano JR, Bratt R, Shatz R. Treatment and management of dementia due to Alzheimer's disease. Curr Treat Options Neurol. 2015;17:363.

Scheltens P, Blennow K, Breteler MM, de Strooper B, Frisoni GB, Salloway S, Van der Flier WM. Alzheimer's disease. Lancet. 2016;388(10043):505-17.

Capítulo 10

Demência com corpos de Lewy

Ana Laura Maciel Almeida
Paulo Henrique Ferreira Bertolucci

■ CONCEITO

» As síndromes demenciais associadas aos corpos de Lewy compreendem a demência com corpos de Lewy (DCL) e a demência da doença de Parkinson (DDP).

» A DCL é caracterizada pela tríade clássica:
- alucinações visuais bem elaboradas;
- flutuações cognitivas;
- parkinsonismo.

■ ETIOLOGIA

» Corresponde a aproximadamente 20% dos casos de demência.

» Mais frequente em homens.

» Idade de início entre 50 e 80 anos de idade, mais comum após 65 anos.

» Pode estar associada à doença de Alzheimer.

» As áreas cerebrais envolvidas diferem em cada uma das proteinopatias; nas taupatias, os circuitos frontos-subcorticais são mais comprometidos, pela disfunção serotoninérgica.

- Nas beta-amiloidopatias, há um comprometimento maior do sistema hipocampal e do neocórtex associativo em decorrência da disfunção colinérgica.
- As alfa-sinucleinopatias comprometem as projeções monoaminérgicas de tronco cerebral, núcleos da base e sistema límbico, em virtude da disfunção dopaminérgica.
- No anatomopatológico, verifica-se a presença de inclusões citoplasmáticas eosinofílicas positivas para alfa-sinucleína (corpos de Lewy) nas áreas neocorticais e límbicas e no tronco encefálico.
- A Figura 10.1 demonstra a distribuição das proteinopatias degenerativas para um panorama de onde se situa a DCL.

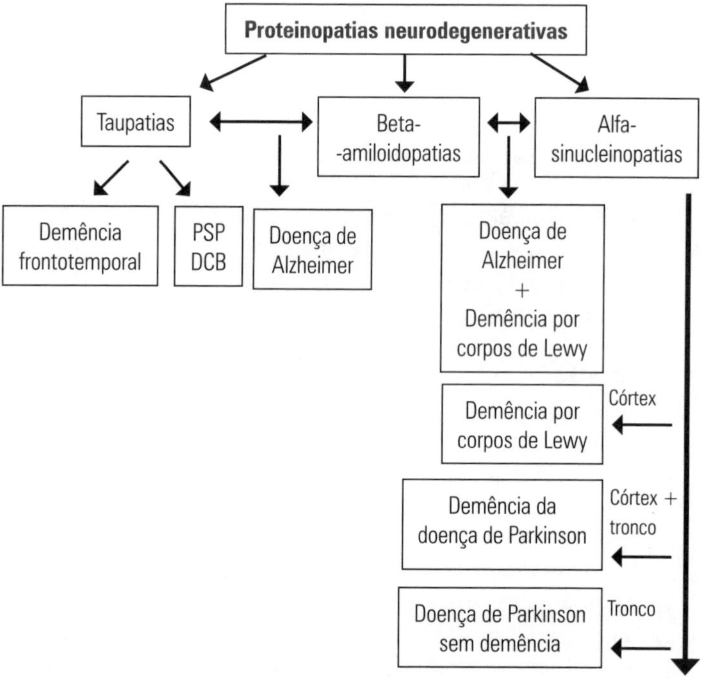

Figura 10.1. Algoritmo das proteinopatias neurodegenerativas e respectivas doenças neurológicas.

PSP: paralisia supranuclear progressiva; DCB: degeneração corticobasal.

DIAGNÓSTICO

- Prejuízo de memória com comprometimento na aquisição e consolidação de informações, que pode não ocorrer nas fases iniciais.
- Comprometimento em testes de atenção, função executiva e habilidades visuoespaciais.
- "Regra de um ano": essa regra é utilizada para diferenciar a DCL da demência da DP; quando os sintomas parkinsonianos e cognitivos são concomitantes, o quadro sugere DCL.
- Não há alterações específicas de neuroimagem ou biomarcador para alfa-sinucleína no cérebro.
- Os critérios diagnósticos possíveis e prováveis para DCL estão discriminados no Quadro 10.1.
- O Quadro 10.2 demonstra as principais características clínicas das diferentes proteinopatias neurodegenerativas.

Quadro 10.1. Critérios revisados para o diagnóstico clínico provável e possível de demência por corpos de Lewy	
Características clínicas principais (as três primeiras ocorrendo precocemente e podendo persistir ao longo do curso da doença)	• Curso flutuante com variações pronunciadas de atenção e alerta • Alucinações visuais recorrentes bem elaboradas e detalhadas. • Alteração comportamental do sono REM, que pode preceder o declínio cognitivo. • Parkinsonismo (uma ou mais características cardinais espontâneas: – bradicinesia; – tremor de repouso ou rigidez.

(continua)

Quadro 10.1. Critérios revisados para o diagnóstico clínico provável e possível de demência por corpos de Lewy *(continuação)*	
	• Sensibilidade exagerada aos agentes antipsicóticos (podem ocorrer sedação profunda, piora do nível e conteúdo da consciência, piora cognitiva, piora do parkinsonismo e da disautonomia). • Instabilidade postural. • Quedas repetidas. • Síncope ou outro episódio transitório de alteração da consciência. • Disfunção autonômica grave (p. ex.: constipação, hipotensão ortostática, incontinência urinária, hipersonia, hiposmia). • Alucinações em outras modalidades. • Delírios sistematizados. • Apatia. • Ansiedade. • Depressão.
Características clínicas de suporte	
Biomarcadores indicativos	• Redução de absorção do transportador de dopamina nos núcleos da base demonstrada por SPECT ou PET. • Cintilografia miocárdica com captação anormal (baixa) de metaiodobenzilguanidina. • Confirmação polissonográfica do sono REM sem atonia.
Biomarcadores de suporte	• Relativa preservação das estruturas mesiais do lobo temporal em tomografia computadorizada de crânio ou ressonância magnética encefálica. • Baixa captação generalizada no SPECT ou metabolismo reduzido de atividade occipital no PET (sinal da ilha cingulada na imagem FDG-PET). • Proeminente atividade de ondas lentas ao EEG, com ondas agudas intermitentes de lobo temporal.

(continua)

Quadro 10.1. Critérios revisados para o diagnóstico clínico provável e possível de demência por corpos de Lewy *(continuação)*

DCL provável*	Presença de duas características clínicas principais, com ou sem presença de biomarcadores indicativos. OU Presença de uma característica clínica principal, mas com um ou mais biomarcadores indicativos.
DCL possível	Presença de uma característica clínica principal, sem evidência de biomarcador indicativo. OU Presença de um ou mais biomarcadores indicativos, mas sem características clínicas principais.
DCL menos provável	Na presença de qualquer outra doença física ou doença cerebral (incluindo doença cerebrovascular) suficiente para explicar em parte, ou totalmente o quadro clínico, embora não se possa excluir DCL, podendo servir para indicar múltiplas doenças que contribuem para a apresentação clínica. OU Se as alterações parkinsonianas são a única característica clínica principal e aparecem pela primeira vez em um estágio de demência grave.

SPECT: tomografia por emissão de fóton único; PET: tomografia por emissão de pósitrons; EEG: eletroencefalograma; FDG-PET: tomografia por emissão de pósitrons com fluordesoxiglicose.

* DCL provável não deve ser diagnosticada com base apenas em biomarcadores.

Fonte: adaptada de McKeith IG, Boeve BF, Dickson DW, Halliday G, Taylor JP, Weintraub D, et al. Diagnosis and management of dementia with Lewy bodies: Fourth consensus report of the DLB Consortium. Neurology. 2017;89:88-100.

Quadro 10.2. Relação das proteinopatias com doenças neurodegenerativas e funções cognitivas comprometidas

Taupatias	Beta-amiloidopatias	Alfa-sinucleinopatias
↓	↓	↓
• Demência frontotemporal • Paralisia supranuclear progressiva • Degeneração corticobasal	• Doença de Alzheimer	• Demência com corpos de Lewy • Demência da doença de Parkinson
↓	↓	↓
• Disfunção executiva • Apatia • Desinibição • Compulsão	• Amnésia • Afasia • Disfunção visuoespacial • Apatia • Agitação • Depressão	• Disfunção executiva • Prejuízo atencional • Flutuação • Alucinação visual • Psicose

AVALIAÇÃO NEUROPSICOLÓGICA

» Testes de triagem cognitiva podem ser feitos durante a consulta clínica.

» As alterações que aparecem mais inicialmente são de:
- atenção;
- funções executivas;
- habilidades visuoespaciais.

» A memória pode não apresentar alterações no início e é menos acometida que na doença de Alzheimer.

» Sugestão de triagem cognitiva:
- MoCA (*Montreal Cognitive Assessment*);
- Teste do Desenho do Relógio (incluído no MoCA);
- Fluência verbal.

TRATAMENTO DA DEMÊNCIA COM CORPOS DE LEWY

» Orientações para a família e grupos de apoio auxiliam a lidar com o paciente, diminuindo o estresse e melhorando sua qualidade de vida e de seus familiares.

» O uso de anticolinesterásicos está indicado (rivastigmina, donepezila).

» Apresenta benefícios para os principais sintomas:
- demência;
- alucinação visual;
- parkinsonismo;
- flutuação cognitiva.

» Memantina apresenta melhora discreta de alguns dos sintomas apresentados pelo paciente.

» Não há evidência de benefício no uso da levodopa (em baixas doses pode melhorar alguns sintomas motores) e apresenta baixa tolerância a antipsicóticos.

Leituras recomendadas

Galasko D. Lewy body disorders. Neurol Clin. 2017;35:325-38.

McKeith IG, Boeve BF, Dickson DW, Halliday G, Taylor JP, Weintraub D, et al. Diagnosis and management of dementia with Lewy bodies: Fourth consensus report of the DLB Consortium. Neurology. 2017;89:88-100.

McKeith IG, Dickson DW, Lowe J, Emre M, O'Brien JT, Feldman H, et al. Diagnosis and management of dementia with Lewy bodies: third report of the DLB Consortium. Neurology. 2005;65:1863-72.

Rietdijk CD, Perez-Pardo P, Garssen J, van Wezel RJ, Kraneveld AD. Exploring Braak's hypothesis of Parkinson's disease. Front Neurol. 2017;8:37.

Walker Z, Possin KL, Boeve BF, Aarsland D. Non-Alzheimer's dementia 2 Lewy body dementias. Lancet. 2015;386:1683-97.

Capítulo 11

Demência vascular

Thiago Cardoso Vale
Leopoldo Antônio Pires
Paulo Caramelli

■ CONCEITO

» Demência vascular (DV) é considerada a segunda causa mais frequente de demência.

» Estima-se que seja responsável por cerca de 15% dos casos de demência.

» Sua incidência aumenta exponencialmente com o avançar da idade.

» Idade média de início dos sintomas é 60 anos.

» Presença de fatores de risco para doença cerebrovascular deve alertar para o possível diagnóstico de DV ou para comorbidades cerebrovasculares.

» Aliados à demência, sintomas focais e alterações da neuroimagem são comuns.

■ FATORES DE RISCO

» Os principais fatores de risco associados à DV são os relacionados com doença cerebrovascular, destacando-se: idade, hipertensão arterial sistêmica, diabete melito, tabagismo, alcoolismo, doença cardíaca, aterosclerose, dislipidemia, obesidade, sexo masculino, etnia negra e baixa escolaridade.

» Por ser doença secundária a acometimento cerebrovascular, a DV é uma forma de demência passível de prevenção primária e secundária.

■ SUBTIPOS

» O uso do termo "demência vascular" é controverso. Hoje o termo é questionável e tem sido recomendada a utilização da denominação "comprometimento cognitivo vascular", um termo mais amplo, que reconhece a natureza heterogênea da contribuição da doença vascular na demência e seus vários subtipos, conforme o Quadro 11.1.

Quadro 11.1. Subtipos de demência vascular

Subtipo da demência vascular	Característica patológica e de imagem
Demência vascular cortical (múltiplos infartos)	Múltiplos infartos corticais.
Demência vascular subcortical (doença de pequenos vasos)	Lacunas isquêmicas, lesões extensas de substância branca, patologicamente com infartos, áreas de desmielinização e gliose
Demência por infarto estratégico	Infarto localizado em área estratégica (tálamo).
Demência por hipoperfusão	Infartos em zonas de transição, lesões de substância branca, patologicamente infartos incompletos de substância branca.
Demência hemorrágica	Lesões hemorrágicas, podendo se associar à angiopatia amiloide.
Demência vascular hereditária (CADASIL ou CARASIL)	Múltiplas lacunas e lesões de substância branca, sendo o lobo temporal (incluindo o polo temporal) preferencialmente acometido.
Doença de Alzheimer com acometimento cerebrovascular	Combinação de alterações vasculares e atrofia, especialmente de lobo temporal medial. Patologicamente, mistura de alterações vasculares e degenerativas (placas e emaranhados).

CADASIL: arteriopatia cerebral autossômica dominante com infartos subcorticais e leucoencefalopatia (do inglês, *cerebral autosomal dominant arteriopathy with subcortical infarcts and leukoencephalopathy*); CARASIL: arteriopatia cerebral autossômica recessiva com infartos subcorticais e leucoencefalopatia (do inglês, *cerebral autosomal recessive arteriopathy with subcortical infarcts and leukoencephalopathy*).

» Demência senil, demência por multi-infartos corticais, doença vascular subcortical e DV isquêmico subcortical (doença de Binswanger) são algumas denominações que surgiram para a DV ao longo dos anos.

■ CLÍNICA

» As alterações cognitivas na DV são mais variáveis que nas outras demências em virtude de sua grande heterogeneidade de apresentação clínica.

» Em decorrência do frequente acometimento de estruturas vasculares subcorticais, comprometimento de atenção, processamento de informações e de funções executivas comumente são vistos. Testes de rastreio como o "Miniexame do Estado Mental" são pouco sensíveis para a detecção desse comprometimento. Outros testes de rastreio, como o *Montreal Cognitive Assessment* (MoCA) e a escala de avaliação de DV (VADAS-Cog), são os mais indicados.

» Além de disfunção cognitiva, comprometimento de memória, linguagem e praxia ocorrem de maneira bem variada.

» Sintomas psiquiátricos como depressão e apatia também estão frequentemente presentes. Psicose e alucinações ocorrem com menor frequência na DV quando comparada à doença de Alzheimer.

» Existem três apresentações clínicas muito clássicas e distintas:

- demência por múltiplos infartos;
- demência por doença de pequenos vasos (microangiopática);
- demência por infarto estratégico.

» A demência por múltiplos infartos compromete grandes vasos com lesões corticais e subcorticais, determinando sinais focais corticais (afasias, apraxias e hemiparesias), associados a sinais de comprometimento subcortical (disfunção executiva e prejuízos atencionais). Exibe uma evolução clássica descrita nesse subtipo de DV, que é a progressão em degraus.

» A demência por doença de pequenos vasos (microangiopática) caracteriza-se por comprometimento predominantemente subcortical, levando à disfunção executiva aliada a sintomas motores não corticais e a sintomas psiquiátricos. Prejuízos atencionais, associados a sintomas depressivos, apatia e comprometimento motor, principalmente piramidais, parkinsonismo e apraxia de marcha, são os achados mais comuns desse subtipo. A evolução é progressiva; porém, não em degraus, e a neuroimagem demonstra leucoaraiose em grau moderado a acentuado nos exames de imagem, podendo ser mensurada pela escala de Fazekas.
» A demência por infarto estratégico ocorre por lesões em áreas cerebrais específicas e relacionadas com a cognição (como tálamos, núcleos da base e giro angular esquerdo).

DIAGNÓSTICO

» Os critérios diagnósticos de DV, divididos em provável e possível, de acordo com o NINDS-AIREN (National Institute of Neurological Disorders and Stroke and the Association Internationale pour la Recherche et l'Enseignement en Neurosciences), são apresentados no Quadro 11.2.

Quadro 11.2. Critérios diagnósticos de demência vascular de acordo com o NINDS-AIREN
Demência vascular provável
• Demência: – Comprometimento de memória; – Comprometimento em duas ou mais áreas da cognição; – Interferência nas atividades de vida diária não secundária a efeitos físicos do AVC. • Doença vascular cerebral: – Sinais focais no exame neurológico; – Evidência relevante de doença vascular cerebral no exame de imagem. • Relação entre os dois distúrbios: – Início da demência dentro de três meses após o AVC; – Deterioração abrupta, flutuante ou em degraus das funções cognitivas.

(continua)

Quadro 11.2. Critérios diagnósticos de demência vascular de acordo com o NINDS-AIREN *(continuação)*
Demência vascular possível
• Demência com sinais focais presentes na ausência de exames de neuroimagem. • Ausência de relação temporal clara entre o AVC e a demência. • Início insidioso, curso variável dos prejuízos cognitivos (platô e melhora) e evidência relevante de doença vascular cerebral.

NINDS-AIREN: National Institute of Neurological Disorders and Stroke and the Association Internationale pour la Recherche et l'Enseignement en Neurosciences; AVC: acidente vascular cerebral.

NEUROIMAGEM

» A ressonância magnética encefálica é o instrumento de imagem ideal na elaboração diagnóstica da DV e no comprometimento cognitivo vascular.

» As sequências básicas de difusão, T2 e FLAIR, proveem informações sobre a presença de infartos, lacunas e hiperintensidades da substância branca, enquanto a sequência gradiente-eco permite visualizar as micro-hemorragias.

» As hiperintensidades da substância branca (periventriculares e profundas) podem ser avaliadas e graduadas visualmente em imagens axiais em FLAIR com a escala de Fazekas modificada (Figura 11.1), com três níveis de gravidade (leve, moderada e grave).

» A escala ARWMC (*Age-related White Matter Changes*) permite avaliar visualmente o grau de alterações da substância branca em tomografia computadorizada de crânio e em ressonância magnética encefálica, com uma escala de quatro pontos aplicados a cortes axiais e pontuada em dois planos.

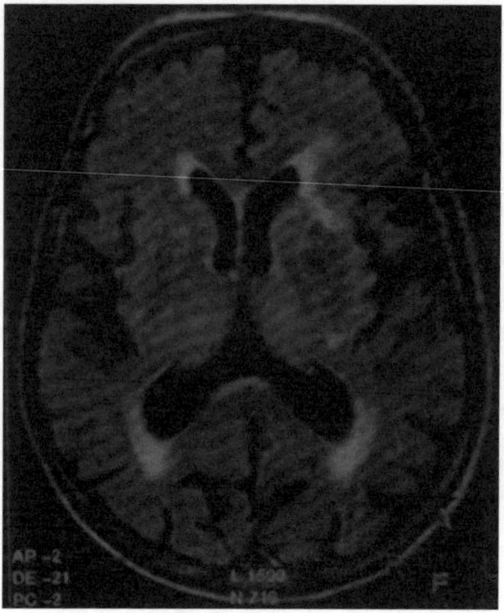

Figura 11.1. Ressonância magnética encefálica em sequência FLAIR demonstrando atrofia cortical global, em especial em lobos temporais bilateralmente, associada a hiperintensidades de substância branca periventricular (Fazekas 2), infarto lacunar putaminal à esquerda e aumento de espaços perivasculares.

TRATAMENTO

- Prevenção primária e secundária do AVC:
  - controle da hipertensão arterial, diabete melito e outros fatores de risco modificáveis;
  - antiagregantes plaquetários (ácido acetilsalicílico e clopidogrel);
  - anticoagulantes orais quando indicados;
  - estatinas quando indicadas.
- Anticolinesterásicos:
  - Estão indicados principalmente quando em associação com doença de Alzheimer (demência mista).
  - Seu uso é questionado quando se tem uma etiologia vascular pura; porém, alguns sintomas podem melhorar (especialmente no subtipo subcortical).

- A galantamina é o único fármaco que tem indicação em bula para tratamento de doença de Alzheimer com doença cerebrovascular (demência mista).
- Estudos demonstram melhora de apenas dois pontos na escala VADAS-Cog e os benefícios no funcionamento global, atividades de vida diária e sintomas comportamentais foram inconsistentes. Por isso, algumas diretrizes não chegam a recomendar anticolinesterásicos ou memantina para o tratamento da DV.

Leituras recomendadas

Fazekas F, Chawluk JB, Alavi A, Hurtig HI, Zimmerman RA. MR signal abnormalities at 1.5 T in Alzheimer's dementia and normal aging. AJR Am J Roentgenol. 1987;149(2):351-6.

Khan A, Kalaria RN, Corbett A, Ballard C. Update on vascular dementia. J Geriatr Psychiatry Neurol. 2016;29(5):281-301.

Matioli MN, Caramelli P. Limitations in differentiating vascular dementia from Alzheimer's disease with brief cognitive tests. Arq Neuropsiquiatr. 2010;68(2):185-8.

O'Brian JT, Thomas A. Vascular dementia. Lancet. 2015;386:1698-706.

Skrobot OA, O'Brien JT, Black S, Chen C, DeCarli C, Erkinjuntti T, et al. The Vascular Impairment of Cognition Classification Consensus Study. Alzheimers Dement. 2017;13:624-33.

Smith E. Vascular cognitive impairment. Continuum. (Minneap Minn) 2016;22(2):490-509.

Wahlund LO, Barkhof F, Fazekas F, Bronge L, Augustin M, Sjögren M, et al. A new rating scale for age-related white matter changes applicable to MRI and CT. Stroke. 2001;32:1318-22.

Capítulo 12

Demência frontotemporal

Elisa de Paula França Resende
Leonardo Cruz de Souza
Paulo Caramelli

CONCEITO

- A demência frontotemporal (DFT) é uma síndrome clínica caracterizada por declínio progressivo de habilidades comportamentais e cognitivas, com consequente prejuízo das atividades cotidianas.
- É causada por várias doenças neurodegenerativas, de origem esporádica ou genética, e que levam à lesão preferencial dos lobos frontais e/ou temporais.
- É a segunda causa neurodegenerativa mais comum de demência antes dos 65 anos, após a doença de Alzheimer (DA).
- "DFT" refere-se a um diagnóstico clínico, e o termo "degeneração lobar frontotemporal" (DLFT) é usado para se referir a diagnósticos histopatológicos que acometem os lobos frontais e temporais. Além da DFT, as DLFT causam outras síndromes clínicas, como a paralisia supranuclear progressiva e a degeneração corticobasal.
- A DFT tem três subtipos principais, sendo uma eminentemente comportamental e duas linguísticas. É importante salientar que pode haver sobreposição de sintomas, sendo o diagnóstico comumente realizado a partir da manifestação mais precoce e mais marcante.

- Variante comportamental, caracterizada principalmente por alterações comportamentais, disfunção executiva e prejuízo de habilidades sociais e emocionais.
- Variante semântica da afasia progressiva primária, ou demência semântica, caracterizada por comprometimento da memória semântica, como os conceitos associados às palavras, objetos e pessoas.
- Variante não fluente/agramática da afasia progressiva primária, caracterizada por comprometimento na produção verbal, gerando um discurso laborioso, com erros gramaticais e apraxia de fala.

» Outra forma clínica de afasia progressiva primária é a afasia logopênica. Entretanto, ela tem como doença subjacente a DA na grande maioria dos casos e, por isso, não será abordada neste capítulo.

ETIOLOGIA

» A DFT é causada pelas DLFT, que acometem os lobos frontais e temporais, cuja fisiopatologia decorre do acúmulo de proteínas anormais nos neurônios e nas células gliais.

» Apesar de bem caracterizadas patologicamente e do ponto de vista molecular, o mecanismo desencadeador do acúmulo proteico é desconhecido. A via final comum é degeneração e morte neuronal, com perda de função, levando aos sintomas associados à função da região acometida.

» As duas principais patologias associadas à DFT são a patologia tau e a patologia TDP-43 (do inglês, *transactive response DNA binding protein* 43 kDa). Cada uma corresponde a cerca de 40 a 45% dos casos de DFT. O restante dos casos é relacionado com patologias mais raras, como a FUS (do inglês, *fused in sarcoma protein*) e a UPS (do inglês, *ubiquitin proteasome system*).

» É importante ressaltar que uma mesma patologia pode levar a manifestações clínicas diferentes, e uma mesma síndrome clínica pode ser causada por diversas patologias (Quadro 12.1).

Quadro 12.1. Correlação clínico-patológico-genética da demência frontotemporal		
Síndrome clínica	**Patologia subjacente**	**Genética relacionada***
Variante comportamental da demência frontotemporal	• TDP-43 • Tau • FUS	Progranulina, *C9orf72* *MAPT*
Variante semântica da afasia progressiva primária	• TDP-43	Raramente genética
Variante não fluente da afasia progressiva primária	• Tau • TDP-43 (rara)	Progranulina

* Quando há causa genética associada. MAPT: do inglês *microtubule associated protein tau*.

» A maioria dos casos de DFT é esporádica, mas histórico familial positivo está presente em 40 a 50% dos casos e em pelo menos 10 a 15% deles identifica-se herança de padrão autossômico dominante.

» Há três principais alterações genéticas de padrão autossômico dominante associadas à DFT:

- *MAPT* (do inglês, *microtubule associated protein tau*), gene localizado no cromossomo 17. A mutação nesse gene leva à formação de isoformas patológicas de proteína tau.
- *C9orf72*: expansão hexanucleotídea que se associa à patologia TDP-43 e que pode levar a fenótipos de DFT associada à esclerose lateral amiotrófica.
- Progranulina: mutação do cromossomo 17 que causa redução na produção de progranulina, um fator de regulação do crescimento. Associa-se à patologia TDP-43.
- Outros: *VCP*, *TBK1*, *TARDBP* e *CHMP2B* são mutações muito raras associadas à apresentação clínica de DFT.

DEMÊNCIA FRONTOTEMPORAL – VARIANTE COMPORTAMENTAL

» A variante comportamental é a mais frequente dos subtipos de DFT.

» A idade média de início dos sintomas é em torno dos 60 anos; porém, há casos com início dos sintomas desde os 30 até os 80 anos de idade.

» Está associada a menor sobrevida e institucionalização mais precoce, quando comparada à DA.

» Os sintomas são decorrentes de lesões em circuitarias neuronais específicas responsáveis pelo comportamento e funções sociais e emocionais, levando a uma constelação de manifestações clínicas (Quadro 12.2).

Quadro 12.2. Sintomas neuropsiquiátricos na variante comportamental da demência frontotemporal

- Apatia
- Perda de empatia
- Mudanças de personalidade, conversões radicais em convicções políticas, religiosas e artísticas
- Desinibição, impulsividade
- Comportamento motor aberrante
- Mudança nos hábitos alimentares
- Embotamento emocional
- Euforia
- Comportamento obsessivo, compulsivo, ritualístico
- Inflexibilidade mental

» É fundamental verificar se os sintomas são uma mudança em relação ao padrão prévio do indivíduo, se são progressivos e se há declínio funcional associado, para o correto diagnóstico de DFT.

» Há grande sobreposição dos sintomas da variante comportamental da DFT com os sintomas de doenças psiquiátricas, as quais representam um importante diagnóstico diferencial a ser considerado, principalmente nas fases iniciais (Quadro 12.3).

Quadro 12.3. Diagnóstico diferencial da variante comportamental da demência frontotemporal

- Doenças psiquiátricas
  - Transtorno depressivo maior
  - Transtorno obsessivo-compulsivo
  - Transtorno afetivo bipolar
  - Esquizofrenia
- Outras demências
  - Doença de Alzheimer
  - Demência vascular
  - Demência com corpos de Lewy
- Encefalopatias tóxicas, metabólicas ou infecciosas
- Hidrocefalia de pressão normal
- Tumores do sistema nervoso central acometendo os lobos frontais e temporais
- Traumatismo craniano acometendo preferencialmente as regiões anteriores do cérebro

DIAGNÓSTICO DA DEMÊNCIA FRONTOTEMPORAL

» O diagnóstico é clínico, com apoio da avaliação neuropsicológica e da neuroimagem (Figura 12.1).

» A anamnese rigorosa é essencial para diferenciar os sintomas apresentados pelo paciente de sua personalidade prévia, identificar as manifestações iniciais (se de linguagem ou comportamentais), excluir outras causas possíveis (diagnósticos diferenciais) e avaliar a história familial para causas genéticas.

» A avaliação neuropsicológica geralmente demonstra disfunção executiva, com relativa preservação das habilidades visuoespaciais e da memória, apesar de esta última também poder estar comprometida nas fases iniciais da DFT e em grau semelhante ao observado na DA.

» A avaliação fonoaudiológica especializada é necessária nos casos das variantes de linguagem, para a correta classificação das formas afásicas de DFT (Quadro 12.4).

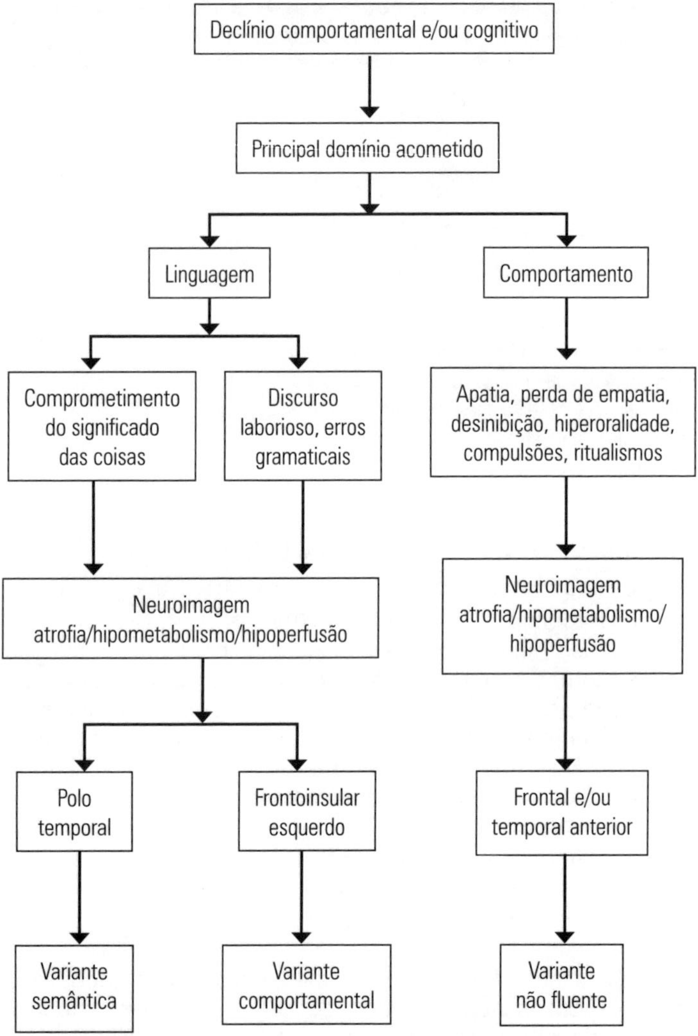

Figura 12.1. Algoritmo do diagnóstico da demência frontotemporal.

Quadro 12.4. Critérios diagnósticos das variantes de linguagem da demência frontotemporal

Primeiro, é necessário preencher o critério de afasia progressiva primária: declínio predominante da linguagem de causa degenerativa responsável pelo declínio funcional do indivíduo.	
Variante não fluente/agramática	**Variante semântica**
Pelo menos um dos seguintes aspectos: • Agramatismo na produção verbal • Apraxia de fala: discurso laborioso, com pausas, erros e distorções fonológicas inconsistentes	Presença de ambos os aspectos: • Comprometimento da nomeação por confrontação • Comprometimento da compreensão de palavras isoladas
Pelo menos dois dos aspectos abaixo devem estar presentes: • Comprometimento da compreensão de sentenças sintaticamente complexas • Preservação da compreensão de palavras isoladas • Preservação do reconhecimento de objetos	Pelo menos três dos aspectos abaixo devem estar presentes: • Comprometimento do reconhecimento de objetos, principalmente os itens não familiares • Dislexia de superfície ou disgrafia • Repetição preservada • Produção verbal (motora e gramatical) preservada
Diagnóstico corroborado por neuroimagem	
Atrofia/hipoperfusão/hipometabolismo frontoinsular em hemisfério dominante	Atrofia/hipoperfusão/hipometabolismo do polo temporal anterior (uni ou bilateral)

Diagnóstico patológico definitivo por pelo menos um dos seguintes achados:

- Evidência de substrato neuropatológico específico (como DLFT-tau, DLFT-TDP ou outra).
- Presença de uma mutação genética conhecida causadora de uma das doenças acima.

» A neuroimagem é de crucial importância, tanto para excluir diagnósticos diferenciais (como tumores), quanto para caracterizar o padrão de acometimento típico de cada forma clínica. A tomografia computadorizada de crânio e a ressonância magnética encefálica demonstram padrões de atrofia frontotemporal. A tomografia por emissão de pósitrons e a cintilografia cerebral demonstram padrões de hipometabolismo e hipoperfusão cerebral em regiões anteriores, respectivamente.

» Os padrões de acometimento são:
  - Variante comportamental: lobos frontais e temporais, principalmente das regiões orbitofrontais, cíngulo anterior e polo temporal anterior.
  - Variante semântica: polos temporais anteriores.
  - Variante não fluente/agramática: ínsula e giro frontal inferior esquerdo. Essa forma acomete preferencialmente o hemisfério cerebral esquerdo quando esse é o dominante, mas pode acometer o direito, quando dominante para linguagem.

» Os biomarcadores da DA podem ser úteis no diagnóstico diferencial para excluir tal doença.

» Os critérios diagnósticos mais recentes da variante comportamental foram publicados em 2011 (Quadro 12.5).

Quadro 12.5. Critérios diagnósticos da variante comportamental da demência frontotemporal	
Demência neurodegenerativa com deterioração progressiva do comportamento e/ou da cognição	
vcDFT possível: três dos sintomas devem estar presentes e devem ser persistentes ou recorrentes e não eventos isolados	• Desinibição precoce • Apatia precoce ou inércia • Perda precoce da empatia • Comportamento perseverante precoce, estereotipado, compulsivo ou ritualístico • Hiperoralidade e mudanças alimentares • Perfil neuropsicológico com comprometimento executivo e relativa preservação da memória episódica e das habilidades visuoespaciais

(continua)

Quadro 12.5. Critérios diagnósticos da variante comportamental da demência frontotemporal *(continuação)*	
Demência neurodegenerativa com deterioração progressiva do comportamento e/ou da cognição	
vcDFT provável: DFT possível associada a exame de neuroimagem sugestivo. Pelo menos um dos seguintes achados:	• Atrofia frontal e/ou dos polos temporais anteriores à RM encefálica ou à TC de crânio • Hipoperfusão ou hipometabolismo frontal e/ou temporal anterior ao PET ou ao SPECT
DFT com patologia DLFT definida: pelo menos um dos seguintes achados:	• Evidência histopatológica de DLFT à biópsia ou *post-mortem* • Presença de mutação patogênica conhecida
Critérios de exclusão (A e B têm de ser negativos, C pode ser positivo para possível e tem de ser negativo para provável)	A. O padrão dos prejuízos é mais bem explicado por outra doença não neurodegenerativa ou transtorno clínico B. Os transtornos comportamentais são mais bem explicados por diagnóstico psiquiátrico C. Biomarcadores fortemente positivos para doença de Alzheimer ou outro processo neurodegenerativo

vcDFT: variante comportamental da demência frontotemporal; DLFT: degeneração lobar frontotemporal; RM: ressonância magnética; TC: tomografia computadorizada; PET: tomografia por emissão de pósitrons; SPECT: cintilografia cerebral.
Fonte: Adaptado de Raskovski et al., 2011.

TRATAMENTO DA DEMÊNCIA FRONTOTEMPORAL

» Não há tratamento específico. O esforço da equipe de saúde se concentra na tentativa de controle sintomático. Há escassez de estudos controlados e randomizados.

» Nas variantes de linguagem, os pacientes podem se beneficiar de reabilitação fonoaudiológica.

» O tratamento farmacológico consiste basicamente em:
  - Inibidores da recaptação de serotonina para controle da hiperoralidade, ganho de peso e compulsões. A droga com maior evidência de benefício é a trazodona. O citalopram foi associado à melhora do controle inibitório em pequeno estudo recente.
  - Antipsicóticos atípicos podem ser usados para controle da agitação e da agressividade dos pacientes (uso "*off-label*").

» Estudos recentes têm apontado novas possibilidades terapêuticas promissoras; porém, ainda sem disponibilidade para uso clínico, como a oxitocina e terapias que visam a modular a proteína tau ou os níveis séricos de progranulina.

» Os anticolinesterásicos e a memantina, usados na DA, não têm benefício na DFT e não devem ser prescritos.

» O tratamento não farmacológico consiste em:
  - Favorecer adaptações à nova rotina do paciente e sua família, garantindo sua segurança.
  - Orientar quanto a direitos legais, segurança financeira e aposentadoria.
  - Garantir suporte aos cuidadores, individualmente ou em grupo.
  - Estimular as capacidades cognitivas remanescentes do paciente.
  - Estimular atividade física dentro das limitações do paciente.

» Essa abordagem é realizada de forma multidisciplinar e é de suma importância, pois os sintomas comportamentais podem ser de difícil controle farmacológico e acarretar grande sofrimento para o paciente e sua família.

Leituras recomendadas

de Souza, LC, Lehericy S, Dubois B, Stella F, Sarazin M. Neuroimaging in dementias. Curr Opin Psychiatry. 2012;25(6):473-9.

Gorno-Tempini ML, Hillis AE, Weintraub S, Kertesz A, Mendez M, Cappa SF, et al. Classification of primary progressive aphasia and its variants. Neurology. 2011;76(11):1006-14.

Pressman PS, Miller BL. Diagnosis and management of behavioral variant frontotemporal dementia. Biol Psychiatry. 2014;75(7):574-81.

Rascovsky K, Hodges JR, Knopman D, Mendez MF, Kramer JH, Neuhaus J, et al. Sensitivity of revised diagnostic criteria for the behavioural variant of frontotemporal dementia. Brain. 2011;134(9):2456-77.

Woollacott IO, Rohrer JD. The clinical spectrum of sporadic and familial forms of frontotemporal dementia. J Neurochem. 2016;138(Suppl 1):6-31.

Capítulo 13

Demências rapidamente progressivas

Fabiano Moulin de Moraes
Paulo Henrique Ferreira Bertolucci

■ CONCEITO

» Considera-se que a demência é rapidamente progressiva (DRP) quando o prejuízo cognitivo progride de maneira acelerada em até um ano, mais comumente em semanas a meses.

■ ETIOLOGIA

» As principais etiologias variam entre os centros de pesquisa.

» As doenças priônicas, as causas degenerativas e as causas reversíveis são as mais comuns.

» Para facilitar o raciocínio do diagnóstico diferencial, existe um acrônimo, "VITAMINE", para as possíveis causas de DRP (Quadro 13.1).

Quadro 13.1. Acrônimo VITAMINE para as etiologias de demências rapidamente progressivas

V (Vascular)	Demência vascular por multi-infartos, demência vascular por infarto estratégico, demência vascular por angiopatia amiloide, demência causada por angeíte primária ou secundária do SNC, trombose venosa cerebral, fístulas durais ou malformações arteriovenosas e encefalopatia hipertensiva.
I (Infeccioso)	Neurossífilis, doença de Whipple, doença de Lyme, transtorno neurocognitivo associado ao HIV, encefalopatia herpética.
T (Tóxico-metabólico)	Encefalopatia de Wernicke, pelagra, mielinólise extrapontina, deficiência de vitamina B12, insuficiência hepática, porfiria intermitente aguda, intoxicação por metais pesados, síndrome de encefalopatia posterior reversível, radioterapia.
A (Autoimune)	Encefalites (NMDA, VGKC, LGI1, CASPR2), encefalites paraneoplásicas (anti-Hu, Ma2, CV2/CRPM5), encefalomielite disseminada aguda, lúpus eritematoso sistêmico, síndrome de Sjögren, doença de Behçet.
M (Metástases/neoplásico)	Metástases, glioblastoma multiforme, linfomatose, gliomatose, carcinomatose.
I (Iatrogenia/erros inatos do metabolismo)	Medicamentos/leucodistrofia de início no adulto.
N (Neurodegenerativas)	Doença de Creutzfeldt-Jakob, doença de Alzheimer, degeneração lobar frontotemporal, demência com corpos de Lewy, síndrome corticobasal.
E (Elétrico/estado de mal epiléptico)	Estado de mal epiléptico não convulsivo.

SNC: sistema nervoso central, HIV: vírus da imunodeficiência adquirida.

■ DIAGNÓSTICO

» A anamnese deve definir data e sequência dos primeiros sintomas, documentar todas as medicações usadas ou em uso (prescritas ou não) e levantar a história familial relevante.

» O exame físico contribui para avaliar a extensão do acometimento neurológico, além de estabelecer acometimento de outros órgãos.
» A avaliação cognitiva pode ser feita com um teste de triagem rápido, como o *Miniexame do Estado Mental* (MEEM) ou o *Montreal Cognitive Assessment* (MoCA); porém, geralmente uma bateria mais detalhada é necessária. A solicitação dos exames complementares deve ser individualizada.
» O Quadro 13.2 apresenta um panorama de investigação necessária diante de um caso de DRP.

Quadro 13.2. Abordagem diagnóstica nas demências rapidamente progressivas

Investigação básica			
Exames de sangue	**Líquor**	**Imagem**	**Urina/neurofisiologia**
Hemograma, íons	Celularidade e diferencial	Ressonância magnética encefálica com difusão e contraste	Urina 1 e urocultura
Funções renal e hepática	Proteína, glicose, lactato	-	Eletroencefalograma
Função tiroidiana e anticorpos antitireoglobulina e antitireoperoxidase	VDRL, FTA-Abs	-	-
Vitamina B12, ácido fólico, homocisteína e ácido metilmalônico	Banda oligoclonal, índice de IgG	-	-

(continua)

Quadro 13.2. Abordagem diagnóstica nas demências rapidamente progressivas *(continuação)*

Exames de sangue	Líquor	Imagem	Urina/neurofisiologia
Provas reumatológicas	Dosagem de proteína 14-3-3	-	-
VDRL, HIV	Pesquisa direta e culturas para bactérias, fungos e tuberculose	-	-
Em casos selecionados			
Exames de sangue	**Líquor**	**Imagem**	**Urina/ neurofisiologia**
Anticorpos autoimunes e paraneoplásicos	Citologia oncótica, citometria de fluxo	Angiorressonância encefálica	Pesquisa de metais pesados
Cobre e ceruloplasmina	Anticorpos autoimunes e paraneoplásicos	Tomografia de tórax, abdome e pelve	Cobre urinário 24h
Sorologia para Lyme	PCR para doença de Whipple	Mamografia	Pesquisa de PBG e ALA urina de 24h
Triagem para neoplasia (CEA, CA19-9, AFP)	PCR virais, látex para criptococcos	Ultrassonografia de testículos e tireoide	Eletroneuromiografia
Pesquisa de trombofilia	Dosagem de tau total, tau fosforilada e AB 42	PET-CT	Biópsia cerebral e de meninges

VDRL: teste não treponêmico para sífiis, FTA-Abs: teste treponêmico para sífilis; HIV: vírus da imunodeficiência adquirida; PCR: reação em cadeia de polimerase; PBG: porfobilinogênio; ALA: ácido delta-aminolevulínico; PET: tomografia por emissão de pósitrons.

DOENÇAS PRIÔNICAS

» Pela importância da doença priônica na abordagem das DRP, ela será descrita com mais detalhes.

» O Quadro 13.3 demonstra as diferentes formas clínicas da doença de Creutzfeldt-Jakob (DCJ).

» Outras duas doenças priônicas familiais, além da forma familial da DCJ, são a síndrome de Gerstmann-Sträussler-Scheinker (GSS) e a insônia familial fatal (IFF).

» A GSS tipicamente se apresenta com quadro lentamente progressivo de ataxia ou parkinsonismo, com demência tardia e exames complementares inespecíficos.

» A IFF é uma forma rara que cursa com insônia grave progressiva, seguida de disautonomia. Os fenômenos motores e cognitivos são tardios. A sobrevida média é de 18 meses.

» Vale lembrar a importância fisiopatológica das doenças priônicas para as outras doenças degenerativas neurológicas.

Quadro 13.3. Resumo do espectro clínico da doença de Creutzfeldt-Jakob

	Forma esporádica	Forma familial	Variante
Causa	Conversão espontânea da proteína priônica normal (PrPC) em uma forma patológica, chamada PrPSc	Mutações autossômicas dominantes no gene *PRNP* que codifica a proteína PrP	Transmissão oral ou iatrogênica da proteína priônica alterada de um indivíduo ou animal
Prevalência	85%	15%	< 1%
Clínica	Demência com alterações comportamentais, ataxia axial, alterações extrapiramidais e eventualmente mioclonias	Similar à esporádica	Pródromo psiquiátrico, em média 6 meses antes da tríade clássica (cognição, cerebelo e movimentos involuntários)

(continua)

Quadro 13.3. Resumo do espectro clínico da doença de Creutzfeldt-Jakob *(continuação)*

	Forma esporádica	Forma familial	Variante
Prognóstico	1 ano	> 1 ano	1,5
Idade de início	55-75	30-55	12-74
Exames complementares	Eletroencefalograma com ondas periódicas agudas de 1 a 2 Hz (frequentemente bifásicas ou trifásicas). Achado em 2/3 dos pacientes na fase tardia. Ressonância magnética encefálica com difusão: restrição à difusão em substância cinzenta profunda e cortical (giros corticais, caudado, tálamo, putâmen com acurácia de 97%). Líquor com pesquisa de proteína 14-3-3, enolase neurônio-específico, tau total. Evidência de lesão neuronal não é específico para doença.	Similar à esporádica	Eletroencefalograma sem os paroxismos típicos. Ressonância magnética encefálica apresenta hipersinal no FLAIR e na difusão no tálamo posterior (sinal do pulvinar). Quando acomete também o tálamo medial além do posterior, evidencia-se o sinal do duplo taco de hockey (*double-hockey stick*).

■ TRATAMENTO

» Para algumas suspeitas diagnósticas, o tratamento empírico deve ser instituído o mais breve possível:

- A terapêutica para encefalopatia de Wernicke com reposição de tiamina é mais rápida, eficiente e barata que a investigação completa.

- Aciclovir intravenoso é essencial sempre que há diferencial com encefalite herpética, assim como os antimicrobianos para sífilis, doença de Whipple e doença de Lyme na suspeita diagnóstica.
- Nos casos em que os achados clínicos e laboratoriais são inespecíficos, há benefício de teste terapêutico com pulsoterapia com metilprednisolona, na dose de 1 g ao dia por 5 dias, considerando o grande diferencial de encefalites imunomediadas, seguido de imunoglobulina ou plasmaférese.

» A doença de Creutzfeldt-Jakob, entre outras doenças priônicas, leva inexoravelmente ao óbito, focando-se então no suporte aos sintomas mais frequentes:

- Inibidores seletivos de recaptação de serotonina (ISRS) são indicados para quadros depressivos.
- Antipsicóticos atípicos, como quetiapina, são indicados para os sintomas psicóticos.
- Mioclonias só devem ser tratadas se houver prejuízo na qualidade de vida, nesse caso com o uso de clonazepam, ácido valproico ou levetiracetam.
- A funcionalidade cognitiva pode ser otimizada com inibidores da acetilcolinesterase ou memantina.

Leituras recomendadas

Geschwind MD. Prion diseases. Continuum. (Minneap Minn) 2015;21:1612-38.

Paterson RW, Takada LT, Geschwind MD. Diagnosis and treatment of rapidly progressive dementias. Neurol Clin Pract. 2012;2(3):187-200.

Scott KR, Barrett AM. Dementia syndromes: evaluation and treatment. Expert Rev Neurother. 2007;7(4):407-22.

Stopschinski BE, Diamond MI. The prion model for progression and diversity of neurodegenerative diseases. Lancet Neurol. 2017 Apr;16(4):323-32.

Zerr I, Kallenberg K, Summers DM, Romero C, Taratuto A, Heinemann U, et al. Updated clinical diagnostic criteria for sporadic Creutzfeldt-Jakob disease. Brain. 2009;132(10):2659-68.

Seção 3

Supervisor: Luís Otávio Caboclo

EPILEPSIAS

Capítulo 14

Introdução às epilepsias

Mariana Barbosa Aidar
Luís Otávio Caboclo

CONCEITO

- Crise epiléptica: ocorrência transitória de sinais e/ou sintomas devidos a atividade neuronal anormal excessiva ou síncrona no cérebro.
- Epilepsia: doença caracterizada por uma tendência patológica e duradoura a apresentar crises epilépticas, e pelas consequências neurobiológicas, cognitivas, psicológicas e sociais causadas por essa condição.
- Até há alguns anos, exigia-se a ocorrência de pelo menos duas crises não provocadas para que pudesse ser feito o diagnóstico de epilepsia.
- Atualmente, esse diagnóstico pode ser realizado com a ocorrência de apenas uma crise não provocada, desde que haja um risco aumentado de recorrência de crises (Quadro 14.1).

DIAGNÓSTICO DIFERENCIAL DAS CRISES EPILÉPTICAS

- Existem diversos fenômenos episódicos motores, sensitivos, autonômicos e comportamentais que podem mimetizar crises epilépticas, sendo imprescindível sua diferenciação (Quadro 14.2).

Quadro 14.1. Definição de epilepsia

Epilepsia é uma doença cerebral definida por uma das seguintes condições:

- Pelo menos duas crises não provocadas[1] (ou reflexas[2]) ocorrendo com diferença de mais de 24 horas.
- Uma crise não provocada (ou reflexa) associada à probabilidade de apresentar outras crises semelhantes ao risco de recorrência geral (de pelo menos 60%) após duas crises não provocadas, ocorrendo nos próximos 10 anos.
- Diagnóstico de uma síndrome epiléptica.

[1] Definidas como crises que ocorrem na ausência de condições clínicas potencialmente responsáveis por sua ocorrência ou após um intervalo estimado para a ocorrência de crises sintomáticas agudas.

[2] Também consideradas crises não provocadas, já que ocorrem em decorrência de um determinado estímulo (p. ex., pela luz), que não causaria crises em um cérebro normal.

Quadro 14.2. Principais diagnósticos diferenciais das crises epilépticas

- Síncope
- Crises não epilépticas psicogênicas
- Ataques de pânico/de hiperventilação
- Distúrbios do movimento: coreia, balismo, distonias, blefaroespasmo, espasmo hemifacial, tiques, síndrome *startle*
- Mioclonia benigna neonatal/da infância
- Vertigem
- Mioclonia do sono
- Distúrbios do sono: terror noturno, distúrbio do sono REM, narcolepsia, paralisia do sono
- Migrânea com aura
- Ataque isquêmico transitório
- Arritmias cardíacas
- Distúrbios metabólicos

CRISES SINTOMÁTICAS AGUDAS

» As crises epilépticas provocadas por fatores transitórios atuando em um cérebro sadio não podem ser consideradas no diagnóstico de epilepsia; nesses casos, há um fator que temporariamente causa diminuição do limiar para crises epilépticas.

» Crises sintomáticas agudas ocorrem com relação temporal próxima a uma lesão aguda no sistema nervoso central (SNC), documentada, que pode ser metabólica, tóxica, estrutural, infecciosa ou inflamatória (Quadro 14.3).
» O intervalo entre a lesão e a crise pode variar de acordo com a condição subjacente.

Quadro 14.3. Causas de crises sintomáticas agudas
Doenças cerebrovasculares • Dentro dos primeiros 7 dias após o evento vascular
Trauma cranioencefálico • Dentro dos primeiros 7 dias após o trauma • Intervalos mais longos que 7 dias são aceitáveis nos casos de hematoma subdural, sem trauma conhecido no momento do diagnóstico do hematoma
Infecção do sistema nervoso central • Dentro dos primeiros 7 dias após o início dos sintomas (podem ocorrer crises sintomáticas agudas após esse período se houver alterações clínicas e/ou laboratoriais persistentes) • Podem ainda ocorrer crises na neurocisticercose em fase transicional ou degenerativa, tuberculoma e abscesso cerebral
Doenças autoimunes • Esclerose múltipla: crise sintomática aguda como sintoma inicial ou dentro dos primeiros 7 dias após início de um surto desmielinizante • Outras doenças autoimunes com envolvimento do sistema nervoso central: no início dos sintomas ou, no caso de doenças crônicas, quando houver sinais ou sintomas de atividade da doença
Drogas • Álcool: – Abstinência alcoólica: a crise ocorre entre 7 e 48 horas após a última dose – Geralmente há indícios que sugerem que a crise esteja associada à abstinência alcoólica, como: história de abuso crônico de álcool, história de uso e diminuição recente do consumo, presença de outros sinais sugestivos de abstinência alcoólica como tremores, sudorese e taquicardia – Podem ainda ocorrer crises no contexto de intoxicação alcóolica aguda após consumo de doses extremamente elevadas • Barbitúricos e benzodiazepínicos: podem ocorrer crises na retirada das medicações, se, após o uso crônico, não forem retiradas de maneira gradual e lenta

(continua)

Quadro 14.3. Causas de crises sintomáticas agudas *(continuação)*
Outras drogas/drogas ilícitas: • Algumas drogas têm maior probabilidade de causar crises sintomáticas agudas: – Alta probabilidade: meperidina (normeperidina), cocaína, *crack* e metilenodioximetanfetamina ("*ecstasy*") – Média probabilidade: clorpromazina, clozapina, bupropiona, alguns antibióticos (cefalosporinas, imipenem e fluoroquinolonas), flumazenil, alucinógenos, fenciclidina ("*angel dust*") – Baixa ou nenhuma probabilidade: heroína e maconha
Crises febris: • Fenômeno associado à idade (geralmente crianças menores que 5-6 anos) • São crises sintomáticas agudas relacionadas à febre em si, e não há nenhuma evidência de infecção do sistema nervoso central ou outra causa definida para a ocorrência de crises • Podem ocorrer antes de a febre se tornar aparente ou durante um episódio febril, sendo mais frequentes durante o aumento da temperatura • O risco de desenvolver epilepsia após crises febris é baixo; os principais fatores de risco são: anormalidade neurológica de base, história familial de epilepsia e curta duração do episódio febril, e, se associados a crise febril "complexa" (podem ter semiologia focal, duram > 10 minutos e ocorrem mais de uma vez em 24h ou na mesma doença febril, ou apresentação com estado de mal epiléptico), aumenta ainda mais o risco
Distúrbios metabólicos: • A propensão dos distúrbios metabólicos causarem crises depende da rapidez com que ocorreu o distúrbio: quanto mais rápida a alteração, maior a chance de induzir crises • A amostra sanguínea analisada na qual o diagnóstico é baseado deve refletir o momento da crise, sendo colhida logo após a crise, ou no máximo dentro de 24h • Valores de corte propostos para crises sintomáticas agudas nos distúrbios metabólicas mais comuns: – Glicemia: < 36 mg/dL ou > 450 mg/dL (com ou sem história de diabetes de longa data) – Sódio sérico: < 115 mg/dL – Magnésio sérico: < 0,8 mg/dL – Cálcio sérico: < 5 mg/dL – Ureia: > 100 mg/dL – Creatinina: > 10 mg/dL

Fonte: Adaptado de Beghi et al., 2010.

» Um *cluster* de crises dentro de 24h apresenta aproximadamente o mesmo risco de recorrência que uma crise única e, sendo assim, deve ser considerado como uma única crise, para propósitos de predizer risco de recorrência de crises.

» As crises sintomáticas agudas diferem de epilepsia em muitos aspectos importantes:
- A causa da crise sintomática aguda pode ser claramente identificada, com relação demonstrada de causa e efeito.
- As crises sintomáticas agudas geralmente não recorrem, desde que o distúrbio de base seja corrigido. Em alguns casos e de acordo com o tipo de lesão, os pacientes podem apresentar um risco aumentado de desenvolver epilepsia no futuro.

» De maneira geral, indivíduos que apresentam crises sintomáticas agudas não necessitam de tratamento em longo prazo com drogas antiepilépticas (DAE), embora o tratamento seja indicado em alguns pacientes em curto prazo, até que a condição aguda seja resolvida.

■ PRIMEIRA CRISE EPILÉPTICA

» Quando um paciente se apresenta com uma primeira crise não provocada, vários aspectos devem ser levados em consideração:
- O risco de recorrência de crises (Quadro 14.4).
- O impacto do tratamento no risco de recorrência e no prognóstico em longo prazo.
- A relação risco/benefício do tratamento farmacológico.
- As implicações socioculturais, emocionais e legais de uma nova crise (e a aceitação de terapia farmacológica crônica).

» De acordo com dados de estudos com pacientes tratados e não tratados com DAE após uma primeira crise não provocada, o risco de recorrência é maior dentro dos primeiros 2 anos (21-45%), particularmente no primeiro ano. Esse risco é menor em pacientes tratados com DAE.

Quadro 14.4. Condições associadas a risco de recorrência após a primeira crise não provocada
• Lesões cerebrais prévias: – Acidente vascular cerebral – Traumatismo cranioencefálico – Infecção do sistema nervoso central – Anóxia neonatal
• Alteração no exame neurológico
• Anormalidade na neuroimagem relacionada com a ocorrência de crises
• Eletroencefalograma com anormalidade epileptiforme
• Crises durante o sono

» No entanto, o tratamento com DAE imediatamente após uma primeira crise não melhora o prognóstico em longo prazo, ou seja, não há efeito algum sobre a probabilidade de remissão sustentada de crises.

» Tratamento com DAE:
- Incidência de efeitos adversos das DAE em adultos: 7 a 31% após o início do tratamento com doses adequadas.
- A maioria desses efeitos colaterais costuma ser leve, relacionados com a dose e reversíveis, com melhora após redução da dose ou troca para outra DAE.
- Reações graves costumam ser idiossincráticas, por exemplo, as reações cutâneas, que vão desde *rash* até síndrome de Stevens-Johnson.
- DAE podem ter efeitos teratogênicos.

» Na escolha da DAE, considerar:
- Tipo de crise.
- Perfil de possíveis efeitos adversos das medicações.
- Iniciar com doses baixas, com gradativo aumento.

» Em resumo, o tratamento com DAE após uma primeira crise não provocada deverá ser considerado em pacientes nos quais dados de imagem e de eletroencefalograma indicam um risco aumentado de recorrência de crises e/ou nos pacientes em que, pesados os riscos e benefícios do tratamento, nota-se maior benefício, levando-se em consideração as implicações sociais, emocionais e pessoais de uma nova crise e do tratamento propriamente dito.

CLASSIFICAÇÃO DAS CRISES EPILÉPTICAS

- Uma vez reconhecida a ocorrência de uma crise epiléptica, é necessário classificá-la, tanto para fins clínicos como terapêuticos.
- Inúmeros sistemas de classificação de crises epilépticas já foram criados e adotados nas últimas décadas com o intuito de melhorar cada vez mais a correta caracterização das crises.
- As características das crises e a definição do tipo de crise nos permite agrupar os pacientes para escolher a melhor opção terapêutica, além de nos dar pistas da possível etiologia e/ou síndrome epiléptica.
- A padronização das definições dos tipos de crises ainda facilita a comunicação nos serviços de saúde e para fins de ensino e pesquisa. Em 2015 uma força-tarefa foi estabelecida pela ILAE (International League Against Epilepsy) para elaborar novas recomendações para a classificação das crises epilépticas, que foram publicadas em 2017 (Figura 14.1).
- A classificação de uma crise inicia-se ao determinar se as manifestações clínicas iniciais dessa crise são focais ou generalizadas.
- O início pode não ser claro ou ser perdido e, nesses casos, a crise é denominada como de início desconhecido.
- Nas crises focais, o nível de consciência pode ser incluído na classificação da crise. Nesse contexto, usa-se uma definição operacional de consciência, que se refere à percepção ou conhecimento de si próprio, do ambiente, ou de eventos ocorrendo durante a crise; de uma maneira prática, pode-se presumir preservação da consciência quando o indivíduo consegue se recordar da crise e confirma que manteve o nível de consciência preservado.
- O comprometimento do nível de consciência durante qualquer momento de uma crise focal a torna uma "crise focal com comprometimento do nível de consciência (crises disperceptivas)".

Início focal

- Sem comprometimento da consciência[1]
- Com comprometimento da consciência[1]

Início motor:
- Automatismos
- Atônica[2]
- Tônica
- Clônica
- Mioclônica
- Hipercinética
- Espasmos epilépticos[2]

Início não motor:
- Autonômico
- Parada comportamental
- Cognitivo
- Emocional
- Sensitivo

De focal a tônico-clônica bilateral

Início generalizado

Motora:
- Tônico-clônica
- Clônica
- Tônica
- Mioclônica
- Mioclônica tônica-clônica
- Mioclônico-atônica
- Atônica
- Espasmos epilépticos

Não motora (ausência):
- Típica
- Atípica
- Mioclônica
- Mioclonia palpebral

Início desconhecido

Motora:
- Tônico-clônica
- Espasmos epilépticos

Não motora:
- Parada comportamental

Não classificável[3]

Figura 14.1. Classificação das crises epilépticas – ILAE 2017.

[1] Nas crises focais a especificação do nível de consciência é opcional (crise focal com/sem comprometimento da consciência) e a crise deve ser classificada pela primeira característica mais proeminente (motora ou não motora).

[2] Nas crises atônicas e nos espasmos epilépticos geralmente não há especificação do nível de consciência.

[3] Uma crise pode ser não classificável pela falta de informações adequadas ou não ser possível colocar em outras categorias.

Fonte: Adaptada de Fisher RS, Cross JH, French JA, Higurashi N, Hirsch E, Jansen FE, et al. Operational classification of seizure types by the International League Against Epilepsy. Epilepsia. 2017;58(4):522-30.

- Além disso, as crises focais podem ser subdivididas de acordo com a presença de sinais e sintomas motores e não motores no início. Se ambos estiverem presentes no início da crise, geralmente são os sinais motores que predominam. As crises devem ser classificadas a partir da primeira característica mais proeminente, motora ou não motora, e qualquer comprometimento do nível de consciência durante o curso da crise leva a uma crise focal ser classificada como tendo comprometimento do nível de consciência. As crises anteriormente denominadas "de início parcial com generalização secundária" agora são denominadas "crise focal evoluindo para tônico-clônica bilateral", refletindo o caráter de propagação da crise.
- As crises generalizadas são divididas em crises motoras e não motoras (crises de ausência).
- As manifestações das crises generalizadas podem ser assimétricas, por vezes com dificuldade para distinguir de crises com início focal.
- Em alguns tipos de crises, como os espasmos epilépticos, a distinção entre início focal e generalizado pode necessitar de estudo cuidadoso com videoeletroencefalograma, ou o tipo de início pode ser desconhecido.
- A força-tarefa da ILAE recomenda classificar uma crise como de início focal ou generalizado somente quando há um alto nível de convicção na acurácia dessa determinação; do contrário, a crise deve ser mantida sem classificação/desconhecida, até que mais informações estejam disponíveis.
- Após a classificação do tipo de crise, segue-se a classificação do tipo de epilepsia (Quadro 14.5 e Figura 14.2) e, posteriormente, da síndrome epiléptica. Tão importante quanto o tipo de epilepsia e de síndrome epiléptica, é tentar identificar a provável etiologia da epilepsia. A classificação das crises e dos tipos de epilepsia e a identificação de uma provável etiologia leva em consideração o resultado de exames complementares como eletroencefalograma e neuroimagem, além de outros exames, como a análise genética. Em locais com poucos recursos, onde pode não ser possível chegar ao diagnóstico da síndrome epiléptica, o tipo de epilepsia pode ser o nível final nessa classificação.

Quadro 14.5. Tipos de epilepsia – classificação da ILAE/2017	
Epilepsia focal	• Crises focais ou multifocais • Crises envolvendo um dos hemisférios • Crise focal a bilateral tônico-clônica • Eletroencefalograma interictal tipicamente com anormalidade epileptiforme focal*
Epilepsia generalizada	• Crises de ausência, mioclônicas, atônicas, tônicas e/ou tônico-clônicas • Eletroencefalograma interictal com descargas generalizadas, como complexo de espícula-onda* • Cuidado: pacientes com crises tônico--clônicas e eletroencefalograma normal necessitam de mais evidências para se realizar um diagnóstico de epilepsia generalizada, como presença de mioclonias ou história familial relevante
Epilepsia focal e generalizada combinadas	• Crises focais e generalizadas • Eletroencefalograma interictal pode mostrar descargas generalizadas e focais* • Exemplos de síndromes epilépticas com crises combinadas: síndrome de Dravet e síndrome de Lennox-Gastaut
Desconhecida	• Este termo deve ser usado quando há um diagnóstico de epilepsia; porém, não é possível determinar o tipo de epilepsia pela falta de informações clínicas, de acesso a eletroencefalograma ou se as informações do eletroencefalograma não foram elucidativas, como um eletroencefalograma normal*

* O diagnóstico de epilepsia é clínico; o eletroencefalograma auxilia nesse diagnóstico e a diferenciar os tipos de crises, e, quando é normal, não exclui o diagnóstico de epilepsia.

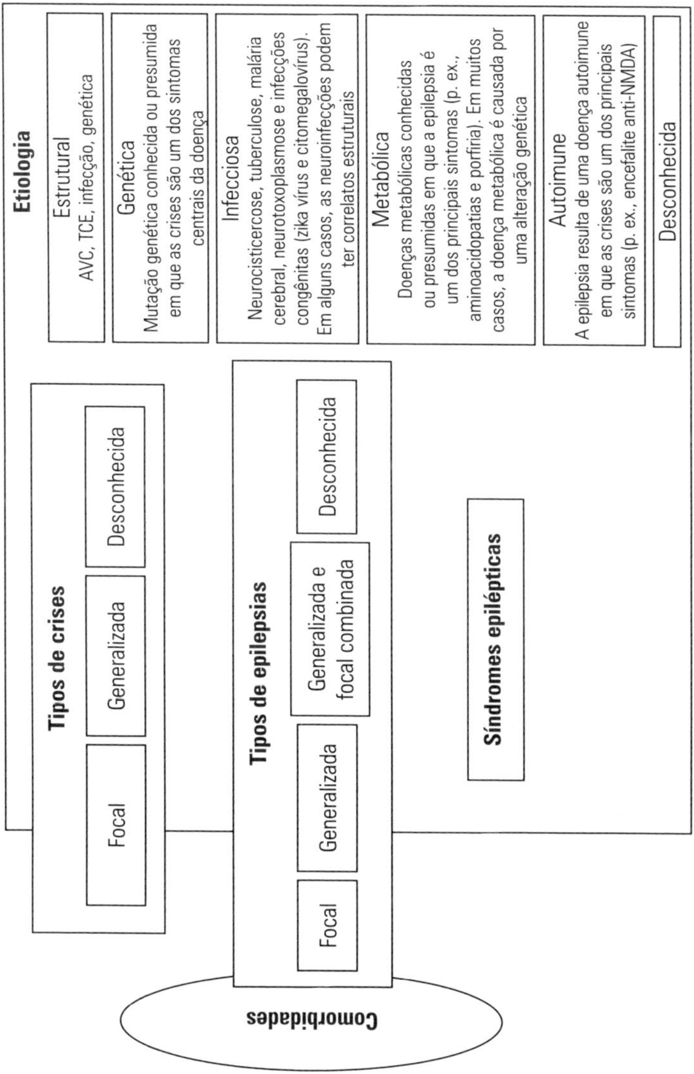

Figura 14.2. Classificação das epilepsias – ILAE 2017.
AVC: acidente vascular cerebral; TCE: traumatismo cranioencefálico.
Fonte: Adaptada de Scheffer et al., 2017.

- Síndrome epiléptica: conjunto de características que englobam os tipos de crises e as características de eletroencefalograma e imagem que tendem a ocorrer em conjunto.
  - Geralmente apresentam características dependentes da idade, como idade de início e remissão (quando aplicável).
  - Gatilhos para crises.
  - Distribuição das crises ao longo do dia (caráter circadiano).
  - Comorbidades características (como distúrbios intelectuais e psiquiátricos).
  - Ainda pode haver etiologia e prognóstico associados à determinada síndrome, bem como implicações terapêuticas.

Leituras recomendadas

Beghi E, Carpio A, Forsgren L, Hesdorffer DC, Malmgren K, Sander JW, et al. Recommendation for a definition of acute symptomatic seizure. Epilepsia. 2010;51(4):671-5.

Fisher RS, Acevedo C, Arzimanoglou A, Bogacz A, Cross JH, Elger CE, et al. ILAE official report: a practical clinical definition of epilepsy. Epilepsia. 2014;55(4):475-82.

Fisher RS, Cross JH, French JA, Higurashi N, Hirsch E, Jansen FE, et al. Operational classification of seizure types by the International League Against Epilepsy. Epilepsia. 2017;58(4):522-30.

Krumholz A, Wiebe S, Gronseth GS, Gloss DS, Sanchez AM, Kabir AA, et al. Evidence-based guideline: management of an unprovoked first seizure in adults. Report of the Guideline Development Subcommittee of the American Academy of Neurology and the American Epilepsy Society. Neurology. 2015;84(16):1705-13.

Scheffer IE, Berkovic S, Capovilla G, Connolly MB, French J, Guilhoto L, et al. ILAE classification of the epilepsies: position paper of the ILAE Commission for Classification and Terminology. Epilepsia. 2017;58(4):512-21.

Capítulo 15

Epilepsia na infância e na adolescência

Laura Maria de Figueiredo Ferreira Guilhoto

CONCEITO

» A epilepsia é mais prevalente na infância e após os 60 anos de idade.

» Na infância, há uma mescla de formas geneticamente determinadas com as causadas por lesões cerebrais adquiridas, formando um *continuum* de apresentações fenotípicas.

» Na infância, torna-se importante tentar aplicar uma classificação sindrômica que favoreça a avaliação clínica e prognóstica.

» A classificação das epilepsias da ILAE (International League Against Epilepsy) de 1989 se ateve a aspectos clínicos e eletroencefalográficos. As síndromes epilépticas foram divididas basicamente em dois grandes grupos: epilepsias parciais (ou focais) e generalizadas, e estas, por sua vez, divididas em idiopáticas, criptogênicas e sintomáticas.

ETIOLOGIA

» As novas proposições da ILAE (Figura 15.1) dividiram a origem das epilepsias em: geneticamente determinada, estrutural, metabólica, inflamatória, infecciosa e desconhecida.

Síndromes eletroclínicas agrupadas por idade de início*

Período neonatal
- Epilepsia familial benigna neonatal
- Encefalopatia mioclônica precoce
- Síndrome de Ohtahara

Lactente
- Epilepsia do lactente com crises focais migratórias
- Síndrome de West
- Epilepsia mioclônica do lactente
- Epilepsia benigna do lactente
- Epilepsia familial benigna do lactente
- Síndrome de Dravet
- Encefalopatia mioclônica em distúrbios não progressivos

Infância
- Crises febris *plus* (podem iniciar no lactente)
- Epilepsia occipital precoce da infância (síndrome de Panayiotopoulos)
- Epilepsia com crises mioclônico-atônicas (previamente astáticas)
- Epilepsia ausência da infância
- Epilepsia benigna com espículas centrotemporais
- Epilepsia autossômica dominante noturna do lobo frontal
- Epilepsia occipital de início tardio da infância (tipo Gastaut)
- Epilepsia com ausências mioclônicas
- Síndrome de Lennox-Gastaut
- Encefalopatia epiléptica com espícula-onda contínua durante o sono**
- Síndrome de Landau-Kleffner

Adolescente – Adulto
- Epilepsia ausência da juventude
- Epilepsia mioclônica juvenil
- Epilepsia com crises tônico-clônicas somente
- Epilepsias mioclônicas progressivas
- Epilepsia autossômica dominante com características auditivas
- Outras epilepsias familiais do lobo temporal

Relação menos específica com idade
- Epilepsia familial focal com focos variáveis (infância à vida adulta)
- Epilepsias reflexas

* Este agrupamento de síndromes eletroclínicas não reflete etiologia.

** Algumas vezes referido como estado de mal epiléptico elétrico durante sono lento.

Epilepsias atribuídas e organizadas por causa estrutural/metabólica
- Malformações do desenvolvimento cortical (hemimegalencefalia, heterotopias etc.)
- Síndromes neurocutâneas (complexo da esclerose tuberosa, Sturge-Weber etc.)
- Tumor
- Infecção
- Trauma
- Angioma
- Insulto perinatal
- Acidente vascular cerebral

Associações distintas
- Epilepsia mesial do lobo temporal com esclerose do hipocampo
- Síndrome de Rasmussen
- Crises gelásticas com hamartoma hipotalâmico
- Epilepsia hemiconvulsão-hemiplegia

Epilepsias de causa desconhecida

Condições com crises epilépticas que tradicionalmente não são diagnosticadas como epilepsia
- Crises neonatais benignas
- Crises febris

Figura 15.1. Síndromes eletroclínicas e outras epilepsias propostas pela ILAE (2011).

Fonte: adaptada de http://www.ilae.org/Commission/Class/documents/Portuguese_ILAE_handout.pdf.

» Essas categorias podem apresentar sobreposição, como em casos de esclerose tuberosa, na qual há lesões estruturais que predispõem a crises associadas a um defeito genético. Por outro lado, nas causas genéticas, como na síndrome de Dravet, a epilepsia provavelmente é causada pela mutação nos canais de sódio sem lesão estrutural associada.

» O quadro clínico e o eletroencefalograma (EEG) nas principais síndromes epilépticas na infância e na adolescência são descritos a seguir, levando em consideração a idade mais frequente de aparecimento. Deve-se lembrar, no entanto, que uma sobreposição de idade de início pode ocorrer em algumas dessas apresentações fenotípicas.

Período neonatal (Quadros 15.1 e 15.2)

» No período neonatal, as crises epilépticas são comuns em crianças que apresentam distúrbios metabólicos, infecciosos e lesões agudas no sistema nervoso central, como hemorragia periventricular em prematuros. Outras causas de crises sintomáticas agudas, que não consistem em epilepsia, ou seja, crises sem fator desencadeante agudo, também são comuns.

Quadro 15.1. Síndromes epilépticas no recém-nascido – epilepsia neonatal benigna

Forma familial	Forma não familial
• Herança autossômica dominante (genes *KCNQ2* e *KCNQ3*, que codificam canais de potássio situados nos cromossomos 20q e 8q24, respectivamente) • Crises ocorrem nos primeiros dias de vida • Prognóstico neurológico bom; raramente desenvolvem epilepsia no futuro	• Crises neonatais benignas ou crises do quinto dia. Caracterizam-se por clonias multifocais, que se iniciam no final da primeira semana de vida • Normalmente cessam em um ou dois dias • Prognóstico neurológico bom • Eletroencefalograma pode apresentar padrão de ondas teta ritmadas e pontiagudas, além de ondas agudas multifocais

Quadro 15.2. Síndromes epilépticas no recém-nascido – encefalopatia precoce	
Forma mioclônica	**Forma com surto-supressão no eletroencefalograma**
• Ocorre no primeiro mês de vida, geralmente na primeira semana ou nas primeiras horas • Crises mioclônicas fragmentárias e erráticas podem evoluir para espasmos ou crises focais • Pode estar associada à síndrome de Aicardi, que cursa com atraso no desenvolvimento, epilepsia e malformações (corticais, agenesia de corpo caloso, alterações retinianas, esqueléticas)	• Síndrome de Ohtahara • Crises muito frequentes nos primeiros dias de vida, geralmente tônicas, focais ou mioclônicas, refratárias ao tratamento • Etiologia variável: malformações cerebrais, erros inatos do metabolismo, anóxia • Eletroencefalograma interictal (padrão surto-supressão): ondas lentas irregulares de alta voltagem, espículas e ondas agudas com duração de 1-3 segundos, seguidos por atenuação por 4-12 segundos, em vigília e sono; pode evoluir para hipsarritmia ou atividade multifocal • Eletroencefalograma ictal: dessincronização difusa

Lactentes (Quadros 15.3 a 15.7)

» Lactentes podem apresentar crises na vigência de febre e crises sintomáticas agudas durante quadros infecciosos e metabólicos, que não são considerados epilepsia.

Quadro 15.3. Síndromes epilépticas "benignas" (autolimitadas) no lactente – epilepsia infantil familial benigna
• Herança autossômica dominante • Crises febris em torno de seis meses, que diminuem por volta de dois anos • Desenvolvimento neuropsicomotor normal • Em alguns pacientes e familiares: discinesia cinesiogênica paroxística (adolescência ou idade adulta); a maioria tem mutações no gene 2 (*PRRT2*) (cromossomo 16p) • Podem ocorrer crises febris, migrânea hemiplégica e ataxia episódica

Quadro 15.4. Síndromes epilépticas "benignas" (autolimitadas) no lactente – epilepsia focal benigna da infância

- Início entre 3-10 meses de idade
- Desenvolvimento neuropsicomotor normal
- Duas formas: 1) crises focais com consciência alterada; 2) crises focais evoluindo para crises tônico-clônicas bilaterais
- Metade tem história familial de crises no lactente
- Eletroencefalograma interictal normal; ictal mostra descargas focais rítmicas predominantes nas regiões temporais ou centrais
- Crises remitem na maioria dos casos

Quadro 15.5. Síndromes epilépticas "benignas" (autolimitadas) no lactente – epilepsia mioclônica benigna

- Início no primeiro ano de vida
- Crises mioclônicas (breves abalos musculares em membros, músculos flexores)
- Pode ocorrer mioclonia negativa (inibição da atividade muscular)
- Eletroencefalograma interictal normal
- Eletroencefalograma ictal mostra paroxismos generalizados breves de complexos espícula-onda > 3/segundo; possível fotossensibilidade

Quadro 15.6. Síndromes epilépticas no lactente – epilepsia genética com crises febris *plus*

- Início no primeiro ano de vida (anteriormente denominada "epilepsia generalizada com crises febris *plus*") e história familial de epilepsia
- Múltiplas crises febris, crises tônico-clônicas bilaterais, e outros tipos de crises (ausências, crises mioclônicas e focais)
- Eletroencefalograma interictal: complexos espícula-onda rápidos, ritmados ou irregulares

Quadro 15.7. Síndromes epilépticas no lactente – espasmos infantis
• Espasmo infantil: manifestação epiléptica mais específica do lactente • Eletroencefalograma: hipsarritmia (interictal), que se caracteriza por ondas lentas irregulares de elevada voltagem, assíncronas, mescladas a ondas agudas, espículas e multiespículas • Síndrome de West: tríade com espasmos, involução do desenvolvimento neuropsicomotor, hipsarritmia • Síndrome de espasmos infantis: quando não há hipsarritmia, mas o eletroencefalograma é sempre anormal, geralmente caracterizado por atividade epileptiforme multifocal • Eletroencefalograma ictal pode mostrar três aspectos: 1) complexo de onda lenta de alta voltagem; 2) paroxismos de ondas rápidas com dessincronização do traçado; 3) associações desses padrões, como as crises chamadas eletrodecrementais (descargas de ondas lentas de elevada voltagem seguidas por atenuação difusa da atividade elétrica cerebral) • Tratamento: vigabatrina (especialmente em esclerose tuberosa), corticosteroides, topiramato, ácido valproico e benzodiazepínicos. Deve-se lembrar que, quando existe associação de lesões focais na ressonância magnética encefálica e espasmos assimétricos ou associados a crises focais, deve ser realizada avaliação pré-cirúrgica

Pré-escolar (Quadros 15.8 a 15.10)

» As síndromes epilépticas que ocorrem a partir dessa fase podem apresentar características clínicas e eletrográficas distintas. Nessa fase, também podem ocorrer crises na vigência de lesões agudas ao sistema nervoso central, ou crises sintomáticas agudas, que não são consideradas formas de epilepsia e não necessitam de tratamento profilático após o quadro agudo.

Quadro 15.8. Síndromes epilépticas no pré-escolar – síndrome de Dravet
• Forma grave de epilepsia mioclônica da infância, de difícil controle e associada a atraso no desenvolvimento neuropsicomotor • Geralmente no primeiro ano de vida há crises clônicas ou hemiclônicas prolongadas, muitas vezes febris, seguidas ou não a vacinações, com relato de desenvolvimento neuropsicomotor normal prévio

(continua)

Quadro 15.8. Síndromes epilépticas no pré-escolar – síndrome de Dravet *(continuação)*

- Episódios de estado de mal epiléptico são comuns (evento inicial em até 50%)
- Outros tipos de crises – mioclônicas, focais, ausências atípicas – podem aparecer entre 1-4 anos
- Duas fases: 1) inicial, com crises febris complicadas, exames clínicos e eletroencefalográficos normais; 2) ao redor de 2 anos de vida surgem crises mioclônicas, involução do desenvolvimento neuropsicomotor e alterações no eletroencefalograma
- Mortalidade de 5-10% com 5 anos de idade
- Maioria dos casos envolve mutações *de novo* do gene *SCN1A* (gene codificador da subunidade alfa-1 do canal de sódio voltagem-dependente: mutações pontuais, deleções e translocações cromossômicas equilibradas em 70-80%); outros genes implicados: *GABRA1*, *STXBP1*, *PCDH19*, *SCN1B*, *CHD2* e *HCN1*
- Eletroencefalograma piora ao longo da evolução (podendo ser normal no início): atividade epileptiforme focal, multifocal, generalizada, complexos espícula-onda e multiespícula-onda e alentecimento dos ritmos de base; fotossensibilidade precoce, assim como aparecimento de atividade teta rítmica nas regiões centroparietal e do vértex
- Tratamento: ácido valproico, clobazam, topiramato, levetiracetam, estiripentol, dieta cetogênica
- Carbamazepina, lamotrigina: pode haver piora das crises (atuação nos canais de sódio)
- Eficácia do tratamento é limitada e as crises geralmente são refratárias aos fármacos antiepilépticos; atraso no desenvolvimento, marcha atáxica persistente, comprometimento cognitivo e/ou comportamental

Quadro 15.9. Síndromes epilépticas no pré-escolar – síndrome de Doose (epilepsia mioclônica astática)

- Diversos tipos de crises, iniciadas entre 3-4 anos de idade (mioclônico-atônicas, ausências, tônico-clônicas bilaterais e, esporadicamente, crises tônicas)
- Crises mioclônico-atônicas: presentes na maioria dos casos, comprometendo com maior frequência os músculos proximais, levando à flexão repentina da cabeça e tronco, podendo ocasionar queda ao solo (episódios breves)
- Prognóstico variável; evolução pode ser favorável em alguns casos, com controle de crises e desenvolvimento cognitivo dentro da normalidade; porém, quando as crises são muito frequentes e refratárias, o desenvolvimento é comprometido

(continua)

Quadro 15.9. Síndromes epilépticas no pré-escolar – síndrome de Doose (epilepsia mioclônica astática) *(continuação)*
• Tratamento: fármacos antiepilépticos de amplo espectro (ácido valproico, topiramato), além de dieta cetogênica e, em alguns casos, etossuximida
• Eletroencefalograma inicialmente pode ser normal e, com a evolução, surgem ritmos de 4-7 Hz, complexos espícula-onda e multiespículas-onda e fotossensibilidade

Quadro 15.10. Síndromes epilépticas no pré-escolar – síndrome de Lennox-Gastaut
• Crises iniciadas entre 3-8 anos de idade (tônicas, ausências atípicas, atônicas e mais raramente outros tipos, mioclônicas e focais) associadas à deficiência intelectual • Muitos casos evolvem de outras síndromes epilépticas, particularmente da síndrome de West ou espasmos infantis • Crises tônicas algumas vezes só são diagnosticadas durante o sono ou por videoeletroencefalograma, pois, além de mais comuns durante sono não REM, podem ser muito rápidas • Várias etiologias: genética (esclerose tuberosa), malformações cerebrais, encefalopatia após hipóxia-isquemia, infecções; cerca de 40% tem etiologia desconhecida (outros distúrbios genéticos estão sendo descritos progressivamente) • Eletroencefalograma intercrítico: demonstra alentecimento da atividade de base e paroxismos frequentes de complexos lentos (2-2,5/s), irregulares, de onda aguda-onda lenta ou multiespículas-ondas, geralmente difusos com predomínio nas áreas frontais; eletroencefalograma durante o sono lento: descargas tornam-se mais generalizadas e mais frequentes • Eletroencefalograma crítico: 1) crise tônica: atividade difusa, rápida a 10-13 Hz, de baixa amplitude (ritmo recrutante), predomínio nas regiões anteriores e progressivamente diminui em frequência e aumenta em amplitude; 2) ausências atípicas: padrão de complexos espícula-onda lenta (podem ser de difícil diferenciação dos surtos interictais); 3) crises mioclônicas: descargas de complexos espícula-onda ou multiespícula-onda; 4) crises atônicas: semelhantes às crises tônicas. Estudos poligráficos com monitoração da atividade muscular têm demonstrado que crises de queda (anteriormente chamadas de *drop attack* ou astáticas) mais comumente são crises tônicas e, raramente, atônicas • Tratamento: fármacos antiepilépticos de amplo espectro (ácido valproico, lamotrigina, topiramato, clobazam, levetiracetam, rufinamida, felbamato e clobazam), dieta cetogênica e estimulador vagal

Escolar (Quadros 15.11 a 15.14)

Quadro 15.11. Síndromes epilépticas "benignas" (autolimitadas) no escolar – epilepsia benigna da infância com ondas agudas centrotemporais

- Anteriormente denominada "epilepsia rolândica": 10-20% epilepsias na infância; início aos 7-9 anos de idade
- Tipo mais comum: crise focal simples com sintomas motores que envolvem, inicialmente, a região orofacial, muitas vezes com progressão do fenômeno motor, podendo ocorrer crises tônico-clônicas bilaterais
- Crises podem não ser tratadas; porém, quando frequentes, empregam-se: carbamazepina, oxcarbazepina (ocasionalmente podem piorar crises, indicando-se a troca por ácido valproico, benzodiazepínicos ou levetiracetam)
- Eletroencefalograma: atividade de base normal e atividade epileptiforme na região rolândica baixa (silviana, médio-temporal ou centrotemporais), que se torna muito frequente em sono; ondas agudas negativas, seguidas por ondas lentas positivas, de grande amplitude, estereotipadas e agrupadas
- Distribuição característica: região centrotemporal contralateral às crises, podendo ser mais posteriores (em crianças pequenas); podem ser vistas descargas contralaterais, assim como dipolo tangencial (potencial negativo na região temporal e positivo na frontal)
- Normalização do eletroencefalograma após remissão das crises, geralmente na adolescência

Quadro 15.12. Síndromes epilépticas "benignas" (autolimitadas) no escolar – epilepsia benigna da infância com paroxismos occipitais

- Gastaut:
  - Idade média de início: 8-9 anos
  - Crises focais frequentes, iniciadas com sintomas visuais (alucinações, cegueira) isolados ou seguidos por fenômenos sensitivos, motores, ou crises focais disperceptivas
  - Eletroencefalograma: paroxismos de alta voltagem constituídos por espículas, ondas agudas e ondas lentas, às vezes formando complexos espícula-onda nas áreas occipitais, de forma uni ou bilateral, sendo suprimidas por abertura ocular e fechamento dos olhos
- Panayiotopoulos:
  - Início precoce: idade média < 5 anos
  - Crises autonômicas (vômitos, palidez etc.) e desvio do olhar; geralmente noturnas e duram > 5 minutos, podem ter duração prolongada (> 30 minutos)
  - Eletroencefalograma: paroxismos occipitais

Quadro 15.13. Síndromes epilépticas no escolar – epilepsia de ausência na infância

- Anteriormente chamada de "pequeno mal"
- Crises de ausência típicas: episódios breves de olhar fixo com parada comportamental que podem ocorrer dezenas a centenas de vezes por dia
- Não há comprometimento cognitivo
- Eletroencefalograma interictal: complexos espícula-onda a 3/s; atividade de base normal, eventualmente atividade delta posterior rítmica intermitente; sono leve e estágios profundos (3 e 4): descargas aumentam em frequência e irregularidade e podem ocorrer multiespículas-ondas
- Eletroencefalograma ictal: complexos espícula-onda a 3/s, bilaterais, síncronos e simétricos (ocasionalmente assimétricos, com alternância de lado e unilaterais)
- Paroxismos iniciam subitamente com frequência geralmente de 3-4/s, que diminui para 2,5-3/s no final (espícula pode ficar menos evidente)
- Ausências são precipitadas pela hiperpneia em praticamente todos os pacientes não tratados e por fotoestimulação intermitente em 15%
- Atividades que exijam atenção geralmente suprimem crises
- Fármacos antiepilépticos de escolha para ausências: etossuximida, seguida por ácido valproico e lamotrigina (indicados quando há ocorrência de crises tônico-clônicas bilaterais)

Quadro 15.14. Síndromes epilépticas no escolar – síndromes com estado de mal elétrico durante o sono

- Síndrome de Landau-Kleffner (SLK)
  - Afasia adquirida (agnosia verbal auditiva, seguida por dificuldades na linguagem expressiva) em crianças com desenvolvimento neuropsicomotor normal; alterações do comportamento (traços autistas); início aos 3-6 anos
  - Crises epilépticas de fácil controle com fármacos antiepilépticos (ácido valproico, clobazam, levetiracetam)
  - Eletroencefalograma: espículas, ondas agudas ou complexos espícula-onda de alta voltagem, região temporal média, ainda descargas bilaterais e síncronas, que tendem a desaparecer; cerca de 50% apresentam onda aguda-onda lenta contínua em sono
  - Início precoce de fármacos antiepilépticos e controle da atividade epiléptica: melhor prognóstico

(continua)

Quadro 15.14. Síndromes epilépticas no escolar – síndromes com estado de mal elétrico durante o sono *(continuação)*
• Estado de mal epiléptico elétrico induzido por sono* – Eletroencefalograma: onda aguda-onda lenta contínua ou quase, em pelo menos 85% do tempo do sono lento, desaparecimento no sono REM ou com despertar; predomínio frontal – Crises: ausências atípicas e/ou crises noturnas – Comprometimento cognitivo – Várias etiologias (genética, malformativa, vascular) – Ao contrário de SLK, a regressão é vista em um amplo espectro de domínios, incluindo linguagem, comportamento, aprendizagem, memória, atenção, interações sociais, habilidades motoras e inteligência global

* Esta entidade provavelmente existe ao longo de um *continuum* com etiologia às vezes desconhecida. Tal como na maioria das epilepsias, a intervenção cirúrgica precoce deve ser considerada nos casos com lesões estruturais.

Adolescência (Quadros 15.15 a 15.17)

Quadro 15.15. Síndromes epilépticas na adolescência – epilepsia mioclônica juvenil
• Um ou mais tipos de crises: mioclonias (mais frequentes de manhã, na primeira hora após o despertar); crises de ausência (típicas); crises tônico-clônicas bilaterais, com tendência ao acordar • Eletroencefalograma interictal: paroxismos de multiespícula-onda simétricos, de frequência > 3/s, com acentuação frontocentral e variação do número de espículas (5-20); anormalidades focais podem ocorrer e dificultam o diagnóstico, especialmente quando ausências se iniciam antes das outras crises • Eletroencefalograma ictal: ausências – complexos espícula-onda ritmados a 3-4/s; abalos mioclônicos – não há correlação entre descargas no eletroencefalograma • Fotossensibilidade em cerca de 1/3 • Fármacos antiepilépticos: ácido valproico, lamotrigina, topiramato, clobazam e levetiracetam

Quadro 15.16. Síndromes epilépticas na adolescência – epilepsia ausência juvenil
• Diferencia-se da forma da infância pela idade de início próximo à puberdade, frequência menor de crises de ausência (não são diárias e muitas vezes são imperceptíveis aos pacientes e familiares) e a remissão das crises é menor • Assim como a epilepsia mioclônica juvenil, é frequentemente associada a crises tônico-clônicas bilaterais • Eletroencefalograma interictal e ictal: paroxismos de complexos espícula-onda generalizados, simétricos com acentuação frontal, geralmente ritmados a frequência > 3/s (3,5-4/s); ausências podem ser fragmentadas e mais longas e com menor comprometimento do sensório que na forma da infância, e fotossensibilidade em menor número de casos • Fármacos antiepilépticos: ácido valproico e lamotrigina

Quadro 15.17. Síndromes epilépticas na adolescência – epilepsia focal benigna
• Predomínio no sexo masculino • Início: aos 10-19 anos de idade; crise única em cerca de 80% dos casos, geralmente em vigília • Crises focais com sintomas sensitivos, motores ou disperceptivos, seguidas ou não por tônico-clônicas bilaterais • Eletroencefalograma: normal ou com atividade epileptiforme focal • Tratamento: nem sempre utilizado, pela baixa frequência das crises

TRATAMENTO

» O tratamento das epilepsias na infância se faz com os fármacos antiepilépticos indicados para cada tipo de crise e respeitadas as doses de acordo com o peso.

» A terapêutica ideal é aquela que utiliza fármaco antiepiléptico com mecanismos farmacodinâmicos diferentes e com melhor farmacocinética.

» Quando não há resposta a dois fármacos corretamente indicados e em doses máximas toleradas, consideramos que se trata uma forma refratária.

» O Quadro 15.18 demonstra os fármacos disponíveis no Brasil para o tratamento das epilepsias em crianças e adolescentes.

Quadro 15.18. Fármacos disponíveis no Brasil para tratamento das epilepsias em crianças e adolescentes

Primeira geração	• Fenobarbital • Fenitoína • Carbamazepina • Valproato de sódio • Nitrazepam • Clonazepam • Etosuximida
Segunda geração	• Oxcarbazepina • Divalproato de sódio • Clobazam
Terceira geração	• Topiramato • Vigabatrina • Levetiracetam • Lacosamida
Outros medicamentos	• Corticosteroides • Gabapentina • Acetazolamida
Outros tratamentos	• Cirúrgico • Dieta cetogênica • Estimulador vagal

Leituras recomendadas

Covanis A. Epileptic encephalopathies (including severe epilepsy syndromes). Epilepsia. 2012;53(SI4):114-26.

Fisher RS, Acevedo C, Arzimanoglou A. ILAE official report: a practical clinical definition of epilepsy. Epilepsia. 2014;55(4):475-82.

International League Against Epilepsy. Diagrama resumo da revisão terminológica para organização de crises e epilepsias da ILAE. Disponível em: http://www.ilae.org/Commission/Class/documents/Portuguese_ILAE_handout.pdf. Acesso em 31 jul. 2017.

Scheffer IE, Berkovic S, Capovilla G, Connolly MB, French J, Guilhoto L, et al. ILAE classification of the epilepsies: position paper of the ILAE Commission for Classification and Terminology. Epilepsia. 2017;58(4):512-21.

Wilmshurst JM, Burman R, Gaillard WD, Cross JH. Treatment of infants with epilepsy: common practices around the world. Epilepsia. 2015;56(7):1033-46.

Capítulo 16

Epilepsia – tratamento medicamentoso em mulheres e idosos

Mariana Barbosa Aidar
Luís Otávio Caboclo

MULHERES EM IDADE FÉRTIL – EFEITOS ENDOCRINOLÓGICOS

» As drogas antiepilépticas (DAE) podem afetar a fertilidade e causar alterações hormonais.

» As DAE, principalmente as indutoras de enzimas hepáticas, como fenitoína, carbamazepina, fenobarbital e lamotrigina, possuem vários efeitos endócrinos:

- Aumento na concentração de proteínas que se ligam aos hormônios sexuais.
- Aumento dos níveis de cortisol e prolactina.
- Aumento da resposta do hormônio luteinizante (LH) quando estimulado pela gonadotrofina e pelo hormônio estimulador de liberação de tirotrofina (THR).
- Diminuição dos androgênios.

» DAE, em especial o ácido valproico, podem induzir a síndrome dos ovários policísticos.

MULHERES EM IDADE FÉRTIL – CONTRACEPÇÃO

» DAE indutoras enzimáticas (particularmente da família das enzimas CYP3A – barbitúricos, fenitoína, oxcarbazepina e carbamazepina) provocam aumento do metabolismo do estrogênio e da progesterona contidos nos anticoncepcionais orais (ACO) em até 50%, reduzindo sua eficácia.

» O topiramato, quando em doses > 200 mg/dia, diminui em até 30% o nível de estrogênio dos ACO.
» Se existir comedicação com DAE que diminuem a eficácia dos ACO, devem-se ofertar doses maiores de estradiol para essas pacientes.
» Anticoncepcionais contendo somente progestágenos também são afetados pelas DAE indutoras e devem ter sua dose dobrada.
» O Quadro 16.1 lista as DAE que não diminuem a eficácia dos ACO.

Quadro 16.1. Drogas antiepilépticas que não diminuem a eficácia dos anticoncepcionais orais
• Ácido valproico • Clobazam • Gabapentina • Lamotrigina • Levetiracetam • Pregabalina • Vigabatrina

» A lamotrigina tem seus níveis diminuídos em 40-60% pelos ACO; quando iniciado ACO para paciente em uso de lamotrigina pode haver piora do controle de crises e doses mais altas de lamotrigina são necessárias.
» Anticoncepcionais injetáveis:
  – Medroxiprogesterona de depósito (intramuscular): sem interação com DAE.
  – Implante de progesterona: é afetado por DAE indutoras enzimáticas e não deve ser usado em mulheres com epilepsia.
» Anticoncepção pós-coito:
  – A eficácia contraceptiva desse método também está diminuída quando usada concomitantemente a DAE indutoras, devendo ser dobrada a primeira dose e ser dada uma segunda dose 12 horas depois.

» Dispositivos intrauterinos: não são afetados pelas DAE, sendo, portanto, considerados método anticoncepcional de escolha em mulheres com epilepsia.

MULHERES EM IDADE FÉRTIL – EPILEPSIA CATAMENIAL

» Em uma boa parte das mulheres com epilepsia, o padrão das crises é relacionado com o ciclo menstrual.
» Manipulação hormonal e abolição dos ciclos menstruais apresenta resultados apenas modestos.
» Clobazam usado de maneira intermitente no período de risco a cada mês pode gerar benefícios no controle de crises na epilepsia catamenial.

MULHERES EM IDADE FÉRTIL – TERATOGENICIDADE

» De uma maneira geral, todas as DAE aumentam o risco de malformações fetais.
» O risco é maior quanto mais alta for a dose da DAE e quanto maior for o número de DAE em uso (politerapia).
» As malformações significativas mais comuns associadas às DAE tradicionais (fenitoína, fenobarbital, benzodiazepínicos, ácido valproico e carbamazepina) são fenda palatina e lábio leporino, malformações craniofaciais, malformações cardíacas, defeitos do tubo neural, hipospádia e anormalidades do esqueleto.
» O ácido valproico é tido como uma das DAE com maior potencial teratogênico e está associado a risco de 1 a 2% de espinha bífida e alterações cognitivas (particularmente em politerapia).
» É razoável a revisão do esquema medicamentoso e troca de DAE para uma com menor potencial teratogênico, quando possível, antes da gestação.
» A troca de DAE durante a gestação apresenta riscos que podem ser graves, e não diminui a chance de malformações, visto que essas ocorrem no início da gestação.
» A suplementação com ácido fólico (no mínimo 0,4 mg/dia) durante a gestação, particularmente no primeiro trimestre, tem efeito protetor contra defeitos do tubo neural e deve ser oferecida a todas as mulheres em uso de DAE e em idade fértil.

MULHERES EM IDADE FÉRTIL – GESTAÇÃO E PARTO

» A gestação tem um efeito imprevisível na frequência das crises: cerca de 1/3 das pacientes apresenta melhora das crises e cerca de 1/3 piora.

» O Quadro 16.2 apresenta as causas de aumento da frequência de crises durante a gestação.

Quadro 16.2. Causas de aumento de frequência de crises epilépticas durante a gestação
• Alteração hormonais • Má adesão à medicação • Redução de dose inapropriada • Alteração da ligação proteica das drogas e do nível sérico • Retenção de líquidos • Vômitos • Ansiedade e estresse • Privação de sono

» Efeito das crises no feto: as crises tônico-clônicas generalizadas podem apresentar risco de trauma à placenta ou ao feto e ainda precipitar trabalho de parto prematuro se houver queda da paciente.

» As crises são mais prováveis de ocorrer particularmente durante o trabalho de parto e parto (1-2% das pacientes com epilepsia), e alguns autores recomendam uma dose oral de clobazam de 10-20 mg no início da segunda fase do trabalho de parto.

» Eclâmpsia é definida como pré-eclâmpsia (hipertensão e proteinúria ou um ou mais dos seguintes: edema; disfunção hepática; disfunção renal; plaquetopenia; sintomas neurológicos de início recente, como alterações visuais ou cefaleia, ocorrendo em gestante com 20 semanas ou mais), associada à ocorrência de crise(s) tônico-clônicas generalizada(s), na ausência de outras condições que possam ser responsáveis pela(s) crise(s).

» O tratamento das crises epilépticas na eclâmpsia é realizado com sulfato de magnésio, que não só confere um melhor controle de crises, mas também leva a menor taxa de complicações e maior taxa de sobrevivência dos recém-nascidos, quando comparado com fenitoína e/ou diazepam.

- » O tratamento da epilepsia diagnosticada durante a gestação deve seguir os mesmos princípios que em mulheres não gestantes, tanto em relação ao início quanto à escolha de DAE.

MULHERES EM IDADE FÉRTIL – PUERPÉRIO E AMAMENTAÇÃO

- » Durante a primeira semana de puerpério deve-se realizar ajuste de DAE, com sua diminuição, caso tenham sido aumentadas durante a gestação, para evitar toxicidade.
- » Aleitamento materno: deve-se atentar para alterações na criança, como letargia, irritabilidade e dificuldade para mamar, que podem ser sinais de que está sendo afetada pela DAE.

IDOSOS – INTRODUÇÃO

- » Crises epilépticas e epilepsia são a terceira causa mais comum de doença neurológica em idosos, atrás apenas de doenças cerebrovasculares e demência.
- » O Quadro 16.3 lista as DAE que têm metabolização primariamente renal e podem causar nefrotoxicidade.

Quadro 16.3. Drogas antiepilépticas com metabolização primariamente renal
• Gabapentina
• Levetiracetam
• Pregabalina
• Vigabatrina
• Topiramato (parcialmente metabolizado por via renal)

- » Além disso, idosos frequentemente usam polifarmácia, o que aumenta o risco de interações medicamentosas indesejadas, podendo resultar em um controle de crises inadequado, um maior risco de toxicidade (como alterações cognitivas, do nível ou do conteúdo da consciência) e alteração na farmacocinética das drogas usadas para outras doenças, podendo ocorrer sua descompensação.

IDOSOS – ESCOLHA DA MELHOR MEDICAÇÃO

- A maior parte dos idosos com epilepsia tem síndromes epilépticas focais, embora, em raras ocasiões, epilepsias generalizadas idiopáticas possam ser diagnosticadas na terceira idade.
- DAE mais novas, em geral, apresentam perfil farmacocinético mais favorável, com eficácia semelhante às DAE mais antigas. A carbamazepina foi menos tolerada pelos pacientes idosos.
- Embora não haja estudos especificamente na população idosa, o levetiracetam tem nível A de evidência no tratamento de crises com início focal em adultos, e seu perfil farmacocinético favorável e ausência de interações medicamentosas importantes o fazem uma droga útil no tratamento da epilepsia em idosos.

Leituras recomendadas

Glauser T, Ben-Menachem E, Bourgeois B, Cnaan A, Guerreiro C, Kälviäinen R, et al. Updated ILAE evidence review of antiepileptic drug efficacy and effectiveness as initial monotherapy for epileptic seizures and syndromes. Epilepsia. 2013;54(3):551-63.

Harden CL, Hopp J, Ting TY, Pennell PB, French JA, Allen Hauser W, et al. Management issues for women with epilepsy – focus on pregnancy (an evidence-based review): I. Obstetrical complications and change in seizure frequency. Epilepsia. 2009;50(5):1229-36.

Harden CL, Meador KJ, Pennell PB, Hauser WA, Gronseth GS, French JA, et al. Management issues for women with epilepsy – focus on pregnancy (an evidence-based review): II. Teratogenesis and perinatal outcomes. Epilepsia. 2009;50(5):1237-46.

Harden CL, Pennell PB, Koppel BS, Hovinga CA, Gidal B, Meador KJ, et al. Management issues for women with epilepsy – focus on pregnancy (an evidence-based review): III. Vitamin K, folic acid, blood levels, and breast-feeding. Epilepsia. 2009;50(5):1247-55.

Yacubian EMT, Contreras-Caicedo G, Ríos-Pohl L. Tratamento medicamentoso das epilepsias. São Paulo: Leitura Médica; 2014.

Capítulo 17

Epilepsia – tratamento medicamentoso

Mariana Barbosa Aidar
Luís Otávio Caboclo

■ INTRODUÇÃO

» As drogas antiepilépticas (DAE) são o pilar principal do tratamento das epilepsias.
  – O Quadro 17.1 demonstra os princípios de utilização das DAE.

Quadro 17.1. Princípios no tratamento medicamentoso das epilepsias
1. Controle de crises: • Manter o paciente livre de crises quando possível. • O controle de crises não deve ser alcançado a qualquer custo; as DAE podem ter efeitos colaterais importantes e o paciente não deve sofrer mais por esses efeitos do que pela doença propriamente dita. • Caso não seja possível manter o paciente totalmente livre de crises, o objetivo do tratamento deve ser procurar manter o mínimo possível de crises e os efeitos adversos das DAE dentro de limites aceitáveis.
2. Diminuição da gravidade das crises: • As manifestações ictais podem ser prejudiciais (p. ex., crises convulsivas e crises de queda) e serem um importante determinante da qualidade de vida. • Nos pacientes em que o controle completo das crises não pode ser atingido, é razoável buscar o controle das crises mais incapacitantes.

(continua)

Quadro 17.1. Princípios no tratamento medicamentoso das epilepsias *(continuação)*
3. Evitar efeitos adversos: • A prescrição de DAE implica um risco significativo de efeitos adversos. • Em doses mais baixas produzem efeitos adversos geralmente leves a moderados, muitas vezes transitórios. • Em doses mais altas, efeitos adversos graves podem surgir e comprometer significativamente a qualidade de vida. • Estratégias para minimizar a toxicidade das DAE devem sempre ser instituídas.
4. Diminuição da morbidade e da mortalidade relacionadas às crises epilépticas: • Nos casos em que as crises são desencadeadas por doença tratável, como um tumor, sua remoção é essencial para a diminuição da morbidade/mortalidade associadas. • As crises estão associadas a um risco aumentado de lesões físicas, como fraturas, traumatismo cranioencefálico e queimaduras, podendo inclusive ser fatais. • Os pacientes com crises convulsivas frequentes estão sob um maior risco de morte súbita e inesperada relacionada à epilepsia (SUDEP, do inglês *sudden unexpected death in epilepsy*).
5. Tratamento das comorbidades: • Muitas epilepsias são relacionadas a malformações, neoplasias, doenças vasculares, degenerativas, inflamatórias ou metabólicas que afetam o sistema nervoso central, e o manejo apropriado dessas condições deve fazer parte da assistência a esses pacientes. • Distúrbios neuropsiquiátricos, como transtorno de ansiedade e depressão, entre outros, são muito comuns nos pacientes com epilepsia, e devem ser ativamente pesquisados e tratados.
6. Evitar interações medicamentosas: • As interações medicamentosas não estão restritas àquelas entre diferentes DAE, mas também podem ocorrer pelo uso de medicações para outras condições. • Muitas interações entre as drogas podem ser previsíveis em razão do conhecimento de como elas influenciam nas isoenzimas metabolizadoras hepáticas, podendo ser feitos ajustes de doses e monitoração da concentração plasmáticas das DAE.
7. Evitar obstáculos à vida do paciente: • Preferir DAE que podem ser tomadas 1 ou 2 vezes ao dia, minimizando, assim, possíveis constrangimentos psicossociais e aumentando a adesão à medicação.

DAE: drogas antiepilépticas.

» Dezenas de DAE estão disponíveis no mercado, desde drogas mais antigas, como fenobarbital, fenitoína, carbamazepina e valproato, até drogas mais modernas, como lacosamida e levetiracetam.
» Com tantas opções disponíveis, torna-se indispensável o conhecimento do perfil farmacológico dessas medicações para seu correto manejo.
  - O Quadro 17.2 demonstra as principais características das DAE mais antigas disponíveis no mercado brasileiro.
  - O Quadro 17.3 demonstra as principais características das DAE mais novas disponíveis no mercado brasileiro.

ESCOLHA DA DROGA ANTIEPILÉPTICA

» A escolha da DAE para iniciar o tratamento da epilepsia deve considerar:
  - Risco de recorrência de crises.
  - Relação risco/benefício individualizada.
  - Tipo, frequência e gravidade das crises.
  - Tipo de síndrome epiléptica.
  - Idade e sexo.
  - Comorbidades associadas.
  - Profissão/atividades diárias.
  - Impacto de potenciais efeitos adversos das medicações na qualidade de vida.
  - Perfil farmacocinético da droga.
  - Comedicação.
  - Custo.
» Uma avaliação diagnóstica cuidadosa é essencial, pois o tipo de tratamento, sua duração e o prognóstico em longo prazo dependem da correta identificação do(s) tipo(s) de crise(s) e, sempre que possível, da identificação da síndrome epiléptica e dos fatores etiológicos relacionados.
» Como regra, o tratamento deve ser iniciado com uma única droga, em dose baixa, com aumento gradual até a dose de manutenção desejada.

Quadro 17.2. D

Droga antiepiléptica	Mecanismo(s) de ação	Principais indicações	Dose inicial, escalonamento e dose de manutenção (mg/dia)^Δ
Ácido valproico (VPA)	• Potencialização da atividade GABA inibitória • Atenuação da atividade glutamatérgica excitatória • Bloqueio dos canais de cálcio tipo T no tálamo	• Crises focais* • Crises generalizadas (mioclônicas e de ausência)* • CTCG* • Crises tônicas e atônicas* * Monoterapia ou como droga adjuvante • Síndrome de Lennox-Gastaut: droga adjuvante	• 250-500 mg/dia • Aumentos de 250-500 mg/dia a cada 1-2 semanas • Inicial: 500-1.000 – Em geral: 500-2.000 – Máx.: 3.000
Benzodiazepínicos (BZD) Clobazam (CLB) Clonazepam (CNZ)	Ligam-se aos receptores $GABA_A$ (em sítio diferente dos barbitúricos), potencializando seu efeito inibitório (aumentando a frequência de abertura dos canais de cloreto)	• CLB – Terapia adjuvante em crises focais – Cobertura terapêutica adicional de curto prazo em períodos de risco de exacerbação de crises e epilepsia catamenial • CNZ – Terapia adjuvante em crises generalizadas principalmente	• CLB – 10 mg/dia – Aumentos de 10 mg a cada 1-2 semanas – Inicial: 10 – Em geral: 10-30 – Máx.: 60 • CNZ – 0,5 mg/dia – Aumentos de 0,25-0,5 mg a cada 1-2 semanas – Inicial: 0,5-4 – Em geral: 2-8 – Máx.: 20
Carbamazepina (CBZ)	Bloqueador de canais de sódio – prolonga o estado inativo do canal de sódio (reduzindo as descargas repetitivas de alta frequência)	• Crises focais • CTCG (primariamente generalizada ou focal a tônico-clônica bilateral) • Em monoterapia ou como droga adjuvante	• 100-200 mg/dia ao deitar • Aumentos de 200 mg/dia a cada 1-2 semanas • Inicial: 400-600 – Em geral: 400-1.600 – Máx.: 2.400

ilépticas antigas

Número de doses diárias	Interações medicamentosas	Reações adversas
2-3×/dia (1-2×/dia, se formulação de liberação prolongada)	• Drogas que alteram VPA: ↑: CLB, AAS, fluoxetina ↓: PB, PHT, CBZ, LTG, ACO, ritonavir, meropenem • Fármacos afetados pelo VPA: ↑: PB, PHT, CBZ, LTG	• Tremor, náuseas, vômitos, ganho de peso, cabelos mais finos, queda de cabelo, sonolência, trombocitopenia, disfunção plaquetária, irregularidades menstruais, síndrome dos ovários policísticos • Raros: pancreatite, supressão da medula óssea, encefalopatia por hiperamonemia, *rash* cutâneo, pseudoatrofia cerebral (geralmente é reversível) • Idiossincrásicos: encefalopatia pelo VPA, hepatotoxicidade grave
1-2×/dia	• Drogas que alteram os BZD: ↓: CBZ, PB e PHT • BDZ geralmente não alteram outros fármacos	• Sonolência, tontura, ataxia, fadiga, depressão, disfunção sexual • CNZ: sialorreia e pneumonia aspirativa • Raros: reações de hipersensibilidade • Em longo prazo: sintomas de abstinência e crises, se a retirada/diminuição da dose não for lenta; efeito de tolerância aos BDZ • CLB tem maior tolerabilidade que CNZ
3×/dia (2×/dia, se formulação de liberação prolongada)	• Drogas que alteram a CBZ: ↑: fluoxetina, claritromicina fluconazol, risperidona, quetiapina, cimetidina ↓: PHT, PB • Fármacos afetados pela CBZ: ↑: furosemida, lítio ↓: CLB, CNZ, LTG, LEV, TPM, VPA, ACO	• Sonolência, fadiga, tontura, visão turva, ataxia, náuseas e vômitos, diplopia, leucopenia leve, retenção de água e hiponatremia • Raras: anemia aplásica, agranulocitose, hepatotoxicidade, bradicardia e taquiarritmias. • Idiossincrásicas: *rash* cutâneo, síndrome de Stevens-Johnson, necrólise epidérmica tóxica • Em longo prazo: desmineralização óssea e ganho de peso

(continua)

Quadro 17.2. D

Droga antiepiléptica	Mecanismo(s) de ação	Principais indicações	Dose inicial, escalonamento e dose de manutenção (mg/dia)^Δ
Etossuximida (ESM)	Bloqueador de canais de cálcio tipo T no tálamo	• Crises de ausência, em monoterapia ou como droga adjuvante	• 250 mg/dia • Aumentos de 250 mg/dia a cada 1-2 semanas • Inicial: 500-750 – Em geral: 500-1.500 – Máx.: 1.500
Fenitoína (PHT)	Bloqueador de canais de sódio – prolonga o estado inativo do canal de sódio (reduzindo as descargas repetitivas de alta frequência)	• Crises focais • CTCG (primariamente generalizada ou focal a tônico-clônica bilateral) • Em monoterapia ou como droga adjuvante	• 200 mg/dia • Aumentos de 50-100 mg/dia a cada 1-2 semanas • Inicial: 200-300 – Em geral: 200-400 – Máx.: 500 • A dose de manutenção deve ser guiada pelo nível sérico e resposta clínica • Concentração sérica total: 10-20 mg/L (40-80 μmol/L) • Concentração sérica livre: 1-2 mg/L (4-8 μmol/L)
Fenobarbital (PB)	• Liga-se aos receptores GABA-$_A$ (em sítio diferente dos BDZ), potencializando seu efeito inibitório (aumento do tempo de abertura dos canais de cloreto) • Afeta a condutância de cálcio, sódio e potássio	• Crises focais* • Crises generalizadas (mioclônicas e de ausência)* • CTCG* * Em monoterapia ou como droga adjuvante	• 50-100 mg/dia • Aumentos de 50-100 mg/dia a cada 1-2 semanas • Inicial: 50-100 – Em geral: 50-200 – Máx.: 200-300

VPA: ácido valproico; GABA: ácido gama-aminobutírico; CTCG: crise tônico-clônica generalizada; CLB: clobazam; AAS: ácido acetilsalicílico; PB: fenobarbital; PHT: fenitoína; CBZ: carbamazepina; LTG: lamotrigina; ACO: anticoncepcional oral; BZD: benzodiazepínicos; CNZ: clonazepam; LEV: levetiracetam; TPM: topiramato; ESM: etossuximida.

ilépticas antigas *(continuação)*

Número de doses diárias	Interações medicamentosas	Reações adversas
2-3×/dia	• Drogas que alteram a ESM: ↑: isoniazida ↓: CBZ, PHT, PB, rifampicina • Fármacos afetados pela ESM: ↓: VPA	• Distúrbios gastrointestinais, sonolência, tontura, alterações comportamentais, fadiga, ataxia, cefaleia • Rara: psicose • Idiossincrásicas: *rash* cutâneo, dermatite alérgica, síndrome de Stevens-Johnson, síndrome lúpus-símile, agranulocitose, tireoidite autoimune
1-2×/dia	• Drogas que alteram a PHT: ↑: PB, TPM, amiodarona cimetidina, fluoxetina, omeprazol, propranolol, ranitidina, sertralina ↓: CBZ, PB, AAS, ciprofloxacina, dexametasona • Fármacos afetados pela PHT: ↑: PB ↓: CBZ, LTG, TPM, CLB, CNZ, anticoncepcionais hormonais, antidepressivos tricíclicos, haloperidol, nimodipina, paracetamol, quetiapina, varfarina	• Nistagmo, ataxia, diplopia, tontura, cefaleia, disfunção cognitiva, sedação, neuropatia periférica, acne, hirsutismo, embrutecimento facial • Raros: pseudolinfoma, anemia megaloblástica, anemia aplásica, arritmias cardíacas, bradicardia, miopatia • Idiossincrásicos: *rash* cutâneo, síndrome de Stevens-Johnson, reação de hipersensibilidade com sintomas sistêmicos, discrasia sanguínea • Efeitos tardios/crônicos: densidade óssea diminuída, hiperplasia gengival; relacionados ao uso prolongado em doses elevadas: encefalopatia (com comprometimento cognitivo e distúrbio de humor) e síndrome cerebelar persistente (com atrofia cerebelar), ambos irreversíveis
1×/dia antes de dormir	• Drogas que alteram o PB: ↑: PHT, VPA, amitriptilina, anti-histamínicos ↓: PHT, VGB • Fármacos afetados pelo PB: ↑: PHT ↓: CBZ, VPA, LTG, TPM, ACO, antidepressivos tricíclicos, haloperidol e varfarina	• Sedação, dificuldade de atenção e memória, fadiga, diminuição da libido, hiperatividade, ataxia, depressão • Raros: discinesias, neuropatia periférica, anemia megaloblástica, *rash* cutâneo • Idiossincrásicos: agranulocitose, dermatite alérgica, síndrome de Stevens-Johnson, anemia aplástica, insuficiência hepática • Uso crônico: distúrbio do tecido conjuntivo com contraturas de Dupuytren, dependência física, com síndrome de abstinência na retirada, se abrupta

Δ : sugestão de doses para pacientes com epilepsia recém-diagnosticada e em monoterapia; para algumas DAE, doses de manutenção maiores poderão ser necessárias em pacientes com epilepsia refratária; alguns pacientes necessitarão de doses de início, velocidade de escalonamento e doses de manutenção diferentes das apresentadas neste quadro.

Quadro 17.3. [

Droga antiepiléptica	Mecanismo(s) de ação	Principais indicações
Gabapentina (GBP)	• Liga-se a uma proteína auxiliar da subunidade alfa-2-delta dos canais de cálcio voltagem-dependentes, impedindo a liberação de glutamato, noradrenalina e substância P	• Crises focais • CTCG • Em monoterapia (geralmente não é usada como droga de 1ª linha) ou como droga adjuvante
Lacosamida (LCM)	• Bloqueador de canais de sódio – potencializa seletivamente o componente de inativação lenta sem afetar o componente rápido • Inibe a proteína CRMP-2 – pode atuar inibindo o crescimento neuronal anormal e exercendo efeito neuroprotetor	• Crises focais • Geralmente usada como droga adjuvante
Lamotrigina (LTG)	• Bloqueador de canais de sódio (bloqueia as descargas repetitivas) • Modula a condutância do cálcio envolvida na liberação de aminoácidos excitatórios na via corticoestriatal • Ação em receptores NMDA	• Crises focais* • Crises generalizadas*, incluindo CTCG e ausências; resposta variável em mioclonias * Em monoterapia ou como droga adjuvante • Síndrome de Lennox-Gastaut, como droga adjuvante
Levetiracetam (LEV)	Liga-se à proteína SV2A da vesícula sináptica, reduzindo a fusão de vesículas sinápticas à membrana, com diminuição da liberação de neurotransmissores na junção sináptica	• Crises focais com ou sem evolução para crise tônico-clônica bilateral* • Crises generalizadas (CTCG, mioclonias e ausências)* • Epilepsias fotossensíveis * Em monoterapia ou como droga adjuvante

ilépticas novas

Dose inicial, escalonamento e dose de manutenção (mg/dia)$^{\Delta}$	Número de doses diárias	Interações medicamentosas	Reações adversas
• 300-400 mg/dia • Aumentos de 300-400 mg/dia a cada 1-2 semanas • Inicial: 900-1.800 – Em geral: 900-1.800 – Máx.: 3.600	2-3×/dia	• Não há interações significativas entre a GBP e outros fármacos ou DAE • Antiácidos (hidróxido de alumínio/magnésio diminuem a absorção de GBP e devem ser administrados com 2h de diferença	• Sonolência, tontura, fadiga, ataxia, nistagmo, cefaleia, tremor, diplopia, ganho de peso, edema de membros inferiores • Raras: reações de hipersensibilidade e hiponatremia
• 100 mg/dia • Aumentos de 100 mg/dia a cada 1-2 semanas • Inicial: 200 – Em geral: 200-400 – Máx.: 400	2×/dia	• Drogas que alteram a LCM: ↓: PHT, PB e CBZ	• Tontura, diplopia, cefaleia, náuseas e vômitos, sonolência, ataxia, tremor, nistagmo, fadiga • Raras: bloqueio AV de 1° grau, *rash* cutâneo
Monoterapia[†]: • 25 mg/dia por 2 semanas • 50 mg/dia por mais 2 semanas • Aumentos de 50 mg/dia a cada 1-2 semanas • Inicial: 100 – Em geral: 200-400 – Máx.: 400-600	2×/dia	• Drogas que alteram a LTG: ↑: VPA ↓: CBZ, PB, PHT, anticoncepcionais orais, lopinavir e ritonavir combinados • Fármacos afetados pela LTG: ↑: epóxido da CBZ ↓: VPA	• Tontura, diplopia, ataxia, turvação visual, fadiga, náuseas, cefaleia, *rash* cutâneo, insônia, ansiedade, irritabilidade, diaforese • Idiossincrásicas: *rash* cutâneo grave (eritema multiforme, síndrome de Stevens-Johnson e NET), pseudolinfoma, agranulocitose, hepatotoxicidade
• 500 mg/dia • Aumentos de 500 mg/dia a cada 1-2 semanas • Inicial: 1.000-2.000 – Em geral: 1.000-3.000 – Máx.: 4.000	2×/dia	• Drogas que alteram a LEV: ↓: PHT, PB, CBZ, LTG	• Sonolência, fadiga, cefaleia, tontura, infecções, irritabilidade, ansiedade, labilidade emocional, despersonalização, depressão, insônia • Raras: psicose, *rash* cutâneo

(continua)

Quadro 17.3. [cut off]

Droga antiepiléptica	Mecanismo(s) de ação	Principais indicações
Oxcarbazepina (OXC)	• Bloqueador de canais de sódio – liga-se aos canais de sódio, prolongando seu estado inativo, inibindo potenciais de ação excitatórios e reduzindo as descargas repetitivas de alta frequência • Modulação de canais de potássio e de canais de cálcio tipo N	• Crises focais • CTCG • Em monoterapia ou como droga adjuvante
Pregabalina (PGB)	• Liga-se a uma proteína auxiliar da subunidade alfa-2-delta dos canais de cálcio voltagem-dependentes, modulando a liberação de neurotransmissores	• Crises focais • Geralmente usada como droga adjuvante
Topiramato (TPM)	• Bloqueador de canais de sódio dependentes de voltagem • Liga-se a receptores $GABA_A$ potencializando seu efeito inibitório • Redução de atividade excitatória pelo glutamato (reduz a atividade dos receptores AMPA) • Inibidor de canais de cálcio de alta voltagem • Inibidor da anidrase carbônica	• Crises focais* • Crises generalizadas* * Em monoterapia ou como droga adjuvante. • Síndrome de Lennox-Gastaut, como droga adjuvante
Vigabatrina (VGB)	• Inibe irreversivelmente a GABA transaminase	• Crises focais refratárias, como droga adjuvante

ilépticas novas *(continuação)*

Dose inicial, escalonamento e dose de manutenção (mg/dia)$^{\Delta}$	Número de doses diárias	Interações medicamentosas	Reações adversas
• 300 mg/dia • Aumentos de 300 mg/dia a cada 1-2 semanas • Inicial: 600-900 – Em geral: 900-1.800 – Máx.: 3.000	2×/dia	• Drogas que alteram a OXC: ↓: PHT, PB, VPA, CBZ • Fármacos afetados pela OXC: ↑: PHT, PB, CBZ-epóxido ↓: CBZ, ACO	• Cefaleia, sonolência, tontura, diplopia, ataxia, fadiga, hiponatremia (mais frequente do que com CBZ), distúrbios gastrointestinais, neuropatia periférica • Raras: *rash* cutâneo, síndrome de Stevens-Johnson • Em longo prazo: desmineralização óssea
• 75 mg/dia por 3 dias, seguido de 150 mg/dia • Aumentos de 75 mg/dia a cada 1-2 semanas • Inicial: 150-300 – Em geral: 150-400 – Máx.: 600	2-3×/dia	Não há interações significativas descritas entre a PGB e outros fármacos ou DAE	• Tontura, sonolência, ataxia, ganho de peso, dificuldade de concentração, tremor, edema periférico, disfunção erétil • Idiossincrásicas: *rash* cutâneo, angioedema
• 25-50 mg/dia • Aumentos de 25-50 mg/dia a cada 1-2 semanas • Inicial: 100 – Em geral: 100-300 – Máx.: 600	2×/dia	• Drogas que alteram o TPM: • ↓: PHT, PB, CBZ • Fármacos afetados pelo TPM: • ↑: PHT, antidepressivos tricíclicos • ↓: VPA, ACO (em doses > 200 mg/dia)	• Tontura, fadiga, náuseas, dificuldade de concentração e memória, alentecimento psicomotor, diminuição da fluência verbal, parestesias, perda de peso, acidose metabólica, nefrolitíase, osteomalácia/osteoporose • Idiossincrásicas: glaucoma, hipertermia maligna
• 250-500 mg/dia • Aumentos de 250-500 mg/dia a cada 1-2 semanas • Inicial: 1.000 – Em geral: 1.000-3.000 – Máx.: 4.000	• 2×/dia	• Fármaco afetado pela VGB: ↓: PHT • Não há outras interações significativas descritas entre a VGB e outros fármacos ou DAE	• Constrição concêntrica do campo visual (irreversível), sonolência, fadiga, tontura, nistagmo, ataxia, ganho de peso, turvação visual, diplopia, diarreia, depressão, psicose

(continua)

Quadro 17.3. Drogas antiepilépticas novas *(continuação)*
(Notas)

GBP: gabapentina; CTCG: crise tônico-clônica generalizada; DAE: drogas antiepilépticas; LCM: lacosamida; CRMP-2: proteína 2 mediadora da resposta a colapsina; PHT: fenitoína; PB: fenobarbital; CBZ: carbamazepina; AV: atrioventricular; LTG: lamotrigina; NMDA: N-metil-D-aspartato; VPA: ácido valproico; NET: necrólise epidérmica tóxica; LEV: levetiracetam; SV2A: vesícula sináptica 2A; OXC: oxcarbazepina; ACO: anticoncepcional oral; PGB: pregabalina; TPM: topiramato; GABA: ácido gama-aminobutírico; AMPA: alfa-amino-3-hidroxi-metil-5-4-isoxazolpropiônico; VGB: vigabatrina.

Δ : sugestão de doses para pacientes com epilepsia recém-diagnosticada e em monoterapia; para algumas DAE, doses de manutenção maiores poderão ser necessárias em pacientes com epilepsia refratária; alguns pacientes necessitarão de doses de início, velocidade de escalonamento e doses de manutenção diferentes das apresentadas neste quadro.

†: Quando não é usada em monoterapia, a LTG apresenta doses de início, escalonamento e de manutenção diferenciadas:

– Em conjunto com VPA: iniciar com 25 mg em dias alternados por 2 semanas, seguidos de 25 mg/dia por mais 2 semanas, seguidos de aumentos de 25 mg/dia a cada 2 semanas. Dose de manutenção inicial: 50-150 mg/dia e máx.: 200 mg/dia.

– Em conjunto com indutores enzimáticos: iniciar com 50 mg/dia por 2 semanas, seguidos de 100 mg/dia por mais 2 semanas, seguidos de aumentos de 50 mg/dia a cada 2 semanas. Dose de manutenção inicial: 200-300 e máx.: 500.

» O Quadro 17.4 demonstra as vantagens da monoterapia no tratamento clínico das epilepsias.

Quadro 17.4. Vantagens da monoterapia no tratamento das epilepsias
1. Alta eficácia (controle completo das crises na maioria dos pacientes)
2. Melhor tolerabilidade
3. Manejo mais fácil
4. Mais simples (possivelmente com maior adesão ao tratamento)
5. Ausência de interações medicamentosas com efeitos adversos
6. Boa relação custo/benefício

» O Quadro 17.5 demonstra as principais vantagens do escalonamento lento das DAE no tratamento clínico das epilepsias.

Quadro 17.5. Vantagens do escalonamento gradual das drogas antiepilépticas
• A adaptação (tolerabilidade) aos efeitos adversos relacionados ao sistema nervoso central e, às vezes a outros efeitos, ocorre lentamente após o início do tratamento; início imediato da dose total de manutenção pode levar a intolerância importante.
• As reações alérgicas e as idiossincráticas geralmente são dependentes da dose de início e da taxa de escalonamento da dose. Algumas drogas, como carbamazepina, fenitoína e lamotrigina, podem ocasionar lesões cutâneas e a necessidade de interrupção da medicação, quando iniciadas em doses mais altas.
• Boa parte dos pacientes com epilepsia recém-diagnosticada que ficam livres de crises com a primeira droga prescrita o fazem com doses relativamente baixas, e alguns ficam livres de crises com doses abaixo da dose inicial de manutenção. Somente uma pequena porcentagem dos pacientes necessitará de doses altas de manutenção.

Leituras recomendadas

Brodie MJ, Barry SJ, Bamagous GA, Norrie JD, Kwan P. Patterns of treatment response in newly diagnosed epilepsy. Neurology. 2012;78:1548-54.

Glauser T, Ben-Menachem E, Bourgeois B, Cnaan A, Guerreiro C, Kälviäinen R, et al. Updated ILAE evidence review of antiepileptic drug efficacy and effectiveness as initial monotherapy for epileptic seizures and syndromes. Epilepsia. 2013;54(3):551-63.

Shorvon S. Handbook of epilepsy treatment. 3. ed. West Sussex, UK: Wiley-Blackwell; 2010.

Shorvon S, Perucca E, Engel J. The treatment of epilepsy. 3. ed. West Sussex, UK: Wiley-Blackwell; 2009.

Yacubian EMT, Contreras-Caicedo G, Ríos-Pohl L. Tratamento medicamentoso das epilepsias. São Paulo: Leitura Médica; 2014.

Capítulo 18

Estado de mal epiléptico

Pedro Vicente Ferreira Naves
Luís Otávio Caboclo

INTRODUÇÃO

- O estado de mal epiléptico (EME) ou *status epilepticus* corresponde a uma manifestação extrema de crise epiléptica, com duração de, ao menos, cinco minutos.
- É uma emergência neurológica, associada a importantes morbidade e mortalidade.
- Resulta da sobreposição dos mecanismos de autossustentação sobre os de autofinalização de uma crise epiléptica.
- Todos os tipos de crises epilépticas podem evoluir para EME.

DEFINIÇÃO

- O EME é uma condição resultante da falha dos mecanismos responsáveis pelo término da crise epiléptica, ou da iniciação de mecanismos que levam a crises anormalmente prolongadas (após o ponto de tempo t1).
- É uma condição que pode ter consequências de longa duração (após o ponto de tempo t2), incluindo morte neuronal, lesão neuronal e alteração de redes neurais, dependendo do tipo e da duração das crises.

DIMENSÕES OPERACIONAIS

» Dimensão operacional 1: duração da crise e ponto de tempo (t1), quando a crise deve ser considerada como EME.
  - Momento no qual o tratamento deve ser iniciado.

» Dimensão operacional 2: tempo (t2) de atividade epiléptica contínua, além do qual há risco de consequências de longa duração.
  - Determina a agressividade do tratamento EME para prevenir consequências de longa duração.

» As dimensões operacionais 1 e 2 são atualmente mais bem definidas apenas para o EME do tipo convulsivo (tônico-clônico), com evidências ainda muito limitadas para outros tipos de EME (Quadro 18.1).

Quadro 18.1. Dimensões operacionais 1 e 2 em alguns tipos de estado de mal epiléptico

Tipo de EME	**Dimensão Operacional 1 – tempo (t1):** no qual a crise provavelmente evoluiu para EME	**Dimensão Operacional 2 – tempo (t2):** a partir do qual o EME pode causar consequências de longa duração (incluindo morte neuronal, dano neuronal, alteração de redes neurais e prejuízos funcionais
EME tônico-clônico	5 min	30 min
EME focal com comprometimento da consciência	10 min (?)*	> 60 min (?)*
EME de ausência	(?)*	Desconhecido*

EME: estado de mal epiléptico.

* Evidências ainda limitadas. Futuros estudos poderão trazer melhores definições de tempo.

■ CLASSIFICAÇÃO

» A classificação dos diversos tipos de EME é dividida nos seguintes eixos:
- Eixo 1: Semiologia (Quadro 18.2).
- Eixo 2: Etiologia (Quadro 18.3).
- Eixo 3: Correlatos eletroencefalográficos (EEG) – (Quadro 18.4).
- Eixo 4: Idade (Quadro 18.5).

Quadro 18.2. Eixo 1: Semiologia

Com sintomas motores proeminentes	Sem sintomas motores proeminentes (EME não convulsivo: EMENC)
A.1. EME convulsivo (sin.: EME tônico-clônico) A.1.a. Convulsivo generalizado A.1.b. Início focal evoluindo para EME convulsivo bilateral A.1.c. Indeterminado EME focal ou generalizado A.2. EME mioclônico (mioclonias epilépticas proeminentes) A.2.a. Com coma A.2.b. Sem coma A.3. Focal motor A.3.a. Crises focais motoras repetitivas (jacksoniana) A.3.b. *Epilepsia partialis continua* A.3.c. *Status* versivo A.3.d. *Status* oculoclônico A.3.e. Paresia ictal (i.e., EME focal inibitório) A.4. EME tônico A.5. EME hipercinético	B.1. EMENC com coma (incluindo o chamado EME "sutil") B.2. EMENC sem coma B.2.a. Generalizado B.2.a.a. *Status* de ausência típica B.2.a.b. *Status* de ausência atípica B.2.a.c. *Status* de ausência mioclônica B.2.b. Focal B.2.b.a. Sem comprometimento da consciência (aura contínua – com sintomas autonômicos, sensoriais, visuais, olfatórios, gustatórios, emocionais/psíquicos/experienciais ou auditivos) B.2.b.b. EME afásico B.2.b.c. Com comprometimento da consciência B.2.c. Indeterminado EME focal ou generalizado B.2.c.a. EME autonômico

Quadro 18.3. Eixo 2: Etiologia

A) Conhecida (i.e., sintomática)

A.1. Aguda (p. ex.: AVC, intoxicação, overdose por drogas, distúrbios metabólicos, malária, encefalite, trauma)

A.2. Remota (p. ex.: pós-traumático, pós-encefalite, pós-AVC)

A.3. Progressiva (p. ex.: tumor cerebral, epilepsias mioclônicas progressivas, demências)

A.4. EME em síndromes eletroclínicas definidas

B) Desconhecida (i.e., criptogênica)

Observações:

- EME ocorre por diversas causas, em pacientes com ou sem epilepsia
- Principais causas em pacientes sem epilepsia: causas agudas
- Principais causas em pacientes com epilepsia: níveis baixos de DAE ou uso de DAE inadequadas (p. ex.: EME mioclônico em paciente com epilepsia mioclônica juvenil por uso de carbamazepina)
- A etiologia é o principal fator determinante de mortalidade
- Mortalidade aguda no EME convulsivo (tônico-clônico) secundário a diferentes causas:
  - Níveis baixos de DAE (pacientes com epilepsia): 0-10%
  - Distúrbios metabólicos: 10-35%
  - AVC: 20-60%
  - Anóxia: 60-100%

AVC: acidente vascular cerebral; EME: estado de mal epiléptico; DAE: drogas antiepilépticas.

Quadro 18.4. Eixo 3: Correlatos eletroencefalográficos

- Nenhum dos padrões de EEG ictais de qualquer tipo de EME é específico.
- O EEG é indispensável no diagnóstico de EME não convulsivo.
- Terminologia proposta para a descrição dos padrões de EEG no EME:
  1) Localização: generalizado (incluindo padrões síncronos bilaterais), lateralizado, bilateral independente, multifocal.
  2) Nome do padrão: descargas periódicas, atividade delta rítmica ou espícula-onda/onda aguda, mais subtipos.
  3) Morfologia: agudeza, número de fases (p. ex., morfologia trifásica), amplitudes absoluta e relativa, polaridade.
  4) Características relacionadas ao tempo: prevalência, frequência, duração, índice e duração do padrão diário, início (súbito ou gradual), e dinâmica (evoluindo, flutuando ou estático).
  5) Modulação: induzido por estímulo ou espontâneo.
  6) Efeito de intervenção (medicação) no EEG.

EME: estado de mal epiléptico; EEG: eletroencefalograma.

Quadro 18.5. Eixo 4: Idade
1. Neonatal (0 a 30 dias) 2. Lactentes (1 mês a 2 anos) 3. Infância (> 2 a 12 anos) 4. Adolescência e idade adulta (> 12 a 59 anos) 5. Idosos (≥ 60 anos)
EME em síndromes eletroclínicas selecionadas, encontrados com maior prevalência em determinadas faixas etárias
1. EME nas síndromes epilépticas neonatais e do lactente: – EME tônico (p. ex., nas síndromes de Ohtahara ou de West) – EME mioclônico na síndrome de Dravet – EME febril 2. EME predominantemente na infância e na adolescência – EME tônico na síndrome de Lennox-Gastaut – EME mioclônico nas epilepsias mioclônicas progressivas – EME eletrográfico no sono de ondas lentas – EME afásico na síndrome de Landau-Kleffner 3. EME predominantemente na adolescência e na idade adulta – EME mioclônico na epilepsia mioclônica juvenil – EME de ausência na epilepsia ausência juvenil – EME mioclônico na síndrome de Down 4. EME predominantemente em idosos – EME mioclônico na doença de Alzheimer – EME não convulsivo na doença de Creutzfeldt-Jakob – EME de ausência *de novo* ou recidivante da vida adulta

EME: estado de mal epiléptico.

■ REFRATARIEDADE E FATORES PROGNÓSTICOS

» EME refratário: EME que persiste após o uso de duas drogas antiepilépticas corretamente indicadas e com doses otimizadas.

» O EME apresenta farmacorresistência progressiva, tempo-dependente.

» Fatores prognósticos no EME:
  • Principal fator: etiologia.
  • Outros fatores:
    – Duração: quanto mais prolongado (tipicamente > 1-2 horas), maior probabilidade de farmacorresistência e piores morbidade e mortalidade.
    – Idade: pior prognóstico em idosos.
    – Nível de consciência: menores níveis são associados a maiores morbidade e mortalidade.
» A refratariedade está associada a pior prognóstico.
» Quanto maior a duração do EME, mais difícil será o controle e maiores morbidade e mortalidade.

ESTADO DE MAL EPILÉPTICO NÃO CONVULSIVO

» Quadro clínico do estado de mal epiléptico não convulsivo (EMENC): alteração da consciência associada a sinais clínicos sutis ou inexistentes.
» Podem ocorrer desde sonolência ou confusão mental a coma.
» Exceções: aura contínua e EME afásico (EMENC sem alteração da consciência).
» Importante causa de alteração da consciência em pacientes críticos.
» Associado a aumento de morbidade e mortalidade.
» O EEG é indispensável para o diagnóstico.
» O Quadro 18.6 demonstra os critérios do Consenso de Salzburgo para EMENC.

TRATAMENTO DO ESTADO DE MAL EPILÉPTICO

» As três medidas prioritárias no tratamento do EME são:
  • Aplicação das medidas gerais de suporte à vida.
  • Determinação da etiologia: o principal fator que influencia o prognóstico do EME.
  • Tratamento farmacológico específico do EME (Quadro 18.7 e 18.8).

Quadro 18.6. Critérios do Consenso de Salzburgo para estado de mal epiléptico não convulsivo

Pacientes sem encefalopatia epiléptica conhecida

- DE > 2,5 Hz, ou
- DE ≤ 2,5 Hz ou atividade teta/delta rítmica (> 0,5 Hz) e um dos seguintes:
  - Melhora do EEG e clínica após DAE IV*, ou
  - Fenômeno ictal clínico sutil durante os padrões de EEG mencionados acima, ou
  - Evolução espaço-temporal típica**

Pacientes com encefalopatia epilética conhecida

- Aumento em proeminência ou frequência das características mencionadas (no item anterior), quando comparadas à linha de base, com alterações observáveis no estado clínico
- Melhora das características clínica e EEG* com DAE IV

DAE IV: drogas antiepilépticas intravenosas; DE: descargas epileptiformes (espículas, poliespículas, ondas agudas, complexos ondas lentas e pontiagudas). * Se ocorrer melhora do EEG sem melhora clínica, ou flutuação sem evolução definida, deverá ser considerado estado de mal epiléptico não convulsivo possível. ** Início incremental (aumento de voltagem e alteração de frequência), ou evolução do padrão (alteração da frequência > 1 Hz ou alteração da localização), ou finalização decremental (voltagem ou frequência).

Quadro 18.7. Principais fármacos usados no tratamento do estado de mal epiléptico

Fármaco	Dose adultos	Dose pediátrica	Velocidade
Diazepam IV	10-20 mg	0,25-0,5 mg/kg	≤ 5 mg/min
Lorazepam IV	4 mg	0,1 mg/kg	≤ 2 mg/min
Midazolam IM	10 mg	13-40 kg: 5 mg > 40 kg: 10 mg	Em *bolus*
Valproato IV	25 mg/kg	25 mg/kg	3-6 mg/kg/min
Fenitoína IV	15-20 mg/kg	15-20 mg/kg	≤ 50 mg/min ≤ 25 mg/min (idosos)
Fenobarbital IV	10-20 mg/kg	15-20 mg/kg	≤ 100 mg/min

Levetiracetam IV e lacosamida IV:

- Perfil farmacocinético favorável e boa tolerabilidade
- Alternativas potenciais promissoras no EME estabelecido
- Faltam estudos de qualidade que avaliem a real efetividade dessas DAE no EME

Quadro 18.8. Drogas anestésicas intravenosas usadas no tratamento do estado de mal epiléptico

Anestésico	Dose adultos		Dose pediátrica	
	Ataque	Manutenção*	Ataque	Manutenção*
Tiopental/ pentobarbital	2-3 mg/kg	3-5 mg/kg/h	5 mg/kg	5 mg/kg/h
Midazolam	0,2 mg/kg	0,1-0,4 mg/kg/h	0,1-0,2 mg/kg	0,05-0,23 mg/kg/h
Propofol	3-5 mg/kg	5-10 mg/kg/h	1-2 mg/kg	1-7 mg/kg/h
Quetamina	0,5-4,5 mg/kg	Até 5 mg/kg/h	Desconhecido	Desconhecido

Comentários:

* A titulação da dose de manutenção do anestésico deve sempre ser guiada pelo EEG, com os padrões eletroencefalográficos de cessação da atividade ictal, surto-supressão e supressão representando níveis progressivos de profundidade da anestesia. Apesar de surto-supressão ser o padrão mais usual, não há consenso sobre o padrão ideal. O quadro apresenta as doses geralmente utilizadas.

- Propofol contínuo por > 48h: avaliar benefícios e riscos de síndrome da infusão do propofol.
- Quetamina: considerar após falha com outros anestésicos ou em pacientes com hipotensão grave.

IV: intravenoso; IM: intramuscular; DAE: drogas antiepilépticas; EME: estado de mal epiléptico; EEG: eletroencefalograma.

» A maior parte das evidências é relacionada com o tratamento do EME convulsivo (Quadros 18.9 a 18.11).

» Objetivos do tratamento:
  - Supressão das crises clínicas e eletrográficas.
  - Prevenção de morte neuronal e epileptogênese.
  - Prevenção de sequelas neuropsicológicas após o EME.

Quadro 18.9. Estágios de tratamento do estado de mal epiléptico

Estágio I: estado de mal epiléptico inicial

→ benzodiazepínicos: DZP, LZP, MDZ

Estágio II: estado de mal epiléptico estabelecido

→ DAE IV: PHT, VPA, PB, LEV, LCM

Estágio III: estado de mal epiléptico refratário

→ DAIV: MDZ, propofol, tiopental

Estágio IV: estado de mal epiléptico super-refratário

→ Estado de mal epiléptico que continua ou recorre ≥ 24 horas após o início da terapia com DAIV

DZP: diazepam; LZP: lorazepam; MDZ: midazolam; DAE: droga antiepiléptica; IV: intravenoso; PHT: fenitoína; VPA: valproato; PB: fenobarbital; LEV: levitiracetam; LCM: lacosamida; DAIV: droga anestésica intravenosa.

Quadro 18.10. Tratamen

Medicações

Em 5 min

Diazepam IV
Se crises após 5 min, repetir 1× avaliação neurológica

Se acesso IV ausente:
Midazolam IM

↓

Para TODOS os pacientes (exceto aqueles com causa rapidamente tratável definida, p. ex., hipoglicemia)

↓

Em 30 min

Valproato IV ou fenitoína IV

Considerar valproato em caso de:

- Alergia à fenitoína
- Pacientes hemodinamicamente instáveis
- Epilepsias generalizadas idiopáticas: não usar fenitoína!

Se o EME persiste

↓

Em 30 min

IOT com agente paralisante de ação rápida (succinilcolina); evitar etomidato

Midazolam IV ou propofol IV ou tiopental IV
→ Titulação guiada pelo EEG

o de mal epiléptico tônico-clônico

	Manejo clínico
	• A, B, C (A: vias aéreas; B: respiração; C: circulação) • Acesso venoso (não atrasar droga antiepiléptica por falta de acesso – usar midazolam via IM) • Glicemia capilar – glicose 50% – 50 mL IV, se glicemia baixa ou desconhecida – Tiamina IV 100 mg antes da glicose • Monitoração contínua: O_2, FC, PA, ECG • Exames: HMG, U/C, Na/K, Ca/P/Mg, enzimas hepáticas, gasometria arterial, toxicológico, níveis séricos de antiepilépticos de uso habitual, troponina • Solicitar vaga/transferir para UTI – Exceto pacientes com história de epilepsia e causa identificada • Se o paciente não recobrar a consciência prontamente ou se for iniciada droga IV contínua: EEG contínuo
	• Neuroimagem após controle das crises • Monitoração hemodinâmica em UTI • Providenciar acesso venoso central; tratar hipertermia • Ressuscitação volêmica: estabelecer euvolemia • Iniciar vasopressor se PA média < 70 mmHg ou PA sistólica < 90 mmHg • Monitoração com EEG contínuo • Considerar punção liquórica e uso de antibióticos, se suspeita clínica de infecção *(continua)*

IV: intravenoso; IM: intramuscular; EME: estado de mal epiléptico; EMENC: estado de mal epiléptico não convulsivo; ECG: eletrocardiograma; EEG: eletroencefalograma; FC: frequência cardíaca; PA: pressão arterial; UTI: unidade de terapia intensiva; HMG: hemograma; U/C: ureia/creatinina; Na/K: sódio/potássio; Ca/P/Mg: cálcio, fósforo, magnésio.

Quadro 18.10. Tratamento do estado de mal epiléptico tônico-clônico *(continuação)*

Comentários gerais:

- Diagnosticar e, se possível, tratar a causa do EME
- Doses de ataque não requerem ajustes para insuficiência renal ou hepática
- Dosagem de nível sérico: pelo menos 1 hora após fenitoína ou valproato
- Evitar uso de bloqueadores musculares, exceto para intubação
- Eclâmpsia: sulfato de magnésio
- Suspensão da infusão contínua de drogas IV pode ser considerada após controle do EME (clínica e eletrograficamente) por pelo menos 24 horas; a infusão deve ser reduzida em período de pelo menos 24 horas
- Em casos super-refratários: considerar outras opções terapêuticas, como imunoterapia, dieta cetogênica, hipotermia (33-35°C), eletroconvulsoterapia
- Imunoterapia: prednisolona IV, imunoglobulina IV, plasmaférese (menos comum)

→ Indicações: EME de causa autoimune e EME super-refratário sem causa identificável (avaliar contraindicações específicas, p. ex., diabete melito)

- Em caso de hipotensão grave, considerar uso de quetamina em substituição ao midazolam ou tiopental
- Aproximadamente 20% dos casos de EME convulsivo evoluem para EMENC, após o controle das manifestações motoras, com significativas morbidade e mortalidade associadas

→ Avaliação com EEG após o controle das manifestações motoras do EME

- Sobre o EEG contínuo
  - Se não for possível EEG contínuo, controle de EEG frequente: no mínimo diário, além de na titulação e na retirada do anestésico
  - A monitoração com EEG contínuo deve ser iniciada em 1 hora após o diagnóstico de EME
  - A duração do EEG contínuo deve ser de pelo menos 48 horas em pacientes comatosos, para avaliar crises não convulsivas/EMENC
  - O EEG contínuo deve ser mantido por pelo menos 24 horas após cessação das crises eletrográficas
  - Não há consenso sobre o padrão eletroencefalográfico ideal (cessação da atividade ictal, surto-supressão, supressão)

Quadro 18.11. Tratamento de outros tipos de estado de mal epiléptico
EME de ausência típica
• Término geralmente abrupto com benzodiazepínicos IV (diazepam, lorazepam) • Se refratariedade ou recorrência: valproato IV • Não usar fenitoína
EME mioclônico
• Tratamento semelhante ao do EME de ausência • Não usar fenitoína
EME focal com comprometimento da consciência
• Segue a mesma sequência de drogas do EME convulsivo (tônico-clônico); porém, a depender do contexto clínico, pode-se adiar o uso de anestésicos intravenosos, explorando as drogas antiepilépticas (valproato, fenitoína, fenobarbital)

EME: estado de mal epiléptico; IV: intravenoso.

Leituras recomendadas

Beniczky S, Hirsch LJ, Kaplan PW, Pressler R, Bauer G, Aurlien H, et al. Unified EEG terminology and criteria for nonconvulsive status epilepticus. Epilepsia. 2013;54 Suppl 6:28-9.

Glauser T, Shinnar S, Gloss D, Alldredge B, Arya R, Bainbridge J, et al. Evidence-Based Guideline: Treatment of Convulsive Status Epilepticus in Children and Adults: Report of the Guideline Committee of the American Epilepsy Society. Epilepsy Curr. 2016;16(1):48-61.

Panayiotopoulos CP. Status epilepticus. In: A clinical guide to epileptic syndromes and their treatment. 2. ed. London: Springer; 2010. p.65-95.

Shorvon S, Ferlisi M. The treatment of super-refractory status epilepticus: a critical review of available therapies and a clinical treatment protocol. Brain. 2011;134(Pt 10):2802-18.

Trinka E, Cock H, Hesdorffer D, Rossetti AO, Scheffer IE, Shinnar S, et al. A definition and classification of status epilepticus – Report of the ILAE Task Force on Classification of Status Epilepticus. Epilepsia. 2015;56(10):1515-23.

Seção 4

Supervisor: Leandro de Souza Cruz

CEFALEIAS

Capítulo 19

Introdução às cefaleias

Thiago Cardoso Vale
Luiz Paulo Bastos Vasconcelos
Leandro de Souza Cruz

CONCEITO

» O termo cefaleia designa todo processo doloroso referido no segmento cefálico, o qual pode se originar em qualquer estrutura facial e craniana.

EPIDEMIOLOGIA

» A cefaleia representa, possivelmente, o sintoma mais frequentemente referido na prática clínica.

» Acredita-se que mais de 90% da população geral apresente pelo menos um episódio de cefaleia ao longo da vida.

» Estudos populacionais indicam que cerca de 1 a 6% da população apresente cefaleia diariamente.

» As cefaleias podem ser divididas em:

- Cefaleias primárias: causas de dor de cabeça cuja doença é a própria cefaleia. Ou seja, não são causadas por lesões intracranianas ou faciais. Exemplos: migrânea e cefaleia do tipo tensional (CTT).
- Cefaleias secundárias: cefaleias causadas por lesões estruturais como causas vasculares. Exemplos: arterite temporal, hemorragia subaracnoide espontânea, lesões

expansivas como os tumores ou alterações no fluxo liquórico, como na hipertensão intracraniana idiopática.
- Neuropatias cranianas: cefaleias decorrentes do acometimento de nervos cranianos. Exemplo: neuralgia trigeminal.

» A maioria das cefaleias encontradas na prática clínica são classificadas como primárias e, dentre elas, a migrânea, a CTT e a cefaleia em salvas são as mais prevalentes.

» Há, no entanto, uma distinção entre as cefaleias mais prevalentes na população geral e as de centros especializados:
- Na população geral, a CTT representa 30-70% dos casos.
- No centro terciário, por outro lado, a migrânea é a mais prevalente, representando cerca de 80% dos casos.

» Dentre as cefaleias secundárias, as mais frequentes estão listadas no Quadro 19.1.

Quadro 19.1. Principais causas de cefaleias secundárias
• Cefaleia associada a infecção sistêmica • Sinusite, otite • Meningite aguda • Hemorragia subaracnoide espontânea (aneurisma cerebral) • Trombose de seio venoso • Acidente vascular cerebral isquêmico ou hemorrágico • Dissecção arterial • Hipertensão intracraniana idiopática • Lesões expansivas do encéfalo • Hidrocefalia aguda • Meningite crônica • Arterite temporal

DIAGNÓSTICO E CLASSIFICAÇÃO DAS CEFALEIAS

» O diagnóstico das cefaleias é baseado na detalhada coleta de dados pela anamnese, exame físico, exame neurológico e, ocasionalmente, exames complementares.

» A avaliação clínica visa a identificar os critérios formalmente definidos pela Classificação Internacional de Cefaleias terceira edição (ICHD-3 beta) para cada tipo de dor de cabeça.

» A ICHD-3 beta contempla critérios para mais de 150 tipos de cefaleia, que são didaticamente distribuídos em três grandes grupos: cefaleias primárias, cefaleias secundárias e neuropatias cranianas dolorosas, outras dores faciais e outras cefaleias (Quadro 19.2).

Quadro 19.2. Classificação das cefaleias segundo a ICHD-3 beta
Cefaleias primárias
• Migrânea • Cefaleia do tipo tensional • Cefaleias em salvas e outras cefaleias trigêmino-autonômicas • Outras cefaleias primárias (cefaleia em facadas, cefaleia da tosse)
Cefaleias secundárias
• Cefaleia atribuída a trauma cefálico e/ou cervical • Cefaleia atribuída a doença vascular craniana ou cervical • Cefaleia atribuída a transtorno intracraniano não vascular • Cefaleia atribuída a uso de substância ou sua supressão • Cefaleia atribuída a infecção • Cefaleia atribuída a transtorno da homeostase • Cefaleia ou dor facial atribuída a transtorno do crânio, pescoço, olhos, ouvidos, nariz, seios da face, dentes, boca ou outras estruturas faciais ou cranianas • Cefaleia atribuída a transtorno psiquiátrico
Neuropatias cranianas dolorosas, outras dores faciais e outras cefaleias
• Neuralgias cranianas e causas centrais de dor facial • Outras cefaleias, neuralgia craniana e dor facial central ou primária

» A ICHD-3 beta discrimina critérios para vários subtipos de cefaleias dentro de cada grupo e subgrupos. Como exemplo, um paciente poderia ser diagnosticado como portador de cefaleia do grupo das cefaleias primárias, subgrupo da migrânea e ainda ser subclassificado como portador de migrânea com aura.

» Preferencialmente, deve-se classificar as cefaleias da maneira mais específica possível, notadamente no ambiente de atendimento dos centros especializados em cefaleia.
» No entanto, em muitas ocasiões, a classificação em subgrupos (p. ex., determinar se a cefaleia pertence ao subgrupo da migrânea ou CTT) já é suficiente ao início do tratamento.
» Não é necessário decorar os critérios da ICHD-3 beta, pois se trata de material disponível para consulta.
» No entanto, é desejável que o clínico seja capaz de identificar os critérios dos principais tipos de cefaleias primárias e estar atento à presença dos "sinais de alerta" para o diagnóstico de cefaleias secundárias.
» O preenchimento de um diário pelo paciente é importante ferramenta no diagnóstico diferencial das cefaleias e para o acompanhamento do tratamento.

PRINCÍPIOS DA AVALIAÇÃO DAS CEFALEIAS

» A adequada avaliação e abordagem da cefaleia exige os seguintes passos:
  - Coleta do histórico da cefaleia.
  - Pesquisa de sinais de alerta ou sinais de gravidade da cefaleia.
  - Identificação de características que sugiram causas específicas.
  - Realização de adequado exame físico e neurológico.
  - Verificar indicação de exames de imagem (ressonância magnética encefálica, tomografia computadorizada de crânio).
  - Verificar indicação de punção lombar.
  - Verificar exames para a pesquisa de doenças sistêmicas.
» Na grande maioria dos pacientes avaliados, a história clínica é suficiente para fechar os critérios das cefaleias primárias mais prevalentes.
» No entanto, o exame clínico e neurológico nunca deve ser preterido, dado o risco de não se identificar a presença de cefaleias secundárias com o potencial de mimetizar alguma cefaleia primária.

» O exame físico poderá, em alguns casos, trazer a pista diagnóstica quando a anamnese não é típica das principais cefaleias primárias.
» Quanto aos exames complementares, muitas vezes são dispensáveis na cefaleia primária, mas são essenciais quando se investigam causas suspeitas de cefaleia secundária.
» O Quadro 19.3 enumera os principais aspectos da história clínica e o Quadro 19.4 lista os principais aspectos do exame físico a serem observados no paciente com cefaleia.

Quadro 19.3. Histórico clínico

Dado semiológico	Exemplos de importância clínica
Idade de início	• Idade > 40 anos: maior possibilidade de cefaleias secundárias
Gênero	• Sexo feminino mais prevalente na migrânea • Sexo masculino mais prevalente na cefaleia em salvas
Frequência das crises	• Quando paroxístico recorrente indica benignidade, típico da cefaleia em salvas ou migrânea • É importante fator considerado como pré-requisito de vários tipos de cefaleias (p. ex., só podemos considerar migrânea se o paciente já tiver tido 5 crises com as características de migrânea) • A frequência das crises é um dos principais fatores nos critérios de diferenciação entre os tipos de cefaleias trigêmino-autonômicas
Duração das crises	• Se o paciente tem uma dor contínua, podemos estar diante de uma cefaleia crônica (se persistir por mais de 3 meses) • A duração da dor também é fator levado em conta para o diagnóstico diferencial das cefaleias trigêmino-autonômicas
Intensidade da dor	• A intensidade é fator levado em conta, por exemplo, na cefaleia tensional e na migrânea • Cefaleia muito intensa, fora do padrão, pode sugerir cefaleia secundária, como uma ruptura aneurismática

(continua)

Quadro 19.3. Histórico clínico *(continuação)*	
Dado semiológico	**Exemplos de importância clínica**
Localização da dor	• Saber se a dor é unilateral, periorbitária, fixa ou migratória é de grande ajuda no diagnóstico diferencial • Como exemplo, cefaleias periorbitárias
Qualidade da dor	• Dor em peso ou pressão, latejante ou em choques indica, segundo critérios do ICHD-3 beta, qual cefaleia poderá ser mais provável • Como exemplo, a dor pulsátil ou latejante é classicamente reconhecida como de origem migranosa
Aura e pródromo	• Irritabilidade, sonolência e bradipsiquismo são exemplos de sintomas prodrômicos que podem ocorrer dias antes da crise de migrânea • Sintomas visuais, sensitivos e motores de curta duração (10-30 min antes das crises) são exemplos de aura na migrânea
Fatores desencadeantes ou que aliviam a dor	• Fatores como jejum prolongado, insônia, sedentarismo e estresse são fatores desencadeantes conhecidos de migrânea • Alongamento e palpação de musculatura dolorosa são exemplos de fatores que aliviam a dor
Efeitos da atividade física na dor	• Durante a crise, a atividade física pode exacerbar a dor, como na enxaqueca • Na cefaleia do tipo tensional, a atividade física não influencia na dor • Deve ser costumeiro questionar sobre hábitos de vida
Fatores associados à dor	• Náusea, vômitos, fotofobia e fonofobia são fatores tipicamente associados à migrânea • Fenômenos disautonômicos como hiperemia ocular e edema palpebral periorbitário ipsilateral à dor são típicos das cefaleias trigêmino-autonômicas
Histórico de trauma craniano	• Trauma cranioencefálico pode ocasionar dor crônica pós-trauma, mesmo sem lesão expansiva ou fratura associada
Histórico familial	• Alguns tipos de cefaleia são influenciados pela predisposição genética, tal como a migrânea
Hábitos de vida	• Sempre perguntar sobre hábitos de exercícios físicos, sono e dieta, pois influenciam diretamente na frequência e duração das crises, em especial na cefaleia crônica

Quadro 19.4. Exame físico	
Dado semiológico	**Exemplos de importância clínica**
Pressão arterial e frequência cardíaca	• São elementos que auxiliam na avaliação da hipertensão intracraniana, que pode levar a hipertensão e bradicardia • Alguns medicamentos profiláticos para migrânea, como o atenolol e o propranolol, podem interferir nessas medidas
Auscultar sopros cervicais, órbitas e crânio	• Podem estar presentes nos casos de malformação arterial
Palpar cabeça, pescoço e ombros	• Fundamental para se acessar dolorimento muscular e pontos-gatilho de dor muscular, frequentemente presentes nas cefaleias crônicas e na disfunção temporomandibular
Inspeção e palpação de artérias temporais	• Importante para detectar espessamento de artéria temporal nos casos de arterite temporal
Examinar musculatura de tronco e pescoço	• Pesquisar rigidez de nuca e outros sinais meníngeos (Kernig e Brudzinski), indicativos de meningismo. Nesses casos, é fundamental investigar causas como hemorragia subaracnóidea e meningite
Exame neurológico a procura de sinais focais que deve incluir fundoscopia e otoscopia	• Os sinais focais podem surgir em lesões expansivas intracranianas, na hemorragia subaracnóidea, na hidrocefalia e nas doenças desmielinizantes • Edema de papila pode ocorrer na neurite óptica, hipertensão intracraniana idiopática ou secundária a lesões expansivas, trombose de seio ou hidrocefalia • A otoscopia pode ser de valor nos casos de trauma craniano e nas otites e meningites

(continua)

Quadro 19.4. Exame físico	
Dado semiológico	**Exemplos de importância clínica**
Exame da articulação temporomandibular e alinhamento das arcadas superior e inferior	• Importante para detectar disfunção temporomandibular
Palpação de linfonodos e pontos-gatilho inframandibulares	• Síndrome de Eagle (condição rara caracterizada por dor mandibular ou na base da língua, precipitada pelo ato de deglutir, mover a mandíbula ou virar a cabeça) • Neuralgia do glossofaríngeo (IX nervo craniano)
Palpação e inspeção do globo ocular e pontos-gatilho na face	• Glaucoma • Neuralgia do trigêmeo (V nervo craniano)
Exame da cavidade oral, dentes e otoscopia	• Especialmente nas crianças

» Os Quadros 19.5 e 19.6 demonstram as principais indicações de realização de exames de imagem e punção lombar, respectivamente.

Quadro 19.5. Quando solicitar neuroimagem
Não há estudo que comprove superioridade da ressonância magnética encefálica em relação à tomografia computadorizada de crânio. Portanto, podemos, de maneira geral, utilizar qualquer desses tipos de neuroimagem nas seguintes situações: • Mudança recente no padrão, frequência ou intensidade da dor • Cefaleia progressiva a despeito de analgesia • Sinais ou sintomas focais • Início da dor após esforço, tosse ou atividade sexual • Presença de sopro em órbitas • Início da cefaleia após os 40 anos • Cefaleia aguda em trovoada (do inglês, *thunderclap headache*)

Quadro 19.6. Quando realizar punção lombar
Podemos considerar punção lombar nos casos de cefaleia nas seguintes situações: • Em paciente com suspeita de hemorragia subaracnóidea e exame de imagem sem alterações • Suspeita de infecção • Suspeita de etiologia inflamatória • Suspeita de carcinomatose meníngea com exame de imagem inalterado • Suspeita de hipertensão intracraniana idiopática (benigna) para raquimanometria

Leituras recomendadas

Bigal ME, Bordini CA, Speciali JG. Etiology and distribution of headaches in two Brazilian primary care units. Headache. 2000;40(3):241-7.

Headache Classification Committee of the International Headache Society. The international classification of headache disorders. 3. ed. (beta version). Cephalalgia. 2013;33(9):629-808.

Lipton RB, Bigal ME, Steiner TJ, Silberstein SD, Olesen J. Classification of primary headaches. Neurology. 2004;63(3):427-35.

Maizels M, Burchette R. Rapid and sensitive paradigm for screening patients with headache in primary care settings. Headache. 2003;43(5):441-50.

Silva Junior AA, Bigal M, Vasconcelos LP, Rodrigues J, Gomez RS, Krymchantowski AV, et al. Prevalence and burden of headaches as assessed by health family program. Headache. 2012;52(3):483-90.

Capítulo 20

Cefaleia tipo tensional

Marcos Vinicius Tadao Fujino
Mario Fernando Prieto Peres

CONCEITO

» Cefaleia tipo tensional (CTT) é muito comum, com uma prevalência ao longo da vida na população em geral entre 30 e 78%, e com um alto impacto socioeconômico.

» A classificação da CTT é baseada na Classificação Internacional das Cefaleias e está apresentada no Quadro 20.1.

» A dor da CTT é tipicamente bilateral, em pressão ou aperto, fraca a moderada, e não piora com atividade física. Foto ou fonofobia podem estar presentes.

■ CLASSIFICAÇÃO (QUADRO 20.1)

Quadro 20.1. Classificação das cefaleias tipo tensional

Subtipos	Características
Cefaleia tipo tensional episódica pouco frequente	A. Pelo menos 10 episódios de cefaleia ocorrendo em < 1 dia por mês em média (< 12 dias por ano) e preenchendo os critérios de B a D: B. A cefaleia dura desde 30 minutos a 7 dias C. A cefaleia tem pelo menos 2 das 4 seguintes características: 1. Localização bilateral 2. Em pressão ou aperto (não pulsátil) 3. Intensidade leve ou moderada 4. Não é agravada por atividade física de rotina, como caminhar ou subir escadas D. Acompanha-se dos seguintes aspectos: 1. Ausência de náuseas e/ou vômitos 2. Apenas um dos seguintes sintomas está presente: fotofobia ou fonofobia E. Não é mais bem explicada por outro diagnóstico da Classificação Internacional das Cefaleias
Cefaleia tipo tensional episódica frequente	As mesmas características da forma episódica pouco frequente, exceto por: A. Pelo menos 10 episódios de cefaleia que ocorrem em 1 a 14 dias em média por mais de 3 meses (≥ 12 dias e < 180 dias por ano) e preenchendo os critérios de B a D
Cefaleia tipo tensional crônica	As mesmas da forma episódica pouco frequente, exceto por: A. A cefaleia ocorre em > 15 dias por mês em média, por > 3 meses (> 180 dias por ano) B. A dor pode durar horas e ser contínua C. Acompanha-se dos seguintes aspectos: 1. Apresenta só um dos seguintes sintomas: fotofobia, fonofobia ou náuseas leves 2. Ausência de náuseas moderadas a graves e vômitos

Fonte: Adaptado da International Classification of Headache Disorders, 3. ed.

DIAGNÓSTICO E INVESTIGAÇÃO

» Em decorrência da significativa sobreposição de sintomas entre CTT e cefaleias secundárias, o diagnóstico de CTT exige que primeiro as causas secundárias sejam excluídas.

» Dentre as causas secundárias a serem excluídas há situações desde benignas até graves, dentre as quais listam-se: tumores intracranianos, distúrbios da pressão do líquor (hipertensão intracraniana idiopática, hidrocefalia, hipotensão liquórica), disfunção de articulação temporomandibular e condições sistêmicas (arterite temporal, apneia obstrutiva do sono, hipotireoidismo).

» Para tanto, os pacientes com cefaleias secundárias normalmente apresentam sinais e sintomas de alarme, conhecidos como bandeiras vermelhas, do inglês, *red flags* (ver Quadro 22.1 do capítulo de cefaleias secundárias).

» CTT pode também ocorrer em concomitância à migrânea. Torna-se importante discutir se o paciente apresenta mais de um tipo de dor e, para isso, o diário de dor é uma ferramenta fundamental.

TRATAMENTO

» O manejo da CTT envolve a combinação de mudanças de hábitos de vida, apoio psicológico e tratamento farmacológico.

» O manejo não farmacológico envolve regulação do sono, alimentação, exercícios físicos e manejo do estresse.

» Medidas comportamentais, como técnicas de relaxamento muscular e apoio psicológico com terapia cognitivo-comportamental, podem trazer benefícios adicionais, particularmente naqueles com depressão ou ansiedade como comorbidades.

» Para o manejo da crise aguda de CTT, as opções estão discriminadas no Quadro 20.2.

» Deve-se orientar o paciente a não ultrapassar 15 analgésicos/anti-inflamatórios por mês, pelo risco de cefaleia por abuso de medicação.

Quadro 20.2. Tratamento abortivo para cefaleia tipo tensional

Droga	Dose	Grau de recomendação*
Paracetamol	500 a 1.000 mg	A
AAS	500 a 1.000 mg	A
Ibuprofeno	200 a 800 mg	A
Cetoprofeno	25 a 50 mg	A
Naproxeno	375 a 550 mg	A
Diclofenaco	12,5 a 100 mg	A
Cafeína	65 a 200 mg	B
Dipirona	1 g	Experiência pessoal

* Diretriz da Federação Europeia das Sociedades Neurológicas. Nível A (efetivo) requer pelo menos um estudo Classe I ou dois estudos consistentes Classe II. Nível B (provavelmente efetivo) requer pelo menos um estudo consistente Classe II.
AAS: ácido acetilsalicílico.

» O tratamento preventivo é recomendado nas seguintes situações:
  - Dois ou mais episódios de CTT por semana.
  - Progressão na frequência e intensidade das crises.
  - Desenvolvimento de efeitos adversos com a terapia aguda.
  - Perda de eficácia das medicações utilizadas nas crises.

» O Quadro 20.3 lista as principais medicações utilizadas como profiláticos para CTT.

» Anticonvulsivantes como topiramato (25 mg-100 mg/dia) e gabapentina (2.400 mg/dia) parecem ser benéficos para pacientes com CTT, porém ainda são necessárias evidências de ensaios clínicos randomizados.

Quadro 20.3. Terapia profilática para cefaleia tipo tensional		
Droga	**Dose**	**Grau de recomendação***
Amitriptilina	30 a 75 mg	A
Mirtazapina	30 mg	B
Venlafaxina	150 mg	B
Clomipramina	75 mg a 150 mg	A

* Diretriz da Federação Europeia das Sociedades Neurológicas. Nível A (efetivo) requer pelo menos um estudo Classe I ou dois estudos consistentes Classe II. Nível B (provavelmente efetivo) requer pelo menos um estudo consistente Classe II.

- Essas medicações devem ser iniciadas em doses baixas com aumento gradual baseado na eficácia e na tolerabilidade do paciente.
- Assim que se estabelece uma dose eficaz, o tratamento é tipicamente continuado por 6 a 12 meses, quando se deve reavaliar o quadro na tentativa de reduzir à dose mínima eficaz ou até que se retire a medicação profilática.

Leituras recomendadas

Bendtsen L, Evers S, Linde M, Mitsikostas DD, Sandrini G, Schoenen J; EFNS. EFNS guideline on the treatment of tension-type headache - report of an EFNS task force. Eur J Neurol. 2010;17:1318-25.

Headache Classification Committee of the International Headache Society. The international classification of headache disorders, 3. ed. (beta version). Cephalalgia. 2013;33(9):629-808.

Jay GW, Barkin RL. Primary headache disorders – Part 2: Tension-type headache and medication overuse headache. Dis Mon. 2017;63(12):342-67.

Kaniecki RG. Tension – type headache. Continuum. (Minneap Minn) 2012;18(4):823-34.

Rizzoli P, Mullally WJ. Headache. Am J Med. 2018;131(1):17-24.

Capítulo 21

Migrânea

Nina Rosa Aparecida Felisardo Murta
Leandro de Souza Cruz
Rodrigo Santiago Gomez

CONCEITO E EPIDEMIOLOGIA

- Cefaleia primária, caracterizada por ataques recorrentes de longa duração e de forte intensidade, com sintomas gastrointestinais, neurológicos e autonômicos associados.
- No *Global Burden of Disease Survey* de 2013 foi classificada como a sétima doença crônica mais prevalente e a sexta principal causa de incapacidade no mundo.
- Cefaleias com características migranosas podem eventualmente resultar de lesões do sistema nervoso central (SNC) ou de outras causas secundárias. Nessas situações, ainda que tenha todas as características típicas, não podem ser classificadas como migrânea.
- A Sociedade Brasileira de Cefaleia recomenda a utilização do termo migrânea.
- Prevalência de 17% em mulheres e 6% em homens (12% na população geral).

CLASSIFICAÇÃO E DIAGNÓSTICO

- O diagnóstico é essencialmente clínico e baseia-se no ICHD-3 beta (*International Classification of Headache Disorders*, 2013, versão beta).

» O Quadro 21.1 demonstra as seis principais subdivisões da migrânea, enquanto os Quadros 21.2 e 21.3 demonstram os critérios de migrânea sem e com aura, respectivamente.

Quadro 21.1. Subtipos de migrânea

- Migrânea sem aura (Quadro 21.2)
- Migrânea com aura (Quadro 21.3)
- Migrânea crônica: cefaleia presente na maioria dos dias do mês. Em pelo menos oito episódios, a cefaleia tem características migranosas. Duração de ao menos três meses, em pacientes com diagnóstico prévio de migrânea sem ou com aura
- Complicações da migrânea: estado de mal migranoso, aura persistente sem infarto, infarto migranoso e crise epiléptica precipitada por migrânea com aura
- Migrânea provável: migrânea que somente não preenche os critérios para migrânea sem ou com aura pela ausência de um item
- Síndromes episódicas que podem ser associadas à migrânea: são mais comuns em crianças e englobam perturbação gastrointestinal recorrente, vertigem paroxística benigna e torcicolo paroxístico benigno

Quadro 21.2. Critérios diagnósticos de migrânea sem aura

A. Cinco crises preenchendo os critérios de B a D
B. Episódios de cefaleia de 4-72 horas
C. Cefaleia com pelo menos 2 das 4 características a seguir:
   1. Localização unilateral
   2. Pulsátil
   3. Dor moderada ou grave
   4. Piora com atividade física
D. Durante a cefaleia, pelo menos um dos seguintes eventos:
   1. Náuseas e/ou vômitos
   2. Fonofobia e fotofobia
E. Ausência de melhor explicação por outro diagnóstico da ICHD-3 beta

ICHD-3: *International Classification of Headache Disorders-3.*

Quadro 21.3. Critérios diagnósticos de migrânea com aura
A. Pelo menos dois episódios preenchendo os critérios de B a C B. Um ou mais dos seguintes sintomas de aura totalmente reversíveis: 1. Visual 2. Sensitivo 3. Fala e/ou linguagem 4. Motor 5. Tronco cerebral 6. Retiniano C. Pelo menos 2 das 4 características seguintes: 1. Um dos sintomas de aura se alastra gradualmente em 5 ou mais minutos e/ou dois ou mais sintomas aparecem sucessivamente 2. Cada sintoma de aura dura de 5-60 minutos 3. Pelo menos um sintoma de aura é unilateral 4. A aura é seguida ou acompanhada em 60 minutos por cefaleia D. Ausência de melhor explicação por outro diagnóstico da ICHD-3 beta

ICHD-3: *International Classification of Headache Disorders-3.*

MANIFESTAÇÕES CLÍNICAS

» Um ataque migranoso pode ser dividido em quatro fases: sintomas premonitórios, aura, cefaleia e pósdromo. O Quadro 21.4 descreve cada uma dessas fases.

Quadro 21.4. Fases de um ataque migranoso
Fase 1 – Sintomas premonitórios: acometem mais de 70% dos migranosos e ocorrem horas a dias antes da cefaleia. São subdivididos em psicológicos, neurológicos e sistêmicos. Os mais comumente reportados são fadiga, dificuldade de concentração e torcicolo.
Fase 2 – Aura: consiste em conjunto de sinais e sintomas neurológicos focais cuja principal característica é o desenvolvimento gradual ao longo de 5 ou mais minutos e duração inferior a 1 hora. São geralmente estereotipados, unilaterais, com distribuição temporal e espacial típicas e constituídos de fenômenos positivos e negativos. Precedem em até 1 hora ou acompanham o início da cefaleia. Os sintomas mais comuns de aura são os visuais, presentes em mais de 90% dos pacientes com migrânea com aura, seguidos sucessivamente pelos sensitivos, de fala e/ou linguagem e motores. São também descritas as auras de tronco encefálico e retiniana. Alguns pacientes podem apresentar aura sem cefaleia, especialmente após os 40 anos de idade. É importante o diagnóstico diferencial com eventos isquêmicos encefálicos.

(continua)

Quadro 21.4. Fases de um ataque migranoso *(continuação)*
Fase 3 – Cefaleia de longa duração, isto é, persiste por mais de quatro horas: geralmente dura menos de 24 horas, mas pode se prolongar por até três dias. Sua intensidade varia de moderada a grave, podendo ser incapacitante. Trata-se de dor unilateral em 60% dos casos, de caráter pulsátil em 3/4 dos pacientes, principalmente quando intensa. Pode ser descrita, entretanto, como em aperto ou pressão. É agravada por atividade física do tipo subir ou descer escadas, correr, tossir ou pela simples movimentação da cabeça. É acompanhada por aversão à luz e barulhos, isto é, foto e fonofobia. Os pacientes geralmente queixam-se de náuseas, com ou sem vômitos, durante a dor. Os sintomas associados são tão mais intensos conforme a gravidade da cefaleia. Outras características comuns não contempladas pelo ICHD-3 beta consistem em irradiação da dor para as regiões cervical e dos ombros, aversão por cheiros, vertigens, dor nos seios da face, exacerbação no período perimenstrual e disautonomia craniana.
Fase 4 – Pósdromo: muitas pessoas relatam uma sensação de "ressaca" após a crise de enxaqueca. Fadiga e diminuição da concentração podem durar algumas horas ou até poucos dias.

ICHD-3: *International Classification of Headache Disorders-3.*

PRINCÍPIOS DO TRATAMENTO DA MIGRÂNEA

» O tratamento convencional da migrânea é dividido em farmacológico e não farmacológico.

» O tratamento não farmacológico envolve fazer o diário da cefaleia, ter hábitos saudáveis, modificações do estilo de vida, controle de estímulos, psicoterapia, fisioterapia e técnicas de relaxamento (Quadro 21.5).

Quadro 21.5. Tratamento não farmacológico da migrânea
• Diário da cefaleia: – Dia da dor – Hora em que a dor começou e hora em que usou analgésico – Características da dor e sintomas associados – Hora em que a dor passou e efeitos adversos da medicação sintomática – Possíveis gatilhos associados ao ataque de migrânea

(continua)

Quadro 21.5. Tratamento não farmacológico da migrânea *(continuação)*
• Hábitos saudáveis, modificações do estilo de vida e controle de estímulos: – Prática regular de atividade física aeróbica de intensidade moderada – Higiene do sono – Alimentação saudável. Evitar jejum superior a 3 horas e libações alimentares – Ter uma rotina fixa – Identificar gatilhos para os ataques de migrânea por meio do diário da cefaleia (p. ex.: álcool, vinho tinto, alimentos gordurosos, frituras, cítricos, derivados do leite, privação de sono, jejum prolongado, estresse, barulhos, cheiros e luzes fortes) e evitá-los
• Outras medidas: – Fisioterapia para abordagem de dor miofascial associada – Terapia cognitivo-comportamental, quando indicada – Tratamento de comorbidades clínicas e psiquiátricas – Abordagem de fatores hormonais – Abordagem de aspectos psicossociais – Técnicas de relaxamento como meditação, yoga e *biofeedback*

» O tratamento farmacológico é subdividido em tratamento agudo ou sintomático, dirigido para a resolução de um ataque de dor e tratamento preventivo ou profilático, que tem como objetivo o controle da migrânea.

TRATAMENTO AGUDO DA MIGRÂNEA

» Tratamento agudo envolve o uso de medicações para o alívio completo e rápido da dor.

» A medicação deve ser empregada o mais precocemente possível no início da dor, para evitar sensibilização neuronal central, dificultando a ação dos analgésicos e podendo levar à cronificação da migrânea.

» Os principais objetivos do tratamento agudo consistem em remissão completa da dor em menos de duas horas, de forma consistente, sem recorrência, sem efeitos adversos que interfiram na funcionalidade do paciente e com consequente redução da necessidade de internação.

» As drogas mais usadas são os analgésicos comuns, os anti-inflamatórios não esteroides (AINE), os antieméticos e os triptanos.
» O Quadro 21.6 demonstra as principais medicações para tratamento agudo da migrânea.
» Sempre avaliar o risco de abuso de medicamento ao prescrever analgésicos.

Quadro 21.6. Tratamento agudo da migrânea
• Analgésicos comuns – Dipirona VO ou IV 1 g a cada 6h – Paracetamol 1 g a cada 6h
• Anti-inflamatórios não esteroides – Naproxeno 500 mg a cada 12h VO – Cetoprofeno 100 mg IV a cada 12h – Ibuprofeno 600 mg VO até 4×/dia
• Triptanos (avaliar risco cardiovascular) – Sumatriptano VO: 50 mg. Subcutâneo: 6 mg, podendo repetir mais 6 mg, se necessário após 1 hora. Intranasal *spray*: inalação de 20 mg (máx. 40 mg em 24h). Existe preparação comercial da associação de 50 mg de sumatriptano e 500 mg de naproxeno – Naratriptano 2,5 mg VO (máx. 5 mg em 24h) – Zolmitriptano VO: 2,5 mg (máx. 5 mg em 24h). Comprimido ou comprimido orodispersível – Rizatriptano VO 10 mg (máx. 30 mg/dia). Comprimido ou comprimido orodispersível
• Corticosteroides, antieméticos e outras drogas – Metoclopramida venosa 10 mg a cada 6 h. Risco de acatisia e distonia aguda. Associação com dimenidrato (ampola de 30 mg com piridoxina) pode reduzir a acatisia – Clorpromazina: aplicação IV na dose de 12,5-25 mg. Risco de reação aguda extrapiramidal e hipotensão postural – Associa-se o efeito antiemético de ambos com analgesia – Dexametasona 4-20 mg IV: reduz a recorrência da cefaleia. Existem dúvidas sobre sua eficiência como analgésico na crise aguda – Opioides: seu uso deve ser restrito a condições especiais pelo risco de dependência e não oferecem nada a mais em relação às drogas expostas acima

TRATAMENTO PROFILÁTICO DA MIGRÂNEA

» O tratamento profilático da migrânea tem objetivos específicos, deve obedecer a indicações específicas e seguir princípios básicos. Consiste no uso contínuo de drogas antiepilépticas, anti-hipertensivas ou antidepressivas.

» O Quadro 21.7 demonstra as principais medicações para tratamento profilático da migrânea.

Quadro 21.7. Tratamento profilático da migrânea
• Objetivos: – Reduzir a frequência dos ataques ou dos dias com dor em pelo menos 50% e/ou a intensidade e duração da dor – Melhorar a resposta ao tratamento sintomático – Reduzir a incapacidade resultante da migrânea – Melhorar a qualidade de vida – Evitar a cronificação da doença e danos neurológicos
• Indicações: – Três ou mais ataques de dor por mês e a medicação analgésica não é efetiva. Oito ou mais crises por mês, mesmo com medicação analgésica efetiva – Ataques frequentes, que a despeito do tratamento não medicamentoso e abortivo, interferem de maneira significativa na vida do paciente – Contraindicações, efeitos adversos problemáticos, abuso ou falência do tratamento sintomático – Preferência do paciente – Situações especiais como migrânea hemiplégica ou com aura do tronco encefálico, auras prolongadas, frequentes ou muito desagradáveis ou infarto migranoso
• Princípios básicos: – Prescrição inicial de droga de 1ª linha. Começar com doses baixas e aumentar gradualmente até efeito terapêutico, dose-teto ou efeitos adversos intoleráveis – Usar cada droga em dose ótima por pelo menos 2-6 meses antes de decretar falência da medicação

(continua)

Quadro 21.7. Tratamento profilático da migrânea
(continuação)

- Considerar comorbidades, doenças coexistentes, contraindicações, interações medicamentosas, efeitos adversos, preferências do paciente e preço
- Monitorar com diário da cefaleia
- Monitorar abuso de analgésicos
- Envolver o paciente no seu tratamento para maximizar aderência
- Estabelecer metas realistas
- Evitar drogas teratogênicas para mulheres em idade fértil (p. ex., valproato de sódio)
- Considerar politerapia em pacientes com comorbidades ou migrânea refratária
- Reavaliar o tratamento e considerar diminuir a dose e retirar a medição após controle por mais de 6 meses

• Drogas:
  - Antiepilépticos: valproato de sódio 500-1.500 mg (evitar nas pacientes em idade fértil; pode causar ganho de peso e queda de cabelo). Topiramato 75-100 mg. Aumento deve ser gradual a partir de 25 mg
  - Antidepressivos: amitriptilina 10-100 mg (pode causar sintomas de xerostomia, retenção vesical e intestinal e ganho de peso). Venlafaxina 75-150 mg por dia (evidência mais fraca que amitriptilina)
  - Betabloqueadores: propranolol 80-160 mg; metoprolol 100-200 mg. Boa evidência clínica. Contraindicado nos portadores de broncoespasmo. Risco de depressão
  - Bloqueadores dos canais de cálcio: flunarizina 10 mg por dia. As limitações são ganho de peso e risco de depressão
  - Toxina botulínica tipo A: seguir rigorosamente os pontos de aplicação do trabalho original[1,2]
  - Nas pacientes grávidas deve-se evitar o uso de profiláticos e esgotar todas as possibilidades não farmacológicas. Caso seja necessário, considerar propranolol/metoprolol e depois amitriptilina/nortriptilina

1. Aurora SK, Dodick DW, Turkel CC, et al; PREEMPT 1 Chronic Migraine Study Group. Onabotulinum-toxinA for treatment of chronic migraine: results from the double-blind, randomized, placebo-controlled phase of the PREEMPT 1 trial. Cephalalgia. 2010;30(7): 793-803.

2. Diener HC, Dodick DW, Aurora SK, et al; PREEMPT 2 Chronic Migraine Study Group. Onabotulinum-toxinA for treatment of chronic migraine: results from the double-blind, randomized, placebo-controlled phase of the PREEMPT 2 trial. Cephalalgia. 2010;30(7): 804-814.

Leituras recomendadas

Bordini CA, Roesler C, Carvalho DS, Macedo DD, Piovesan É, Melhado EM, et al. Recommendations for the treatment of migraine attacks – a Brazilian consensus. Arq Neuropsiquiatr. 2016;74(3):262-71.

Charles A. Migraine. NEJM. 2017;377:553-61.

Charles A. The pathophysiology of migraine: implications for clinical management. Lancet Neurol. 2018;17:174-82.

Headache Classification Committee of the International Headache Society (IHS). The International Classification of Headache Disorders. 3. ed. (beta version). Cephalalgia. 2013;33(9):629-808.

Schwedt TJ. Preventive therapy of migraine. Continuum Lifelong Learning in Neurol. 2018;24(4):1052-65.

Vargas BB. Acute Treatment of Migraine. Continuum Lifelong Learning in Neurol 2018;24(4):1032-51.

Cefaleias secundárias

Caíssa Bezerra de Andrade
Leandro de Souza Cruz

CONCEITO

- A cefaleia secundária é a dor como sintoma de doenças neurológicas, sistêmicas e de disfunções cranianas.
- A dor ocorre pela primeira vez, ou há sua piora, em estreita relação temporal e causal com uma afecção que possa ocasionar cefaleia.
- Pode ter características clínicas semelhantes a uma cefaleia primária.
- Excluir cefaleia secundária é a maior responsabilidade diante de um paciente com queixa de dor de cabeça.

ANAMNESE E EXAME FÍSICO

- Na anamnese e no exame físico, deve-se ficar atento aos sinais e sintomas de alarme que apontam para uma cefaleia secundária (Quadro 22.1).
- A formulação das hipóteses diagnósticas com base nos sinais de alarme é fundamental para a escolha do exame complementar mais sensível e da melhor forma de tratamento.

Quadro 22.1. Sinais de alarme que apontam para cefaleias secundárias
Cefaleia associada a sinais ou sintomas sistêmicos (febre, perda ponderal) ou neurológicos (paresias, ataxia, diplopia, papiledema e outros sinais de hipertensão intracraniana) • Meningite, abcesso cerebral, arterite temporal, tumor, evento vascular
Cefaleia de início súbito (atinge a intensidade máxima em menos de um minuto) ou cefaleia nova ou ainda descrita como a pior cefaleia da vida • Evento vascular (hemorragia subaracnóidea, dissecção carotídea, síndrome da vasoconstrição cerebral, trombose venosa central)
Início da cefaleia após 50 anos de idade • Arterite temporal • Lesão expansiva neoplásica primária ou metastática • Lesão expansiva como hematoma subdural • Prescrição recente de medicamentos
Mudança do padrão da cefaleia (alterações das características, intensidade ou frequência da dor) • Progressiva: neoplasia, distúrbios vasculares ou inflamatórios • Precipitada por manobra de Valsalva: hidrocefalia, lesões tumorais primárias ou metastáticas • Piora com a mudança postural: hipertensão intracraniana, síndrome de hipotensão liquórica, cefaleia cervicogênica • Papiledema associado a sinais e sintomas de hipertensão intracraniana: neoplasia, doenças inflamatórias, hipertensão intracraniana idiopática, trombose venosa cerebral
Cefaleia associada a história de neoplasia ou imunossupressão • Tumor primário do sistema nervoso central ou metastático • Doenças infecciosas oportunistas
Cefaleia em grupos vulneráveis • Crianças < 5 anos • Gestantes

■ ETIOLOGIAS

» As principais etiologias baseadas na Classificação Internacional das Cefaleias (edição ICHD 3 – beta) estão demonstradas a seguir (Quadro 22.2).

Quadro 22.2. Principais etiologias de cefaleias secundárias

Cefaleias atribuídas a lesão ou traumatismo cranioencefálico e/ou cervical	• Pós-traumática, pós-craniotomia
Cefaleia atribuída a perturbação vascular craniana ou cervical	• Arterite temporal • Dissecção carotídea • Trombose venosa cerebral • Aneurisma não roto • Cefaleia pós-endarterectomia • Procedimento endovascular intracraniano
Cefaleia atribuída a perturbação intracraniana não vascular	• Neoplasia intracraniana (especialmente tumor de hipófise e do ângulo pontocerebelar) • Malformação de Chiari tipo 1
Cefaleia atribuída a uma substância ou sua privação	• Cocaína • Álcool • Histamina • Opioides • Cafeína • Estrogênios • Uso excessivo de analgésicos • Triptanos, ergotaminas
Cefaleia atribuída a infecção	• Infecção intracraniana como meningite ou abscesso cerebral • Infecção sistêmica e cefaleia pós-infecciosa
Cefaleia atribuída a uma perturbação da hemostasia	• Diálise • Hipertensão arterial • Doenças cardíacas
Cefaleia ou dor facial atribuída a uma perturbação do crânio, pescoço, olhos, ouvidos, nariz, seios paranasais, dentes, boca ou estrutura do crânio ou da face	• Cefaleia cervicogênica • Glaucoma • Rinossinusite • Disfunção temporomandibular • Transtornos do ouvido • Inflamação do ligamento estilo-hióideo
Cefaleia atribuída a uma perturbação psiquiátrica	• Somatização

EXAMES COMPLEMENTARES

- Os exames complementares são indicados quando há cefaleia, com características ou não de cefaleia primária, associada a sinais de alarme.
- A tomografia computadorizada (TC) de crânio é um exame rápido, de menor custo e mais disponível se comparada à ressonância magnética (RM) encefálica e pode ser indicada como primeiro exame para diagnóstico diferencial.
- No entanto, em razão da maior sensibilidade da RM e para evitar a exposição à radiação ocasionada pela TC, a RM tem sido preconizada como exame inicial, quando disponível.
- Em caso de necessidade de se estender a propedêutica, os testes mais indicados são exames laboratoriais para afastar causas sistêmicas (hemograma, bioquímica, velocidade de hemossedimentação), exame de líquido cefalorraquidiano, angiotomografia e angiorressonância de vasos cervicais e intracranianos, com base nas hipóteses principais.

TRATAMENTO

- O tratamento das cefaleias secundárias inclui a analgesia, evitando o uso excessivo de medicamentos, e a abordagem deve ser individualizada e direcionada às afecções causadoras da dor.

Leituras recomendadas

Bigal ME, Bordini CA, Speciali JG. Headache in an emergency room. São Paulo Medical J. 2000;3:74-9.

Chou DE. Secondary Headache Syndromes. Continuum Lifelong Learning Neurol (Minneap Minn). 2018;24(4):1179-91.

Headache Classification Committee of the International Headache Society (IHS). The International Classification of Headache Disorders, 3. ed. (beta version). Cephalalgia. 2013;33(9):629-808.

Martin VT. The diagnostic evaluation of secondary headache disorders. Headache. 2011;51(2):346-52.

Prakash S, Rathore C. Side-locked headaches: an algorithm-based approach. J Headache Pain. 2016;17(1):95.

Capítulo 23

Cefaleias trigêmino-autonômicas

Luiz Paulo Bastos Vasconcelos
Leandro de Souza Cruz

CONCEITO

- As cefaleias trigêmino-autonômicas (CTA) são cefaleias primárias relativamente raras.
- Cefaleia caracterizada por dor variável, desde moderada a muito intensa, recorrente, de curta duração, notadamente unilateral, localizada preferencialmente na região supraorbitária e frequentemente associada a um ou mais sintomas autonômicos cranianos ipsilaterais à dor.
- Dor extremamente incapacitante, com grande impacto funcional.

ETIOLOGIA

- O grupo das CTA compreende:
  - Cefaleia em salvas (CS).
  - Hemicrania paroxística (HP).
  - Hemicrania contínua (HC).
  - Cefaleias neuralgiformes, unilaterais, de curta duração:
    - Cefaleia neuralgiforme, unilateral, de curta duração com hiperemia conjuntival e lacrimejamento (SUNCT).
    - Cefaleia neuralgiforme, unilateral, de curta duração com sintomas autonômicos cranianos (SUNA).

QUADRO CLÍNICO

- A manifestação fenotípica dos diferentes tipos de cefaleia do grupo das CTA é bastante parecida na prática clínica.
- A frequência e a duração das crises de dor são dados essenciais para a distinção entre os diferentes tipos de CTA, constando inclusive como critérios diagnósticos (Quadro 23.1).
- Se consideramos como um espectro, em uma extremidade estará a SUNCT/SUNA, com inúmeras crises ao dia, com duração de segundos a alguns minutos. De maneira intermediária, na sequência, encontramos a HP com crises que duram 2 a 30 minutos e 1 a 40 ataques por dia, seguidos pela CS com crises de duração de 15 a 180 minutos, com frequência de até 8 vezes ao dia. Por fim, na outra extremidade do espectro estará a HC, que na verdade trata-se de dor facial contínua, com alguns períodos de exacerbação de dor com manifestações autonômicas cranianas.
- Nota-se, também, que a CS é mais prevalente em homens e tem um padrão circadiano e circanual bem definido, diferente das outras CTA.
- Os fatores desencadeantes, a presença ou não de sensação de agitação e a resposta terapêutica a diferentes medicamentos também auxiliam na distinção entra as CTA.

DIAGNÓSTICO

- O diagnóstico adequado é fundamental, pois, apesar de fenotipicamente parecidas, o tratamento é bastante distinto entre os diferentes tipos de CTA.
- O correto diagnóstico possibilitará um tratamento direcionado e eficaz, evitando o uso de múltiplos fármacos inadequados para aquela CTA.
- Algumas causas de cefaleia secundária podem simular a apresentação clínica das CTA.
- Podem-se citar, como exemplo, relatos de casos de pacientes com lesão na glândula pituitária, levando a quadro que mimetizava CS.

Quadro 23.1. Características clínicas do grupo das cefaleias trigêmino-autonômicas

Características	SUNCT/SUNA	Hemicrania paroxística	Cefaleia em salvas	Hemicrania contínua
Razão de gênero Feminino:Masculino	1:1,5	1:1 episódica 2:1 crônica	1:3	2:1
Qualidade da dor	Pulsátil, fincada, em queimação, tipo choques elétricos	Fincada, facada, "chata ou incômoda", pulsátil	Fincada, facada, "chata ou incômoda", pulsátil	• De base: dor contínua • Exacerbações: fincada, latejante
Gravidade da dor	Grave	Muito grave	Muito grave	• De base: leve a moderada • Exacerbações: moderada a grave
Localização da dor máxima	Órbita e região temporal	Órbita e região temporal	Órbita e região temporal	Órbita e região temporal
Quantidade de crises por dia	1-100	1-40	1-8	Diária em 50% dos pacientes
Duração das crises	1-10 minutos	2-30 minutos	15-180 minutos	30 minutos até 3 dias
Características autonômicas	Presentes	Presentes	Presentes	Presentes durante as exacerbações
Sensação de agitação	65%	80%	90%	Infrequente
Perfil temporal usual	Crônica	Crônica	Episódica	Não remite
Crises noturnas	Não	Não	Sim	Não
Fatores desencadeantes • Álcool • Nitroglicerina • Cutâneo • Pressão na raiz cervical • Movimento do pescoço	 • Não • Não • Sim • Não • Sim	 • Sim • Sim • Não • Sim • Sim	 • Sim • Sim • Não • Não • Não	 • Não • Não • Não • Não • Não
Resposta ao tratamento • Oxigênio • Sumatriptano • Indometacina	 • Não • Não • Não	 • Não • Parcial • Sim	 • Sim • Sim • Ocasional	 • Não • Parcial • Sim

» Portanto, nos casos de CTA, apesar de ocorrência rara, recomenda-se realizar ressonância magnética (RM) encefálica para descartar causas secundárias.
» O Quadro 23.2 lista algumas outras causas secundárias que podem mimetizar quadro de CTA.
» O diagnóstico diferencial inclui outras dores faciais e orofaciais, como neuralgia trigeminal, disfunção temporomandibular, arterite temporal, oftalmoparesias dolorosas (p. ex., síndrome de Tolosa-Hunt) e outras neuralgias faciais.

Quadro 23.2. Causas secundárias de cefaleia do tipo trigêmino-autonômica
• Vasculares – Dissecção de carótida ou aneurisma de carótida – Dissecção vertebral ou aneurisma de vertebral – Aneurisma de artéria comunicante anterior – Malformação arteriovenosa – Infarto medular – Infarto bulbar – Hematoma subdural frontotemporal
• Tumores – Tumor de pituitária – Meningioma parasselar, esfenoidal ou na região cervical alta – Tumor epidermoide na região pré-pontina – Carcinoma de nasofaringe
• Outras causas (miscelânea) – Sinusite maxilar – Trauma facial – Siringomielia cervical + malformação de Chiari tipo1

CEFALEIA EM SALVAS

» O Quadro 23.3 demonstra os critérios da Classificação Internacional de Cefaleias 3ª edição versão beta (ICHD-3 beta) para a CS.

Quadro 23.3. Critérios de cefaleia em salvas segundo o ICHD-3 beta

A. Pelo menos cinco crises preenchendo os critérios B e C
B. Dor forte ou muito forte, unilateral, supraorbitária e/ou temporal com duração de 15-180 min (se não tratada)
C. Um dos dois ou ambos os seguintes:
 1. Pelo menos um dos sintomas ou sinais ipsilaterais à cefaleia
 – Hiperemia conjuntival ou lacrimejamento
 – Congestão nasal ou rinorreia
 – Edema palpebral
 – Sudorese facial e da região frontal
 – Rumor facial e da região frontal
 – Sensação de plenitude do ouvido
 – Miose ou ptose
 2. Sensação de inquietação ou agitação
D. As crises têm uma frequência de uma a cada 2 dias até 8 crises por dia, durante mais da metade do tempo em que perturbação está ativa
E. Não é mais bem explicado por outro diagnóstico da ICHD-3 beta

» Cefaleia incomum (afeta cerca de 0,1% da população); mesmo assim, é a CTA mais comum.
» Mais frequente em homens (3 a 4 homens para cada mulher).
» Dor excruciante; geralmente causa grande incapacidade.
» No período de salvas, as crises vêm de uma a cada dois dias até oito vezes por dia.
» A dor é mais frequente de forma episódica, em que as salvas duram semanas a meses, intercaladas por períodos livres de dor (períodos de remissão dolorosa maiores que 30 dias).
» A forma crônica de CS é caracterizada pela duração de um ano ou mais de dor, com período de remissão inferior a 30 dias.
» As crises podem ocorrer no mesmo horário todos os dias e chegam a acordar o paciente à noite. As crises são frequentemente noturnas, sendo essa característica importante para o diagnóstico de CS.

» A dor é geralmente supraorbitária e temporal e frequentemente acompanhada por agitação e pelo menos um sinal autonômico na face.
» Podem ocorrer desconforto ou dor leve persistente, entre os paroxismos de dor em 30% dos pacientes.
» Sintomas migranosos como aura, fotofobia e fonofobia unilaterais podem ocorrer.
» O tratamento da CS pode ser dividido em:
  • Tratamento agudo.
  • Tratamento preventivo ou profilático.
  • Tratamento de ponte.
» O tratamento agudo visa a resolver a crise de dor vigente naquele momento.
  • Como as crises são de curta duração, o tratamento deve ser rapidamente eficaz.
» O tratamento preventivo visa a evitar a recorrência das crises de CS.
  • Como a maioria dos casos de CS é episódica, a medicação profilática deve ser mantida apenas no período esperado de duração das salvas.
  • Associação de medicações profiláticas pode ser necessária.
» O tratamento de ponte se justifica pela demora na ação das medicações profiláticas. Estas levam algumas semanas até iniciar o efeito desejado. Neste ínterim, o tratamento-ponte faria uma profilaxia de curto prazo.
  • De maneira geral, o tratamento-ponte é realizado por duas semanas.
» O Quadro 23.4 apresenta um resumo do tratamento da CS.
» 20% dos casos de CS são refratários. Para esses pacientes, algumas novas opções terapêuticas neuromodulatórias são promissoras:
  • Estimulação do nervo occipital maior.
  • Neuroestimulação do gânglio esfenopalatino.
  • Estimulador manual, não invasivo, do nervo vago.
  • Uso de estimulador cerebral profundo (DBS) deve ser reservado para casos crônicos e refratários.

Quadro 23.4. Tratamento da cefaleia em salvas
Tratamento agudo • Sumatriptano subcutâneo 4-6 mg • Sumatriptano *spray* nasal 20 mg • Zolmitriptano *spray* nasal 5 mg • Di-hidroergotamina parenteral ou nasal • Oxigênio 100% na máscara facial 10-15 L/min (paciente sentado e pendendo para frente)
Tratamento-ponte • Prednisona 40-80 mg com desmame progressivo em 14 dias • Dexametasona oral 4 mg 2×/dia por 2 semanas e depois 4 mg 1 ×/dia por 1 semana • Bloqueio do nervo occipital maior com bupivacaína 0,5% + metilprednisolona 40 mg • Naratriptano oral 2,5 mg 2 ×/dia por 1 semana • Ergotamina oral 2 mg 2 ×/dia por 1 semana
Tratamento profilático • Verapamil 240-960 mg/dia, divididos em 3 tomadas (média de uso: 480 mg/dia) • Carbonato de lítio 300-900 mg/dia (acompanhar nível sérico de lítio) • Ácido valproico 500-1.500 mg/dia • Topiramato 100-200 mg/dia • Melatonina 9-25 mg ao deitar • Gabapentina 1.200-2.400 mg/dia • Indometacina 75-15 mg/dia

■ HEMICRANIA PAROXÍSTICA

» Veja no Quadro 23.5 os critérios diagnósticos de hemicrania paroxística (HP) segundo o ICHD-3 beta.

» Tem manifestação clínica muito parecida com a CS.

» A diferença baseia-se principalmente na duração e na frequência das crises.

» A forma crônica da HP ocorre quando a duração for de um ano ou mais, com período de remissão da dor menor que 30 dias, assim como ocorre na CS crônica.

» É responsiva à indometacina e pode ser desencadeada por movimentos do pescoço.

Quadro 23.5. Critérios de hemicrania paroxística segundo o ICHD-3 beta
A. Pelo menos 20 crises preenchendo os critérios B a E
B. Dor forte ou muito forte, unilateral, supraorbitária e/ou temporal, com duração de 2-30 min
C. Pelo menos um dos sintomas ou sinais ipsilaterais à dor: • Hiperemia conjuntival ou lacrimejamento • Congestão nasal ou rinorreia • Edema palpebral • Sudorese facial e da região frontal • Rumor facial e da região frontal • Sensação de plenitude do ouvido • Miose ou ptose
D. As crises têm uma frequência de superior a 5 crises por dia, durante mais da metade do tempo
E. Não é mais bem explicado por outro diagnóstico da ICHD-3 beta

- 80% dos pacientes apresentam agitação, apesar de não estar no critério diagnóstico.
- HP geralmente responde completamente ao tratamento com indometacina.
- A dose recomendada de indometacina é de 150-250 mg por dia:
  - Inicia-se com 25 mg, 3 vezes ao dia, e aumenta-se para 50 mg, 3 vezes ao dia, em uma semana.
- Nos casos agudos, o uso de indometacina deve ser restrito ao período esperado de atividade e, nos casos crônicos, usado na menor dose possível.
- Deve-se associar inibidor da bomba de prótons para evitar complicações gástricas.
- Nos casos de intolerância ou contraindicação à indometacina, há pouca resposta nos estudos com ácido acetilsalicílico, celecoxibe, piroxicam, naproxeno, acetazolamida, topiramato ou verapamil.

HEMICRANIA CONTÍNUA

- Critérios diagnósticos de hemicrania contínua (HC), de acordo com o ICHD-3 beta, estão no Quadro 23.6.

Quadro 23.6. Critérios de hemicrania contínua segundo o ICHD3-beta

A. Cefaleia unilateral que preenche os critérios B a D
B. Presente por > 3 meses, com exacerbações de intensidade de moderada a grave
C. Um ou dois dos seguintes:
   1. Pelo menos um dos sintomas ou sinais ipsilaterais à cefaleia:
   – Hiperemia conjuntival ou lacrimejamento
   – Congestão nasal ou rinorreia
   – Edema palpebral
   – Sudorese facial e da região frontal
   – Rumor facial e da região frontal
   – Sensação de plenitude do ouvido
   – Miose ou ptose
   2. Sensação de inquietação, agitação ou agravamento da dor pelo movimento
D. Responde de forma absoluta à indometacina
E. Não é mais bem explicado por outro diagnóstico da ICHD-3 beta

» Cefaleia unilateral moderada ou intensa.
» Dor ou desconforto contínuo, não remitente, com exacerbações da dor que podem durar de 30 minutos a 2 dias, acompanhada de sintomas autonômicos.
» Dor pode ser acompanhada de fotofobia e fonofobia, geralmente unilaterais.
» É comum queixa de fincadas ou facadas na fronte (cefaleia em fincada ou facada), além de sensação de corpo estranho ocular ipsilateral.
» A remissão completa da dor sem tratamento adequado é rara, mas pode ocorrer.
» O tratamento é similar ao da HP: resposta à indometacina é absoluta. Por vezes, doses mais altas que a preconizada de 150 mg são necessárias, chegando a 300/500 mg ao dia.

SUNCT/SUNA

» O Quadro 23.7 demonstra os critérios diagnósticos de SUNCT/SUNA segundo o ICHD-3 beta.
» Assim como as outras CTA, a SUNCT/SUNA é unilateral, intensa e associada a fenômenos disautonômicos.

Quadro 23.7. Critérios de SUNCT/SUNA segundo o ICHD3-beta
A. Pelo menos 20 crises preenchendo os critérios B a D
B. Cefaleia moderada a grave, unilateral, com distribuição orbitária, supraorbitária, temporal e/ou outra trigeminal, durando 1-600 segundos, ocorrendo como pontada única, série de pontadas ou padrão de "dente de serra"
C. Pelo menos um dos sintomas ou sinais ipsilaterais à dor: • Hiperemia conjuntival ou lacrimejamento • Congestão nasal ou rinorreia • Edema palpebral • Sudorese facial e da região frontal • Rumor facial e da região frontal • Sensação de plenitude do ouvido • Miose ou ptose
D. As crises têm uma frequência de pelo menos uma vez ao dia, durante mais da metade do tempo que a doença esteja ativa
E. Não é mais bem explicado por outro diagnóstico da ICHD 3-beta

- Apresenta crises de curta duração, com elevada frequência diária.
- A dor pode ocorrer fora da região supraorbitária e tem caraterísticas neuralgiformes (fincada, lancinante e queimação), o que pode gerar confusão com neuralgia trigeminal.
- A dor pode vir como fincada isolada, em série de fincadas ou em um padrão de serra ou serrote.
- Assim como a CS e HP, SUNCT/SUNA pode ser classificada como crônica se não há remissão maior que um mês, dentro de um ano de observação.
- Na SUNCT é necessária a presença de hiperemia conjuntival e lacrimejamento.
- Na SUNA somente um ou nenhum dos dois (hiperemia conjuntival e lacrimejamento) está presente.
- O tratamento de primeira linha é com lamotrigina 100-400 mg ao dia (75% dos pacientes têm alívio da dor). Lidocaína 1,3 a 3,3 mg/kg/h pode induzir remissão temporária da SUNCT.
- Topiramato (50-400 mg ao dia) e gabapentina (600 a 3.600 mg ao dia) também podem trazer benefício.

Leituras recomendadas

Burish M. Cluster headache and other trigeminal autonomic cephalalgias. Continuum Lifelong Learning Neurol (Minneap Minn). 2018; 24(4):1137-56.

De Coo IF, Wilbrink LA, Haan J. Symptomatic trigeminal autonomic cephalalgias. Curr Pain Headache Rep. 2015;19(8):39.

Hoffmann J, May A. Diagnosis, pathophysiology, and management of cluster headache Lancet Neurol. 2018;17:75-83.

Tepper SJ, Stillman MJ. Cluster headache: potential options formedically refractory patients (when all else fails). Headache. 2013;53(7):1183-90.

Xanders LB, Ailani J. Diagnose and adios: practical tips for the ongoing evaluation and care of TAC patients taking indomethacin. Curr Pain Headache Rep. 2015;19(2):470.

Capítulo 24

Outras cefaleias

Marcos Vinicius Tadao Fujino
Mario Fernando Prieto Peres

CONCEITO

» Grupo de cefaleias heterogêneas agrupadas no capítulo IV da Classificação Internacional de Cefaleias 3ª edição versão beta (ICHD-3 beta).

» Algumas das cefaleias deste capítulo têm sintomas semelhantes aos de cefaleias secundárias, portanto, quando ocorrem pela primeira vez, necessitam de uma cuidadosa avaliação com exames de imagem e/ou outros testes apropriados.

CLASSIFICAÇÃO (QUADRO 24.1)

Quadro 24.1. Outras cefaleias primárias – ICHD-3 beta
• Cefaleia primária da tosse • Cefaleia primária do exercício • Cefaleia primária associada a atividade sexual • Cefaleia explosiva primária • Cefaleia por estímulos frios • Cefaleia por compressão externa • Cefaleia primária em guinada • Cefaleia numular • Cefaleia hípnica • Cefaleia diária persistente desde o início

CEFALEIA PRIMÁRIA DA TOSSE, DO EXERCÍCIO E RELACIONADA COM ATIVIDADE SEXUAL

» Cefaleia primária da tosse, do exercício e associada a atividade sexual são entidades raras (ou subdiagnosticadas) distintas, mas com síndromes semelhantes, desencadeadas por aumento rápido da pressão intra-abdominal.

» Os critérios diagnósticos estão descritos no Quadro 24.2.

Quadro 24.2. Critérios diagnósticos para cefaleia primária da tosse, do exercício e relacionada com atividade sexual
1. Cefaleia primária da tosse
A. Pelo menos dois episódios de cefaleia preenchem os critérios de B a D
B. É desencadeada pela tosse e ocorre apenas associada a esta e/ou a outras manobras de Valsalva
C. Início súbito
D. Duração entre 1 segundo a 2 horas
2. Cefaleia primária do exercício
A. Pelo menos dois episódios de cefaleia preenchem os critérios B e C
B. Desencadeada por/e ocorrendo apenas durante ou após exercício físico intenso
C. Duração < 48 horas
D. Não é mais bem explicada por outro diagnóstico da ICHD-3 beta
3. Cefaleia primária associada a atividade sexual
A. Pelo menos duas crises de cefaleia e/ou dor cervical preenchem os critérios de B a D
B. Desencadeada por/e ocorrendo apenas durante a atividade sexual
C. Um dos dois ou ambos critérios:
– 1. Aumento da intensidade com aumento da excitação sexual
– 2. Intensidade abrupta explosiva imediatamente antes ou no orgasmo
D. Duração entre 1 minuto e 24 horas, com grande intensidade e/ou o máximo de 72 horas, com intensidade leve

Fonte: Adaptado da ICHD-3 beta.

» Cefaleia primária do exercício: o tratamento é geralmente profilático quando o exercício é previsível. A droga de escolha é a indometacina, embora evidências sejam limitadas. A dose recomendada é de 25 mg a 150 mg/dia, embora doses de até 250 mg sejam necessárias.

A indometacina pode ser usada diariamente, mas recomenda-se administrar a dose de 30 a 60 minutos antes da atividade física.

» Cefaleia primária da tosse: a droga de escolha é indometacina, embora evidências sejam limitadas. A dose recomendada é de 150 mg/dia. Outras medicações parecem ser efetivas em séries de casos, como acetazolamida, propranolol, naproxeno e ergotamina.
» Cefaleia relacionada à atividade sexual:
  - Tratamento agudo: sumatriptano 20 mg intranasal ou zolmitriptano 5 mg intranasal.
  - Profilaxia: indometacina 25 a 225 mg/dia, propranolol 40 a 240 mg/dia. Para pacientes com eventos previsíveis, orienta-se o uso de indometacina na dose inicial de 25 mg, 30 a 60 minutos antes da relação sexual. Para pacientes com migrânea associada, orienta-se a associação de propranolol na dose inicial de 40 mg.

CEFALEIA HÍPNICA

» Cefaleia hípnica foi descrita pela primeira vez em pacientes entre a sexta e a oitava décadas de vida, mais frequentemente em mulheres.
» A condição clínica essencial é de que a cefaleia se apresente durante o sono, levando ao despertar.
» Os critérios diagnósticos estão descritos no Quadro 24.3.
» Uma vez diagnosticada, geralmente ocorre pelo menos 10 dias por mês e pode durar anos.
» Dada a idade dos pacientes, recomenda-se investigação com ressonância magnética encefálica. Hipertensão noturna pode causar sintomas semelhantes, portanto, deve sempre ser excluída.
» Os diagnósticos diferencias estão listados no Quadro 24.4.
» A cefaleia hípnica diferencia-se da cefaleia em salvas pela ausência de fenômenos autonômicos na face e pela falta de agitação psicomotora durante as crises.

Quadro 24.3. Critérios diagnósticos para cefaleia hípnica
A. Episódios de cefaleia recorrente preenchendo os critérios de B a E
B. Só aparece durante o sono e acorda o paciente
C. Ocorre ≥ 10 dias por mês durante > 3 meses
D. Dura ≥ 15 minutos e até um máximo de 4 horas após o acordar
E. Não há sintomas autonômicos cranianos nem agitação

Fonte: Adaptado da ICHD-3 beta.

Quadro 24.4. Diagnósticos diferenciais de cefaleias hípnicas
• Cefaleia em salvas
• Hemicrania paroxística crônica e episódica
• Cefaleia por uso excessivo de analgésicos
• Epilepsia noturna com cefaleia pós-ictal
• Apneia obstrutiva do sono com cefaleia
• Feocromocitoma
• Arterite temporal
• Hipertensão arterial noturna

Fonte: Adaptado de Goadsby, 2015.

» O tratamento é baseado em diversos relatos de caso e envolve:
- Cafeína: 100 a 200 mg ao deitar (cápsula ou bebida com quantidade semelhante de cafeína).
- Indometacina: 50 mg 3×/dia.
- Lítio: 200 a 600 mg ao deitar. Reservado para casos refratários a cafeína e indometacina.
- Melatonina: 5 a 10 mg à noite.

CEFALEIA PRIMÁRIA EM PUNHALADA (FACADA/GUINADA)

» Cefaleia primária em punhalada (do inglês, *primary stabbing headache*) é caracterizada por cefaleia breve e localizada, como punhalada, que ocorre na ausência de doenças orgânicas das estruturas adjacentes ou dos nervos cranianos.

» Os critérios diagnósticos estão descritos no Quadro 24.5.

Quadro 24.5. Critérios diagnósticos para cefaleia primária em punhalada
A. A cefaleia ocorre como uma guinada única ou em série e preenche os critérios de B a D
B. Cada guinada dura no máximo alguns segundos
C. A guinada recorre com uma frequência irregular entre uma a várias por dia
D. Não existem sintomas autonômicos cranianos

Fonte: Adaptado da ICHD-3 beta.

» As crises geralmente duram alguns segundos e ocorrem em intervalos irregulares, variando desde ataques raros até ataques diários.
» Diagnóstico diferencial inclui cefaleia trigêmino-autonômica ou outras neuralgias cefálicas, além de cefaleias secundárias.
» O tratamento é baseado em séries de casos:
   - Melatonina: 3 a 12 mg diariamente.
   - Indometacina: 75 a 150 mg diariamente.

Leituras recomendadas

Cuttrer FMC, Delange J. Cough, exercise, and sex headaches. Neurol Clin. 2014;32(2):433-50.

Goadsby PJ. Unique migraine subtypes, rare headache disorders, and other disturbances. Continuum Life Long Neurol. 2015;21(4):1032-40.

Headache Classification Committee of the International Headache Society. The International Classification of Headache Disorders. 3. ed. (beta version). Cephalalgia. 2013;33(9):629-808.

Holle D, Naegel S, Obermann M. Hypnic headache. Cephalalgia. 2013;33(16):1349-57.

Starling AJ. Unusual Headache Disorders. Continuum Lifelong Learning Neurol (Minneap Minn). 2018;24(4):1192-1208.

Capítulo 25

Neuralgia trigeminal

Luiz Paulo Bastos Vasconcelos
Leandro de Souza Cruz

CONCEITO

» Também conhecida como *tic douloureux.*

» Dor orofacial caracterizada como intensa, geralmente unilateral, paroxística, de curta duração, tipicamente em pontadas ou semelhante a choques elétricos, de início e término súbitos, limitada à distribuição de uma ou mais divisões do nervo trigêmeo.

» Pode ser desencadeada por estímulos não nocivos do território trigeminal, como o tato e estímulos mecânicos (falar e mastigar).

ETIOLOGIA

» A neuralgia trigeminal (NT) divide-se em (Quadro 25.1):

- NT idiopática.
- NT clássica.
- NT secundária ou sintomática.

Quadro 25.1. Causas de neuralgia trigeminal (NT)
NT idiopática • Ausência de conflito neurovascular bem definido • Ausência de demais causas estruturais, metabólicas ou genéticas
NT clássica • Conflito neurovascular do nervo trigêmeo em seu trajeto de saída do tronco encefálico, mais frequentemente causado pela artéria cerebelar superior ipsilateral
NT secundária • Esclerose múltipla • Tumores do ângulo pontocerebelar: meningioma, cisto epidermoide, neurinoma do nervo vestibulococlear, colesteatoma • Pós-traumática: trauma facial, procedimentos neurocirúrgicos ou odontológicos • Doenças do tecido conjuntivo • Genético*

* Conforme o conceito da classificação das causas de NT discutidas no texto, a causa genética não poderia ser considerada idiopática (causa desconhecida) nem clássica (por não se tratar de conflito neurovascular). Por isso, optou-se por enquadrá-la nas causas de NT secundária.

DIAGNÓSTICO

- O diagnóstico da NT é baseado na Classificação Internacional das Cefaleias terceira edição versão beta (ICHD-3 beta) e na classificação da Associação Internacional para o Estudo da Dor (IASP).
- A dor é tipicamente descrita como paroxística, de início e término súbitos, de curta duração (fração de segundos até 2 minutos), em pontada ou tipo choque elétrico, respeitando um ou mais ramos do nervo trigêmeo, em ambos os critérios (Figura 25.1).
- A dor é geralmente unilateral.
- Apresentação bilateral é rara, exceto nos casos secundários (p. ex., esclerose múltipla).
- Dor concomitante contínua e moderada pode ocorrer no território trigeminal com dores paroxísticas típicas em até 50% dos casos.

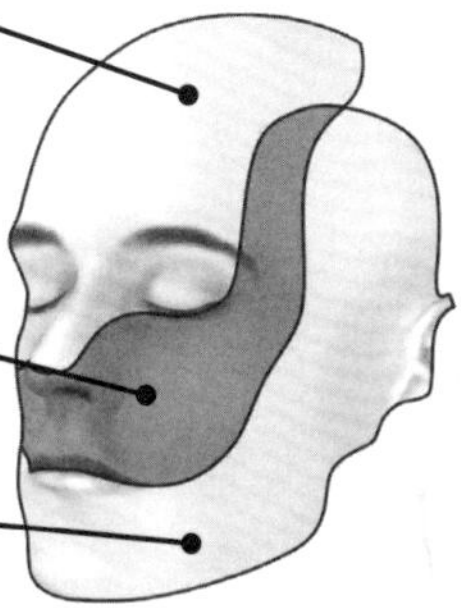

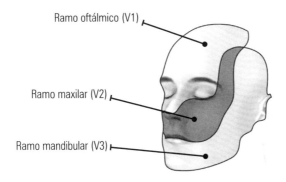

Figura 25.1. Distribuição dos ramos do nervo trigêmeo. Note que o ângulo da mandíbula, a região posterior do pavilhão ocular e o terço posterior do escalpe são inervados por ramos de nervos cervicais.

- A dor pode ocorrer espontaneamente, mas geralmente é disparada por estímulos mecânicos não nocivos, como toque casual, borrifadas de vento, estímulo tátil ou até mesmo em situações diversas como aplicar maquiagem, barbear-se, falar, sorrir, mastigar ou alimentar-se.
- Geralmente encontramos zonas de gatilho no território trigeminal ipsilateral à dor.
- Estímulos não nocivos nas zonas de gatilho durante o exame clínico podem desencadear a dor.
- Quando a dor é desencadeada, há contração muscular fugaz da face pela dor, denominada *tic*.
- Os ramos trigeminais mais acometidos são o maxilar (V2) e mandibular (V3), podendo envolver concomitantemente ambos ramos em alguns pacientes.
- Presença de dor fora do território trigeminal sugere outra etiologia de dor facial.
- Não são territórios trigeminais: ângulo da mandíbula, região posterior ao pavilhão auricular e terço posterior do escalpe.
- No processo diagnóstico, devemos classificar a dor atendendo aos critérios do ICHD-3 beta e da IASP (Quadros 25.2 e 25.3).

Quadro 25.2. Critérios de neuralgia trigeminal (NT) segundo o ICHD-3 beta

A. Pelo menos 3 episódios de dor facial unilateral preenchendo os critérios B e C
B. Ocorrendo em 1 ou mais divisões do nervo trigêmeo e sem irradiação para além da distribuição do trigêmeo
C. A dor tem pelo menos 3 das 4 seguintes características:
- Recorrente em acessos paroxísticos, durando de uma fração de segundo até 2 min
- Intensidade alta
- Tipo choque elétrico, em fisgada, facada ou pontiaguda
- Desencadeada por estímulos não nocivos do lado afetado da face

D. Não há alterações neurológicas clinicamente evidentes
E. Não é mais bem explicado por outro diagnóstico da ICHD-3 beta

Subclassificação
- NT clássica
  - NT puramente paroxística
  - NT com concomitante dor persistente
- NT sintomática
  - NT associada a esclerose múltipla
  - NT associada a lesão expansiva

Quadro 25.3. Critérios de neuralgia trigeminal (NT) segundo a IASP

Definição:
Dor orofacial restrita a um ou mais ramos do nervo trigêmeo. Com exceção da NT causada por esclerose múltipla, a dor afeta um lado da face. É de início súbito e geralmente dura alguns segundos (no máximo 2 minutos). Os pacientes podem relatar início espontâneo, mas os paroxismos de dor podem sempre ser desencadeados com estímulos mecânicos inócuos ou movimentos. Se o paciente percebe dor contínua adicional na mesma distribuição e período da dor paroxística, é considerada NT com dor contínua concomitante e esse fenótipo pode ser encontrado em quaisquer das 3 subcategorias de classificação:
- Dor orofacial distribuída dentro do território trigeminal facial e intraoral
- Dor com característica paroxística
- Dor desencadeada por manobras típicas

Subclassificação:
- NT idiopática: sem causa aparente
- NT clássica: causada com compressão vascular da raiz do nervo trigêmeo, causando mudanças morfológicas na raiz
- NT secundária: causada por outras causas neurológicas, como tumores do ângulo pontocerebelar e esclerose múltipla

» De acordo como os dados clínicos e propedêuticos obtidos durante a avaliação clínica, podemos descrever a NT como (Figura 25.2):
  - NT possível.
  - NT clinicamente estabelecida.
  - NT com etiologia estabelecida.
  - NT possível: presente quando identificamos dor paroxística restrita ao território trigeminal.
  - NT clinicamente estabelecida: presente quando, além dos sinais clássicos da dor trigeminal, há evidência de desencadeamento da dor nas zonas de gatilho, por estímulos não nocivos.
  - NT com etiologia estabelecida: quando exames propedêuticos (ressonância magnética encefálica e reflexo trigeminal) são usados na definição etiológica, discriminando entre neuralgia trigeminal idiopática, clássica ou secundária.

» São indicadores de NT sintomática:
  - Achado de alteração da sensibilidade ao exame em território trigeminal.
  - Início do quadro antes dos 50 anos.
  - Acometimento no território de V1.

PROPEDÊUTICA

» Podemos citar como métodos propedêuticos:
  - Ressonância magnética (RM) encefálica.
  - Angiorressonância (angio-RM) de crânio.
  - Teste do reflexo trigeminal.

» A RM encefálica é o método mais usado para o diagnóstico da NT (com sequência 3DCISS ou FIESTA-C, para avaliação de alça vascular).

» A RM encefálica poderá mostrar:
  - Conflito neurovascular nas raízes do nervo trigêmeo, na NT clássica: deslocamento e atrofia do nervo e presença de alça vascular nas raízes proximal ao nervo trigêmeo.
  - Presença de tumores comprimindo o nervo trigêmeo no ângulo pontocerebelar (NT secundária).
  - Lesões em placa, típicas da esclerose múltipla (NT secundária).

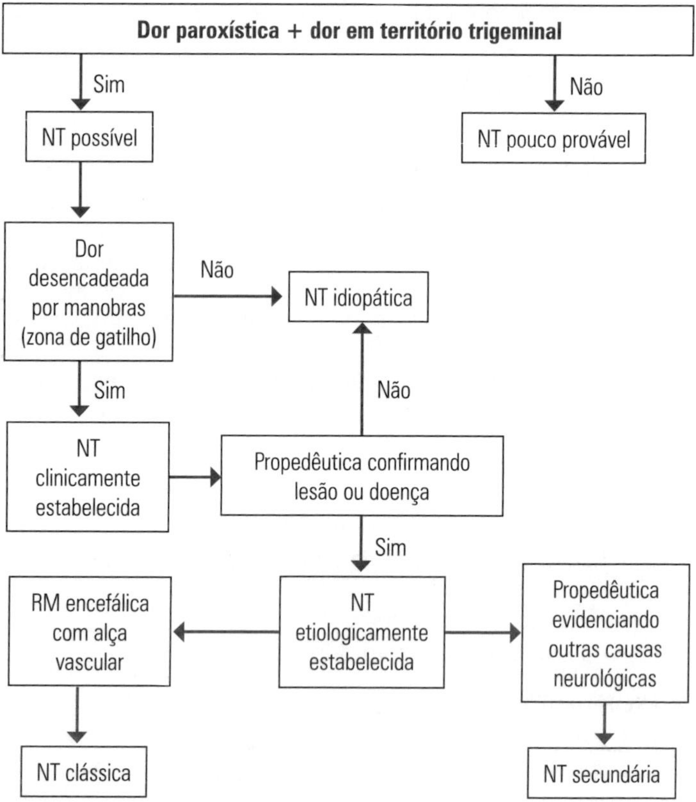

Figura 25.2. Diagnóstico da NT.

- A presença de conflito neurovascular não é patognomônico de NT, uma vez que tal achado pode estar presente em pacientes assintomáticos.
- O teste do reflexo trigeminal avalia a função no nervo por métodos neurofisiológicos:
  - Útil para a detecção dos casos secundários de etiologia duvidosa (NT clássica e NT idiopática não alteram o reflexo trigeminal).
  - Útil nos pacientes que não poderão ser submetidos à RM encefálica.

DIAGNÓSTICO DIFERENCIAL

» A NT pode ser confundida com dor de origem dentária, outras dores faciais, como a disfunção temporomandibular, ou até mesmo cefaleias primárias.

» Dentre as cefaleias primárias, as cefaleias trigêmino-autonômicas, notadamente as cefaleias unilaterais, neuralgiformes de curta duração (SUNCT e SUNA), são as que mais comumente trazem confusão no diagnóstico.

» O Quadro 25.4 discrimina os principais diagnósticos diferenciais de NT.

TRATAMENTO

» O tratamento mais eficaz da NT baseia-se no uso de drogas bloqueadores do canal de sódio (carbamazepina e oxcarbazepina) e, nos casos refratários, na abordagem cirúrgica.

» A carbamazepina e a oxcarbazepina são igualmente eficazes.

» A oxcarbazepina apresenta um perfil melhor de efeitos colaterais, sendo mais tolerada.

» Sedação, sensação de tontura, erupção cutânea, hiponatremia e decréscimo dos elementos do sangue (eritrócitos, série branca e plaquetas) são exemplos de fatores limitantes de se chegar em doses terapêuticas necessárias da carbamazepina e oxcarbazepina.

» Há alguma evidência para o uso de lamotrigina, baclofeno e pimozida nos casos refratários.

» Lamotrigina também pode ser usada como adjuvante da carbamazepina ou da oxcarbazepina.

» Gabapentina, pregabalina e antidepressivos (amitriptilina, venlafaxina e duloxetina) podem ser bons adjuvantes nos casos de NT com dor contínua concomitante (Quadro 25.5).

Quadro 25.4. Diagnóstico diferencial de neuralgia trigeminal (NT)

Diagnóstico	Características	Comentários quanto ao diagnóstico diferencial com a NT
Causas odontológicas • Pulpite • Sensibilidade dentária • Fratura dentária	• Dor de curta duração (segundos a minutos) • Intensa • Início súbito • Dor em fincadas, aguda, tipo choques	• Dor de característica semelhante à NT • Dor odontogênica geralmente é localizada na região intraoral
Disfunção temporomandibular (DTM)	• Dor temporal, nas áreas próximas à articulação temporomandibular e orelha, cervicalgia • Dor profunda e contínua, pode ser súbita • Piora durante o dia e com o movimento mandibular	• Dor facial, muitas vezes coincidente com território trigeminal • Pode piorar com a fala e mastigação, como a NT • Alguns casos de NT podem ter dor contínua facial, como a DTM • DTM não é neuralgiforme
Neuralgia pós-herpética	• Dor neuralgiforme (choques, fincadas e queimação) • Acomete qualquer ramo trigeminal • Hiperalgesia, alodinia e hiperpatia no território acometido • Dor contínua	• Dor com características neuralgiformes como a NT • A dor tem caráter temporal contínuo e sem paroxismos bem definidos como a NT • Alterações sensitivas mais proeminentes que a NT ao exame físico

(continua)

Quadro 25.4. Diagnóstico diferencial de neuralgia trigeminal (NT) *(continuação)*

Diagnóstico	Características	Comentários quanto ao diagnóstico diferencial com a NT
Neuralgia do glossofaríngeo	• Dor unilateral profunda no conduto auditivo, parte posterior da língua e região cervical • Dor de curta duração, lancinante, em fincadas e tipo choque elétrico • Desencadeadas por tosse, deglutição e toque na orelha	• Características neuralgiformes similares à NT • Território da dor não respeita o território do nervo trigêmeo, e sim o do nervo glossofaríngeo
SUNCT/SUNA	• Dor unilateral, principalmente no território V1 e V2 trigeminal • Crises de início súbito, com duração de segundos até 10 minutos • Ausência de período refratário entre as crises • Raros episódios de remissão da dor • Várias crises ao dia • Dor lancinante, em fincadas • Sintomas disautonômicos de face associados	• Dor com características neuralgiformes como NT • Dor em território trigeminal • Dor, no entanto, ocorre mais em V1, enquanto NT ocorre mais em V2 e V3 • NT tem período refratário entre as crises, diferente da SUNCT/SUNA • A duração na NT é geralmente menor que da SUNCT/SUNA • Fenômenos disautonômicos são mais frequentes e intensos na SUNCT/SUNA
Arterite temporal (arterite de células gigantes)	• Dor unilateral, podendo ser bilateral • Acomete geralmente a região temporal e a mandíbula • Dor súbita, contínua • Desencadeada por mastigação	• Presença de sintomas constitucionais e visuais não presentes na NT • VHS > 50 mm/h • A localização da dor e a dor desencadeada pela mastigação podem gerar confusão diagnóstica

SUNCT/SUNA: do inglês, *short-lasting unilateral neuralgiform headache attacks with conjunctival injection and tearing/short-lasting unilateral neuralgiform headache attacks with cranial autonomic symptoms*.

Quadro 25.5. Drogas disponíveis para tratamento da neuralgia trigeminal (NT)

Carbamazepina
- Dose diária preconizada: 400 a 1.200 mg divididos em 2-3 tomadas
- Principais efeitos colaterais: ataxia, diplopia, tontura, sonolência, náuseas, vômitos, xerostomia, erupção cutânea, síndrome de secreção inapropriada de sódio (hiponatremia), efeitos hematológicos

Oxcarbazepina
- Dose diária preconizada: 400 a 2.000 mg divididos em 2-3 tomadas
- Efeitos colaterais: similares ao da carbamazepina

Lamotrigina
- Dose inicial: 25 mg/dia. Aumentar 25 mg por semana para evitar erupções cutâneas
- Dose diária preconizada: 200-500 mg em 2 tomadas
- Efeitos colaterais: tontura, ataxia, diplopia, visão borrada, rinite, insônia, disartria, labilidade emocional, erupção cutânea

Baclofeno
- Dose diária preconizada: 5-80 mg em 3 tomadas
- Efeitos colaterais: náuseas, vômitos, sedação, confusão, tontura, fadiga, constipação, retenção urinária, diarreia, boca seca, dor abdominal, visão borrada, ataxia, alucinação

Outras drogas antiepilépticas
- Doses diárias preconizadas de gabapentina: 900 a 1.800 mg em 3 tomadas
- Doses diárias preconizadas de pregabalina: 150-300 mg em 2 a 3 tomadas
- Efeitos colaterais: tontura, sonolência, edema periférico, boca seca, constipação, ganho de peso, visão borrada, ataxia, confusão, tremor

Antidepressivos
- Doses diárias preconizadas de amitriptilina: 10-400 mg em 1 ou 2 tomadas
- Efeitos colaterais da amitriptilina: agitação, agranulocitose, arritmia, ataxia, visão borrada, confusão, constipação intestinal, tontura, boca seca, ganho de peso
- Doses diárias preconizadas de venlafaxina: 37,5-225 mg em 1 tomada
- Doses diárias preconizadas de duloxetina: 30-60 mg em 1 tomada
- Efeitos colaterais venlafaxina/duloxetina: náusea, tontura, sonolência, boca seca, astenia, nervosismo, tremor

» O tratamento cirúrgico para NT já poderia ser indicado nos casos de refratariedade e intolerância à carbamazepina e oxcarbazepina. No entanto, é importante levar em consideração a preferência do paciente e a presença de contraindicações ao procedimento cirúrgico.
» A cirurgia para NT é dividida em quatro grupos, conforme discriminado no Quadro 25.6.

Quadro 25.6. Tratamento cirúrgico da neuralgia trigeminal (NT)
Lesão distal ao gânglio trigeminal • Lesões realizadas na emergência do nervo nos ossos faciais • Exemplos: neurectomia, injeção alcoólica, lesões por radiofrequência e criolesões • Causam frequentemente anestesia dolorosa
Lesões ao nível do gânglio trigeminal (percutâneo) • Acesso: cânula guiada por fluoroscopia, é introduzida pela face, atravessa o forame oval até atingir o gânglio de Gasser no *cavum* de Meckel • Métodos de lesão: termocoagulação por radiofrequência, lesão por injeção de glicerol, compressão mecânica por balão • Termocoagulação lesa fibras finas ao passo que a compressão por balão e glicerol lesa fibras mielinizadas (reduzindo a aferência tátil) • A termocoagulação não pode ser realizada no ramo V1 (lesão das fibras finas pode levar a deaferentação corneal e ceratite) • O efeito do tratamento é duradouro, mas se perde com o tempo (50% têm efeito analgésico mesmo com 5 anos de pós-operatório) • Complicações: pinçamento da artéria maxilar, queimadura do nervo oculomotor com glicerol e extravasamento de glicerol para espaço subaracnóideo • Surgimento de parestesia transitória em face pode ocorrer após o procedimento
Lesões na raiz do trigêmeo • Radiocirurgia estereotáxica (Gamma Knife) na raiz do nervo • Diferentemente dos outros métodos, o efeito analgésico não é imediato, levando de 6 a 8 semanas para aparecer • Verifica-se alívio da dor em 69% dos pacientes em 1 ano e 52% em 3 anos de evolução • Parestesia de face pode acometer até 37% dos pacientes • Aplicações repetidas aumentam a eficácia do método, mas hiperestesia facial pode surgir

(continua)

Quadro 25.6. Tratamento cirúrgico da neuralgia trigeminal (NT) *(continuação)*
Descompressão microvascular • É o único procedimento que envolve anestesia geral e craniotomia • Realiza-se interposição de esponja separando a alça vascular do nervo trigêmeo • Método preferencial em pacientes jovens e quando há evidente conflito neurovascular à RM encefálica • Método mais eficaz, levando à resolução da dor em 90% dos casos, tendo efeito persistente em 73% dos pacientes em 5 anos • A mortalidade ocorre em torno de 0,2% dos casos • 4% têm complicações importantes como fístula liquórica, infartos ou hematoma • Diplopia e paresia facial são geralmente transitórias • Perda sensorial ocorre em 7% dos pacientes • A complicação mais comum no pós-operatório imediato é a meningite asséptica • A complicação mais comum de longo prazo é a perda auditiva ipsilateral

» A escolha do procedimento cirúrgico depende da idade do paciente, da presença de evidente compressão neurovascular, da raiz envolvida nos sintomas e da experiência do neurocirurgião.

» Apesar de a NT secundária a esclerose múltipla ter mecanismo diferente da NT clássica, estudos têm mostrado benefício de se realizar cirurgia nos casos refratários à medicação. Pode-se, portanto, seguir indicações parecidas às adotadas para NT clássica.

Leituras recomendadas

Benoliel R, Sharav Y, Haviv Y, Almoznino G. Tic, triggering, and tearing: from CTN to SUNHA. Headache. 2017;57(6):997-1009.

Cruccu G. Trigeminal neuralgia. Continuum. (Minneap Minn) 2017; 23(2):396-420.

Maarbjerg S, Di Stefano G, Bendtsen L, Cruccu G. Trigeminal neuralgia – diagnosis and treatment. Cephalalgia. 2017;37(7):648-57.

Tepper SJ. Cranial Neuralgias. Continuum Lifelong Learning Neurol (Minneap Minn). 2018; 24(4):1157-78.

Zakrzewska JM. Differential diagnosis of facial pain and guidelines for management. Br J Anaesth. 2013;111(1):95-104.

Seção 5

Supervisor: Henrique Ballalai Ferraz

DISTÚRBIOS DO MOVIMENTO

Capítulo 26

Parkinsonismo I: doença de Parkinson

Thiago Cardoso Vale
Henrique Ballalai Ferraz

CONCEITO

- Principal representante das síndromes hipocinéticas.
- Define-se pela presença de bradicinesia e ao menos um dos seguintes sinais e sintomas:
  - Rigidez muscular.
  - Tremor de repouso.
  - Instabilidade postural não provocada por distúrbios vestibulares, cerebelares, visuais ou proprioceptivos.

ETIOLOGIAS

- Doença de Parkinson (DP) é a principal causa de parkinsonismo.
- O Quadro 26.1 demonstra as outras potenciais causas de parkinsonismo.
- DP tem fisiopatologia complexa, com fatores genéticos, epigenéticos e ambientais.
- Maioria dos casos de DP é esporádica; 20% dos indivíduos com DP têm história familial positiva.

Quadro 26.1. Causas de parkinsonismo

- Doença de Parkinson idiopática
- Síndromes parkinsonianas atípicas (Parkinson-*plus*)
  - Paralisia supranuclear progressiva
  - Atrofia de múltiplos sistemas
  - Degeneração corticobasal
  - Demência por corpos de Lewy
- Parkinsonismo secundário
  - Induzido por droga
  - Vascular
  - Pós-encefalítico
  - Hidrocefalia de pressão normal
  - Traumatismo cranioencefálico
  - Calcificação dos núcleos da base
- Doenças degenerativas
  - Doença de Alzheimer
  - Complexo parkinsonismo-demência-doença de neurônio motor
- Doenças genéticas
  - Doença de Wilson
  - Doença de Huntington
  - Distonia dopa-responsiva

DOENÇA DE PARKINSON

» Segunda doença neurodegenerativa mais prevalente, atrás apenas da doença de Alzheimer.

» Idade média de início dos sintomas motores: 60 anos. A prevalência aumenta com a idade.

» Discretamente mais frequente em homens.

» Decorrente da perda de neurônios dopaminérgicos da substância negra.

» O neuropatologista Braak sugeriu que as alterações patológicas na DP ocorram em estágios:

- Estágios 1 e 2: doença confinada a estruturas do tronco, mas não à substância negra.

- Estágios 3 e 4: doença dissemina-se para mesencéfalo e núcleos da base.
- Estágios 5 e 6: doença dissemina-se para o córtex.

» Etiopatogênese multifatorial, envolvendo, entre outros fatores, disfunção mitocondrial e estresse oxidativo.

» Os principais fatores de risco para a DP encontram-se listados no Quadro 26.2.

Quadro 26.2. Fatores de risco para a doença de Parkinson

Positivos	Negativos
• Idade (> 65 anos) • Exposição a pesticidas, herbicidas • Exposição a metais pesados, solventes • Residência em área rural • Exposição ao MPTP* • Portador do gene *GBA*, *SNCA* e *MAPT*** • História familial de doença de Parkinson	• Tabagismo • Cafeína

* MPTP: 1-metil-4-fenil-1,2,3,6-tetra-hidropiridina; ** *GBA*: gene que codifica a enzima beta-glucocerobrosidade; *SNCA*: gene que codifica a proteína alfa-sinucleína; *MAPT*: gene que codifica a proteína tau.

■ DIAGNÓSTICO DA DOENÇA DE PARKINSON

» Diagnóstico da DP é clínico, sendo necessário preencher:

- Etapa 1: Critérios para uma síndrome parkinsoniana.
- Etapa 2: Ausência de critérios de exclusão absolutos (Quadro 26.3).
- Etapa 3: Pelo menos dois critérios de suporte (Quadro 26.4).

» Um grande número de sintomas não motores ocorrem durante a evolução do quadro ou antecedem o diagnóstico da DP (Quadro 26.5). São fontes comuns de incapacidade funcional e muitos pacientes não informam espontaneamente por achar que não tem relação com a doença.

Quadro 26.3. Critérios de exclusão do diagnóstico de doença de Parkinson
• Repetidos acidentes vasculares encefálicos com progressão em degraus do parkinsonismo • História de repetidos traumatismos cranioencefálicos • História de encefalite definida • Crises oculógiras • Tratamento com neuroléptico no início dos sintomas • Remissão sustentada • Sintomas estritamente unilaterais por mais de 3 anos de doença • Paralisia do olhar vertical • Sinais cerebelares • Disautonomia precoce • Demência precoce • Sinais piramidais (sinal de Babinski) • Resposta negativa ou não sustentada a levodopa • Exposição a MPTP: 1-metil-4-fenil-1,2,3,6-tetra-hidropiridina

Quadro 26.4. Achados clínicos que suportam o diagnóstico de doença de Parkinson
• Início unilateral • Tremor de repouso; tremor de mandíbula • Sinais e sintomas progressivos • Persistência da assimetria afetando o lado de início dos sintomas • Boa resposta à levodopa • Coreia induzida por levodopa • Ótima e sustentada resposta à levodopa • Curso clínico acima de 10 anos

» Dentre esses sintomas não motores, os seguintes caracterizam-se por pertencer à fase pré-motora ou estágio prodrômico da doença:
- Distúrbios do olfato.
- Distúrbio comportamental do sono REM (*rapid eye movement*).
- Disfunção autonômica, em especial constipação intestinal.
- Alterações neuropsiquiátricas, em especial depressão.

Quadro 26.5. Sintomas não motores da doença de Parkinson

Neuropsiquiátricos	Disautonômicos
• Demência • Depressão • Ansiedade • Abulia • Apatia • Perda de libido	• Constipação intestinal • Incontinência urinária • Disfunção erétil • Sialorreia • Sudorese excessiva • Hipotensão postural*
Distúrbios do sono	**Sintomas sensitivos/outros**
• Distúrbio comportamental do sono REM • Sonolência excessiva diurna • Sonhos vívidos • Movimentos periódicos dos membros	• Dor • Parestesias • Fadiga • Hiposmia/anosmia

* Hipotensão postural definida por queda na pressão arterial sistólica de 20 mmHg e/ou queda na pressão arterial diastólica de 10 mmHg. REM: *rapid eye movement*.

TRATAMENTO DA DOENÇA DE PARKINSON

» Tratamento deve ser iniciado ao diagnóstico.

» Quando sintomas motores ocorrem, há perda de mais de 60% dos neurônios dopaminérgicos da substância negra e redução de cerca de 80% no estriado.

» Objetivos do tratamento:
- Controlar sintomas.
- Manter capacidade funcional.
- Melhorar a qualidade de vida dos pacientes.

» O tratamento clínico deve vir aliado ao multidisciplinar: enfermagem, fisioterapia, fonoaudiologia, psicologia e terapia ocupacional. O tratamento cirúrgico está indicado nos casos descritos no Quadro 26.6.

» Sempre que possível, iniciar uma medicação antiparkinsoniana de cada vez e fazer incrementos graduais nas doses até atingir a dose desejada (Quadro 26.7).

» As Figuras 26.1 e 26.2 apresentam os algoritmos de tratamento das fases inicial, intermediária e avançada da doença de Parkinson.

Quadro 26.6. Tratamento cirúrgico da doença de Parkinson

- Cirurgia não é curativa
- Os fármacos antiparkinsonianos continuam sendo utilizados
- Não dispensa o trabalho multidisciplinar no tratamento da doença
- Existem manifestações que não respondem ao tratamento:
  - Distúrbios de fala
  - Disfagia
  - Distúrbios posturais
  - Manifestações não motoras
- Método preconizado: estimulação cerebral profunda (*deep brain stimulation* – *DBS)*
- Avaliação pré-estimulação é obrigatória: escalas validadas como UPDRS, Hoehn-Yahr e Schwab & England; avaliações neuropsicológicas e de resposta à levodopa
- Principais indicações:
  - Doença de Parkinson idiopática com diagnóstico há pelo menos 5 anos
  - Idade acima de 18 e abaixo de 75 anos
  - Graves discinesias induzidas por levodopa não controladas com medicações
  - Tremor refratário à levodopa
  - Escore UPDRS motor em *off* superior a 30 e escore em *on* inferior a 30
  - Responsividade à levodopa com ≥ 25 a 50% no escore UPDRS motor
- Principais contraindicações:
  - Parkinsonismo atípico
  - Demência
  - Distúrbio psiquiátrico não controlado
  - Coagulopatias
  - Doença cardíaca instável ou descompensada
  - Hipertensão arterial mal controlada
  - Encefalopatia arteriosclerótica subcortical (Binswanger)
  - Neoplasias malignas avançadas
  - Processo infeccioso ativo
- Principais alvos cirúrgicos: núcleos subtalâmico, ventral intermédio, globo pálido interno e pedúnculo-pontino
- Vantagens: reversibilidade, ajustabilidade, bilateralidade
- Desvantagens: custo, troca do gerador de pulso, maior incidência de infecções, migração do eletrodo, lesões cutâneas e falhas no sistema, hemorragias

UPDRS: *Unified Parkinson's Disease Rating Scale*

Quadro 26.7. Drogas disponíveis para tratamento dos sintomas motores da doença de Parkinson

Anticolinérgicos
- Principal efeito sintomático no tremor
- Biperideno (1,5 a 12 mg em 2-3 tomadas); triexifenidil (1,5 a 12 mg em 2-3 tomadas)
- Efeitos colaterais anticolinérgicos: glaucoma, xerostomia, constipação intestinal, retenção urinária, turvação visual, confusão mental, alucinações, perda cognitiva e demência

Amantadina
- Efeito sintomático discreto
- Indicado em fase inicial em monoterapia ou associada
- Indicado em fase avançada como droga antidiscinética
- Dose: 100 a 400 mg divididos em 3-4 tomadas (máximo: 400 mg/dia)
- Efeitos colaterais: livedo reticular, efeitos anticolinérgicos, insônia, alucinações visuais

Inibidores da MAO-B
- Efeito sintomático em monoterapia e em associação
- Rasagilina: 1 mg em única tomada pela manhã; selegilina: 5-10 mg (1 a 2 tomadas)
- Efeitos colaterais: selegilina libera derivados anfetamínicos, podendo causar insônia e hipotensão postural, além de possível aumento do risco cardiovascular. A rasagilina tem menos efeitos colaterais e pode causar cefaleia

Agonistas dopaminérgicos (AD)
- Formulações do pramipexol: pramipexol, pramipexol ER (liberação lenta 1×/dia)
- Formulações da rotigotina adesivo (4, 6 e 8 mg 1×/dia); dose máxima: 16 mg
- Pramipexol: 0,125 a 4,5 mg em 3 a 5 tomadas
- Efeitos colaterais: náuseas, vômitos, hipotensão postural, tonturas, sonolência excessiva, ganho de peso, edema de membros inferiores, ataques súbitos de sono, transtorno de controle do impulso (jogo patológico, hipersexualidade, compulsão por compras, compulsão por organização)

Inibidores da enzima COMT
- Devem ser administrados sempre com a levodopa
- Indicados para controle do encurtamento de dose em fases avançadas da doença
- Entacapone: 200 mg a cada dose da levodopa; dose máxima: 1.600 mg/dia

(continua)

Quadro 26.7. Drogas disponíveis para tratamento dos sintomas motores da doença de Parkinson *(continuação)*

Safinamida

- Potencializa a ação sintomática dos agonistas dopaminérgicos
- Ação reversível, 50 vezes mais seletiva para MAO-B que selegilina/rasagilina
- Doses diárias preconizadas de safinamida: 50 a 200 mg
- Aumenta o período "*on*" naqueles com levodopa e flutuações motoras sem aumentar risco de discinesias

Levodopa

- Tratamento sintomático padrão de referência, utilizado em fases iniciais e tardias
- Meia-vida curta: 1 a 3 horas
- Não utilizar junto às refeições
- L-dopa + benserazida 200/50 mg ou 100/25 mg ou L-dopa + carbidopa 250/25 mg
- Formulações de liberação imediata, dispersível, liberação retardada (*dual*) e lenta
- Efeitos adversos, principalmente na fase tardia, com flutuações [encurtamento do fim de dose (*wearing off*), estado *on-off*] e discinesias [pico de dose, bifásicas, quadradas, coreicas ou distônicas]
- Síndrome de desregulação dopaminérgica: doses da medicação a intervalos muito curtos

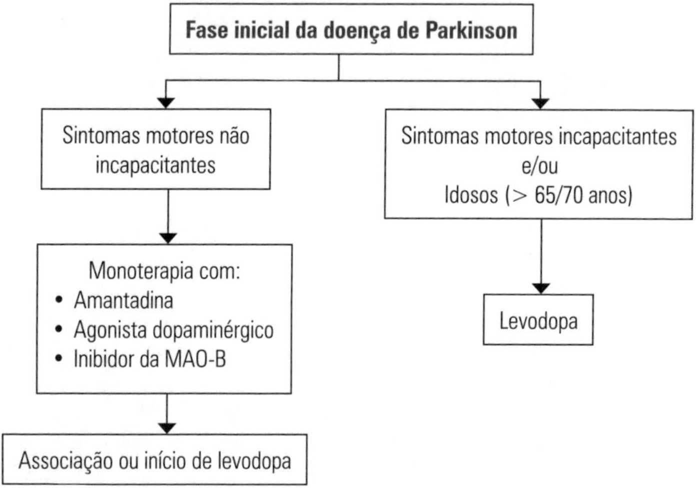

Figura 26.1. Algoritmo de tratamento da fase inicial da doença de Parkinson.

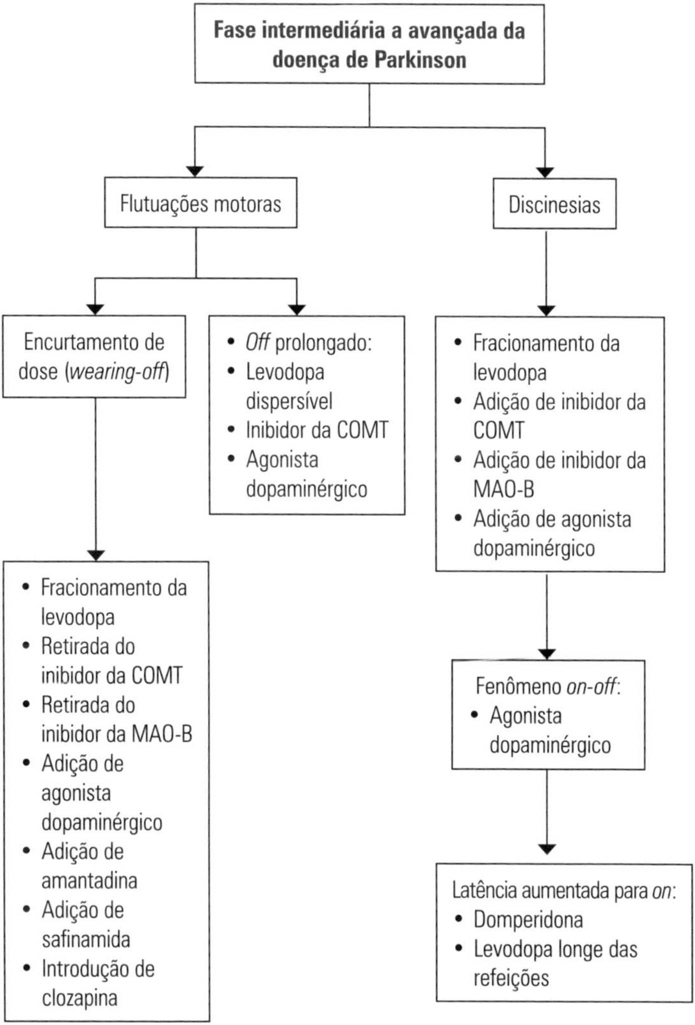

Figura 26.2. Algoritmo de tratamento da fase intermediária a avançada da doença de Parkinson.

Leituras recomendadas

Barbosa ER, Ferraz HB, Tumas V. Doença de Parkinson – Recomendações da Academia Brasileira de Neurologia. 2. ed. São Paulo: Omni-Farma; 2015.

Jankovic J, Poewe W. Therapies in Parkinson's disease. Curr Opin Neurol. 2012;25(4):433-47.

Kalia LV, Lang AE. Parkinson's disease. Lancet. 2015;386(9996):896-912.

Poewe W, Seppi K, Tanner CM, Halliday GM, Brundin P, Volkmann J, et al. Parkinson's disease. Nat Rev Dis Primers. 2017;3:17013.

Tolosa E, Wenning G, Poewe W. Diagnosis in Parkinson's disease. Lancet Neurol. 2006;5(1):75-86.

Capítulo 27

Parkinsonismo II: atípico e secundário

Thiago Cardoso Vale
Lorena Broseghini Barcelos
Henrique Ballalai Ferraz

PARKINSONISMO ATÍPICO

» Parkinsonismo atípico, ou síndrome Parkinson-*plus*, refere-se a um conjunto de doenças que se apresentam com manifestações clínicas de uma síndrome parkinsoniana associada a outros sinais e sintomas distintivos da doença de Parkinson (DP).

» Suspeita-se de parkinsonismo atípico na presença de sintomas bilaterais no início do quadro, progressão mais rápida que na DP e resposta limitada à levodopa.

» No parkinsonismo atípico, destacam-se a precocidade de aparecimento de sinais e sintomas como:
- Declínio cognitivo.
- Disautonomia (hipotensão postural).
- Instabilidade postural precoce.
- Bloqueio de marcha e quedas.
- Disfagia e disfonia importantes.
- Apraxia, mioclonias e distonia.

» Compreende:
- Atrofia de múltiplos sistemas (AMS).
- Paralisia supranuclear progressiva (PSP).

  - Demência por corpos de Lewy (DCL).
  - Degeneração corticobasal (DCB).
- Os fenótipos clínicos de PSP e DCB podem ser variáveis e uma doença pode se assemelhar à outra.
- Parkinsonismo atípico caracteristicamente não responde adequadamente à levodopa, deve-se elevar a dose até no mínimo 1 g/dia para concluir se há ou não resposta.
- Em alguns casos, o parkinsonismo pode ser parcialmente responsivo à levodopa, mas usualmente essa resposta não se mantém com o passar do tempo.
- Não costumam responder aos agonistas dopaminérgicos, e estes, quando prescritos, podem agravar sintomas cognitivos e autonômicos (se estiverem presentes).
- Tratamento sintomático deve ser direcionado de acordo com as manifestações clínicas presentes:
  - Hipotensão ortostática: medidas protetoras (meias elásticas, aumentar ingestão hídrica e de sal) + fludrocortisona 0,1 a 0,2 mg/dia.
  - Distúrbios do humor: antidepressivos (evitar tricíclicos).
  - Incontinência urinária: oxibutinina.
  - Disfunção erétil: sildenafila.
  - Mioclonias: clonazepam.
  - Alucinações: quetiapina/clozapina.
  - Distonia: toxina botulínica.
  - Sialorreia: gotas de atropina sublingual, toxina botulínica.
  - Demência: inibidores de colinesterase (rivastigmina/donepezila).
- Sempre combinar o tratamento clínico com reabilitação, principalmente fisioterapia motora, fonoaudiologia e estimulação cognitiva.

PARKINSONISMO ATÍPICO

- *Vide* Quadro 27.1.

Quadro 27.1. Parkinsonismo atípico

Doença	Clínica	Imagem
Atrofia de múltiplos sistemas	• Idade de início entre 50 e 70 anos • Muito raro antes dos 40 anos • Sobrevida média de 9,5 anos • Forma parkinsoniana (AMS-P): 80% dos casos • Forma cerebelar (AMS-C): 20% dos casos • AMS-P: parkinsonismo bilateral e simétrico sem tremor de repouso com quedas e disautonomia precoces • AMS-C: disfunção cerebelar e disautonomia • Disautonomia: hipotensão ortostática (redução sistólica > 30 mmHg ou diastólica > 15 mmHg), incontinência urinária e impotência sexual • Parkinsonismo pouco responsivo à levodopa • Outros achados: – Sinais piramidais – Distúrbio comportamental do sono REM – Estridor laríngeo – Disfagia precoce – Parkinsonismo rapidamente progressivo	• Normal nas fases iniciais • Atrofia do putâmen • Atrofia da ponte • Atrofia dos pedúnculos cerebelares • Hipointensidade anormal putaminal posterior em T2 • Hipersinal na borda externa do putâmen (*slit signal*) • Hipersinal em formato de cruz na ponte (*hot-cross bun sign*): degeneração das fibras transversas pontocerebelares • PET: hipometabolismo putaminal e cerebelar

(continua)

Quadro 27.1. Parkinsonismo atípico *(continuação)*

Doença	Clínica	Imagem
Paralisia supranuclear progressiva	• Idade de início após 40 anos • Sobrevida média de 5,6 anos • Paralisia supranuclear vertical do olhar para baixo • Disfunção cognitiva frontal (transtorno executivo) • Instabilidade postural com quedas precoces • "Apraxia" da abertura palpebral • Rigidez axial > apendicular • Distúrbios de deglutição e fala precoces • Extensão distônica do pescoço (retrocolo) • "Sinal do aplauso" • Fenótipos: – Síndrome de Richardson – PSP-Parkinson – PSP-corticobasal – Afasia progressiva não fluente – Acinesia pura com bloqueio da marcha – Cerebelar	• Pode ser normal, especialmente nas fases iniciais • Atrofia mesencefálica • Presença do "sinal do beija-flor" no corte sagital • Presença do "*morning glory sign*", pela concavidade da margem lateral do tegmento mesencefálico • Dilatação do terceiro ventrículo

(continua)

Quadro 27.1. Parkinsonismo atípico *(continuação)*

Doença	Clínica	Imagem
Degeneração corticobasal	• Idade de início entre 45 e 75 anos • Sobrevida média de 8 anos • Apraxia de membro ou oromandibular • Distúrbios de sensibilidade corticais • Síndrome da mão alienígena • Rigidez ou bradicinesia assimétrica • Distonia dos membros • Mioclonia estímulo-sensitiva • Fenótipos: – Síndrome corticobasal – Síndrome frontal comportamental – Síndrome de paralisia supranuclear progressiva – Síndrome de afasia progressiva não fluente	• Atrofia assimétrica do lobo parietal • Atrofia do corpo caloso frontoparietal • Sinal hiperintenso do córtex do giro pós-central, que se estende à substância branca • Atrofia do pedúnculo cerebral e tegmento mesencefálico
Demência de corpos de Lewy	• Idade de início por volta dos 70 anos • Parkinsonismo usualmente simétrico e do tipo rígido-acinético • Demência precoce (usualmente antecedendo o parkinsonismo) • Manifestações axiais com grave acometimento do equilíbrio e postura • Distúrbio comportamental do sono REM • Alucinações visuais bem estruturadas • Flutuação dos sintomas cognitivos e da atenção • Sensibilidade aumentada a neurolépticos (a exposição, mesmo a pequenas doses, acarreta uma piora acentuada do parkinsonismo)	• Atrofia cortical difusa • Neuroimagem funcional (SPECT e PET) com hipofluxo/hipometabolismo occipital

REM: do inglês, *rapid eye movements*; PET: tomografia por emissão de pósitrons; SPECT: tomografia computadorizada por emissão de fóton único.

PARKINSONISMO SECUNDÁRIO (QUADRO 27.2)

Quadro 27.2. Parkinsonismo secundário

Doença	Clínica	Exame para diferenciar da DP
Parkinsonismo vascular	• Parkinsonismo na "metade inferior do corpo" com distúrbio de marcha proeminente • Sinais piramidais • Incontinência urinária • Demência vascular concomitante pode estar presente • Baixa resposta à levodopa	• Ressonância encefálica: infarto estratégico mesencefálico, talâmico ou nos núcleos da base; extensa lesão de substância branca • SPECT cerebral com marcador do transportador da dopamina – TRODAT* é normal (exceto em alguns casos de infartos estratégicos na via nigroestriatal) • Ultrassonografia transcraniana normal • Teste do olfato normal
Parkinsonismo induzido por drogas • Reserpina, tetrabenazina • Proclorperazina • Metoclopramida • Flunarizina e cinarizina, bloqueadores de canal de cálcio	• Parkinsonismo leve bilateral simétrico • Reversível quando da suspensão da medicação • Pode não reverter e revelar DP subjacente	• SPECT cerebral com marcador do transportador da dopamina – TRODAT é normal, ao contrário do esperado na DP • Ultrassonografia transcraniana normal • Teste de olfato normal

SPECT: tomografia computadorizada por emissão de fóton único; DP: doença de Parkinson.
*TRODAT-^{99m}Tc: é um radiotraçador que atravessa a barreira hematoencefálica e possui elevada afinidade pelo transportador de dopamina, sendo captado pela cintilografia em modo SPECT.

» O SPECT cerebral com marcador do transportador da dopamina (no Brasil utiliza-se o TRODAT) marca os terminais dopaminérgicos pré-sinápticos. Quando a captação está reduzida, significa que há perda de neurônios nigrais. O exame é particularmente útil na diferenciação entre a DP de tremor essencial, parkinsonismo funcional ou psicogênico ou, ainda, parkinsonismo medicamentoso, mas não tem utilidade para diferenciar DP de atrofia de múltiplos sistemas ou paralisia supranuclear progressiva.

» Outros exames a serem considerados para diagnóstico diferencial são: VDRL, FTA-Abs, vitamina B12, TSH, eletrólitos, provas de função hepática e renal, tomografia de crânio ou ressonância encefálica na suspeita de hidrocefalia, tumores cerebrais.

Leituras recomendadas

Geser F, Wenning GK, Poewe W, McKeith I. How to diagnose dementia with Lewy bodies: state of the art. Mov Disord. 2005;20(suppl 12):S11-S20.

Gilman S, Wenning GK, Low PA. Second consensus statement of the diagnosis of multiple system atrophy. Neurology. 2008;71:670-6.

Golbe LI. Progressive supranuclear palsy. Semin Neurol. 2014;34:151-9.

Litvan I, Bathia KP, Burn DJ, Goetz CG, Lang AE, McKeith I, et al. Task force appraisal of clinical diagnostic criteria for Parkinsonian disorders. Mov Disord. 2003;18:467-86.

Stamelou M, Quinn N, Bathia KP. "Atypical" atypical Parkinsonism: new genetic conditions presenting with features of progressive supranuclear palsy, corticobasal degeneration, or multiple system atrophy: a diagnostic guide. Mov Disod. 2013;28:1184-99.

Capítulo 28

Tremores

Vanderci Borges
Carolina Candeias da Silva
Henrique Ballalai Ferraz

CONCEITO

- Tremor é o movimento involuntário mais comum.
- Define-se como oscilação rítmica de qualquer parte do corpo decorrente de contrações de músculos antagonistas e podem ser síncronos ou alternantes.
- O tremor pode ser fisiológico ou patológico.

CLASSIFICAÇÃO

- Os tremores podem ser classificados de acordo com a localização, frequência e fenomenologia. O Quadro 28.1 demonstra essa classificação.
- Pela combinação de diversas características, podemos classificar tremores em diversas síndromes, de acordo com o Quadro 28.2.
- O tremor fisiológico geralmente não é visível. Em condições de estresse, ansiedade, uso de alguns medicamentos como antidepressivos, teofilina, agonistas alfa-adrenérgicos ou uso abusivo de cafeína, o tremor pode se tornar aparente.

Quadro 28.1. Classificação dos tremores

Fenomenologia	• Tremor de repouso: – Adução, abdução – Pronação, supinação • Tremor de ação: – Postural – Cinético – Intencional – Tarefa-específico – Isométrico
Frequência	• Baixa: < 4 Hz • Média: 4-7 Hz • Alta: > 7 HZ
Localização	• Qualquer parte do corpo • Mãos e cabeça: mais frequentes

Quadro 28.2. Classificação sindrômica dos tremores

Tipo	Fenomenologia	Frequência	Localização
Fisiológico	Postural	8-12 Hz	Mãos
Parkinsoniano	Repouso Postural	4-6 Hz 6-10 Hz	Mão unilateral ou bilateral assimétrico, membros inferiores, mento
Essencial	Cinético, postural	4-12 Hz	Membros superiores, bilateral e simétrico, cabeça, laringe e membros inferiores
Tremor na distonia	Cinético, postural	4-8 Hz	Membros superiores, unilateral, cabeça, voz, mento
Tarefa-específico	Cinético	4-8 Hz	Membros superiores, laringe (voz)
Cerebelar	Intencional	2-5 Hz	Membros superiores, cabeça, tronco

(continua)

Quadro 28.2. Classificação sindrômica dos tremores *(continuação)*

Tipo	Fenomenologia	Frequência	Localização
Holmes	Repouso, postural, intencional	2-5 Hz	Mãos, unilateral
Palatal	Repouso	1-3 Hz	Palato mole
Ortostático	Postural	13-18 Hz	Membros inferiores
Associado a neuropatias	Postural	4-12 Hz	Membros superiores e inferiores
Psicogênico	Repouso, ação, postural	4-10 Hz	Membros superiores, língua, membros inferiores, tronco
Induzido por drogas	Postural, repouso, cinético	4-12 Hz	Membros superiores, lábios

DIAGNÓSTICO

- » Fatos importantes a serem considerados na história clínica de um paciente com tremor:
  - Idade de início.
  - Modo de início (súbito ou gradual).
  - Localização inicial e sequência de aparecimento.
  - Circunstância em que ocorre.
  - Outros sintomas neurológicos.
  - História de doenças sistêmicas (p. ex., distúrbios metabólicos).
  - Uso de medicações ou substâncias ilícitas.
  - Resposta ao álcool.
  - História familial de tremor ou outro distúrbio do movimento.
- » Alguns exames podem auxiliar quando existem dúvidas diagnósticas. O Quadro 28.3 aponta os principais exames complementares.
- » O tremor essencial é a causa mais comum dos tremores. O diagnóstico segundo o consenso da International Parkinson's Disease and Movement Disorder Society, de 1998, pode ser visto no Quadro 28.4.

Quadro 28.3. Exames complementares
• Testes de função tireoidiana
• Dosagem sérica da ceruloplasmina e cobre sérico, dosagem de cobre urinário
• Neuropatia: eletroforese de proteínas e testes para porfirina
• Neuroimagem: tomografia computadorizada de crânio, ressonância magnética encefálica, SPECT com transportador dopaminérgico
• Eletroneuromiografia
• Estudos toxicológicos

SPECT: tomografia computadorizada por emissão de fóton único.

Quadro 28.4. Critérios diagnósticos do tremor essencial
• Tremor bilateral de ação das mãos e antebraços (sem tremor de repouso)
• Pode ocorrer tremor isolado da cabeça na ausência de postura anormal
• Ausência de outros sinais neurológicos
• História familial em cerca de 50%
• Resposta ao álcool

TRATAMENTO

» Para o tratamento adequado, é necessário diagnóstico acurado da causa do tremor, afastar causas secundárias e suspender ou reduzir drogas que podem estar relacionadas ou exacerbando o tremor.

» Tratamento clínico:

- Tremor parkinsoniano: deve ser tratado da mesma forma que os outros sintomas parkinsonianos (p. ex., levodopa, agonistas dopaminérgicos, anticolinérgicos). Doses mais altas de levodopa podem ser necessárias para a melhora do tremor.
- Tremor essencial: tratamento de primeira linha – propanolol ou primidona; segunda linha – topiramato ou atenolol. Outras opções: benzodiazepínicos ou gabapentina.
- Tremor distônico: tremor cefálico, de mandíbula ou de voz, é comumente tratado com toxina botulínica. Tremor de membro pode ser tratado com anticolinérgicos ou propranolol.

- Tremor cerebelar: tremor pouco responsivo ao tratamento medicamentoso. O levetiracetam pode ser tentado. Há relatos de melhora com topiramato.
- Tremor de Holmes: tremor de difícil controle. Levodopa, anticolinérgicos, clonazepam, levetiracetam e agonistas dopaminérgicos podem ser considerados.
- Tremor ortostático: tremor de difícil controle. Clonazepam, propranolol, primidona e gabapentina podem ser considerados.
- Tremor primário da escrita: metade dos casos responde ao tratamento medicamentoso com propranolol, primidona ou anticolinérgicos. Pode ser tentada toxina botulínica.

» O Quadro 28.5 demonstra as principais drogas utilizadas no tratamento dos tremores com suas características.

Quadro 28.5. Drogas utilizadas no tratamento dos tremores
Propranolol • Tipo de tremor: tremor essencial, também pode ser usado em outros tipos de tremor de postura e ação, tremor primário da escrita, tremor ortostático e tremor distônico • Iniciar com 20 mg, 2×/dia, aumentar dose conforme eficácia e tolerância. Dose eficaz: 60-240 mg. Atenolol também pode ser usado, 50-100 mg/dia • Efeitos colaterais: bradicardia, síncope, hipotensão postural, fadiga, disfunção erétil
Primidona • Tipo de tremor: tremor essencial, também pode ser usado em outros tipos de tremor de postura e ação, tremor primário da escrita, tremor ortostático • Iniciar com 25 mg/dia, aumento gradual até melhora clínica. Grande parte dos pacientes melhora com doses até 150 mg/dia. Dose máxima: 750 mg/dia • Efeitos colaterais: sonolência, náuseas, tontura, desequilíbrio, confusão mental
Topiramato • Tipo de tremor: tremor essencial e cerebelar • Iniciar com 25 mg à noite, com aumento gradual até 200-400 mg/dia • Efeitos colaterais: sonolência, tontura, litíase renal, prejuízo de concentração, inapetência, anorexia, perda ponderal, parestesias, glaucoma de ângulo agudo

(continua)

Quadro 28.5. Drogas utilizadas no tratamento dos tremores *(continuação)*
Gabapentina • Tipo de tremor: tremor essencial, tremor ortostático • Iniciar com 300 mg, com aumento gradual até 3×/dia. No tremor essencial pode ser usado até 1.800 mg/dia. No tremor ortostático pode chegar até 2.400 mg/dia. Dose máxima: 3.600 mg/dia • Efeitos colaterais: sonolência, tontura, cefaleia, fadiga, desequilíbrio
Benzodiazepínicos • Tipo de tremor: tremor ortostático, também pode ser tentado no tremor essencial • Clonazepam (0,5-4 mg), alprazolam (0,5-1,75 mg) • Efeitos colaterais: sedação, letargia, depressão respiratória, alteração cognitiva, delírios, incoordenação, retenção urinária, hipersecreção das vias aéreas, constipação
Levodopa • Tipo de tremor: tremor parkinsoniano, tremor de Holmes • Iniciar com 100 mg, 2-3×/dia • Efeitos colaterais: anorexia, náuseas, vômitos, distúrbios gastrointestinais, tontura, delírios, alterações de comportamento
Levetiracetam • Tipo de tremor: tremor cerebelar, tremor de Holmes • Iniciar com 250 mg, 1-2×/dia. Aumentos de 500 mg a cada duas semanas, até melhora clínica ou dose 50 mg/kg/dia • Efeitos colaterais: astenia, fadiga, cefaleia, depressão, hostilidade, agressividade, insônia, nervosismo, alterações do humor

» O implante de eletrodo cerebral profundo bilateral (DBS) no núcleo ventral intermédio do tálamo pode ser usado para o tremor essencial refratário, e há relatos de melhora em algumas formas de tremores menos comuns (p. ex., tremor de Holmes, tremor cerebelar). O DBS subtalâmico é o principal alvo para controle do tremor parkinsoniano. A talamotomia ainda pode ser usada em pacientes com diversos tipos de tremor refratário.

Leituras recomendadas

Deuschl G, Bain P, Brin M. Consensus statement of the Movement Disorder Society on Tremor. Mov Disord. 1998;(suppl 3):2-23.

Govert F, Deuschl G. Tremor entities and their classification: an update. Curr Opin Neurol. 2015;28:393-9.

Schneider SA, Deuschl G. Medical and surgical treatment of tremors. Neurol Clin. 2015;33(1):57-75.

Silva DJ, Fen CH, Coletta MVD, eds. Transtornos do movimento – diagnóstico e tratamento. 2. ed. São Paulo: Omnifarma; 2016.

Zesiewicz TA, Elble R, Louis ED, Hauser RA, Sullivan KL, Dewey RB Jr, et al. Practice parameter: therapies for essential tremor. Report of Quality Standards Subcommittee of the American Academy of Neurology. Neurology. 2005;2008-20.

Capítulo 29

Coreias

Roberta Arb Saba Rodrigues Pinto
Ricardo Oliveira Horta Maciel

INTRODUÇÃO

- A coreia caracteriza-se por um movimento involuntário irregular, rápido e arrítmico, que pode acometer qualquer parte do corpo, incluindo face, tronco e extremidades.
- A coreia é um transtorno de movimento causado pela disfunção do circuito dos núcleos da base, responsáveis pelo controle dos movimentos.
- A doença de Huntington é a principal causa de coreia hereditária, e a coreia de Sydenham é a principal causa de coreia adquirida em crianças.

ETIOLOGIAS

- Quanto à etiologia, a coreia pode ser classificada em: hereditária, metabólica, imunológica, infecciosa, vascular, estrutural e secundária ao uso de drogas.
- Os Quadros 29.1 e 29.2 demonstram as principais etiologias associadas à coreia, tanto hereditárias quanto adquiridas.

Quadro 29.1. Principais etiologias de coreias hereditárias
• Doença de Huntington • Doenças Huntington-*like* • Coreia benigna familial • Neuroacantocitose • Atrofia dentato-rubro-pálido-luisiana • Discinesias paroxísticas cinesiogênicas • Mutações dos genes *ADCY-5* e *PDE10A*

Quadro 29.2. Principais etiologias de coreias adquiridas	
Coreias metabólicas • Hiperglicemia/hipoglicemia • Hipernatremia/hiponatremia • Hipocalcemia • Hipomagnesemia • Encefalopatia hepática • Hipertireoidismo • Hipoparatireoidismo	**Coreias imunológicas** • Coreia de Sydenham • Coreia gravídica • Lúpus eritematoso sistêmico • Encefalite pós-infecciosa • Encefalite pós-vacinal • Paraneoplasias • Doença de Behçet
Coreias induzidas por drogas • Antiparkinsonianos • Antiepilépticos • Bloqueadores de canal de cálcio • Bloqueadores dopaminérgicos • Psicoestimulantes • Esteroides • Anticoncepcionais orais • Outras (álcool, lítio, baclofeno, ciclosporina, digoxina, tricíclicos)	**Coreias estruturais** • Acidente vascular cerebral isquêmico ou hemorrágico • Malformação arteriovenosa • Policitemia vera • Pós-traumático • Tumor primário ou metastático • Hematoma subdural • *Kernicterus* • Estado pós-epiléptico

■ COREIAS HEREDITÁRIAS

» O Quadro 29.3 apresenta um resumo das principais coreias hereditárias.

» O tratamento das coreias hereditárias é sintomático.

Quadro 29.3. Resumo da clínica e propedêutica das coreias hereditárias

Doença	Clínica	Exames complementares
Doença de Huntington	• Idade: 35-55 anos • Duração da doença: 15-20 anos • Quadro clínico: – Movimentos involuntários (coreia em 90% casos) – Distúrbios psiquiátricos – Distúrbios cognitivos – Variante Westphal (forma juvenil 20 anos): rígido-acinética • Outras manifestações: – Sacadas hipométricas ou interrompidas – Impersistência motora (protrusão da língua) – Posturas distônicas – Bradicinesia – Disartria e disfagia – Irritabilidade e impulsividade – Depressão – Prejuízo da atenção e do aprendizado	• Herança autossômica dominante • Expansão do número de repetições CAG no gene *HTT*, no braço curto do cromossomo 4 • Fenótipos: – Normal: (27 repetições) – Intermediário: (27-35 repetições) – Penetrância incompleta: (36-39 repetições). O indivíduo pode ou não manifestar doença de Huntington – Penetrância completa: (39 repetições). O indivíduo em alguma fase da vida manifestará doença de Huntington • Imagem: ressonância magnética encefálica demonstra atrofia do núcleo caudado e atrofia cortical difusa

(continua)

Quadro 29.3. Resumo da clínica e propedêutica das coreias hereditárias *(continuação)*

Doença de Huntington-*like* tipo II	• Indivíduos com ascendência africana • Muito rara • Idade: 30-40 anos • Quadro clínico semelhante ao da doença de Huntington, podendo apresentar distonia e parkinsonismo	• Herança autossômica dominante • Expansão do trinucleotídeos CTG/CAG 41 repetições no gene da junctofilina 3 (*JPH-3*) • Em 10% dos casos há presença de acantócitos no sangue • Imagem: ressonância magnética encefálica
Neuroacantocitose	• Idade: 20-30 anos • Quadro clínico: coreia, distonia orolingual (protrusão da língua durante alimentação e mordedura de língua e lábios) e durante a marcha • Outros achados: – Distúrbios psiquiátricos – Transtorno obsessivo-compulsivo – Crises epilépticas – Atrofia muscular	• Herança autossômica recessiva • Mutação do gene *VPS13A*, que codifica a coreína • Creatinoquinase elevada • Presença de acantócitos no sangue • Imagem: ressonância magnética encefálica demonstra atrofia do estriado

(continua)

Quadro 29.3. Resumo da clínica e propedêutica das coreias hereditárias *(continuação)*

Atrofia dentato-rubro--pálido-luisiana	• Idade: ao redor dos 30 anos • Fenótipos: – Coreoatetose – Ataxia cerebelar – Epilepsia mioclônica (forma juvenil)	• Herança autossômica dominante • Expansão do número de repetições do CAG no gene *DRPLA* que codifica atrofina 1 • Imagem: ressonância magnética encefálica demonstra atrofia do cerebelo e tronco encefálico, especialmente do tegmento pontino
Coreia familial benigna	• Idade: primeiros anos de vida • Quadro clínico: movimentos coreicos, hipotonia, ataxia, disartria, sinais piramidais e tremor postural	• Herança autossômica dominante • Gene *NKX2-1* (essencial para a organogênese da tireoide, núcleos da base e pulmões)
Discinesias paroxísticas cinesiogênicas	• Quadro clínico: crises de distonia ou coreia com duração de poucos minutos, recorrentes, desencadeadas por movimento, estresse, excitação, sustos e hiperventilação	• Herança autossômica dominante
Doença de McLeod	• Início no adulto jovem • Quadro clínico: alteração cognitiva, psiquiátrica e motora (coreia, parkinsonismo e distonia) • Outros achados: – Neuropatia periférica e arreflexia – Crises epilépticas (50% dos casos) – Miopatia e cardiopatia	• Herança ligada ao X • Redução da expressão do antígeno Kell e ausência da expressão do antígeno Kx na superfície do eritrócito • Presença de acantócitos no sangue • Imagem: ressonância magnética encefálica demonstra atrofia do estriado

- Os medicamentos utilizados para controle dos sintomas motores são: neurolépticos típicos (haloperidol) e atípicos (risperidona e olanzapina), antagonistas dos receptores NMDA (amantadina) e tetrabenazina.
- Os medicamentos utilizados para controle dos sintomas psiquiátricos são os antidepressivos (inibidores seletivos de recaptação de serotonina ou inibidores duais).
- Novos medicamentos para o controle do movimento: deutetrabenazina (nova molécula que contém seis átomos de deutério em vez de seis átomos de hidrogênio em posições específicas na molécula de tetrabenazina).

COREIAS ADQUIRIDAS

- Entre as diversas causas de coreias adquiridas, serão citadas as duas mais frequentes: coreia de Sydenham e coreia associada ao lúpus eritematoso sistêmico (LES) e síndrome de anticorpo antifosfolípide (SAAF).

Coreia de Sydenham

- Coreia de Sydenham é a causa mais comum de coreia em crianças.
- Idade média de início: 9 anos.
- Mais comum em meninas.
- Tempo médio de duração da coreia: 9 meses.
- O Quadro 29.4 aponta suas principais características clínicas.
- O diagnóstico de coreia de Sydenham é feito pelos critérios listados a seguir:
  - Coreia subaguda na ausência de evidência de outras causas de coreia.
  - Presença de manifestações maiores ou menores de febre reumática.
  - Títulos elevados de anti-DNAse-B (critério de suporte, porém não obrigatório).
  - Excluir doenças reumatológicas como LES e SAAF.

Quadro 29.4. Principais características da coreia de Sydenham

Coreia
- Hemicoreia (20%)
- Coreia paralítica (8%)
- Coreia persistente > 2 anos (50%)

- Hipotonia
- Impersistência motora
  - Sinal da ordenha: o paciente é solicitado a apertar os dedos indicador e médio do examinador com os dedos. A presença de coreia e impersistência motora causa aumento e diminuição do aperto da mão, dando a impressão do movimento de ordenha
- Transtorno obsessivo-compulsivo
- Comprometimento de atenção e hiperatividade
- Labilidade emocional
- Transtorno depressivo
- Transtorno de ansiedade
- Psicose (raro)
- Disfunção executiva
  - Diminuição da fluência verbal
  - Diminuição da velocidade de processamento
- Manifestações associadas à febre reumática
  - Cardiopatia (valvulopatia mitral mais comum) (60-80%)
  - Artrite (30%)

- Excluir causas estruturais: tomografia computadorizada de crânio ou ressonância magnética encefálica devem ser normais (hipersinal em núcleos da base pode ocorrer raramente).

» O tratamento da coreia de Sydenham é feito por meio de:
- Profilaxia da febre reumática com penicilina G benzatina de 21/21 dias.
- Tratamento anticoreico com ácido valproico, neurolépticos (risperidona – mais bem tolerada, outras opções: haloperidol e pimozida). Em casos refratários: pulsoterapia com metilprednisolona, imunoglobulina ou plasmaférese.
- Tratamento das comorbidades psiquiátricas associadas.

Coreia associada a LES/SAAF

- A prevalência de coreia no LES é de 0,5 a 1,5%.
- Em 40% dos pacientes, coreia ocorre anteriormente ou nos primeiros seis meses do diagnóstico da doença reumatológica.
- Relação mulheres para homens 24:1.
- Coreia na SAAF: associada ao LES em 50-70% dos casos.
- Idade média: 21 anos ± 12 anos.
- Isquemia cerebral como causa da coreia é infrequente e a maioria tem exame de imagem normal.
- A presença isolada de coreia não parece piorar o prognóstico da doença reumatológica.
- O Quadro 29.5 demonstra as principais características da coreia associada ao LES/SAAF.

Quadro 29.5. Manifestações clínicas da coreia associada ao LES/SAAF

- Coreia
  - Hemicoreia (45%)
  - Coreia generalizada (55%)
  - Coreia subaguda
  - Duração média: 8 semanas
  - Monofásica ou recorrente
- Manifestações neuropsiquiátricas associadas
  - Psicose
  - Depressão
  - *Delirium*
  - Crises epilépticas
  - Acidente vascular cerebral isquêmico (30% dos pacientes)
  - Declínio cognitivo

LES/SAAF: lúpus eritematoso sistêmico/síndrome de anticorpo antifosfolípide.

- Diagnóstico de SAAF:
  - Presença de altos títulos de anticoagulante lúpico, anticorpo anticardiolipina IgM/IgG ou beta-2-glicoproteína I confirmado em nova dosagem com intervalo mínimo de 12 semanas; e

- Perda fetal inexplicada > 10 semanas ou 3 abortos < 10 semanas; ou
- Parto prematuro (< 34 semanas) por eclâmpsia ou pré-eclâmpsia; ou
- Trombose arterial ou venosa prévia.

» Diagnóstico de LES depende da presença de critérios clínicos e laboratoriais segundo os critérios de classificação de LES da SLICC (Systemic Lupus International Collaborating Clinics).

» O tratamento da coreia associada a LES/SAAF é sintomático.

» Neurolépticos, de preferência os atípicos, são os mais utilizados.

» Deve-se tratar também a doença de base.

» Pode-se considerar associação de antiplaquetários na presença de anticorpos antifosfolípides.

» Terapia imunossupressora pode ser considerada na presença de manifestações sistêmicas graves adicionais da doença.

» Anticoagulação plena pode ser considerada na presença de manifestações trombóticas associadas.

Leituras recomendadas

Cardoso F. Sydenham's chorea. Handb Clin Neurol. 2011;100:221-9.

Cardoso F, Seppi K, Mair KJ, Wenning GK, Poewe W. Seminar on choreas. Lancet Neurol. 2006;5:589-602.

Martino D, Stamelou M, Bhatia KP. The differential diagnosis of Huntington's disease-like syndromes: 'red flags' for the clinician. J Neurol Neurosurg Psychiatry. 2013;84(6):650-6.

Petri M, Orbai A, Alarcón GS, Gordon C, Merrill JT, Fortin PR, et al. Derivation and validation of Systemic Lupus International Collaborating Clinics classification criteria for systemic lupus erythematosus. Arthritis Rheum. 2012 Aug;64(8):2677-86.

Reiner P, Galanaud D, Leroux G, Vidailhet M, Haroche J, Huong du LT, et al. Long-term outcome of 32 patients with chorea and systemic lupus erythematosus or antiphospholipid antibodies. Mov Disord. 2011;26:2422-6.

Wild EJ, Mudanohwo EE, Sweeney MG, Schneider SA, Beck J, Bhatia KP, et al. Huntington's disease phenocopies are clinically and genetically heterogeneous. Mov Disord. 2008;23:716-20.

Capítulo 30

Tiques

Débora Palma Maia
Mauro Cesar Quintão e Silva Cunningham

CONCEITO

- Tiques são movimentos involuntários súbitos, breves, repetitivos, não rítmicos e estereotipados de grupos musculares individualizados (tiques motores) ou sons produzidos pelo movimento de ar pelo nariz, boca ou garganta (tiques vocais ou fônicos).
- Podem ser parcial e temporariamente suprimidos, mas com grande tensão associada.
- Geralmente, os tiques são precedidos por sintomas sensoriais desconfortáveis.

CLASSIFICAÇÃO (QUADRO 30.1)

Quadro 30.1. Classificação dos tiques

Tipo de tique	Características
Tique motor simples	Contração de um grupo muscular simples, isolado, com padrão repetitivo e afetando diferentes localizações. Ex.: piscar os olhos, franzir a testa
Tique vocal simples	Sons sem significado semântico. Ex.: estalar a língua, limpar a garganta

(continua)

Quadro 30.1. Classificação dos tiques *(continuação)*	
Tipo de tique	**Características**
Tique motor complexo	Quando os movimentos são sequenciais, com padrões coordenados envolvendo vários grupos musculares. Ex.: torcer o próprio corpo, dar rodopios, tocar em si próprio
Tique vocal complexo	Quando há produção de palavras, frases ou sentenças completas, plenas de significado. Ex.: repetir a fala de terceiros (ecolalia), repetir parte da própria fala (palilalia), vocalização de palavras obscenas (coprolalia)

ETIOLOGIA (QUADRO 30.2)

Quadro 30.2. Etiologia dos tiques
Tiques primários esporádicos • Tiques motores ou vocais transitórios (duração < 1 ano) • Tiques motores ou vocais crônicos (duração > 1 ano) • Síndrome de Gilles de la Tourette
Tiques primários hereditários • Síndrome de Gilles de la Tourette • Doença de Huntington • Distonia primária • Neuroacantocitose • Doença de Wilson
Tiques secundários • Pós-infeccioso – Encefalites – Neurossífilis – Coreia de Sydenham • Secundário a drogas e medicamentos – Anfetaminas – Cocaína – Lamotrigina – Carbamazepina – Fenitoína – Fenobarbital – Bloqueadores dos receptores dopaminérgicos – Levodopa

(continua)

Quadro 30.2. Etiologia dos tiques *(continuação)*
• Secundário a toxinas – Monóxido de carbono • Secundário a traumatismo cranioencefálico • Secundário a traumatismo periférico • Secundário a acidente vascular cerebral • Secundário a doenças sistêmicas – Doença de Behçet – Síndrome do anticorpo antifosfolípide – Síndromes neurocutâneas • Secundário a transtornos do desenvolvimento – Encefalite estática – Anormalidades cromossômicas – Síndrome de Asperger

SÍNDROME DE GILLES DE LA TOURETTE

» A síndrome de Gilles de la Tourette é a manifestação mais grave entre os transtornos primários dos tiques.

» É um distúrbio neurocomportamental com presença de tiques motores e vocais.

» Vários distúrbios comportamentais estão associados (Quadro 30.3).

» Os sintomas geralmente se iniciam na primeira década de vida.

» Maior prevalência no sexo masculino: 3,4:1.

» Prevalência: 0,1 a 1% da população geral.

» Os sintomas se intensificam na adolescência e diminuem na fase adulta.

Quadro 30.3. Distúrbios comportamentais associados aos tiques
• Transtorno do *deficit* de atenção e hiperatividade • Transtorno obsessivo-compulsivo • Depressão • Ansiedade • Impulsividade • Comportamento desafiante

» Os tiques vão se modificando ao longo do curso da doença.
» Os tiques motores precedem os tiques vocais e, na maior parte das vezes, se iniciam na face.
» Etiopatogênese multifatorial, envolvendo fatores ambientais e sociais e múltiplas anormalidades genéticas.
» Em alguns casos, a transmissão bilineal é evidente.
» Até o momento, não há nenhum gene identificado como causador da síndrome, apesar de vários *loci* terem sido descritos como regiões suscetíveis.
» Ocorre uma disfunção no sistema estriato-tálamo-cortical que leva a desinibição motora e do sistema límbico.
» Para o diagnóstico da síndrome de Gilles de la Tourette, é necessário preencher os critérios do Grupo de Estudos da Classificação da Síndrome de Tourette (Quadro 30.4).
» Exames de imagem mostram alterações sutis, como a perda da assimetria direita/esquerda da substância cinzenta dos lobos frontais, redução do volume do caudado e afinamento da substância cinzenta em regiões específicas do cérebro.

Quadro 30.4. Diagnóstico de síndrome de Gilles de la Tourette

- Presença de tiques motores múltiplos e um ou mais tiques vocais em algum momento da doença. Não é necessário que sejam simultâneos.
- Os tiques devem ocorrer várias vezes ao dia, quase todos os dias, ou intermitentemente ao longo de um período de mais de um ano.
- A localização anatômica, a periodicidade, o tipo e a complexidade dos tiques devem mudar ao longo do tempo.
- Início dos tiques antes dos 21 anos de idade (o DSM-V exige início dos tiques antes dos 18 anos).
- Os tiques não podem ser explicados por outra condição médica.
- Os tiques motores e/ou vocais devem ser presenciados por um examinador experiente em algum momento da doença ou serem gravados em vídeos para avaliação.
- A presença de alterações comportamentais, incluindo transtorno de *deficit* de atenção e hiperatividade e transtorno obsessivo-compulsivo, suporta o diagnóstico.

» O tratamento da síndrome de Gille de la Tourette pode ser classificado em cinco grupos (Quadro 30.5):
- Educacional.
- Psicoterapêutico.
- Farmacológico de comorbidades.
- Farmacológico dos tiques.
- Cirúrgico.

Quadro 30.5. Tipos de tratamento da síndrome de Gilles de la Tourette

Tratamento	Características
Educacional	Deve-se sempre educar o paciente, os familiares e idealmente a escola, sobre a natureza benigna e autolimitada dos tiques. Enfatizar que os tiques são movimentos involuntários, ou seja, não são feitos com algum propósito pelo paciente
Psicoterapêutico	Consideram-se intervenções psicoterápicas quando os tiques trazem prejuízos funcionais e sociais. De um modo geral, tiques leves não precisam ser tratados. Entretanto, a decisão sobre tratar ou não os tiques e sobre a natureza e o grau das intervenções eventualmente empregadas dependerá do contexto psicossocial no qual o paciente está inserido. Tais decisões demandam tempo e sensibilidade do médico. Quando disponíveis, programas de psicoterapias cognitivo-comportamentais podem ser aplicados
Farmacológico de comorbidades	Devem-se avaliar a presença e a necessidade de tratamento das alterações comportamentais associadas à síndrome (*vide* Quadro 30.3). Quando necessário, tais distúrbios devem ser tratados com medicações adequadas – resumidamente inibidores seletivos de recaptação de serotonina no transtorno obsessivo-compulsivo e psicoestimulantes no transtorno de *deficit* de atenção e hiperatividade
Farmacológico dos tiques	*Vide* Quadro 30.6
Cirúrgico	O tratamento cirúrgico que tem sido proposto é a estimulação cerebral profunda, do inglês *deep brain stimulation* (DBS). Atualmente, esse tratamento ainda deve ser considerado como experimental. Não existe, neste momento, definição sobre quais pacientes devem ser selecionados para a cirurgia nem sobre qual será o alvo cerebral da estimulação

Quadro 30.6. Tratamento farmacológico dos tiques	
Antipsicóticos	• Haloperidol – Dose em crianças: 0,5 a 3 mg/dia – Dose em adultos: 0,5 a 3 mg/dia • Pimozida – Dose em crianças: 1 a 4 mg/dia – Dose em adultos: 1 a 6 mg/dia • Risperidona – Dose em crianças: 0,25 a 3 mg/dia – Dose em adultos: 0,25 a 6 mg/dia
Outros	• Clonidina – Dose em crianças: 0,025 a 0,3 mg/dia – Dose em adultos: 0,025 a 0,6 mg/dia – Titular dose de acordo com pressão arterial e frequência cardíaca • Topiramato – Dose em crianças: 1 a 9 mg/kg/dia – Dose em adultos: 50 a 200 mg/dia • Tetrabenazina – Dose em crianças: 12,5 a 50 mg/dia – Dose em adultos: 12,5 a 100 mg/dia • Toxina botulínica – Tratamento individualizado de acordo com os músculos a serem injetados

» O fluxograma da Figura 30.1 demonstra a abordagem da síndrome de Gilles de la Tourette.

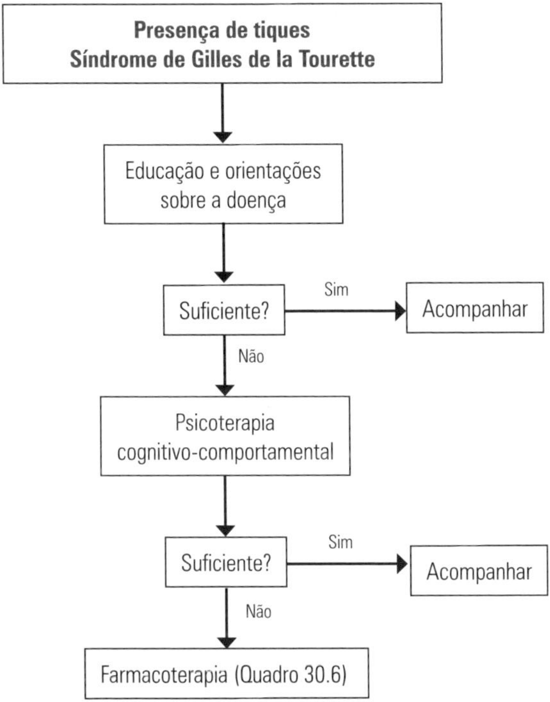

Figura 30.1. Abordagem da síndrome de Gilles de la Tourette.

Leituras recomendadas

Fernandez TV, State MW, Pittenger C. Tourette disorder and other tic disorders. Handb Clin Neurol. 2018;147:343-54.

Stern JS. Tourette's syndrome and its borderland. Pract Neurol. 2018; 18:262-70.

Jankovic J, Kurlan R. Tourette syndrome: evolving concepts. Mov Disor. 2011;26:1149-56.

Pringsheim T, Doja A, Gorman D, McKinlay D, Day L, Billinghurst L, et al. Canadian guidelines for the evidence-based treatment of tic disorders: pharmacotherapy. Can J Psychiatry. 2012;57(3):133-43.

Robertson MM. The Gilles de la Tourette syndrome: the current status. Arch Dis Child Educ Pract Ed. 2012;97:166-75.

Capítulo 31

Distonias

Sarah Teixeira Camargos

■ CONCEITO

» Distúrbio do movimento hipercinético caracterizado por contrações musculares sustentadas, fixas ou intermitentes, que levam a posturas anormais, movimentos repetitivos ou ambos.

» Os movimentos distônicos são tipicamente padronizados, previsíveis, torcionais e podem ser tremulantes.

» O tremor distônico pode ser rítmico ou irregular com alguns espasmos. Pode estar presente em 30% dos pacientes com distonia.

» A distonia é frequentemente iniciada ou piorada com a ação voluntária e associada a contração muscular em transbordamento.

» Características adicionais:

- *Overflow* (transbordamento) – extensão da contração muscular para áreas adjacentes à região primária quando a postura distônica atinge seu pico.
- Truque sensitivo (gestos antagonistas) – estímulos sensoriais, em sua maioria táteis, na região distônica, que produzem uma melhora significativa da distonia.

- Espelhamento – aparecimento de movimento distônico no membro afetado induzido por uma tarefa (escrever, sequência de dedos, movimentos de piano) realizada no membro homólogo não afetado.

CLASSIFICAÇÃO

» O novo consenso de definição e classificação de distonias preconiza a sua classificação em dois eixos: características clínicas e etiologia, como demonstrado no Quadro 31.1.

Quadro 31.1. Classificação das distonias
Pelas características clínicas
• Idade de início – Lactente (nascimento até 2 anos) – Infância (3-12 anos) – Adolescência (13-20 anos) – Início da idade adulta (21-40 anos) – Fase adulta tardia (> 40 anos) • Distribuição – Focal – Segmentar (2 ou mais regiões contíguas afetadas) – Multifocal (2 ou mais regiões não contíguas afetadas) – Generalizada (tronco e mais 2 outros sítios afetados, com ou sem envolvimento do membro inferior) – Hemidistonia (acomete metade do corpo) • Padrão temporal – Curso da doença – Estático – Progressivo • Variabilidade – Persistente – Tarefa-específica – Flutuações diurnas – Paroxística • Características associadas – Distonia isolada – Distonia combinada (combinada a outros distúrbios do movimento como parkinsonismo, mioclonia e outras manifestações neurológicas e sistêmicas concomitantes)

(continua)

Quadro 31.1. Classificação das distonias *(continuação)*
Pela etiologia
• Acometimento do sistema nervoso central – Evidência de degeneração (p. ex., doença de Wilson) – Evidência de lesão estrutural estática (p. ex., pós-anóxia) – Ausência de evidência de degeneração ou lesão estrutural • Hereditária ou adquirida – Hereditária – Autossômica dominante – Autossômica recessiva – Recessiva ligada ao X – Mitocondrial – Adquirida – Lesão cerebral perinatal – Infecção – Drogas – Tóxica – Vascular – Neoplásica – Trauma cranioencefálico – Psicogênica – Idiopática – Esporádica – Familial

■ DISTONIAS FOCAIS

» Os principais tipos de distonia focal são:

- Blefaroespasmo – causado por contração anormal do orbicular dos olhos, além de acometer frequentemente prócero e corrugadores; leva a um piscamento forçado e excessivo dos olhos.
- Distonia oromandibular – discinesias orais; movimentos de fechamento, abertura e/ou lateralização da mandíbula.
- Disfonia espasmódica (ou distonia laríngea) – distonia em um ou mais músculos da laringe alterando a fala. A disfonia em abdução é causada por espasmos de aber-

tura e gera voz pouco intensa e soprosa, ao passo que a disfonia em adução é causada por espasmos de fechamento e gera voz entrecortada, tensa, com esforço vocal.

- Distonia cervical ou torcicolo – contração dos músculos do pescoço e ombro, que levam a rotação, lateralização da cabeça, anterocolis (flexão da cabeça), retrocolis (extensão da cabeça).
- Câimbra do escrivão – distonia de membros superiores, associada à escrita (tarefa-específica).
- Distonia de membro – acomete um único membro e é persistente ou ocorre em diversas situações.

DIAGNÓSTICO

» O diagnóstico fenomenológico é clínico.

» O Quadro 31.2 demonstra os principais diagnósticos diferenciais.

» A eletroneuromiografia pode auxiliar na identificação da distonia ao demonstrar: *bursts* prolongados (200 a 500 ms); cocontração (contração simultânea) de musculatura agonista e antagonista e transbordamento para a musculatura contígua.

» Pontos importantes para o diagnóstico etiológico: idade de início, evolução e distribuição, velocidade de instalação, sinais e sintomas neurológicos associados, história familial, uso de medicações (bloqueadores dopaminérgicos).

» Com relação ao uso de bloqueadores dopaminérgicos (neurolépticos, bloqueadores de canal de cálcio), convém ressaltarmos dois padrões de acometimento distônico:

- Distonia aguda induzida por drogas:
  - Mais frequente na primeira semana de uso.
  - Fatores de risco: homens jovens, neurolépticos de alta potência e com altas doses, usuários de cocaína.
  - Principais tipos de distonia aguda: torcicolo, distonia oromandibular, crise oculógira (desvio forçado dos olhos para cima) e associada com retrocolis.

Quadro 31.2. Diagnósticos diferenciais das distonias

- Outros movimentos anormais
  - Tremor
  - Tiques
  - Coreia
  - Mioclonia
- Doenças sistêmicas
  - Síndrome de Sandifer
  - Síndrome do homem rígido
  - Doenças reumatológicas (artrite reumatoide, artrite reumatoide juvenil)
  - Câimbras (hipocalemia, alcalose)
- Causas ortopédicas
  - Subluxação atlanto-axial
  - Torcicolo congênito
  - Escoliose
- Doenças periféricas (músculos, ligamentos, ossos e vasos)
  - Neuromiotonia (síndrome de Isaac)
  - Miopatia
  - Lesões de ligamentos
  - Fístula arteriovenosa na junção craniocervical
  - Contratura de Dupuytren
  - Dedo em gatilho
- Doenças centrais
  - Epilepsia
  - Malformação de Arnold-Chiari
  - Tumor de fossa posterior
- Doenças oculovestibulares
  - Vestibulopatia
  - Paralisia do troclear
  - Paralisia do reto lateral

- Distonia tardia induzida por drogas:
  - Subtipo de discinesia tardia caracterizada por movimentos distônicos que ocorrem por definição após pelo menos 3 meses de uso de bloqueadores dopaminérgicos.

- Em idosos, após 1 mês de exposição a esses medicamentos a distonia tardia já pode ocorrer.
- Pode surgir durante o uso ou após a retirada recente dessas medicações, 4 semanas após a suspensão no caso das formulações orais e até 8 semanas nas formulações de depósito.
- Principais tipos de distonia tardia: blefaroespasmo, crise oculógira, retrocolis, distonia de tronco (hiperextensão – opistótono, síndrome de Pisa – flexão lateral do tronco, camptocormia – flexão anterior do tronco).

ETIOLOGIA

» Em relação à etiologia das distonias idiopáticas e familiais, presume-se que haja uma combinação entre fatores ambientais e hereditários.

» Há hipótese, por exemplo, de que o uso excessivo de uma parte do corpo possa ser fator de risco de distonia tarefa-específica em um indivíduo com predisposição.

» Os núcleos da base filtram e modulam entradas para melhorar a precisão dos movimentos finos. A base fisiopatológica da distonia baseia-se na deficiência de inibição dos interneurônios gabaérgicos que modulam as vias de saída dos núcleos da base para o córtex motor.

» O cerebelo parece participar na gênese da distonia.

» Existem diversos genes já descritos para distonias hereditárias. O Quadro 31.3 mostra as formas genéticas mais comuns.

» As distonias focais de início na idade adulta geralmente são idiopáticas, ao passo que as formas generalizadas iniciadas na infância têm uma tendência a serem de origem genética ou secundárias a lesões anóxico-isquêmicas.

Quadro 31.3. Distonias hereditárias mais comuns

DYT-*TOR1A* ou DYT1

- Autossômico dominante de penetrância incompleta (30%)
- Início na infância ou adolescência (média 13 anos)
- Focal, multifocal ou generalizada
- Inicia em membro (inferior geralmente) e pode generalizar-se
- Tipicamente poupa musculatura da laringe e musculatura craniana

DYT-*GCH1* DYT5 ou doença de Segawa ou distonia dopa-responsiva

- Autossômica dominante de penetrância incompleta (35%)
- Início na infância (média 6-7 anos)
- Focal, multifocal ou generalizada.
- Pode se associar a parkinsonismo e paraparesia espástica
- Flutuação diurna
- Resposta completa com baixas doses de levodopa

DYT-*THAP1* ou DYT6

- Autossômica dominante de penetrância incompleta (60%)
- Início no adolescente ou adulto jovem (média de 19 anos)
- Focal, multifocal ou generalizada
- Início em membro (superior geralmente) com envolvimento craniano, cervical e da musculatura da laringe

DYT-*SGCE* ou DYT11

- Autossômica dominante com *imprinting* materno
- Início na infância ou adolescência
- Presença de mioclonias responsivas a álcool
- Alta incidência de sintomas psiquiátricos (ansiedade, depressão, síndrome de *deficit* de atenção e hiperatividade, sintomas obsessivo-compulsivos)

TRATAMENTO

- » O tratamento da distonia divide-se em tratamento clínico, aplicação de toxina botulínica e tratamento cirúrgico.
- » O Quadro 31.4 contém especificações das principais medicações utilizadas no tratamento clínico, principalmente destinado a distonias generalizadas ou como adjuvantes nas distonias focais e segmentares.

» O Quadro 31.5 aponta as principais indicações e características das toxinas botulínicas disponíveis principalmente para alívio sintomático das distonias focais e segmentares.
» O Quadro 31.6 aponta as principais indicações e características do tratamento cirúrgico das distonias.
» Aliado a essas três formas de tratamento, o apoio multidisciplinar é indispensável e envolve as equipes de fisioterapia, fonoaudiologia, fisiatria, psicologia e terapia ocupacional.

Quadro 31.4. Drogas disponíveis para tratamento clínico das distonias
Anticolinérgicos • Primeira linha no tratamento para distonias generalizadas • Biperideno: apresentações de 2 mg ou 4 mg • Triexifenidil: apresentações de 2 mg ou 5 mg • Iniciar com 1 a 3 mg por dia, divididos em 2-3 tomadas, e aumentar cerca de 2 mg por semana até cerca de 20 mg, ou melhora clínica. Mais bem tolerados na infância. Em alguns casos é possível chegar a 60 mg/dia • Nas distonias agudas, usar formulações parenterais: biperideno (2,5-5 mg), IM; difenidramina (25-50 mg), IV • Efeitos colaterais: glaucoma, xerostomia, constipação intestinal, retenção urinária, turvação visual, confusão mental, alucinações, declínio cognitivo
Baclofeno • Apresentação de 10 mg, via oral • Iniciar com 5-10 mg/dia, aumento gradual de 10 mg por semana, até melhora clínica ou 45-60 mg/dia • Efeitos colaterais: sonolência, náuseas, xerostomia, fraqueza muscular, turvação visual, tontura, incoordenação motora, distúrbios gastrointestinais, disfunção erétil, retenção urinária
Benzodiazepínicos • Clonazepam e diazepam são os mais usados como terapia adjuvante • Efeitos colaterais: sedação, letargia, depressão respiratória, alteração cognitiva, delírios, incoordenação, retenção urinária, hipersecreção das vias aéreas, constipação

(continua)

Quadro 31.4. Drogas disponíveis para tratamento clínico das distonias *(continuação)*

Levodopa
- Apresentações: levodopa-benserazida 100/25 mg; 200/50 mg; levodopa-carbidopa 250/25 mg
- Dose inicial 50-100 mg
- Maioria responde com doses menores, até 300 mg
- Pode chegar até 1.000 mg
- Efeitos colaterais: anorexia, náuseas, vômitos, distúrbios gastrointestinais, tontura, delírios, alterações de comportamento
- Deve ser tentada em quadros compatíveis com distonia dopa-responsiva (início na infância com envolvimento de membros inferiores, comprometimento da marcha e flutuações diurnas, mas pode ter outros fenótipos como distonia focal ou segmentar, sem envolvimento de membros inferiores além de associação com parkinsonismo)

Tetrabenazina
- Não disponível no Brasil
- Utilizada principalmente nos casos de distonia tardia
- Dose inicial 12,5 mg
- Aumento gradativo, 12,5 mg por semana até melhora clínica. Dose comumente eficaz de 25 a 100 mg por dia, divididos em 2-3 tomadas
- Efeitos colaterais: sonolência, parkinsonismo, depressão

Clozapina
- Dose inicial 12,5 mg
- Aumentos semanais de 12,5-25 mg
- Utilizados principalmente nos casos de distonia tardia
- Necessidade de hemograma semanal nos primeiros 6 meses e depois quinzenalmente
- Melhora com dose baixa: 25-75 mg por dia
- Efeitos colaterais: leucopenia, sonolência, síncope, ganho de peso, tontura, constipação, retenção urinária, febre, agranulocitose, trombocitopenia, redução do limiar convulsivo

Quadro 31.5. Indicações toxinas botulínicas

- Sorotipos de toxina botulínica usados no tratamento de distonia
  - Onabotulinumtoxin A (Botox®)
  - Abobotulinumtoxin A (Dystport®)
  - Incobotulinumtoxin A (Xeomin®)
  - Rimabotulinumtoxin B (Myobloc®) – não disponível no Brasil
- Blefaroespasmo
  - Recomendação nível A (estabelecido como efetivo) para onabotulinumtoxin A (Botox®) e incobotulinumtoxin A (Xeomin®)
  - Recomendação nível B (provavelmente eficaz) para abobotulinumtoxin A (Dysport®)
  - Nível U (tratamento não aprovado) para rimabotulinumtoxin B (Myobloc®)
- Distonia cervical
  - Recomendação nível A para todas as formulações supracitadas
- Distonia de membros
  - Nível B para onabotulinumtoxin A (Botox®) e abobotulinumtoxin A (Dysport®)
  - Nível U para incobotulinumtoxin A (Xeomin®) e rimabotulinumtoxin B (Myobloc®)
- Distonia oromandibular
  - Recomendação nível C (possivelmente eficaz) para onabotulinumtoxin A (Botox®) e abobotulinumtoxin A (Dysport®)
- Disfonia espasmódica em adução
  - Recomendação nível C para onabotulinumtoxin A (Botox®)
  - Nível U para abobotulinumtoxin A (Dysport®), incobotulinumtoxin A (Xeomin®) e rimabotulinumtoxin B (Myobloc®)

Recomendação nível A (ao menos dois estudos de nível I, comprovadamente eficaz).
Recomendação nível B (ao menos 1 estudo de nível 1 ou 2 estudos de nível II, provavelmente eficaz).
Recomendação nível C (ao menos um estudo nível II ou 2 estudos de nível III, possivelmente eficaz).
Recomendação nível U (dados inadequados/conflitantes, estudos não preenchem critérios para os níveis I a III).

Quadro 31.6. Cirurgias relacionadas com distonia
Cirurgias ablativas • Rizotomia para distonia cervical • Palidotomia e talamotomia – menos realizada atualmente por seus efeitos colaterais (disfagia e disartria) e pela sua irreversibilidade
Estimulação cerebral profunda (DBS) • Alvos: globo pálido interno (GPI) ou núcleo subtalâmico (STN), sendo o STN ainda menos estudado. Em estudo: STN e GPi simultâneas e área motora suplementar • Principal indicação: distonia primária generalizada (especialmente DYT-*TOR1A*) ou segmentar. Outros subtipos de distonia são indicações *off label* até o presente momento • Maiores evidências a partir dos 7 anos de idade e 2 anos de sintomas • Excluir: distonia dopa-responsiva, distonia psicogênica, doença de Wilson • Ajustar a dose de toxina botulínica no caso de distonia cervical • Pacientes com menor resposta: portadores de mielopatia, deformidades estruturais, espasticidade grave, alterações ao exame de imagem sugerindo quadro secundário, disfonia espasmódica, envolvimento craniano e mais de 15 anos de sintomas • A princípio quadros cognitivos e psiquiátricos não são exacerbados com o DBS, embora pacientes com prévia ideação suicida tenham risco de suicídio (relatos de casos) • Efeitos colaterais: bradicinesia, discinesia, disartria, alteração de marcha e depressão • Complicações: hemorragias e infecção
Outras técnicas em estudo • Estimulação cortical epidural, estimulação magnética transcraniana

Leituras recomendadas

Albanese A, Bhatia K, Bressman SB, Delong MR, Fahn S, Fung VS, et al. Phenomenology and classification of dystonia: a consensus update. Mov Disord. 2013;28(7):863-73.

Cardoso F, Camargos S. Understanding dystonia: diagnostic issues and how to overcome them. Arq Neuropsiquiatr. 2016;74(11):921-36.

Fahn S, Jankovic J, Hallett M. Principles and practice of movement disorders. 2. ed. Philadelphia: Elsevier Saunders; 2011.

Fox M, Alterman R. Brain stimulation for torsion dystonia. JAMA Neurology. 2015;72(6):713-9.

Hallett M, Albanese A, Dressler D, Segal KR, Simpson DM, Truong D, Jankovic J. Evidence-based review and assessment of botulinum neurotoxin for the treatment of movement disorders. Toxicon. 2013;67:94-114.

Capítulo 32

Mioclonias

Raphael de Paula Doyle Maia
Rodrigo Alencar e Silva

CONCEITO

- Mioclonias são movimentos involuntários, de início súbito e curta duração, semelhantes a choques.
- São divididas em mioclonias positivas ou negativas:
  - Mioclonias positivas: ativação de um grupamento muscular.
  - Mioclonias negativas: interrupção abrupta temporária da atividade muscular. Um exemplo típico é o *asterix* que ocorre na insuficiência hepática.

CLASSIFICAÇÃO

- As mioclonias podem ser classificadas de acordo com as características clínicas, fisiopatológicas ou etiológicas (Quadro 32.1).

Quadro 32.1. Classificação das mioclonias		
Clínica	**Fisiopatologia**	**Etiologia**
• Natureza: – Espontânea – Ação – Reflexa • Localização: – Focal – Segmentar – Axial – Multifocal – Generalizada • Padrão: – Irregular – Recorrente – Rítmico	• Cortical: – Focal – Multifocal – Generalizada – Epilepsia parcial contínua • Subcortical – Talâmica – Tronco encefálico: – *Startle* – Palatal – Reticular • Medular: – Segmentar – Proprioespinhal • Periférica	• Fisiológica • Essencial • Epiléptica • Sintomática • Psicogênica

CLASSIFICAÇÃO CLÍNICA

» As mioclonias podem estar presentes no repouso (espontâneas), durante a postura ou a ação (movimento), ou serem desencadeadas por um estímulo externo (reflexas), quer seja ele visual, quer seja auditivo ou somestésico (tátil, doloroso ou pelo estiramento muscular).

» Todos os grupamentos musculares podem ser acometidos por uma mioclonia única (generalizada) ou diferentes grupamentos podem manifestar o movimento, de forma isolada (focal ou segmentar) ou não (multifocal).

CLASSIFICAÇÃO FISIOPATOLÓGICA

» É a classificação mais utilizada na prática clínica, pois proporciona a ideia da origem anatômica das mioclonias no sistema nervoso e melhor orientação terapêutica.

» As mioclonias corticais são tipicamente distais, de pequena amplitude, geralmente focais e, se sensíveis aos estímulos externos, estes são os táteis. O eletroencefalograma (EEG) pode auxiliar no diagnóstico ao demonstrar descargas corticais associadas às mioclonias.

» Mioclonias subcorticais são caracteristicamente proximais, de grande amplitude, frequentemente generalizadas e com movimentos sincrônicos bilaterais de adução dos braços, flexão dos cotovelos, tronco e cabeça. Geralmente são sensíveis aos estímulos auditivos (barulho alto) ou táteis (bater na glabela, nos lábios ou na cabeça). Nesses casos, não há sinais de hiperexcitabilidade no EEG.
  - *Startle* é um reflexo normal do tronco encefálico, reacional a estímulos inesperados, que coloca o corpo em uma "postura defensiva". É considerado anormal quando ocorre de forma exacerbada e não é inibido com estimulação repetitiva (hiperecplexia). Clinicamente, os pacientes apresentam mioclonias generalizadas seguidas por rigidez dos membros, provocando quedas. Existe uma forma familial de hiperecplexia, que ocorre pela mutação do gene que codifica a subunidade alfa-1 do receptor de glicina.

» As mioclonias medulares dividem-se em segmentares e proprioespinhais. Ambas podem ser secundárias a lesões que afetam a medula espinhal, como traumas, tumores, lesões desmielinizantes ou inflamatórias.
  - Mioclonias segmentares apresentam-se confinadas aos músculos inervados pelo segmento espinhal acometido, com persistência durante o sono.
  - Mioclonias proprioespinhais acometem a musculatura abdominal, causando flexão ou, mais raramente, extensão repentina do tronco. Caracteristicamente esse tipo de mioclonia é posição-dependente – pode piorar ou ocorrer somente quando o paciente estiver deitado –, além de ser também estímulo-sensitiva.

» As mioclonias periféricas são caracterizadas por movimentos rítmicos ou semirrítmicos, secundários a lesões de raízes, plexos, nervos ou, mais raramente, pelo comprometimento do segundo neurônio motor.

- O espasmo hemifacial, ocasionado por uma disfunção do VII nervo craniano, é um exemplo desse tipo de movimento. Caracteriza-se por uma breve contração repetitiva dos músculos da expressão facial, geralmente unilateral, inicia-se mais comumente em região periorbitária e pode comprometer toda hemiface e platisma ipsilaterais.
- Um grande número de ensaios clínicos validou os bons resultados da terapia com aplicação de toxina botulínica na musculatura acometida (melhora em 75 a 100% dos casos).

» O Quadro 32.2 demonstra as doses de toxina botulínica do tipo A comumente empregadas para o tratamento do espasmo hemifacial.

Quadro 32.2. Doses de toxina botulínica tipo A comumente usadas no espasmo hemifacial

Músculos	N. de injeções	Dose usual	Variação
Orbicular do olho	3-6	2,5-5,0 U por ponto	5,0-30,0 U
Prócero	1	2,5 U	2,5-7,0 U
Mentual	1	2,5 U	2,5-5,0 U
Platisma	4-8	2,5 U por ponto	5,0-20,0 U
Orbicular da boca	4-6	2,0 U por ponto	1,75-7,5 U
Risório	1	2,0 U	1,25-2,5 U
Zigomático maior e menor	1-2	2,0 U	1,25-2,5 U

Fonte: Adaptada de Chaudhry et al., 2015.

CLASSIFICAÇÃO ETIOLÓGICA

» Como muitas condições clínicas e enfermidades neurológicas podem causar mioclonias, a divisão em categorias pode auxiliar no raciocínio diagnóstico (Quadro 32.3).

Quadro 32.3. Condições clínicas associadas às mioclonias
Mioclonia fisiológica • Mioclonias do sono • Mioclonias induzidas por ansiedade e exercício • Soluços • Mioclonia infantil benigna durante a alimentação • Mioclonia essencial • Hereditária: autossômica dominante – distonia mioclônica (*DYT11* e *DYT15*) • Esporádica
Mioclonia epiléptica • Abalos mioclônicos epilépticos isolados • Mioclonia fotossensível • Mioclonias na crise de ausência infantil • Epilepsia parcial contínua • Epilepsia mioclônica grave da infância (síndrome de Dravet) • Espasmos infantis • Síndrome de Lennox-Gastaut • Epilepsia mioclônica-astática (síndrome de Doose) • Síndrome de Aicardi • Epilepsia mioclônica juvenil de Janz • Epilepsia mioclônica familial benigna • Epilepsia mioclônica progressiva (MEERF/Unverricht-Lundborg)
Mioclonia sintomática • Demências: – Doença de Creutzfeldt-Jakob – Doença de Alzheimer – Demência com corpos de Lewy – Demência associada à doença de Parkinson – Síndrome corticobasal – Demência frontotemporal ligada ao cromossomo 17 • Outras doenças neurodegenerativas: – Doença de Wilson – NBIA – Paralisia supranuclear progressiva – Atrofia de múltiplos sistemas – Doença de Huntington – Doença de Alexander – Atrofia dentato-rubro-pálido-luisiana

(continua)

Quadro 32.3. Condições clínicas associadas às mioclonias *(continuação)*
• Ataxias espinocerebelares: – Síndrome de Ramsay Hunt – Ataxia-telangiectasia – Ataxia de Friedreich – SCA (2,3,17) • Doenças de depósito: – Doença de Lafora – Lipidoses: exemplo, GM1 e GM2, gangliosidose, doença de Krabbe – Lipofuscinose neuronal ceroide – Sialidose • Metabólicas: – Insuficiência hepática e renal – Síndrome do desequilíbrio dialítico – Hiponatremia – Hiperglicemia/hipoglicemia – Hipocalcemia – Hipomagnesemia – Encefalomiopatia mitocondrial – Deficiência de biotina – Deficiência de vitamina E – Hipertireoidismo • Encefalopatias infecciosas: – Panencefalite esclerosante subaguda – Encefalites virais (incluindo vírus herpes simples) – Doença de Whipple – Aids – Malária – Sífilis – Criptococos – Doença de Lyme • Autoimune: – Encefalite límbica – Doença celíaca – Encefalopatia de Hashimoto – Encefalite eosinofílica

(continua)

Quadro 32.3. Condições clínicas associadas às mioclonias *(continuação)*
• Tóxicas: – Intoxicação por metais pesados (incluindo o bismuto) – DDT – Metilbrometo – Iatrogênicas – Levodopa, amantadina, nifedipina, verapamil, lítio, lamotrigina, meperidina – Antidepressivos: tricíclicos e IMAOs • Outras encefalopatias: – Pós-hipóxia (síndrome de Lance-Adams) – Pós-traumatismos cranianos
Mioclonia psicogênica

MEERF: epilepsia mioclônica com fibras vermelhas rasgadas; NBIA: neurodegeneração com acúmulo cerebral de ferro; DDT: diclorodifeniltricloroetano; IMAOs: inibidores da monoaminoxidase.

» As mioclonias fisiológicas podem ocorrer em determinadas circunstâncias nos indivíduos normais. Desse grupo, as mais comuns são as mioclonias do sono e o soluço.

» Na mioclonia essencial, o movimento mioclônico é a manifestação mais importante ou o único achado. Nesse caso, o movimento acontece como um fenômeno isolado e geralmente causa prejuízo funcional.
  - A progressão é ausente ou lenta (curso benigno).
  - Pode ser dividida em esporádica ou familial:
    - A forma esporádica apresenta manifestação heterogênea e movimentos multifocais.
    - A forma hereditária caracteriza-se clinicamente por início antes dos 20 anos e pela ausência de grave prejuízo funcional. Não há interferência na longevidade. Os movimentos habitualmente acometem a metade superior do corpo, pioram com a atividade muscular (p. ex., escrita) e melhoram drasticamente com a ingestão de álcool. Em razão da frequente presença de distonia, foi adotado o termo "distonia-mioclonia" (*DYT11*, *DYT15*) para representar essa enfermidade.

» A mioclonia epiléptica refere-se à presença de mioclonia no contexto de uma epilepsia. A mioclonia pode ocorrer como um componente da crise, como a única manifestação da crise ou como um dos vários sintomas da síndrome epiléptica.
  • A maior parte dessas síndromes pode apresentar mioclonias generalizadas ou focais/multifocais. Por exemplo: as crianças podem exibir mioclonia nas pálpebras, na face ou no pescoço durante uma crise de ausência.

» O termo mioclonia sintomática (secundária) é utilizado quando a mioclonia manifesta-se como um sintoma decorrente de uma outra doença, podendo tal condição ser ou não neurológica.
  • É considerado o grupo mais comum, visto que pode ser causado por diversas doenças.
  • Como tais condições exibem inúmeras manifestações clínicas, geralmente a mioclonia não é o sintoma mais proeminente. Alteração do estado mental, ataxia e outros distúrbios do movimento são frequentemente encontrados.
  • A síndrome de Lance-Adams (mioclonia pós-hipóxia) é um tipo de mioclonia subcortical rotineiramente diagnosticada em unidades hospitalares de tratamento intensivo que pode se desenvolver após a recuperação de um grave evento hipóxico. O intervalo de tempo entre a lesão e o surgimento dos movimentos pode variar entre dias e semanas. Frequentemente, há grave prejuízo funcional pela mioclonia de ação ou reflexa.

DIAGNÓSTICO E INVESTIGAÇÃO

» O diagnóstico é baseado na apresentação clínica e nos exames eletrofisiológicos.

» História clínica e exame neurológico são fundamentais para investigação etiológica. Dados como idade de início, história familial, eventos e uso de medicamentos precipitantes, sinais/sintomas associados (distonia, demência, crises epilépticas, sinais cerebelares), assim como segmento corporal acometido, auxiliam nessa propedêutica.

» Exames eletrofisiológicos, como EEG, eletromiografia de superfície (EMG) e potencial evocado somatossensitivo (PESS) ajudam na definição da origem anatômica das mioclonias no sistema nervoso, bem como na suspeita de casos psicogênicos.

» O EEG registra descargas corticais presentes nas mioclonias de origem cortical e corticossubcortical.

» A correlação EEG-EMG, utilizando a técnica *back-average*, evidencia a onda cortical que precede o abalo muscular.

» O PESS demonstra potenciais corticais "gigantes" (alargamento dos componentes corticais somatossensitivos P25-N33) e a presença de reflexos de alça longa e reflexos C.

» Na mioclonia subcortical não existem sinais de hiperexcitabilidade cortical no EEG e no PESS.

» Nas mioclonias psicogênicas é possível observar potenciais de Bereitschaft, também chamados de potenciais de "pré-movimento". Nesse caso é registrado no EEG atividade cortical do lobo frontal que precede o disparo muscular, por meio da utilização da técnica *time-locked back averaging*.

» A EMG também auxilia na evidência ou não de mioclonias psicogênicas. Potenciais de contração com duração inferior a 50 a 75 ms corroboram organicidade.

TRATAMENTO

» Inicialmente, devem ser investigadas as causas reversíveis, como condições toxicometabólicas, medicamentosas e lesões estruturais passíveis de abordagem cirúrgica.

» A medicação de escolha dependerá das características fisiopatológicas apresentadas. Levetiracetam, ácido valproico e clonazepam podem ser usados como primeira escolha para as mioclonias corticais e subcorticais.

» As mioclonias medulares geralmente não respondem a drogas antiepilépticas, e sim ao clonazepam, medicação de primeira escolha nesses casos.

» A toxina botulínica pode ser útil em caso de mioclonia medular segmentar ou mioclonia periférica.

- Na maior parte dos casos haverá necessidade de combinação de drogas para controle sintomático adequado (Quadro 32.4).
- Primidona e fenobarbital raramente são eficazes.
- Efeitos colaterais podem ser um fator limitante ao tratamento.
- Estimulação cerebral profunda (DBS, do inglês *deep brain stimulation*) no globo pálido medial pode ser utilizada em casos de distonia-mioclonia refratária ao tratamento farmacológico.

Quadro 32.4. Tratamento sintomático das mioclonias

Medicação	Dose usual	Principais efeitos colaterais
Ácido valproico	750-1.000 mg 2×/dia	Sedação, náusea, ganho ponderal, queda capilar, tremor, trombocitopenia
Clonazepam	Iniciar com 0,5 mg 3×/dia Dose eficaz: 5 mg 3×/dia	Sedação, fadiga
Levetiracetam	1.000 a 2.000 mg/dia	Fadiga, distúrbios psiquiátricos, tontura, náusea, necrólise epidérmica tóxica
Piracetam	5,6 g 3×/dia	Sedação, diarreia, ganho ponderal, insônia, depressão
Toxina botulínica	Varia de acordo com a musculatura injetada	Depende da área aplicada. Podem ocorrer xerostomia, turvação visual e fraqueza

Leituras recomendadas

Chaudhry N, Srivastava A, Joshi L. Hemifacial spasm: the past, present and future. J Neurol Sci. 2015;(356):27-31.

Espay AJ, Chen R. Myoclonus. Continuum. 2013;19(5):1264-86.

Fahn S, Jankovic J, Hallett M. Principles and practice of movement disorders. 2. ed. Edinburgh: W.B. Saunders; 2011. p.447-64.

Levy A, Chen R. Myoclonus: pathophysiology and treatment options. Curr Treat Options Neurol. 2016;18(5):21.

Silva D, Fen C, Della M. Transtorno do movimento: diagnóstico e tratamento. São Paulo: Omnifarma; 2016. p.322-32.

Capítulo 33

Ataxias

Flávio Moura Rezende Filho
José Luiz Pedroso

INTRODUÇÃO

- Ataxia é uma síndrome caracterizada por perda do equilíbrio e da coordenação.
- Pode resultar de disfunção de diferentes estruturas do sistema nervoso, incluindo cerebelo, lobo frontal, tálamo, cordões posteriores da medula espinhal e nervos.
- As ataxias podem ser familiais (formas hereditárias) ou esporádicas; podem ocorrer de forma progressiva (doença degenerativa) ou de forma aguda.

QUADRO CLÍNICO

- Na classificação anatômica das ataxias, é importante a distinção entre ataxia cerebelar ou ataxia sensitiva, já que diferentes etiologias estão relacionadas.
- As ataxias cerebelares caracterizam-se por dismetria e disdiadococinesia, associadas a nistagmo e disartria (fala escandida); ao passo que as ataxias sensitivas se caracterizam por alterações da sensibilidade profunda, marcha talonante e sinal de Romberg. Achados semiológicos discriminados no Quadro 33.1 ajudam a distingui-las.

Quadro 33.1. Diferenças semiológicas entre ataxias cerebelares e ataxias sensitivas	
Ataxia cerebelar	**Ataxia sensitiva**
• Disartria • Incoordenação da marcha, titubeação, tremor • Normo ou hiporreflexia, reflexos pendulares • Nistagmo e outras anormalidades da movimentação ocular • Disdiadococinesia, dismetria, fenômeno de rebote, decomposição do movimento	• Sinal de Romberg • Marcha tabética ou talonante, pseudoatetose • Hiporreflexia ou arreflexia • Perda sensitiva (particularmente da propriocepção e palestesia) • Piora com privação de estímulos visuais

CLASSIFICAÇÃO

» Nas ataxias cerebelares, a investigação é orientada pelo subgrupo em que o paciente se enquadra: ataxias esporádicas (não familiais) e ataxias hereditárias (familiais).

Ataxias esporádicas

» As ataxias esporádicas têm início na idade adulta, e não há história familial clara. São divididas em adquiridas ou neurodegenerativas, conforme o Quadro 33.2.

Quadro 33.2. Principais causas de ataxias esporádicas		
Doença	**Manifestações clínicas**	**Neuroimagem**
Degeneração cerebelar alcoólica	Ataxia axial e disartria importante, com pouco envolvimento ocular	Atrofia que predomina no verme cerebelar
Atrofia de múltiplos sistemas	Acima dos 50 anos, perseguição sacádica, *square-wave jerks*, disautonomia, transtorno comportamental do sono REM, parkinsonismo	Atrofia pontocerebelar (sinal da cruz, visto na ponte)

(continua)

Quadro 33.2. Principais causas de ataxias esporádicas *(continuação)*

Doença	Manifestações clínicas	Neuroimagem
Encefalopatia de Wernicke	Deficiência de tiamina: etilistas, indivíduos submetidos a gastrectomia, hiperêmese gravídica. Ataxia, alterações da motricidade ocular e comprometimento da consciência	Hipersinal periaquedutal, dos corpos mamilares e dos tálamos em T2 e FLAIR na ressonância magnética encefálica
Esclerose múltipla	Ataxia cerebelar ou mista, sinais de liberação piramidal, neuropatia óptica, evolução com padrão surto-remissão ou progressiva	Lesões da substância branca cerebelar, dos pedúnculos cerebelares ou da via do lemnisco medial (sensibilidade profunda)
Ataxia associada à doença celíaca	Ataxia axial e neuropatia periférica	Atrofia pancerebelar
Ataxia secundária a acidente vascular encefálico	Hemiataxia e outros sinais de envolvimento do tronco encefálico	Hipersinal em FLAIR e T2, restrição à difusão nos hemisférios cerebelares
Ataxia associada com encefalopatia de Hashimoto	Ataxia, mioclonias, crises epilépticas. Anticorpos antitireoperoxidase em altos títulos. Boa resposta a corticosteroides	Atrofia cerebral e cerebelar. Múltiplos focos subcorticais de hipersinal em T2 e FLAIR
Ataxia associada com anticorpos anti-GAD	Ataxia com nistagmo para baixo (*downbeat*), associação com diabete melito do tipo 1 ou síndrome poliglandular autoimune	Atrofia cerebelar, predominando no vermis
Ataxia paraneoplásica	Ataxia pura ou associada a encefalopatia, neuropatia periférica, epilepsia	Inicialmente imagem normal e atrofia cerebelar no seguimento
Toxicidade	Síndrome pancerebelar. Associada a uso crônico de fenitoína, carbamazepina, metronidazol, quimioterápicos	Atrofia pancerebelar

(continua)

Quadro 33.2. Principais causas de ataxias esporádicas *(continuação)*

Doença	Manifestações clínicas	Neuroimagem
Siderose superficial	Surdez, liberação piramidal e ataxia axial; história de sangramento intracraniano ou na medula	Hipersinal em T2 e gradiente ECO na superfície pial das folias cerebelares e da ponte
Doença de Whipple	Ataxia, encefalopatia, epilepsia, mioclonia, liberação piramidal, mioarritmia oculomastigatória, paralisia supranuclear do olhar, perda ponderal, diarreia e artrite	Hipersinal relativamente simétrico em T2 e FLAIR no mesencéfalo, tálamos, hipotálamo, lobos temporais, com ou sem realce
Ataxia associada ao HIV	Associada à viragem sorológica ou instalando-se após muitos anos de doença	Atrofia pancerebelar
Cerebelite	Mais frequente em crianças, associada ao vírus Epstein-Barr e a outros vírus	Hipersinal cerebelar em T2 e FLAIR
Leucoencefalopatia multifocal progressiva	Imunodeprimidos, particularmente em fase avançada da aids	Hipersinal em T2 e FLAIR na substância branca cerebelar
Doença priônica (Creutzfeldt-Jacob)	Ataxia, mioclonias, demência rapidamente progressiva	Hipersinal dos núcleos da base e do córtex na sequência de difusão

Ataxias hereditárias

» As ataxias hereditárias são divididas de acordo com a herança em: autossômicas dominantes, autossômicas recessivas, ligadas ao X, mitocondriais, congênitas e episódicas.

Autossômicas dominantes

» Grupo das ataxias espinocerebelares (SCA). Indivíduos afetados em gerações sucessivas da família (mais de uma geração acometida). Os sintomas se instalam na idade adulta, em geral na quinta ou sexta década de vida. Há 43 subtipos. As mais comuns no mundo e no Brasil são: SCA1, SCA2, SCA3 ou doença de Machado-Joseph, SCA6, SCA7 e SCA10.

- A SCA3 ou doença de Machado-Joseph é a forma mais comum. A presença de sinais extrapiramidais, como distonia ou parkinsonismo na vigência de uma SCA, deve levantar a suspeita de SCA3.
- O Quadro 33.3 inclui as dicas clínicas para solicitação do teste genético dessas formas mais comuns.
- Exames de imagem nas SCA geralmente demonstram atrofia cerebelar ou pontocerebelar, não sendo possível a distinção dos subtipos por meio dela.

Quadro 33.3. Dicas clínicas para a solicitação de teste genético para formas mais comuns de ataxia espinocerebelar (SCA)

Subtipo de ataxia espinocerebelar	Dicas clínicas (associadas à ataxia)
SCA1	Liberação piramidal
SCA2	Oftalmoparesia e neuropatia
SCA3	• Formas precoces: sinais extrapiramidais (distonia e parkinsonismo) • Adulto: liberação piramidal • Tardio: neuropatia
SCA6	Ataxia pura de início tardio, ascendência japonesa
SCA7	Perda visual (retinopatia) e oftalmoparesia
SCA10	Epilepsia

Autossômicas recessivas

- Geralmente têm início na infância ou adolescência, e com história de consanguinidade. Grupo amplo e heterogêneo de doenças. No Quadro 33.4, estão as principais ataxias recessivas, aspectos de imagem, exames subsidiários que auxiliam no diagnóstico e genes relacionados.

Quadro 33.4. Lista das ataxias recessivas mais comuns

Ataxia	Exames auxiliares	Neuroimagem	Genética
Ataxia de Friedreich	Ecocardiograma, eletroneuromiografia, glicemia, radiografia de coluna vertebral	Cerebelo normal; atrofia medular	*FXN*
Ataxia por deficiência de vitamina E	Baixa dosagem de vitamina E	Cerebelo normal	*TTPA*
Ataxia com apraxia ocular do tipo 1	Baixa dosagem de albumina	Atrofia cerebelar	*APTX*
Ataxia com apraxia ocular tipo 2	Elevada dosagem de alfafetoproteína	Atrofia cerebelar	*SETX*
Ataxia com apraxia ocular tipo 3		Atrofia cerebelar	*PIK3R5*
Ataxia com apraxia ocular tipo 4	Alfafetoproteína elevada ou albumina baixa	Atrofia cerebelar	*PNKP*
Ataxia-telangiectasia	Alfafetoproteína elevada	Atrofia cerebelar	*ATM*
Ataxia espástica Autossômica recessiva de Charlevoix-Saguenay	Avaliação oftalmológica (hipertrofia da camada de fibras da retina)	Atrofia cerebelar (vermis superior); estrias transversais da ponte	*SACS*
Abetalipoproteinemia		Cerebelo normal	*MTTP*
Doença de Refsum	Ácido fitânico elevado	Cerebelo normal	*PHYH*
Síndrome de Marinesco-Sjögren	Avaliação oftalmológica (catarata)	Atrofia cerebelar	*SIL1*
Xantomatose cerebrotendínea	Dosagem de colestanol	Alteração do sinal dos núcleos denteados e da substância branca	*CYP27A1*
Ataxia de Cayman		Atrofia cerebelar	*ATCAY*
ARCA1		Atrofia cerebelar	*SYNE1*

Ataxias mitocondriais

» As doenças mitocondriais podem se apresentar com ataxia, cujas síndromes mais comuns incluem: mutações no gene *POLG* (neuropatia atáxica sensorial e oftalmoparesia – SANDO, do inglês *sensory ataxia neuropathy dysarthria and ophthalmoplegia*, e síndrome de ataxia mitocondrial recessiva – MIRAS, do inglês *mitochondrial recessive ataxia syndrome*), ataxia com deficiência de coenzima Q10; acidose láctica e episódios similares a acidentes vasculares cerebrais (MELAS, do inglês *mitochondrial encephalomyopathy, lactic acidosis, and stroke-like episodes*); neuropatia, ataxia e retinite pigmentosa (NARP); síndrome de Kearns-Sayre e síndrome de Leigh.

» A suspeita de ataxias de origem mitocondrial deve ser considerada quando as seguintes alterações estão presentes: perda visual (retinite pigmentosa), surdez, cardiopatia, elevação da creatinofosfoquinase, epilepsia ou oftalmoparesia e ptose palpebral.

Ataxias ligadas ao X

» Dentre as ataxias ligadas ao X, destaca-se a síndrome de tremor e ataxia associada à pré-mutação do X frágil. O quadro clínico se caracteriza por: pacientes do sexo masculino, idade adulta, com ataxia, tremor, graus variados de disautonomia e disfunção cognitiva, e imagem demonstrando alterações de sinal nos pedúnculos cerebelares.

Ataxias episódicas

» Há sete subtipos de ataxia episódica, sendo mais comuns as ataxias episódicas tipo 1 (AE1) e tipo 2 (AE2). A AE1 tem episódios mais curtos de desequilíbrio, com duração de segundos a minutos, ao passo que a AE2 apresenta episódios prolongados de desequilíbrio, podendo durar horas ou até piora progressiva dos sintomas.

Ataxias congênitas

» Dentre as ataxias congênitas, destacam-se aquelas com malformações da fossa posterior: síndrome de Dandy-Walker (malformações da fossa posterior) e Joubert (alongamento do pedúnculo cerebelar – sinal do dente molar), a as relacionadas à hipoplasia cerebelar (hipoplasias pontocerebelares congênitas).

ASPECTOS TERAPÊUTICOS

» Não há tratamento curativo para a grande maioria das ataxias hereditárias. Todos os pacientes podem se beneficiar de reabilitação (fisioterapia motora, fonoterapia e terapia ocupacional).

» O Quadro 33.5 demonstra algumas recomendações terapêuticas para as ataxias hereditárias.

Quadro 33.5. Recomendações terapêuticas para as ataxias hereditárias

Ataxia hereditária	Recomendação terapêutica
Ataxia por deficiência de vitamina E	Reposição de vitamina E (400 U 8/8h)
Ataxia por deficiência de coenzima Q10	Coenzima Q10 até 30 mg/kg ao dia
Doença de Refsum	Dieta livre de ácido fitânico
Ataxia episódica tipo 1 e 2	Acetazolamida
Xantomatose cerebrotendínea	Ácido chenodeoxicólico

Leituras recomendadas

Barsottini O, Albuquerque M, Braga-Neto P, Pedroso J. Adult onset sporadic ataxias: a diagnostic challenge. Arq Neuropsiquiatr. 2014;72(3):232-40.

Klockgether T. Sporadic ataxia with adult onset: classification and diagnostic criteria. Lancet Neurology. 2010;9:94-104.

Klockgether T. Update of degenerative ataxias. Curr Opin Neurol. 2011;24:339-45.

Manto M, Marmolino D. Cerebellar ataxias. Curr Opin Neurol. 2009;22(4):419-29.

Soong B, Paulson H. Spinocerebellar ataxias: an update. Curr Opin Neurol. 2007;20:438-46.

Seção 6

Supervisor: Marcelo Maroco Cruzeiro

NEUROMUSCULAR

Capítulo 34

Abordagem das doenças do neurônio motor

Marcondes Cavalcante França Junior

CONCEITO

» As doenças do neurônio motor (DNM) constituem um grande grupo de doenças neurológicas cuja característica comum é o sítio da afecção dentro do sistema nervoso: cornos anteriores da medula espinhal, neurônio motor superior e vias piramidais.

APRESENTAÇÃO

» A principal manifestação das DNM é fraqueza muscular.

» Para diagnóstico diferencial entre as doenças que atingem os neurônios motores, é fundamental localizar a lesão. Clinicamente, podemos diferenciar o acometimento do neurônio motor superior e inferior.

» Neurônio motor superior:
- Sintomas:
  - Fraqueza.
  - Disartria.
  - Disfagia.
  - Humor pseudobulbar.
  - Incoordenação.

- Exame físico:
  - Espasticidade.
  - Diminuição da força muscular.
  - Reflexos tendinosos exaltados.
  - Sinais de Babinski, Hoffman e Tromner.

» Neurônio motor inferior:

- Sintomas:
  - Fraqueza.
  - Fasciculação.
  - Câimbras.
  - Disfagia.
  - Disfonia.
- Exame físico:
  - Hipotonia.
  - Atrofia muscular.
  - Distúrbios da marcha.
  - Reflexos tendinosos normais/diminuídos/abolidos.

» Deve-se descartar fraqueza por acometimento da junção neuromuscular ou do músculo.

- Junção neuromuscular:
  - Fraqueza (flutuante).
  - Tônus muscular normal ou reduzido.
  - Ausência de alterações sensitivas.
  - Reflexos tendinosos normais ou reduzidos.
- Músculo:
  - Fraqueza (proximal).
  - Ausência de atrofia ou alteração de reflexos tendinosos.
  - Ausência de alterações sensitivas ou distúrbios esfincterianos.

» No próximo passo, deve-se identificar se há comprometimento motor puro ou se há sinais/sintomas sensitivos, comportamentais, cognitivos ou sistêmicos.

» Heredograma: investigar histórias de morbidades familiais, consanguinidade, padrão de herança.

EXAMES COMPLEMENTARES

- Exames laboratoriais:
  - O Quadro 34.1 demonstra os exames complementares comumente utilizados para diferenciar os distúrbios de neurônio motor inferior, junção neuromuscular e miopatias.
  - Creatinoquinase (CK), aldolase, lactato desidrogenase (LDH), alanina-transaminase (ALT), aspartato-transaminase (AST) são enzimas presentes nos miócitos que aumentam com a lesão deles (desnervação ativa).
  - Líquor: exame solicitado especialmente em condições agudas, podendo ser solicitados testes de sorologias ou PCR para poliovírus, coxsackie, HTLV e vírus do Nilo Ocidental.
- Em situações especiais, testes moleculares para doenças genéticas como Tay-Sachs, paraparesias espásticas familiais, amiotrofia espinhal e doença de Kennedy.
- Eletroneuromiografia: exame neurofisiológico que avalia toda a extensão do sistema nervoso periférico. Trata-se de uma extensão do exame neurológico, capaz de identificar sinais típicos de acometimento do neurônio motor e seu axônio, como fibrilações/ondas positivas (desnervação ativa, recente) e potenciais de unidade motora gigantes (desnervação crônica).
- Ressonância magnética: solicitada na presença de sinais e sintomas de acometimento do neurônio motor superior:
  - Se sinais sensitivos dimidiados, encefalopatia, crise, comprometimento cognitivo: ressonância magnética encefálica.
  - Se nível sensitivo, disfunção de esfíncter, dissociação entre local de acometimento sensitivo térmico/doloroso com sensibilidade vibratória/proprioceptiva/tátil superficial: ressonância magnética de coluna cervical/torácica/lombar.

DIFERENTES DOENÇAS DO NEURÔNIO MOTOR

- A principal doença do neurônio motor em adultos é a esclerose lateral amiotrófica, que será objeto de um capítulo específico neste guia. No Quadro 34.2 são descritas outras formas de doenças do neurônio motor com seus achados clínicos cardinais.

Quadro 34.1. Exames complementares nos distúrbios do neurônio motor inferior, junção neuromuscular e miopatias

Exames	Distúrbio do neurônio motor inferior	Distúrbio da junção neuromuscular	Miopatias
Enzimas dosadas no soro: CK, aldolase, LDH, ALT, AST	Normais ou levemente elevadas	Normal	Normais ou aumentadas
Eletroneuromiografia	Atividade espontânea anormal (fasciculações, fibrilações, ondas positivas), redução do recrutamento, potenciais de alta amplitude e polifásicos	Normal ou variação anormal no tamanho das unidades motoras	Unidades motoras pequenas, curtas, abundantes e polifásicas Pode haver atividade espontânea anormal em miosites
Resposta motora à estimulação repetitiva	Normal	Decremento ou incremento a depender da frequência do estímulo	Normal
Biópsia muscular	Sugestiva de desnervação, com perda do padrão em mosaico, redução do calibre das fibras	Normal	Alteração aleatória do calibre das fibras, com núcleos centrais, infiltração gordurosa, infiltrado inflamatório

CK: creatinoquinase; LDH: lactato desidrogenase; ALT: alanina-transaminase; AST: aspartato-transaminase.

Quadro 34.2. Descrição sumária de diferentes doenças que acometem o neurônio motor inferior

Amiotrofia monomélica	Paciente jovem, evolução lenta e autolimitada, ausência de sinais de neurônio motor superior
Amiotrofia espinhal	Curso lento, ausência de sinais de neurônio motor superior, alteração no gene SMN1 (*survival motor neuron*)
Paraparesia espástica	Espasticidade em extremidades de membros inferiores lentamente progressiva, pouco ou nenhum sinal de acometimento do neurônio motor inferior, disfunção de esfíncter, sintomas sensitivos, etiologia hereditária ou infecciosa
Síndrome pós-pólio	Curso lento, fraqueza muscular e progressiva, fadiga, dores musculares e nas articulações em pessoas já acometidas pela poliomielite, em geral há mais de 15 anos. Ausência de sinais de neurônio motor superior
Atrofia muscular espinobulbar (doença de Kennedy)	Doença recessiva ligada ao X de progressão lenta, expansão de trinucleotídeo CAG (> 40) no gene do receptor de androgênio
Doença de Tay-Sachs de início tardio (gangliosidose GM2)	Atrofia progressiva, forma de início tardio, deficiência de hexosaminidase A, mancha vermelho-cereja no fundo do olho
Doença de Hirayama	Comprometimento de célula do corno anterior, nos últimos níveis cervicais e primeiro torácico, fraqueza progressiva da mão e do antebraço, unilateral e em jovens do sexo masculino na maioria dos pacientes
Síndrome de Hopkins	Monoplegia ou diplegia, decorrente de lesão no corno anterior da medula, que se segue a um ataque agudo de asma; geralmente ocorre em crianças
Poliomielite/pólio-símile/poliomielite pós-vacinal	Acometimento do neurônio motor inferior, manifestação assimétrica, ausência de sintomas sensitivos, fraqueza se inicia com quadro febril, podendo ter como agentes etiológicos poliovírus, poliovírus atenuado da vacina Sabin e vírus coxsackie

» A Figura 34.1 demonstra um fluxograma de abordagem de fraqueza baseado nos achados do exame físico e definição de síndrome de neurônio motor inferior, superior ou combinada.

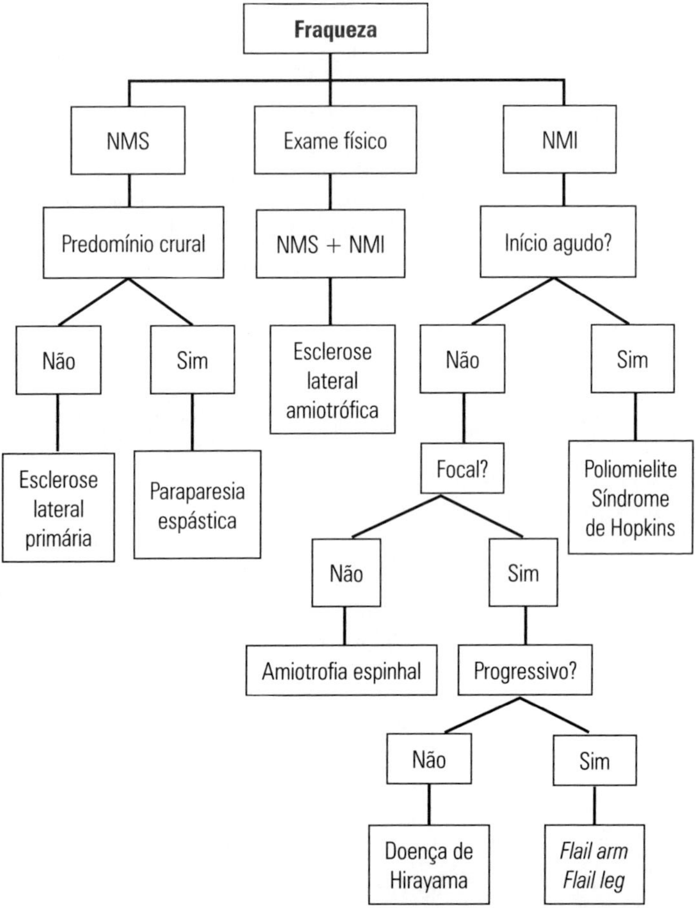

Figura 34.1. Fluxograma de doenças do neurônio motor.
NMS: neurônio motor superior; NMI: neurônio motor inferior; *flail arm syndrome*: síndrome do homem no barril (diplegia braquial amiotrófica); *flail leg syndrome*: síndrome que pode se assemelhar a quadros de radiculopatias L5-S1.

Leituras recomendadas

Brown RH, Al-Chalabi A. Amyotrophic lateral sclerosis. N Engl J Med. 2017;377(2):162-72.

Garg N, Park SB, Vucic S, Yiannikas C, Spies J, Howells J, et al. Differentiating lower motor neuron syndromes. J Neurol Neurosurg Psychiatry. 2017;88(6):474-83.

Goutman SA. Diagnosis and clinical management of amyotrophic lateral sclerosis and other motor neuron disorders. Continuum (Minneap Minn). 2017;23:1332-59.

Gordon PH, Cheng B, Katz IB, Mitsumoto H, Rowland LP. Clinical features that distinguish PLS, upper motor neuron-dominant ALS, and typical ALS. Neurology. 2009;72:1948.

Trojan DA, Cashman NR. Post-poliomyelitis syndrome. Muscle Nerve. 2005;31:6-19.

Capítulo 35

Esclerose lateral amiotrófica

Marcondes Cavalcante França Junior

■ CONCEITO E EPIDEMIOLOGIA

» A esclerose lateral amiotrófica (ELA) é uma doença neurodegenerativa que acomete os neurônios motores da medula, do tronco cerebral e do córtex.

» É a principal representante das doenças do neurônio motor (DNM), sobretudo em populações adultas.

» É a terceira doença neurodegenerativa mais comum em todo o mundo, com incidência de 1,7 a 2,3/100.000 pessoas por ano e prevalência de 4-6/100.000 pessoas. No Brasil, a prevalência é de 5/100.000 pessoas.

» Há um predomínio no sexo masculino (homem/mulher = 1,5:1).

■ ELA ESPORÁDICA *VERSUS* ELA FAMILIAL

» A grande maioria dos casos de ELA é da forma esporádica (ELAe).

» Cinco a dez por cento dos casos de ELA é familial (ELAf), com padrão mendeliano de herança.

» O padrão de herança mais comum é o autossômico dominante.

» Existem mais de 35 genes relacionados à ELA. Mutações em genes como *SOD1*, *C9ORF72*, *TARDBP*, *FUS*, *VAPB*, *VCP*, *UBQLN2*, *ALS2*, *SETX*, *OPTN*, *ANG* e *SPG11* são citadas como causadoras da doença, enquanto outros genes, incluindo *ATXN2*, *GRN*, *NEFH*, *UNC13A* e *VEGF* são citados como modificadores ou predisponentes da doença.

» Mutações no gene *C9ORF72* também estão associadas a casos de demência frontotemporal (DFT). Deve-se ter especial atenção ao se constatar história familial negativa para ELA, já que podem existir na mesma família casos de ELA e DFT originados de uma mesma mutação.

■ QUADRO CLÍNICO

» Geralmente acomete indivíduos por volta da 6ª e 7ª décadas de vida (média de idade de início dos sintomas é de 61,8 anos); porém, o início nas formas familiais costuma ser mais precoce. No Brasil, dados epidemiológicos demonstram média de idade de início dos sintomas inferior (54,9 anos).

» O acometimento do primeiro neurônio motor, ou neurônio motor superior (NMS), nos membros, acarreta paresia, espasticidade e hiper-reflexia, enquanto o acometimento do segundo neurônio motor, ou neurônio motor inferior (NMI), ocasiona atrofia e fasciculações.

» Nas formas de início bulbar, o comprometimento do NMS pode ser visto na disartria espástica e na exaltação dos reflexos axiais da face, enquanto o comprometimento do NMI pode ser evidenciado na disartria flácida, disfagia, atrofia e fasciculações da língua.

» O quadro normalmente se instala com paresia, que é focal e distal e progride, de maneira rápida, para as demais regiões, gerando um quadro de fraqueza generalizada ou tetraparesia.

» Mesmo nos estágios finais da doença costumam ser preservadas a movimentação ocular, a função esfincteriana e a sensibilidade.

- » Há ampla variedade de apresentações clínicas, sendo as principais:
  - Início apendicular, com sinais de NMS e NMI concomitantemente no mesmo membro.
  - Início bulbar, com disfagia e alterações da fala antecedendo os sinais apendiculares.
  - Início com sintomas puramente de NMS, na esclerose lateral primária.
  - Início com sintomas exclusivamente de NMI, na atrofia muscular progressiva.
- » Outras formas menos comuns de apresentação são:
  - Diplegia braquial amiotrófica – do inglês *flail arm syndrome*, ou síndrome do homem no barril.
  - *Flail leg syndrome* (que pode se assemelhar a quadro de radiculopatias L5-S1).
  - Síndrome de Mills ou variante hemiplégica (que pode lembrar quadro de acidente vascular cerebral).
  - Paralisia bulbar.
- » O humor pseudobulbar é frequente e caracterizado por episódios súbitos de riso e/ou choro incontroláveis e desproporcionais ao estado emocional do paciente.
- » Desnutrição é comum nos pacientes com ELA e é decorrente principalmente da disfagia.
- » Sintomas respiratórios são prevalentes e normalmente resultam da paresia diafragmática e dos músculos da caixa torácica.
- » Pode haver comprometimento cognitivo (prejuízo da função executiva, atenção, linguagem e/ou memória episódica) e comportamental (desinibição, impulsividade e apatia).
- » Os pacientes podem se queixar ainda de fadiga, sialorreia, distúrbios do sono e dor.

FISIOPATOLOGIA

- » Apesar dos avanços no reconhecimento da contribuição genética, os mecanismos fisiopatológicos da doença permanecem incertos.

» Há uma complexa interação multifatorial entre mecanismos genéticos, moleculares e ambientais.
» Excitotoxicidade glutamatérgica, geração de radicais livres, agregados proteicos citoplasmáticos, disfunção mitocondrial e do transporte axonal mediante o acúmulo de agregados de neurofilamentos intracelulares, além do aumento de citocinas inflamatórias causado por ativação da micróglia, estão entre os fatores envolvidos na patogênese da doença.

DIAGNÓSTICO

» Ainda não se dispõe de um teste diagnóstico específico, sendo necessários dados clínicos e eletrofisiológicos que indiquem o acometimento conjunto do NMS e do NMI em determinada região e comprovem a progressão da doença para outras.
» A exclusão de etiologias que possam simular a ELA é obrigatória (diagnóstico por exclusão).
» Pelos critérios El Escorial revisados (Quadro 35.1), a doença é classificada em "ELA clinicamente definida", "ELA clinicamente provável", "ELA provável com suporte laboratorial" e "ELA clinicamente possível", com base no acometimento dos neurônios motores nas regiões craniana, cervical, torácica e lombossacra, evidenciado clínica e/ou eletrofisiologicamente (este último para a avaliação do NMI).
» Vale salientar a importância do diagnóstico da ELA, como doença incurável e de prognóstico reservado, sendo proposto por diversos autores que se fale do diagnóstico com a definição diagnóstica e não diante de uma suspeita.
» O acometimento do NMI pela eletromiografia leva em conta a presença concomitante de potenciais neurogênicos crônicos e sinais de desnervação aguda (fibrilações, ondas positivas e fasciculações) no mesmo músculo de uma dada região.
» Ressonâncias magnéticas (RM) encefálica e de coluna cervical devem ser realizadas para que se afastem diagnósticos diferenciais (p. ex., mielopatia espondilótica cer-

vical). A RM encefálica visualizada nas técnicas de MTC ou FLAIR pode demonstrar hipersinal do trato corticoespinhal nos pacientes com ELA.

» Propedêutica laboratorial deve incluir: hemograma, velocidade de hemossedimentação, eletrólitos, TSH, paratormônio e eletroforose de proteínas. Em casos selecionados, sugere-se ainda punção liquórica, pesquisa de anticorpo anti-GM1 e dosagem da atividade da beta-hexosaminidase. O rastreio para HIV e neoplasias também é importante mediante os relatos de casos que se manifestam como ELA-símile (clinicamente há comprometimento que sugere o diagnóstico de ELA, mas se deve a outra doença).

Quadro 35.1. Diagnóstico baseado nos critérios de El Escorial revisados (2000)

ELA	Características
Clinicamente definida	Sinais de disfunção dos neurônios motores superiores e interiores em três regiões
Clinicamente provável	Sinais de disfunção dos neurônios motores superiores e inferiores em pelo menos duas regiões E algum sinal de disfunção dos neurônios motores superiores necessariamente em nível mais cranial que os sinais de disfunção dos inferiores
Provável com suporte laboratorial	Sinais de disfunção dos neurônios motores superiores e inferiores em somente uma região E evidência eletromiográfica de disfunção dos neurônios motores inferiores em ao menos dois membros (com exames laboratoriais e ressonância magnética encefálica e de coluna cervical excluindo outras causas)
Clinicamente possível	Suspeita clínica; porém, sem preencher nenhum dos critérios anteriores

ELA: esclerose lateral amiotrófica.

DIAGNÓSTICO DIFERENCIAL (QUADRO 35.2)

Quadro 35.2. Principais diagnósticos diferenciais da ELA	
Outras doenças do neurônio motor	• Amiotrofia espinhal • Doença de Kennedy • Poliomielite e síndrome pós-pólio • Deficiência de hexosaminidase A
Neuropatias motoras	• Neuropatia motora multifocal • Polirradiculoneuropatia desmielinizante inflamatória crônica • Paraparesia espástica hereditária complicada • Radiculoplexopatias
Afecções medulares	• Mielopatia espondilótica cervical • Doença de Hirayama • Doença de Lyme • Siringomielia
Miopatia	• Miopatia por corpos de inclusão
Distúrbios endócrinos	• Hiperparatireoidismo • Tireotoxicose

ELA: esclerose lateral amiotrófica.

TRATAMENTO

» Ainda não se dispõe de tratamento curativo ou que garanta benefício clínico substancial.

» No Brasil, somente o riluzol é aprovado para o uso:
- Inibidor pré-sináptico da liberação do glutamato.
- Dose: 50 mg via oral 2 vezes ao dia.
- Aumento da sobrevida em até 6 meses.

» Outras duas medicações aprovadas no exterior, mas ainda não disponíveis no Brasil, são:
- Edaravone: reduz a progressão da incapacidade da ELA, se administrado nas fases iniciais da doença.
- Nuedexta® (combinação de dextrometorfan e sulfato de quinidina): tem efeito sobre o humor pseudobulbar.

» Reabilitação motora: essencial para o manejo da doença. Devem ser priorizados exercícios de alongamento, fortalecimento muscular e evitadas atividades que envolvam contração excêntrica.

- Abordagem respiratória: fisioterapia respiratória priorizando exercícios com Ambu; ventilação não invasiva para os pacientes com capacidade vital forçada menor ou igual a 50% do predito – proporciona melhora na qualidade de vida e prolonga sobrevida em até 19 meses.
- Abordagem nutricional: todos os pacientes devem ser submetidos a orientação fonoaudiológica. Quando necessário, deve haver adaptação da dieta (espessantes, dieta rica em proteínas) e pode-se instituir uma via alternativa para alimentação para evitar aspiração e piora da desnutrição – obrigatória se a queda no índice de massa corpórea for superior a 20% (sonda nasoenteral ou gastrostomia, preferencialmente endoscópica).
- Tratamento de outros sintomas, como câimbras, sialorreia, insônia e dor (Quadro 35.3).

Quadro 35.3. Tratamento de outros sintomas

Sintoma	Manejo
Câimbras	Quinino, carbamazepina, fenitoína, alongamento
Sialorreia	Atropina gotas, tricíclicos, toxina botulínica
Insônia	Higiene do sono, tricíclicos, mirtazapina, cama hospitalar
Dor	Anti-inflamatórios não esteroidais, opioides, carbamazepina, gabapentina, órteses, reabilitação

Obs.: medicamentos com efeito miorrelaxante devem ser usados com cautela, principalmente nos indivíduos com prejuízo da função respiratória (p. ex., tricíclicos).

PROGNÓSTICO

- Prognóstico limitado; em geral, os pacientes vão a óbito cerca de 3 a 5 anos após o início dos sintomas, em virtude de insuficiência respiratória ou de complicações relacionadas à disfagia.
- A despeito do curso progressivo, há grande variação prognóstica entre os pacientes:

- Fatores como o predomínio do acometimento de NMS e o início apendicular dos sintomas estão associados a evolução mais lenta, às vezes chegando a décadas.
- Pacientes com início bulbar da doença e pacientes com idade avançada de início dos sintomas normalmente apresentam pior prognóstico.

Leituras recomendadas

Brooks BR, Miller RG, Swash M, Munsat TL, for the World Federation of Neurology Research Committee on Motor Neuron Diseases. El Escorial revisited: revised criteria for the diagnosis of amyotrophic lateral sclerosis. Amyotroph Lateral Scler. 2000;1:293-300.

Brown RH, D Phil, Al-Chalabi A. Amyotrophic lateral sclerosis. Review Article. N Engl J Med. 2017;377:162-72.

Hardiman O, Van den Berg LH, Kiernan MC. Clinical diagnosis and management of amyotrophic lateral sclerosis. Nat Rev Neurol. 2011;7:639-49.

Kiernan MC, Vucic S, Cheah BC, Turner MR, Eisen A, Hardiman O, et al. Amyotrophic lateral sclerosis. Lancet. 2011;377:942-55.

Rudnicki S, McVey AL, Jackson CE, Dimachkie MM, Barohn RJ. Symptom management and end of life care. Neurol Clin. 2015;33(4):889-908.

Capítulo 36

Síndrome de Guillain-Barré

Marcelo Maroco Cruzeiro

CONCEITO

» Polirradiculoneuropatia inflamatória desmielinizante aguda ou síndrome de Guillain-Barré (SGB).

» Define-se pela presença de fraqueza muscular ascendente:
- Flácida.
- Arreflexa.
- Mais comumente com início nos membros inferiores.
- Na maioria dos casos, com história pregressa de quadro infeccioso.

EPIDEMIOLOGIA

» Incidência de 1-4 casos por 100.000 habitantes/ano.

» Pico entre 20 e 40 anos de idade.

» Mais da metade dos pacientes (60-70%) apresentam alguma doença aguda precedente em 1 a 3 semanas.

ETIOLOGIA

» Infecções bacterianas:
- *Campylobacter jejuni*.

- Infecções virais:
  - Vírus da dengue.
  - Vírus da Zika.
  - Vírus da Chikungunya.

HISTÓRIA NATURAL E QUADRO CLÍNICO

- Quadro infeccioso de 1 a 3 semanas antes.
- Fraqueza muscular ascendente a partir dos membros inferiores.
- Nadir em torno de 4 semanas do início dos sintomas.
- Regressão dos sintomas em semanas a meses.
- Curso monofásico.
- Existem variantes clínicas da SGB, listadas no Quadro 36.1.

PATOGÊNESE

- Infiltrado mononuclear multifocal no sistema nervoso periférico (SNP) correspondente às manifestações clínicas.
- Invasão de macrófagos na bainha de mielina.
- Autoanticorpos ligados à bainha de mielina do nervo periférico e fixação de complemento com dissolução vesicular da mielina.

DIAGNÓSTICO

- Quadro clínico de paralisia flácida ascendente arreflexa:
  - Toda fraqueza flácida é de notificação compulsória no Brasil em razão da vigilância de casos de poliomielite.
- Hiperproteinorraquia (proteínas > 45 mg/dL) no líquor.
- Eletroneuromiografia com padrão desmielinizante (Quadro 36.2).
- O líquor e a eletroneuromiografia são métodos suportivos ao diagnóstico, não devendo retardar o início do tratamento pela falta desses exames, pois podem estar inalterados nos primeiros dias do início dos sintomas.
- O Quadro 36.3 demonstra os principais diagnósticos diferenciais da SGB.
- A Figura 36.1 demonstra um fluxograma de abordagem da SGB.

Quadro 36.1. Variantes clínicas da síndrome de Guillain-Barré

- Clássica: ascendente
- Síndrome de Miller-Fisher
  - Arreflexia
  - Ataxia
  - Oftalmoparesia
- Diparesia facial
- Pandisautonomia
- Neuropatia axonal motora aguda (AMAN)
- Neuropatia axonal sensitivo-motora aguda (AMSAN)
- Forma paraparética (forma frustra de acometimento apenas dos membros inferiores)
- Variante faríngeo-cervicobraquial

Quadro 36.2. Achados eletrofisiológicos na síndrome de Guillain-Barré

- Condução nervosa motora:
  - Latências distais prolongadas
  - Lentificação de velocidades de condução
  - Dispersão temporal
  - Bloqueio de condução
  - Latências da onda F e reflexo H prolongadas ou ausentes (achados mais precoces)
- Condução nervosa sensitiva:
  - 40 a 60% dos pacientes apresentarão anormalidades tanto na velocidade de condução quanto na amplitude (mais frequente) – esses achados podem estar ausentes durante as primeiras semanas da doença, podendo demorar até 4 a 6 semanas para que alterações desses potenciais sejam facilmente detectadas

Quadro 36.3. Diagnósticos diferenciais

- Botulismo
- Síndrome de cone medular ou da cauda equina
- Polirradiculoneuropatia desmielinizante inflamatória crônica com início agudo
- Crise miastênica
- Toxicidade por metais pesados
- Doença de Lyme
- Miopatias metabólicas
- Esclerose múltipla
- Neuropatia associada a deficiência nutricional
- Neuropatia vasculítica
- Porfiria intermitente aguda
- Hipocalemia (paralisia periódica)
- Doença do neurônio motor inferior

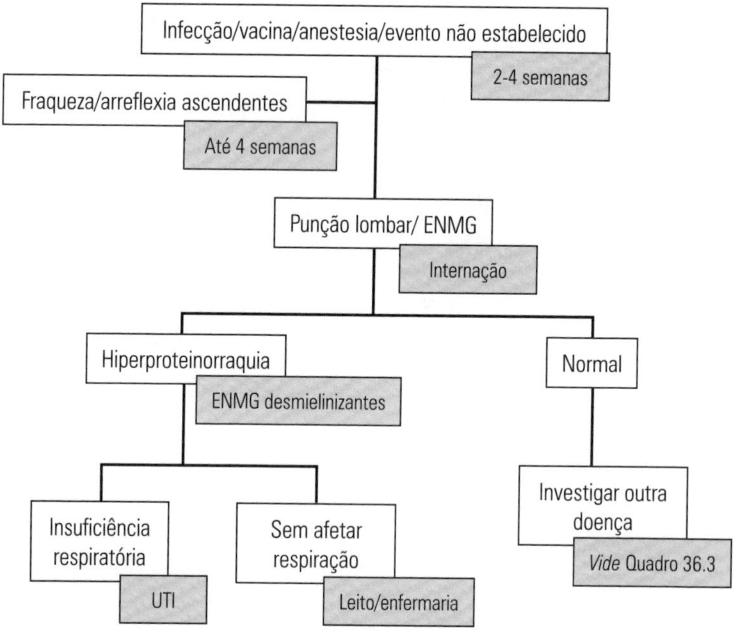

Figura 36.1. Fluxograma de abordagem da SGB.

TRATAMENTO

» O tratamento deve ser iniciado ao diagnóstico.

» Se possível, a dosagem de imunoglobulina A (IgA) deve anteceder a aplicação de imunoglobulina humana intravenosa (IgIV) pelo risco em pacientes com deficiência de IgA.

» IgIV:
  - 400 mg/kg por 5 dias.
  - Acesso venoso periférico ou central.
  - Guardar todos os frascos sob refrigeração e a aplicação deve ser de cada frasco em separado.

» Plasmaférese:
  - Acesso venoso periférico ou central.
  - Número de procedimentos e intervalos: geralmente são indicadas seis sessões – três sessões em dias consecutivos e as demais em dias alternados.
  - Volume de troca: a cada sessão varia de 1 a 1,5 vez o volume plasmático.
  - Tempo de procedimento: 2 a 3 horas.
  - Complicações:
    - Comum: efeitos adversos do citrato com parestesias periorais e de extremidades, hipotensão arterial leve.
    - Incomum: hemorragia ou trombose, infecção e pneumotórax.

» Suporte ventilatório: nos casos em que a fraqueza comprometeu a musculatura respiratória, causando insuficiência respiratória.

» Fisioterapia.

» Suporte nutricional: nos casos graves que necessitaram de suporte ventilatório em UTI.

» O Quadro 36.4 demonstra os principais fatores prognósticos em adultos e crianças.

» A recorrência é rara, mas pode ocorrer em até 3% dos casos e não guarda relação com a forma de tratamento utilizada na fase aguda.

Quadro 36.4. Fatores prognósticos
Adultos
• Os fatores de risco para um mau prognóstico funcional são: – Idade acima dos 50 anos – Diarreia precedente – Início abrupto de fraqueza grave (menos de 7 dias) – Necessidade de ventilação mecânica – Amplitude do potencial da condução nervosa motora menor que 20% do limite normal
Crianças
• Em geral, as crianças têm melhor prognóstico, pois necessitam menos de suporte ventilatório e sua recuperação tende a ser mais rápida

Leituras recomendadas

Brasil. Ministério da Saúde. Portaria n. 1.171, de 19 de novembro de 2015. Protocolo Clínico e Diretrizes Terapêuticas – Síndrome de Guillain-Barré. Disponível em: http://portalarquivos2.saude.gov.br/images/pdf/2015/novembro/20/MINUTA-de-Portaria-SAS-PCDT-Guilain-Barr---ATUALIZADO-11-11-2015.pdf. Acesso em: 18 jul. 2018.

Burns TM. Guillain-Barré syndrome. Semin Neurol. 2008;28(2):152-67.

Goodfellow JA, Willison HJ. Guillain-Barré syndrome: a century of progress. Nat Rev Neurol. 2016;12:723-31.

van Doorn PA, Ruts L, Jacobs BC. Clinical features, pathogenesis, and treatment of Guillain-Barré syndrome. Lancet Neurol. 2008;7:939-50.

Willison HJ, Jacobs, BC, van Doorn PA. Guillain-Barré syndrome. Lancet. 2016;388:717-27.

Capítulo 37

Polirradiculoneuropatia inflamatória desmielinizante crônica

Marcelo Maroco Cruzeiro

CONCEITO

» Polirradiculoneuropatia inflamatória desmielinizante crônica (PIDC) é definida pela presença de:
- Fraqueza e distúrbio da sensibilidade nos quatro membros.
- Predomínio motor.
- Arreflexia.
- Duração de oito ou mais semanas.
- Pode ser idiopática ou se associar a uma doença sistêmica.
- Eletroneuromiografia com padrão desmielinizante.

EPIDEMIOLOGIA

» Incidência anual varia de 0,8 a 8,9 casos por 100.000 habitantes.

» Ocorre em todas as faixas etárias, aumentando progressivamente até a sexta e a sétima décadas.

» Mais comum em homens.

» Faixa etária média pode variar de 48 a 60 anos de idade.

ETIOLOGIA

» Idiopática (PIDC-I).
» PIDC-*plus*:
- Diabete melito.
- Vasculites.
- Neoplasias.
- Infecções.
- Paraproteinemia.
- Doenças do tecido conjuntivo.
- Medicamentos (tacrolimo, interferon-alfa, interferon-beta, procainamida, antagonistas do TNF-alfa – infliximabe, etanercepte).
- Vacinação.
- Doença de Charcot-Marie-Tooth.

APRESENTAÇÃO CLÍNICA

» O Quadro 37.1 demonstra as principais variantes da PIDC.

Quadro 37.1. Variantes da polirradiculoneuropatia desmielinizante inflamatória crônica
• Surto-remissão
• Progressiva
• Manifestação exclusivamente sensitiva
• Exclusivamente motor
• Envolvimento autonômico
• Síndrome de Lewis-Summer (MADSAM – neuropatia motora e sensitiva multifocal adquirida)
• Neuropatia desmielinizante distal simétrica adquirida (DADS)
• Polirradiculoneuropatia desmielinizante inflamatória crônica focal
• Polirradiculoneuropatia desmielinizante inflamatória crônica com desmielinização do sistema nervoso central

PONTOS ORIENTADORES DO DIAGNÓSTICO

» Tetraparesia subaguda e/ou sintomas sensitivos positivos (parestesias).

- » Duração de, no mínimo, oito semanas.
- » Evidência eletrofisiológica de desmielinização no estudo de condução nervosa.
- » Aumento de proteínas liquóricas sem aumento de celularidade (dissociação albumino-citológica).
- » Presença de recaídas.

PATOGÊNESE

- » Infiltração de subgrupos de linfócitos CD4 e CD8 no nervo e pode atacar diretamente a mielina.
- » Ativação de macrófagos.
- » Processo humoral: depósito de complemento e imunoglobulinas, GM1 receptor de gangliosídeo e glicolípides.
- » Não há alvo antigênico preferencial ainda identificado.
- » Processo inflamatório multifocal, inflamatório desmielinizante envolvendo raízes espinhais, plexos e troncos nervosos de maneira difusa.

DIAGNÓSTICO

- » Quadro clínico de tetraparesia.
- » Distúrbio sensitivo distal nos membros superiores e inferiores.
- » Hiperproteinorraquia:
  - Proteína liquórica maior que 45 mg/dL.
- » Eletroneuromiografia com padrão desmielinizante (Quadro 37.2).

Quadro 37.2. Achados eletrofisiológicos
Condução nervosa motora: • Latência distal motora prolongada • Lentificação da velocidade de condução • Dispersão temporal • Bloqueio de condução • Aumento da latência da onda F

» Investigação laboratorial:
  - Hemograma.
  - Vitamina B12, ácido fólico.
  - Atividade inflamatória geral (VHS, PCR, FAN, FR, anti-SSA/SSB).
  - Hormônios tireoidianos (T4 livre, TSH).
  - Glicemia de jejum.
  - Sorologias para hepatites B, C, sífilis, HTLV e HIV.
  - Imunoeletroforese (imunofixação).
  - Função hepática (TGO/TGP).
  - Ureia e creatinina.
  - Crioglobulina.
  - Urina: proteinúria.

» Os principais diagnósticos diferenciais da PIDC estão listados no Quadro 37.3.

Quadro 37.3. Diagnósticos diferenciais
• Polineuropatia diabética
• Síndrome de Guillain-Barré
• Neuropatia motora multifocal
• Amiloidose
• Gamapatias monoclonais de significado incerto
• Macroglobulinemia de Waldesntrom
• Neuropatia associada a anticorpos IgM anti-MAG
• Mieloma osteoesclerótico (síndrome POEMS)
• Doença de Charcot-Marie-Tooth
• Hanseníase
• Neuropatia hereditária com suscetibilidade a paralisias por compressão
• Intoxicações por arsênico ou chumbo
• Deficiência nutricional
• Neuropatia vasculítica

MAG: glicoproteína associada à mielina; POEMS: polineuropatia, organomegalia, endocrinopatia, proteína M e alterações de pele.

TRATAMENTO

» O tratamento é crônico e deve ser guiado pela resposta clínica.

» Deve-se realizar o tratamento por seis meses com pulsos mensais, com imunoglobulina intravenosa ou metilprednisolona, conforme indicado a seguir. Havendo resposta, deverá ser mantido até a estabilização do quadro.

» Imunoglobulina humana intravenosa (IgIV):
- Orientações sobre IgIV no Capítulo 35.
- Redução gradual da dose de IgIV em 12 a 24 meses.

» Metilprednisolona: 1 g ao dia por 3 a 5 dias.

» Plasmaférese (orientações no Capítulo 35).

» Ciclofosfamida.

» Imunossupressores orais (metotrexato, azatioprina, micofenolato de mofetila ou ciclosporina) têm sido opção de tratamento, apesar da falta de estudos controlados. A utilização de corticosteroides orais, em especial a prednisona e a prednisolona, em doses de 1 a 1,5 mg/kg/dia, podem ser alternativas ao tratamento por pulsos mensais.

» Suporte ventilatório: nos casos em que a fraqueza comprometeu a musculatura respiratória, causando insuficiência respiratória.

» Fisioterapia.

» Suporte nutricional.

» Raramente os casos necessitam de suporte em terapia intensiva, mas a necessidade de cadeira de rodas pode ocorrer conforme a progressão do quadro.

» A fraqueza proximal está relacionada com a redução da taxa de remissão e, portanto, com o bom prognóstico.

Leituras recomendadas

Kalita J, Misra UK, Yadav RK. A comparative study of chronic inflammatory demyelinating polyradiculoneuropathy with and without diabetes mellitus. Eur J Neurol. 2007;14:638-43.

Neligan A, Reilly MM, Lunn MP. CIDP: mimics and chameleons. Pract Neurol. 2014;14:399-408.

Said G. Chronic inflammatory demyelinating polyneuropathy. Neuromuscul Disord 2006;16:293-303.

The French CIDP Study Group. Recommendations on diagnostic strategies for chronic inflammatory demyelinating polyradiculoneuropathy. J Neurol Neurosurg Psychiatry. 2008;79:115-8.

Vallat JM, Sommer C, Magy L. Chronic inflammatory demyelinating polyradiculoneuropathy: diagnostic and therapeutic challenges for a treatable condition. Lancet Neurol. 2010;9:402-12.

Capítulo 38

Polineuropatias

Marcelo Maroco Cruzeiro

■ DEFINIÇÃO E ETIOLOGIA

» As polineuropatias englobam um vasto grupo de doenças que comprometem o sistema nervoso periférico (SNP) e cujas manifestações podem ser motoras, sensitivas, autonômicas ou mistas.

» Em linhas gerais, as polineuropatias podem ser secundárias a:
- Infecções.
- Doenças metabólicas/nutricionais.
- Processos inflamatórios.
- Doenças hereditárias.
- Trauma.
- Neoplasias.
- Drogas/toxinas (Quadro 38.1).

» Em estudo retrospectivo de análise de prontuários de 1.034 indivíduos com polineuropatias em nosso meio, Nascimento e colaboradores (2004) identificaram as principais causas: diabete melito (32,5%), doenças desmielinizantes do SNP (17,8%), infecção (10,8%), hereditária (9,9%), álcool e toxinas (5,4%), falência de sistema ou órgão (4,7%) e vasculite (2,8%).

Quadro 38.1. Causas de neuropatia	
Drogas	• Amiodarona • Cloroquina • Digoxina • Heroína • Isoniazida • Lítio • Fenitoína • Misoprostol • Metronidazol • Nitrofurantoína • Estatinas • Excesso de vitamina B6 • Vincristina
Hereditárias	• Doença de Charcot-Marie-Tooth • Leucodistrofia metacromática • Neuropatia por suceptibilidade à pressão • Doença de Refsum
Doenças	• Carcinoma • Aids • Hepatopatia crônica • Neuropatia do doente crítico • Diabete melito • Doença renal em estágio terminal • Hipotireoidismo • Hanseníase • Doença de Lyme • Linfoma • Gamopatia monoclonal – Amiloidose – Mieloma múltiplo – Plasmocitoma • Gamopatia monoclonal de significado indeterminado • Porfiria • Sífilis • Deficiência de vitamina B6 • Deficiência de vitamina B12

(continua)

Quadro 38.1. Causas de neuropatia *(continuação)*	
Toxinas	• Álcool • Toxina diftérica • Metais pesados (arsênio, chumbo, mercúrio, ouro) • Organofosforados • Tétano

■ MANIFESTAÇÕES CLÍNICAS

» As manifestações clínicas podem variar conforme o tipo de fibra nervosa acometida:
  - Fibras amielínicas: carreiam as sensibilidades de dor lenta e são efetoras do sistema nervoso autonômico.
  - Fibras mielinizadas finas: carreiam as sensibilidades térmica e de dor rápida.
  - Fibras mielinizadas de médio e grosso calibre: carreiam as sensibilidades tátil e de pressão.

» O envolvimento das fibras amielínicas promoverá prejuízo da percepção dolorosa e disautonomias.

» O prejuízo funcional das fibras mielinizadas finas propiciará a neuropatia de fibras finas, a qual se caracteriza essencialmente pela perda das sensibilidades térmica e dolorosa (algumas vezes conhecida como polineuropatia pseudossiringomiélica), muitas vezes acompanhada por dor espontânea (presença de potenciais de ação ectópicos na membrana neuronal).

» A neuropatia que envolve as fibras mielinizadas de médio e grosso calibre podem se manifestar por ataxia sensitiva, pseudoatetose, teste de Romberg positivo e hipo ou arreflexia tendinosa, além de paresia, se houver acometimento das fibras motoras.

» Manifestações clínicas:
  - Sensitivas (dor, temperatura, tato e pressão):
    - Parestesia: percepção de formigamento, dormência ou dor sem que haja estímulo.
    - Anestesia: ausência de percepção sensitiva.

  - Disestesia: percepção anormal do estímulo sensitivo (p. ex.: percepção dolorosa de um estímulo essencialmente tátil).
  - Hipoestesia: diminuição da percepção sensitiva.
- Motoras: fraqueza focal ou generalizada, atrofia muscular.
- Reflexos: hipo ou arreflexia.
- Autonômicas: impotência sexual, mudança no ritmo intestinal ou urinário, hipotensão postural e perda da arritmia fisiológica da respiração.
- Mista: associa, de modo variável, os tipos anteriormente descritos.

» Padrões de apresentação das polineuropatias:
- Mononeuropatia simples.
- Mononeuropatia múltipla.
- Radiculopatia.
- Plexopatia (sintomas motores, sensitivos e autonômicos).
- Polineuropatia ("em luva e bota").

» A palpação de nervos é um recurso semiótico importante, principalmente por auxiliar nos casos em que há espessamento de nervos. Tal fato ajuda a restringir as possibilidades etiológicas. Habitualmente, os nervos palpados na prática clínica são: radial, ulnar no sulco ulnar, ramo dorsal do nervo ulnar, fibular (Figuras 38.1 e 38.2).

» Quanto à duração, podem-se definir as neuropatias em:
- Agudas (até 4 semanas).
- Subagudas (4 a 12 semanas).
- Crônicas (> 12 semanas).

POLINEUROPATIA DIABÉTICA

» Dentre as causas de polineuropatia, a mais frequente é a neuropatia diabética (ND).

» A ND resulta de alterações metabólicas que levam ao edema da fibra nervosa e do *vasa nervorum*, ocasionando importante dano funcional.

» A ND pode causar danos permanentes ou temporários.

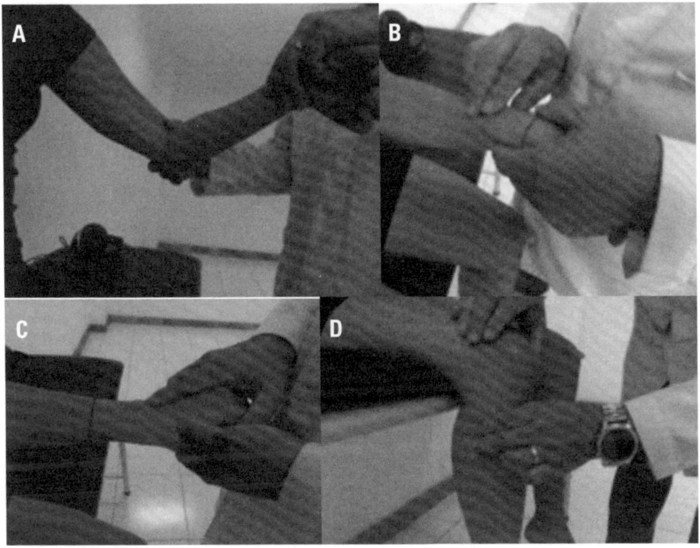

Figura 38.1. Palpação dos nervos ulnar no sulco ulnar (A), radial (B), ramo dorsal do ulnar (C) e fibular (D).

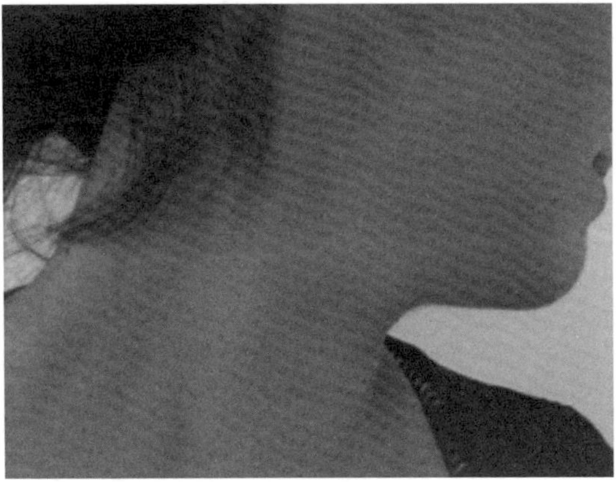

Figura 38.2. Inspeção do nervo auricular.

- Neuropatias perenes:
  - Polineuropatia sensitiva simétrica distal.
  - Polineuropatia sensitivo-motora distal.
  - Neuropatia autonômica.
- Neuropatias temporárias:
  - Síndrome Bruns-Garland.
  - Síndrome do túnel do carpo.
  - Mononeuropatia craniana – III, VII e VI nervos cranianos.
  - Neuropatia da caquexia diabética.
  - Neuropatia associada ao tratamento do diabete melito.
  - Neuropatia hiperglicêmica.
- Algumas vezes o diabete melito pode estar associado à polirradiculoneuropatia inflamatória desmielinizante crônica.

DIAGNÓSTICO

» Em geral, o diagnóstico é feito com base nos achados clínicos. Contudo, o diagnóstico etiológico pode ser laborioso ao se deparar com quadro neuropático sem uma doença previamente conhecida. Ainda que se disponha de todos os recursos para investigação das neuropatias, pode-se não conhecer a etiologia em até 30% dos casos.

» A rotina laboratorial engloba:

- Hemograma completo.
- Velocidade de hemossedimentação.
- Painel metabólico.
- Glicemia de jejum.
- Hormônios tireoidianos (T4 livre e TSH).
- Vitamina B12.

» Para além dessa rotina, os exames a serem avaliados devem ser orientados pela suspeita clínica:

- Hemoglobina glicada e teste oral de tolerância à glicose: diabete melito.
- HIV: infecção pelo HIV.
- Painel hepático: doença hepática.

- Anticorpos para doença de Lyme (suspeita de caso importado).
- VDRL: sífilis.
- Níveis da enzima de conversão de angiotensina: sarcoidose.
- Anticorpos antinucleares, c-ANCA e p-ANCA: vasculite.
- Teste genético: neuropatias hereditárias.

» Eletroneuromiografia:
- Importante exame complementar que permite:
  - Avaliar se existem manifestações subclínicas.
  - Saber se o padrão é desmielinizante, axonal ou axônico-mielínico.
  - Estabelecer a distribuição: mononeuropatia simples, mononeuropatia múltipla, radiculopatia ou plexopatia.
  - Reconhecer a temporalidade: aguda, crônica ou subaguda, além de permitir estabelecer a gravidade.

» Ressonância magnética – permite visualizar compressão radicular, lesões de plexo e alterações de nervos periféricos.

» Ultrassonografia – como a ressonância magnética, a ultrassonografia pode ser usada na avaliação de uma série de nervos periféricos.

TRATAMENTO

» Deve-se buscar o controle dos sintomas, dos sinais e suas repercussões.

» A retirada de uma substância causadora no quadro polineuropático ou ainda o tratamento da doença de base pode restabelecer a normalidade.

» Em algumas doenças, como no diabete melito, a remissão dos sintomas variará com a forma de apresentação da ND.

» Um sintoma frequente, principalmente nas neuropatias de fibras finas, é a dor neuropática. Esta deverá ser tratada conforme as diretrizes específicas para dor neuropática, podendo incluir, por exemplo, lidocaína 5% tópica, gabapentinoides (pregabalina, gabapentina), antidepressivos tricíclicos, inibidores da receptação de serotonina e noradrenalina e drogas antiepilépticas, bem como alguns opioides (casos mais resistentes ao tratamento).

» A dor neuropática está relacionada com lesão ou disfunção da fibra nervosa, podendo ocorrer associada a dor nociceptiva (dor mista) ou de forma isolada. Um questionário foi desenvolvido com o objetivo de facilitar o diagnóstico da dor neuropática (*Questionário DN4*). Esse questionário tem sensibilidade e especificidade acima de 75% quando 4 das 0 questões são positivas.

» A Figura 38.3 demonstra várias medicações que podem ser utilizadas para dor neuropática.

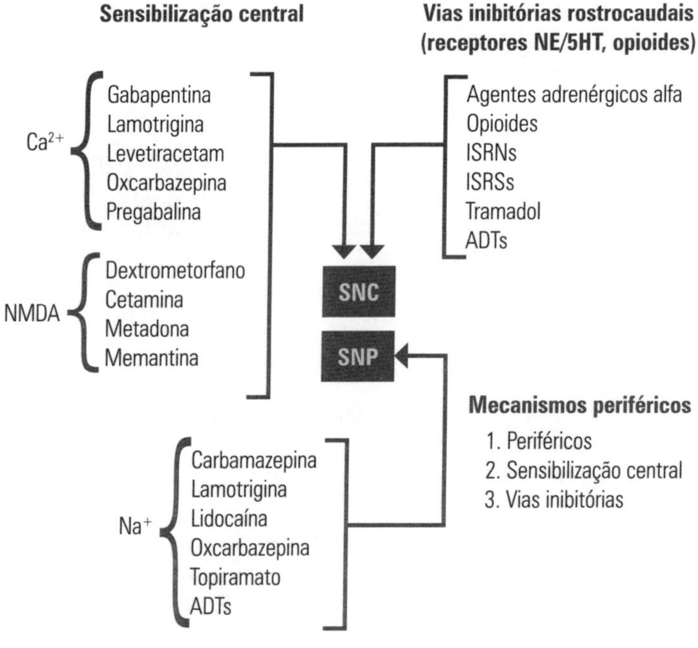

Figura 38.3. Medicações para tratar a dor neuropática.

NE: norepinefrina; 5HT: 5-hidroxitriptamina; NMDA: N-metil D-aspartato; ISRN: inibidor seletivo da recaptação de noradrenalina; ISRS: inibidor seletivo da recaptação de serotonina; ADT: antidepressivo tricíclico.

Leituras recomendadas

Azhary H, Farooq MU, Bhanushali M, Majid A, Kassab MY. Peripheral neuropathy: differential diagnosis and management. Am Fam Physician. 2010;81(7):887-92.

Bouhassira D, Attal N, Alchaar H, Boureau F, Brochet B, Bruxelle J, et al. Comparison of pain syndromes with nervous or somatic lesions and development of a new neuropathic pain diagnostic questionnaire (DN4). Pain. 2005;114(1-2):29-36.

Magrinelli F, Zanette G, Tamburin S. Neuropathic pain: diagnosis and treatment. Pract Neurol. 2013;13:292-307.

Nascimeto OJM, et al. Frequency of Polyneuropathies in a Out-Patient Reference Center. Neurology. 2004;62(Suppl 5)7:A221-2.

Russel JW, Zilliox LA. Diabetic neuropathies. Continuum (Minneap Minn). 2014;20(5):1226-40.

Rajabally YA, Adams D, Latour P, Attarian S. Hereditary and inflammatory neuropathies: a review of reported associations, mimics and misdiagnosis. J Neurol Neurosurg Psychiatry. 2016;87(10):1051-60.

Watson JC, Dyck PJB. Peripheral neuropathy: a practical approach to diagnosis and symptom management. Mayo Clin Proc. 2015; 90(7):940-51.

Capítulo 39

Neuropatia motora multifocal

Marcelo Maroco Cruzeiro

CONCEITO

- Polineuropatia desmielinizante exclusivamente motora com distribuição assimétrica.
- Acomete adultos jovens, sendo mais comum no sexo masculino.
- Rara, prevalência de 1:100.000 habitantes.
- Doença autoimune de causa desconhecida.

HISTÓRIA NATURAL E QUADRO CLÍNICO

- Idade de início da 2ª a 5ª décadas.
- O padrão cronológico é, tipicamente, lentamente progressivo. Entretanto, o curso progressivo pode ter períodos de estabilização. Mais raramente pode não haver progressão clínica ou haver remissão total dos sintomas e sinais.
- Tipicamente ocorre envolvimento gradual de territórios de nervos, causando fraqueza nos membros superiores, muitas vezes levando à queda do punho (nervo radial) ou fraqueza dos músculos intrínsecos da mão (nervos mediano e ulnar).
- A presença de atrofia é sinal de doença avançada e é multifocal (assimétrica).

» A arreflexia é variável, podendo o reflexo estar normal ou, em raros casos, vivo.
» Fadiga, câimbra e fasciculações são frequentes. Podem ocorrer espontaneamente, mas são mais frequentes após esforço vigoroso ou prolongado.
» Sintomas relacionados aos nervos cranianos são raros, assim como os sintomas respiratórios. Entretanto, estes últimos podem dever-se à paralisia diafragmática unilateral.
» Com a progressão da doença, os achados clínicos tornam-se confluentes e podem simular quadro simétrico.

DIAGNÓSTICO

» O Quadro 39.1 demonstra os critérios para diagnóstico de neuropatia motora multifocal e o Quadro 39.2 os critérios eletroneuromiográficos.

Quadro 39.1. Diagnóstico de neuropatia motora multifocal
• Fraqueza progressiva assimétrica distal
• Hiporreflexia
• Câimbras
• Fasciculações
• Anticorpos antigangliosídeo (GM1)
• Eletroneuromiografia: bloqueios de condução focais

Quadro 39.2. Critérios eletroneuromiográficos para neuropatia motora multifocal
• Bloqueio de condução
• Velocidade de condução lentificada compatível com desmielinização
• Aumento da latência ou ausência da onda F
• Estudo da condução sensitiva normal

DIAGNÓSTICO DIFERENCIAL

» Os principais diagnósticos diferenciais de neuropatia motora multifocal estão listados no Quadro 39.3.

Quadro 39.3. Diagnósticos diferenciais de neuropatia motora multifocal
• Polirradiculoneuropatia desmielinizante inflamatória crônica • Doença do neurônio motor • Amiotrofia espinhal • Síndrome de Lewis-Summer (neuropatia motora e sensitiva desmielinizante multifocal adquirida = MADSAM)

TRATAMENTO

» Imunoglobulina humana intravenosa:
  - Dose: 2 g/kg – divididos em 3 a 5 dias.
  - Pulsos repetidos a cada dois meses ou infusões mensais de 1 g/kg.
  - A resposta à infusão tem pico de 14 dias após a infusão.

» A corticoterapia não é efetiva.

» Imunossupressores: efeitos não estabelecidos.

Leituras recomendadas

Berger M, Allen JA. Optimizing IGG therapy in chronic autoimmune neuropathies: a hypothesis driven approach. Muscle Nerve. 2015;51:315-26.

Franssen H. Pathophysiology of myelin and axon in dysimmune neuropathies. Clin Neurophysiol. 2017;128(9):E206-E207.

Lawson VH, Arnold WD. Multifocal motor neuropathy: a review of pathogenesis, diagnosis, and treatment. Neuropsychiatr Dis Treat. 2014:10 567-76.

Van Asseldonk JTH, Franssen H, Van den Berg-Vos RM, Wokke JH, Van den Berg LH. Multifocal motor neuropathy. Lancet Neurol. 2005;4:309-19.

Willison H, Mills K. Multifocal motor neuropathy. Prac Neurol. 2002;2:298-301.

Capítulo 40

Neuropatia vasculítica

Marcelo Maroco Cruzeiro

CONCEITO

- A neuropatia vasculítica engloba uma variedade de vasculites sistêmicas e não sistêmicas capazes de envolver o sistema nervoso periférico.
- A neuropatia pode ser a primeira manifestação de uma vasculite e será importante o estabelecimento de uma investigação adequada a cada caso.

ACHADOS CLÍNICOS

- A mononeuropatia múltipla é a principal forma de apresentação (35-65%).
- Cerca de metade dos pacientes apresenta neuropatia sensitivo-motora dolorosa ou, mais raramente, a neuropatia sensitiva pura, em geral assimétrica.
- Os quadros costumam são agudos ou subagudos. Mais raramente, crônicos.
- Sintomas inespecíficos como perda de peso, febre e fadiga podem ocorrer em 80% dos casos de vasculite sistêmica e em 50% dos casos de neuropatia vasculítica não sistêmica.

AVALIAÇÃO COMPLEMENTAR

» Eletroneuromiografia:
- Neuropatia axonal multifocal:
  - Redução nas amplitudes dos potenciais de ação musculares compostos.

» Exames laboratoriais:
- Deverão ser guiados pela suspeita clínica em função das variadas causas (Quadros 40.1 e 40.2).

Quadro 40.1. Causas de neuropatia vasculítica

Vasculites primárias sistêmicas	Vasculites sistêmicas secundárias	Vasculites focais ou não sistêmicas
1. Vasculites de pequenos vasos Poliangeíte microscópica Granulomatose eosinofílica com poliangeíte (síndrome de Churg-Strauss) Granulomatose com poliangeíte (Wegener) Crioglobulinemia mista essencial (não hepatite C) Púrpura de Henoch-Schönlein 2. Vasculites de vasos de médio calibre Poliarterite nodosa 3. Vasculite de grandes vasos Arterite de células gigantes Arterite de Takayasu	1. Doenças do tecido conjuntivo Artrite reumatoide Lúpus eritematoso sistêmico Síndrome de Sjögren Esclerose sistêmica Dermatomiosite Doença mista do tecido conjuntivo 2. Sarcoidose 3. Doença de Behçet 4. Infecções (hepatites B e C, HIV, citomegalovírus e outras) 5. Drogas 6. Neoplasias malignas 7. Doenças inflamatórias intestinais 8. Síndrome vasculítica urticariforme hipocomplementêmica	1. Neuropatia vasculítica não sistêmica 2. Radiculoplexoneuropatia lombossacra diabética 3. Vasculite neuropática ou cutânea localizada

Quadro 40.2. Exames complementares de rastreio

Rastreio básico para neuropatias	Suspeita de vasculite
• Hemograma completo • Velocidade de hemossedimentação • Proteína C-reativa • Glicemia de jejum • Eletrólitos • Funções hepática e renal • Creatinoquinase • Eletroforese de proteínas por imunofixação • Sorologia para hepatites B e C • Função tireoidiana	• Enzima conversora de angiotensina • Receptor solúvel de interleucina-2 • Anticorpos antineuronais • Dosagem de complemento C3 e C4 • Líquor • Urina (microalbuminúria) • HIV • Crioglobulinas • Fator reumatoide • Fator antinuclear • Anticorpos antineutrofílicos citoplasmáticos (ANCA) • Anticorpos antinucleares (ANA)

TRATAMENTO

» O tratamento padrão recomendado é o uso de corticoterapia:
- Prednisona ou prednisolona: 1 mg/kg/dia.
- Redução semanal de 5-10 mg nos próximos meses.
- Manutenção de 5-10 mg/dia.

» Cuidados:
- Vigilância para osteoporose (densitometria óssea a cada 6 meses).
  - Prevenção: cálcio 1.000 mg/dia; vitamina D: 400-800 UI/dia.
  - Bifosfonatos (p. ex., alendronato).
- Avaliação oftlalmológica a cada 6 meses (risco de catarata).

» Nos casos de neuropatia mais graves:
- Metilprednisolona: 1.000 mg por 3 a 5 dias, seguidos de 1 mg/kg/dia de prednisona ou prednisolona. Após 1 a 2 meses, faz-se a redução gradativa para 5 a 10 mg/dia.

- Ciclofosfamida:
  - Dose: 0,6-0,75 g/m² a cada 2 a 4 semanas, seguida de pulsos de metilpredinosolona.
  - Manutenção de longo prazo: de acordo com a resposta clínica.
- Metotrexato (20-25 mg/semanalmente) ou azatioprina (1-2 mg/kg/dia): uso na substituição da ciclofosfamida após remissão clínica.
- Drogas de manutenção de segunda linha:
  - Micofenolato de mofetila, leflunomide e ciclosporina.
- Rituximabe:
  - 375 mg/m² de superfície corporal em aplicações intravenosas semanais por 4 semanas.
  - Para pacientes refratários ao uso combinado de metilprednisolona e ciclofosfamida.
- Opcional ao uso do rituximabe:
  - Plasmaférese.
  - Imunoglobulina humana intravenosa.

Leituras recomendadas

Azhary H, Farooq MU, Bhanushali M, Majid A, Kassab MY. Peripheral neuropathy: differential diagnosis and management. Am Fam Physician. 2010;81(7):887-92.

Blaes F. Diagnosis and therapeutic options for peripheral vasculitic neuropathy. Ther Adv Musculoskelet Dis. 2015;7(2):45-55.

Gwathmey KG, Burns TM, Collins MP, Dyck PJB. Vasculitic neuropathies. Lancet Neurol. 2014;13:67-82.

Naddaf E, Dyck PJ. Vasculitic neuropathies. Curr Treat Options Neurol. 2015;17(10):374.

Younger DS. Vasculitis of the nervous system. Cur Opin Neurol. 2004;17:317-36.

Capítulo 41

Introdução aos distúrbios da junção neuromuscular

Igor Sales Ornelas Freitas

CONCEITO: JUNÇÃO NEUROMUSCULAR

- A junção neuromuscular (JNM) é uma sinapse especializada composta por terminal axonal pré-sináptico, fenda sináptica e placa motora pós-sináptica na fibra muscular.
- Sua função é permitir a comunicação unidirecional química entre o nervo e o músculo, gerando a contração muscular.

FISIOLOGIA DA JUNÇÃO NEUROMUSCULAR

- O potencial de ação nervoso percorre o axônio motor até atingir seu terminal axonal que, ao despolarizar, gera a abertura de canais de cálcio voltagem-dependente (VGCC, do inglês *voltage-gated calcium channel*).
- Ocorre influxo de cálcio com consequente aumento de seus níveis no terminal axonal. Isso propicia a fusão das vesículas contendo acetilcolina e sua liberação na fenda sináptica.

» A acetilcolina (ACh) difunde-se pela fenda até atingir e ativar os receptores nicotínicos pós-sinápticos (AChR). Tais receptores ativados permitem influxo de cátions (sobretudo sódio), gerando potenciais de placa motora (EPP, do inglês *endplate potentials*).
» Os EPPs somam-se e, quando atingem determinado limiar, determinam a geração de um potencial de ação na fibra muscular, levando à sua contração.
» A atividade da ACh na fenda sináptica é controlada pela enzima acetilcolinesterase (AChE).
» Os fatores primordiais que definem a probabilidade de liberação de ACh são:
  - A concentração de cálcio intracelular no terminal axonal.
  - O número de vesículas de ACh disponíveis para liberação no terminal axonal.
» O desenvolvimento e a manutenção de uma JNM funcional dependem de vários genes cujos produtos compõem uma rede de sinalização complexa:
  - Agrina é secretada no espaço sináptico pelo terminal nervoso e liga-se à proteína LRP4 (*LDL-receptor related protein 4*) na membrana pós-sináptica.
  - O complexo agrina-LRP4 se liga e ativa MuSK (*muscle-specific kinase*); tal ligação intensifica a fosforilação da MuSK e leva ao agrupamento do LRP4 com MuSK.
  - MuSK ativada fosforila Dok-7 (*downstream of tyrosine kinase 7*), o que leva ao recrutamento de duas proteínas adaptadoras (Crk e CrkL), que agem como ativadores a jusante da Dok-7.
  - A ativação total da MuSK resulta na ativação da rapsina, a qual causa o agrupamento dos receptores de acetilcolina na membrana pós-sináptica, intensifica a expressão gênica sinapse-específica nos núcleos pós-sinápticos e promove diferenciação pós-sináptica.
  - O LRP4 agrupado promove a diferenciação de axônios motores.
  - O sistema de sinalização agrina-LRP4-Musk-Dok7 é essencial na manutenção da estrutura da JNM adulta.
  - A Figura 41.1 contém um esquema da junção neuromuscular e das doenças que afetam seus componentes.

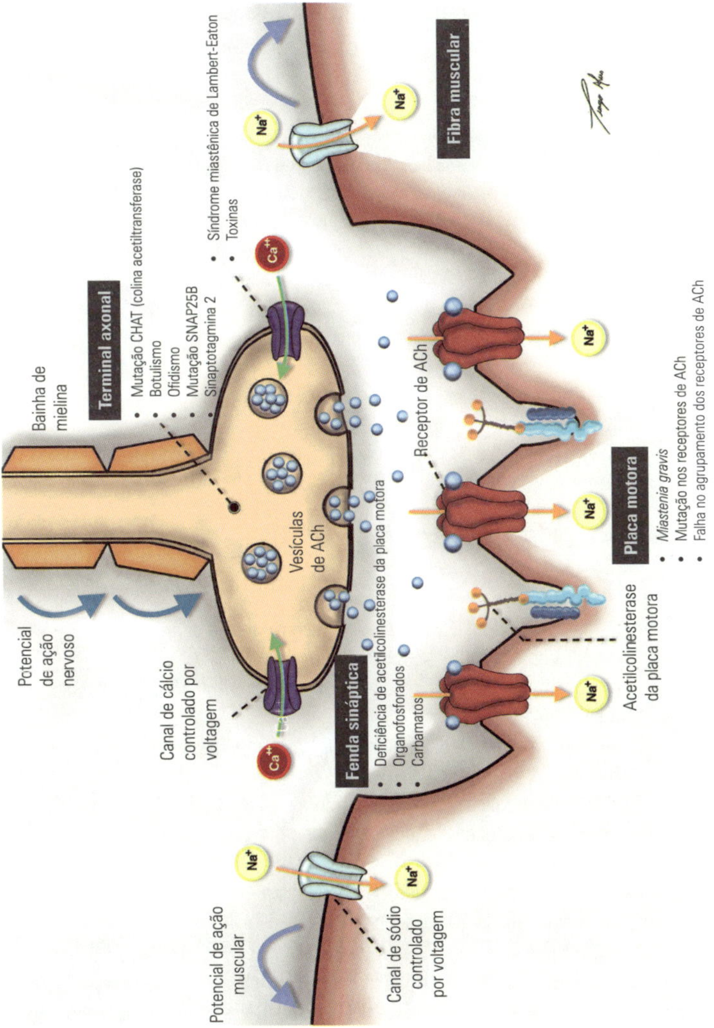

Figura 41.1. Junção neuromuscular e principais doenças que afetam seus componentes.

ACh: acetilcolina; Na: íon sódio; Ca: íon cálcio.

Ilustração: Dr. João Tiago Alves Belo, neurocirurgião, Hospital Felício Rocho, Belo Horizonte.

FISIOPATOLOGIA DA JUNÇÃO NEUROMUSCULAR

» O Quadro 41.1 resume como as doenças podem afetar a JNM.

Quadro 41.1. Como as doenças afetam a junção neuromuscular

- Redução da disponibilidade de cálcio no terminal axonal pré-sináptico
  - Bloqueio dos VGCC por anticorpos (síndrome miastênica de Lambert-Eaton) ou toxinas
- Interferência na fusão e exocitose das vesículas de ACh
  - Botulismo
  - Toxinas (paralisia do carrapato, venenos)
  - Mutações em proteínas de fusão (SNAP25B, sinaptotagmina-2)
- Redução da disponibilidade de ACh nas vesículas sinápticas
  - Mutação da colina acetiltransferase (ChAT)
  - Toxinas (hemicolínio-3, bloqueador do transportador de colina)
- Excesso de atividade da ACh na fenda sináptica
  - Deficiência de AChE da placa motora (mutação *COLQ*)
  - Inibição da atividade da AChE
    - Medicamentosa: piridostigmina, neostigmina
    - Tóxica: organofosforados, carbamatos
- Comprometimento do receptor pós-sináptico nicotínico de acetilcolina
  - Anticorpos anti-AChR (miastenia grave)
  - Falha no agrupamento dos receptores (anticorpos anti-MuSK, mutações MuSK, LRP4, agrina, rapsina)
  - Defeitos cinéticos nos receptores (mutações gerando síndromes de canal rápido e canal lento)
  - Defeitos estruturais nos receptores (mutações nas subunidades do AChR)
- Alterações da sinaptogênese, desenvolvimento e manutenção da junção neuromuscular
  - Mutações Dok-7, LRP4, agrina, MuSK, rapsina
- Defeitos congênitos de glicosilação
  - Mutações *GFPT1*, *DPAGT1*, *ALG12* e *ALG14*

VGCC: *voltage-gated calcium channel*; ACh: acetilcolina; AChE: acetilcolinesterase; *COLQ*: gene que codifica a proteína *collagen-like tail subunit of asymmetric acetycolinesterase*, que ancora a acetilcolinesterase na placa motora; SNAP25B: subunidade B da *synaptossome associated protein 25*; AChR: receptor nicotínico de acetilcolina; MuSK: *muscle specific kinase*; LRP4: *LDL receptor-related protein 4*; *GFPT1*, *DPAGT1*, *ALG12* e *ALG14*: genes que codificam enzimas com função de glicosilação proteica.

ETIOLOGIA

» Vários processos fisiopatológicos podem reduzir a margem de segurança da transmissão neuromuscular, sobretudo autoimunes, tóxicos, genéticos e metabólicos.

» O Quadro 41.2 lista as principais etiologias autoimunes, genéticas, tóxicas e metabólicas que comprometem a JNM.

Quadro 41.2. Doenças da junção neuromuscular
• Autoimunes: miastenia grave, síndrome miastênica de Lambert-Eaton
• Genéticas: síndromes miastênicas congênitas (mais de 20 tipos descritos)
• Tóxicas
– Medicamentosas
– Bloqueadores neuromusculares despolarizantes (succinilcolina)
– Bloqueadores neuromusculares não despolarizantes (curares)
– Inibidores da colinesterase (piridostigmina, neostigmina, edrofônio)
– Antibióticos (aminoglicosídeos, tetraciclinas, lincomicina, outros)
– Corticosteroides
– Penicilamina e interferon alfa (miastenia grave induzida por drogas)
– Toxinas
– Botulismo
– Paralisia do carrapato
– Envenenamento (ofídico, aracnídeos, moluscos)
– Hemicolínio-3
• Metabólicas
– Hipermagnesemia
– Hipocalcemia

DIAGNÓSTICO

» Os distúrbios da JNM são diagnosticados com base em suas manifestações clínicas (Quadro 41.3), exames eletrofisiológicos, pesquisa de autoanticorpos e testes genéticos, entre outros.

» Existem distúrbios da placa motora pré e pós-sinápticos. Os primeiros se manifestam clinicamente por fraqueza e fatigabilidade; porém, a manutenção do esforço muscular é capaz de melhorar a força (fenômeno *warm-up*). O mesmo não ocorre nos distúrbios pós-sinápticos, como na miastenia grave, na qual ocorre uma piora progressiva da força durante a manutenção do esforço muscular.

Quadro 41.3. Manifestações clínicas

- Fraqueza muscular com fatigabilidade
- Flutuação dos sintomas no decorrer de minutos, horas, dias ou semanas
- Acometimento de musculatura inervada por nervos cranianos
  - Ptose, diplopia, estrabismo
  - Paresia facial (fechamento ocular, projeção dos lábios)
  - Fraqueza mastigatória
  - Disfagia, hipofonia, disartrofonia
  - Fraqueza cervical (queda da cabeça ou, do inglês, *drop head syndrome*)
- Fraqueza apendicular, geralmente proximal
  - Dificuldade de erguer membros superiores acima da cabeça
  - Dificuldade em pentear os cabelos
  - Dificuldade de marcha, de agachamento
- Fraqueza apendicular distal
  - Geralmente associada à proximal, mas isolada em até 4% dos casos de miastenia grave
- Pouco ou nenhum comprometimento sensitivo
- Reflexos podem estar preservados, reduzidos ou abolidos
  - Hipo/arreflexia inicial com melhora após esforço na LEMS
- Sintomas disautonômicos estão presentes na LEMS
  - Xerostomia, xeroftalmia, turvação visual, constipação, redução da sudorese, disfunção erétil, resposta pupilar lenta à luz

LEMS: síndrome miastênica de Lambert-Eaton.

PROPEDÊUTICA

» Eletroneuromiografia (estudos de condução nervosa motora, sensitiva, respostas tardias e eletromiografia de agulha) é de grande utilidade no diagnóstico diferencial das doenças do sistema nervoso periférico (corno anterior e gânglio da raiz dorsal, raízes e nervos espinhais, plexos, nervos, JNM e músculos).

» A redução da amplitude do CMAP (potencial de ação muscular composto) durante o estímulo repetitivo ocorre na síndrome miastênica congênita de canal lento, deficiência de AChE da placa motora, intoxicação por piridostigmina, organofosforados e carbamatos.
» Teste de estimulação repetitiva (TER) de baixa frequência (2-5 Hz):
  - Fisiologia: tem por função estressar ao máximo a margem de segurança da JNM, causando depleção dos estoques de ACh no terminal pré-sináptico. A reposição do estoque de vesículas de ACh é um processo que demora 1 a 2 segundos. Assim, taxas de estímulo repetitivo de 2 a 5 Hz gerarão depleção desses estoques.
  - Resposta patológica: decremento (redução da amplitude do 4º ou 5º CMAP do trem de impulsos em comparação ao primeiro) superior a 10%.
  - Sensibilidade diagnóstica: 76% aproximadamente.
» TER de alta frequência (10-50 Hz):
  - Fisiologia: tem por função levar ao acúmulo de cálcio no terminal pré-sináptico, favorecendo a transmissão neuromuscular. A quantidade de cálcio retorna aos níveis pré-despolarização em apenas 100 ms. Assim, estímulos na frequência de 10 a 50 Hz permitirão acúmulo progressivo de cálcio no terminal axonal (antes de seu tempo de vazamento).
  - Resposta patológica: incremento (aumento progressivo da amplitude do CMAP) superior a 60-100%.
  - Visto nos distúrbios pré-sinápticos da JNM (sobretudo na síndrome miastênica de Lambert-Eaton [LEMS], em que frequentemente ultrapassa 200%). No botulismo o incremento é menos exuberante (60-100%).
» Eletromiografia de fibra única:
  - Método neurofisiológico mais sensível disponível.
  - Aumento do *jitter* e presença de *blocking*.
  - Especialmente útil na miastenia ocular.
  - Sensibilidade diagnóstica: em torno de 80%.

» Pesquisa de autoanticorpos:
  - Miastenia grave (MG): anti-AChR (50 a 95% de sensibilidade de acordo com a manifestação clínica), anti-MuSK, anti-LRP4.
  - LEMS: anti-VGCC.

» Testes genéticos:
  - Síndromes miastênicas congênitas.

» Outros: pesquisa de esporos ou toxina botulínica nas fezes, ionograma (cálcio, magnésio).

» Teste do gelo (*ice test*): coloca-se o gelo sobre a pálpebra por dois minutos e compara-se a medida da rima palpebral antes e após o teste, sendo positivo quando a abertura se torna maior que 2 mm. A sensibilidade diagnóstica gira em torno de 90% nas formas oculares da miastenia grave.

Leituras recomendadas

Amato AA, Dumitru D. Neuromuscular junction disorders. In: Dumitru D, Amato AA, Zwarts MJ, eds. Electrodiagnostic medicine. 2. ed. Philadelphia: Hanley & Belfus; 2002. p.1127-212.

Darabid H, Perez-Gonzalez AP, Robitaille R. Neuromuscular synaptogenesis: coordinating partners with multiple functions. Nat Rev Neurosci. 2014;15:703-18.

Engel AG, Shen XM, Selcen D, Sine SM. Congenital myasthenic syndromes: pathogenesis, diagnosis, and treatment. Lancet Neurol. 2015;14(4):420-34.

Gable KL, Massey JM. Presynaptic disorders: Lambert-Eaton myasthenic syndrome and botulism. Semin Neurol. 2015;35:340.

Kimura J. Myasthenia gravis, myasthenic syndrome, and related disorders. In: Electrodiagnosis in diseases of nerve and muscle: principles and practice. 4. ed. Oxford: Oxford University Press; 2013. p.809.

Capítulo 42

Miastenia grave

Carla Juliana Araujo Ferreira

■ CONCEITO

- Miastenia grave (MG) é uma disfunção autoimune na membrana pós-sináptica da junção neuromuscular que se manifesta com fraqueza da musculatura esquelética.
- A grande marca da doença é a fatigabilidade: piora da fraqueza relacionada ao uso muscular repetitivo com flutuação significativa dos sintomas, piores ao final do dia:
  - Quase sempre envolve os olhos com diplopia e ptose assimétrica.
  - Pode acometer também musculatura bulbar (disfonia, disfagia, dificuldade de mastigação e dispneia).
  - Pode acometer musculatura apendicular (fraqueza simétrica, de predomínio proximal e pior em membros superiores) e cervical (cabeça caída, do inglês *dropped head syndrome*).
- Incidência: 8 a 30 casos por milhão.
- Prevalência: 150 a 250 casos por milhão.
- Distribuição bimodal: precoce (2ª e 3ª décadas de vida), com predomínio em mulheres e tardia (6ª a 8ª décadas), com leve predomínio em homens.

CLASSIFICAÇÃO

» Pode ser classificada clinicamente de acordo com o grupo muscular preferencialmente acometido e a gravidade de acordo com a MGFA – Myasthenia Gravis Foundation of America (Quadro 42.1).

Quadro 42.1. Classificação clínica da MGFA (Myasthenia Gravis Foundation of America)
Classe I: Forma ocular pura
Classe II: Forma generalizada leve • IIa. Afeta predominantemente membros e/ou musculatura axial • IIb. Afeta predominantemente musculatura orofaríngea e/ou respiratória
Classe III: Forma generalizada moderada • IIIa. Afeta predominantemente membros e/ou musculatura axial • IIIb. Afeta predominantemente musculatura orofaríngea e/ou respiratória
Classe IV: Forma generalizada grave • IVa. Afeta predominantemente membros e/ou musculatura axial • IVb. Afeta predominantemente musculatura orofaríngea e/ou respiratória
Classe V: Intubação, exceto quando empregada durante manejo pós-operatório de rotina

QUADRO CLÍNICO

» O *MG composite* consiste em um instrumento para medir de forma mais objetiva o estado clínico atual do paciente com MG (Quadro 42.2).

» A manifestação mais grave é a crise miastênica (acomete 15 a 30% dos miastênicos), caracterizada pela piora acentuada da fraqueza de musculatura respiratória demandando suporte ventilatório, invasivo ou não invasivo, e implicando risco iminente à vida.

» Causas de crise miastênica: infecção, aspiração, estresse cirúrgico, gravidez e puerpério, desmame ou descontinuação das medicações, altas doses de corticosteroide e outras medicações (Quadro 42.3).

Quadro 42.2. Escala de sintomas clínicos da miastenia grave (*MG composite scale*)

Ptose – olhar para cima (exame físico)	> 45 seg = 0	11 a 45 seg = 1	1 a 10 seg = 2	Imediata =3
Diplopia – olhar lateral para direita e esquerda (exame físico)	> 45 seg = 0	11 a 45 seg = 1	1 a 10 seg = 3	Imediata = 4
Fechamento ocular (exame físico)	Normal = 0	Fraqueza leve = 0	Fraqueza moderada = 1	Fraqueza acentuada = 2
Fala (relato do paciente)	Normal = 0	Fala pouco articulada ou anasalada intermitentemente = 2	Fala pouco articulada ou anasalada de forma constante, mas compreensível = 4	Fala difícil de compreender = 6
Mastigação (relato do paciente)	Normal = 0	Fadiga com comida sólida = 2	Fadiga com comida pastosa = 4	Tubo gástrico = 6
Deglutição (relato do paciente)	Normal = 0	Raros episódios de engasgos = 2	Engasgos frequentes demandando mudança na dieta = 5	Tubo gástrico = 6
Respiração (causada pela miastenia)	Normal = 0	Falta de ar com exercício = 2	Falta de ar no repouso = 4	Ventilação-dependente = 9
Flexão ou extensão cervical – a mais fraca (exame físico)	Normal = 0	Fraqueza leve = 1	Fraqueza moderada = 3	Fraqueza acentuada = 4
Abdução do ombro (exame físico)	Normal = 0	Fraqueza leve = 2	Fraqueza moderada = 4	Fraqueza acentuada = 5
Flexão da coxa (exame físico)	Normal = 0	Fraqueza leve = 2	Fraqueza moderada = 4	Fraqueza acentuada = 5

Quadro 42.3. Medicações que podem exacerbar a miastenia grave	
Anestésicos	• Bloqueadores neuromusculares • Benzodiazepínicos • Halotanos • Quetamina • Lidocaína
Antibióticos	• Aminoglicosídeos • Quinolonas • Macrolídeos • Ampicilina • Clindamicina • Tetraciclinas
Drogas antirreumáticas	• Cloroquina • Penicilamida
Drogas cardiovasculares	• Betabloqueadores • Bloqueadores do canal de cálcio
Glicocorticoides*	• Prednisona • Metilprednisolona
Bloqueadores e relaxantes musculares	• Curares • Toxina botulínica • Sulfato de magnésio
Anticonvulsivantes	• Gabapentina • Fenitoína
Antipsicóticos	• Lítio • Clorpromazina
Outras drogas	• Anticolinérgicos • Diuréticos • Inibidores da colinesterase • Narcóticos • Estatinas • Tiroxina

* Utilizar somente com acompanhamento neurológico.

» Crise miastênica iminente é definida por rápida piora clínica dos sintomas que pode levar à crise instalada em um curto intervalo de tempo. Sinais de alerta:

- Dispneia que piora com o decúbito, uso de musculatura acessória ou respiração abdominal paradoxal.
- Disfagia com dificuldade de eliminar secreção de vias aéreas.
- Hipofonia com fala pausada.

» Comorbidades comuns: hiperplasia tímica (50%), timoma (10 a 15%), outras doenças autoimunes (15%): tireoidite de Hashimoto, lúpus eritematoso sistêmico, artrite reumatoide, neuromielite óptica e miocardite.

DIAGNÓSTICO

» Exame neurológico:

- Buscar por ptose fatigável:
  - Forçar olhar vertical para cima por cerca de 60 segundos.
  - Elevar manualmente a pálpebra com ptose mais pronunciada, o que evidencia piora do lado menos aparente por redução do uso compensatório do músculo frontal.
  - Observar melhora na posição primária após olhar para baixo.
- Desencadear diplopia após versão ocular lateral forçada e sustentada.
- Piora gradual da força apendicular e cervical após contração muscular repetitiva.
- Avaliar acometimento respiratório solicitando que o paciente conte até 20, a uma frequência de 2 Hz, após inspiração profunda (se o paciente conseguir contar até 20 antes de inspirar novamente, o acometimento respiratório significativo é improvável).
- Teste do gelo (do inglês *ice pack test*): aplicar gelo sobre pálpebra ptótica por 2 a 5 minutos e observar melhora.

» Teste farmacológico: administração de anticolinesterásico idealmente por avaliação cegada e controlada (teste originalmente descrito com o edrofônio; porém, pela indisponibilidade deste no Brasil, adaptações com neostigmina intravenosa ou piridostigmina oral podem ser consideradas).

» Dosagem de anticorpos:
  - Testes sorológicos positivos, além de confirmar o diagnóstico, ajudam a guiar opções terapêuticas.
  - Possuem alta especificidade e sensibilidade limitada em alguns contextos, como na forma ocular pura.
  - Os anticorpos principais são o antirreceptor de acetilcolina (anti-AChR) e o anti-MuSK (do inglês, *muscle-specific kinase*).
  - O anti-AChR é positivo em 80 a 85% dos casos generalizados e em 50% dos casos da forma ocular pura.
  - Cerca de 40% dos anti-AChR negativos serão anti-Musk positivos.
  - 18% dos anti-AChR e anti-MuSK negativos serão positivos para anti-LRP4 (do inglês, *LDL-receptor related protein 4*).
  - Outros anticorpos: antititina, antirrianodina (marcador de doença grave ocorrendo primariamente em pacientes com timoma), anti-Kv1,4 (associado a miocardite), antiagrina e anticortactina.
  - Detecção por ensaios baseados em células (*cell-based assay*) são mais sensíveis que o teste sérico.
  - O título dos anticorpos não se correlaciona com a gravidade clínica e, portanto, não se presta para seguimento.
  - Os anticorpos apontam para variações patogênicas e definem subgrupos da doença (Quadro 42.4).
  - A rotina de dosagem de anticorpos é: inicialmente, solicita-se o anti-AChR. Se negativo, solicita-se o anti-MuSK. Se negativo, solicita-se o anti-LRP4.

» Testes eletrofisológicos (suspender anticolinesterásicos pelo menos 6 horas antes da avaliação eletrofisológica):
  - Decremento no teste de estimulação repetitiva de baixa frequência (2 a 5 Hz) com típica evolução após 1 minuto de contração isométrica: facilitação, novo decremento, exaustão e recuperação.
  - Padrão miopático secundário pode ser encontrado.
  - Eletromiografia de fibra única (mais sensível e menos específica) evidencia *jitter* aumentado e *blocking*.

» Tomografia computadorizada ou ressonância magnética de tórax para avaliação tímica nos anti-AChR positivos.

Quadro 42.4. Subgrupos de miastenia grave relacionados aos anticorpos	
Anti-AChR positivo de início precoce	< 50 anos, 3 vezes mais comum em mulheres, comumente associada a hiperplasia tímica
Anti-AChR positivo de início tardio	> 50 anos, levemente mais comum em homens, comumente associada a atrofia tímica
Anti-AChR positivo, associada a timoma	10 a 20% dos casos, em qualquer faixa etária, embora mais comum após os 40 anos
Anticorpo anti-Musk	1 a 10% dos casos, em qualquer faixa etária, acomete mais mulheres, timo tipicamente normal, acometimento bulbar preferencial
Anticorpo LRP4 positivo	1 a 3% dos casos, em qualquer faixa etária, timo tipicamente normal, tendem a ter sintomas leves a moderados
Soronegativo	10 a 15% dos casos, anticorpos indicados anteriormente não detectados, em qualquer faixa etária, situação do timo variável
Forma ocular pura	Em qualquer faixa etária, anticorpos e situação do timo variáveis

Anti-AChR: anticorpos antirreceptor de acetilcolina; anti-MuSK: *muscle-specific kinase*; anti-LRP4: *LDL-receptor related protein 4*.

DIAGNÓSTICO DIFERENCIAL

» O Quadro 42.5 lista resumidamente os diagnósticos diferenciais de MG.

Quadro 42.5. Diagnósticos diferenciais de miastenia grave	
Síndromes miastênicas congênitas	Início na infância e ausência de resposta à imunomodulação
Síndrome de Lambert-Eaton	Relativa preservação da musculatura ocular extrínseca, sintomas disautonômicos, padrão incremental na estimulação repetitiva de alta frequência e anticorpo anticanal de cálcio voltagem-dependente

(continua)

Quadro 42.5. Diagnósticos diferenciais de miastenia grave *(continuação)*	
Botulismo	Rápido padrão descendente, hiporreflexia pupilar e disautonomia
Oftalmoplegia externa progressiva crônica	Oftalmoplegia grave sem diplopia, progressiva e sem flutuação
Esclerose lateral amiotrófica	Piramidalismo e achados de desnervação na eletromiografia
Paralisia do III nervo	Midríase e dor
Síndrome de Horner	Miose e anidrose ipsilaterais
Distrofia oculofaríngea	Progressiva, ausência de flutuação, musculatura ocular extrínseca preservada e história familial positiva (padrão autossômico dominante)
Distrofia miotônica	Miotonia clínica e eletrofisiológica, progressiva, ausência de flutuação, história familial positiva (padrão autossômico dominante) e amplificação CTG no teste molecular
Oftalmopatia de Graves	Proptose
Outros	Ptose congênita, desinserção ou deiscência da aponeurose do levantador da pálpebra, blefaroespasmo, síndrome de Miller-Fisher e fadiga crônica

■ TRATAMENTO

» A Figura 42.1 demonstra um algoritmo de tratamento de MG.

» Opções terapêuticas:

- Sintomáticos: piridostigmina e neostigmina (anticolinesterásicos).
- Imunossupressores: prednisona, azatioprina, ciclosporina, micofenolato de mofetila*, metotrexato*, ciclofosfamida e tacrolimo.

* Apesar de estudos randomizados com resultados negativos, são frequentemente citados como opções e utilizados por especialistas.

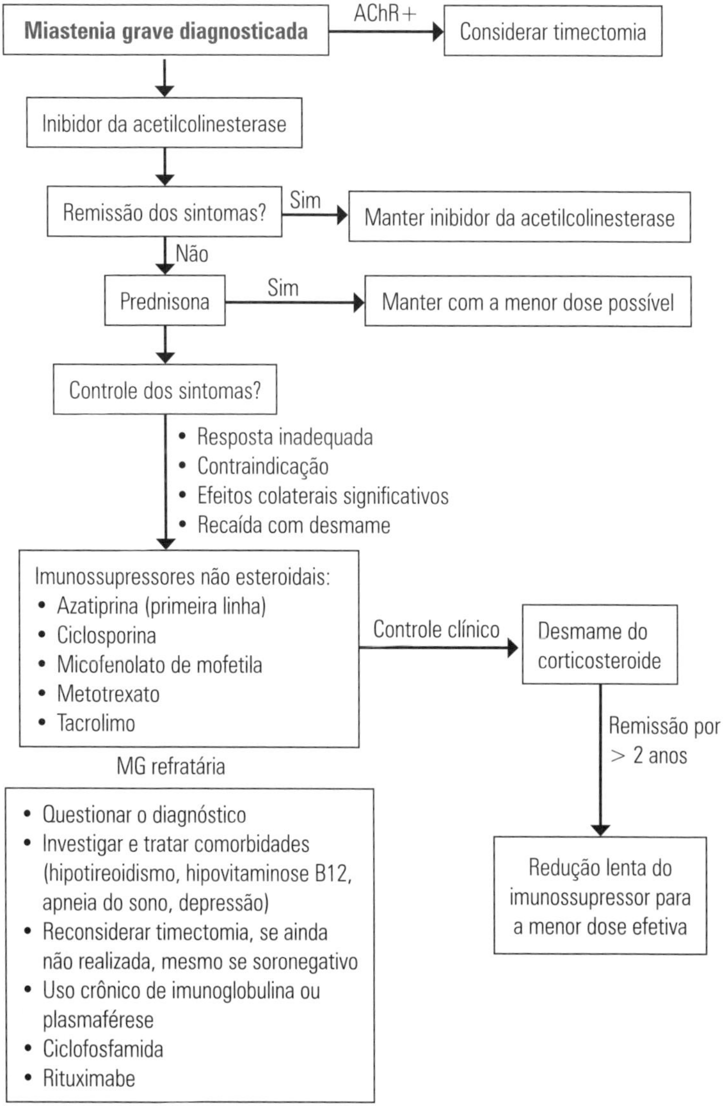

Figura 42.1. Algoritmo de tratamento da miastenia grave.

- Imunomoduladores:
  - Terapia rápida: imunoglobulina humana intravenosa (IgIV) e plasmaférese.
  - Rituximabe.
- Timectomia.

» O Quadro 42.6 demonstra o arsenal terapêutico para o tratamento da MG.

» Crise miastênica:
- Monitorar em unidade de terapia intensiva.
- Suporte ventilatório: rápida e inesperada deterioração pode advir da fatigabilidade, de modo que medidas normais de capacidade vital (CV) e gasometria possuem valor limitado.
- Intubação eletiva deve ser considerada se CV menor que 20 mL/kg ou se força inspiratória máxima menor que – 30 cmH_2O.
- Iniciar terapia de ação rápida.
- Identificar e tratar os possíveis fatores desencadeantes.
- Ajustar terapia de manutenção.
- Atentar para o fato de que o uso de anticolinesterásicos em altas doses pode causar aumento excessivo da quantidade de secreção de vias aéreas, dificultando o manejo ventilatório em pacientes intubados.
- Os mesmos cuidados devem ser tomados em paciente com crise miastênica iminente.

» Terapia rápida (imunoglobulina ou plasmaférese):
- Indicada quando há necessidade de resposta rápida, como na insuficiência respiratória ou disfagia grave.
- Outros: no pré-operatório em pacientes com disfunção bulbar e uso crônico em casos refratários.
- Ambas são igualmente efetivas; a escolha vai depender da disponibilidade e da presença de contraindicações.

» Timectomia precoce: redução dos sintomas, da quantidade de medicação imunossupressora e das exacerbações em médio e longo prazo. Perfil favorável:
- Doença generalizada.
- Anticorpo AChR positivo.

- Menos de 60 anos.
- Menos de 5 anos de evolução.
- Ausência de melhora completa com anticolinesterásico.

» Miastenia refratária: definida por persistência ou piora dos sintomas após o uso de corticosteroide e, pelo menos, mais duas outras drogas imunossupressoras usadas em dose e por tempo adequados, ou por efeitos colaterais que limitam seu uso.

» Particularidades:

- Anti-Musk positivo:
  - Tendem a ter menor resposta à piridostigmina e maior suscetibilidade a seus efeitos colaterais.
  - Respondem bem à corticoterapia e tendem a se manter dependentes mesmo com o uso de poupadores (resposta pobre, especialmente com azatioprina).
- MG juvenil (< 18 anos): tratamento semelhante ao do adulto. A remissão espontânea é relativamente comum; atentar para esse fato especialmente quando se considera tratamento de longo prazo.
- Gravidez:
  - 30 a 40% das pacientes permanecem estáveis, 20 a 30% melhoram e 30 a 40% apresentam piora dos sintomas.
  - Recomenda-se adiar a gestação para após os três primeiros anos da doença, período de maior atividade, permitindo melhor entendimento da gravidade e resposta ao tratamento.
  - Os casos de piora tendem a ocorrer no primeiro trimestre e no puerpério.
  - Piridostigmina, prednisona, imunoglobulina e plasmaférese são seguros.
  - Azatioprina e ciclosporina também têm se mostrado relativamente seguras em gestantes que não estão satisfatoriamente controladas com prednisona e piridostigmina.
  - Micofenolato de mofetila e metotrexato são contraindicados pelos riscos de teratogenicidade.

Quadro 42.6. Arsenal terapêutico para o tratamento da miastenia grave

Categoria	Medicação	Dose	Tempo de início	Efeito máximo
Sintomáticos	Piridostigmina	30 a 120 mg a cada 4 ou 6 horas	10 a 15 minutos	2 horas
Imunossupressores	Prednisona	1 a 1,5 mg/kg/dia	2 a 3 semanas	5 a 6 meses
	Azatioprina	2 a 3 mg/kg/dia	1 ano	1 a 2 anos
	Ciclosporina	3 a 4 mg/kg/dia	6 meses	1 ano
	Micofenolato de mofetila	1.000 mg 12/12h	6 a 12 meses	1 a 2 anos
	Metotrexato	20 mg/semana	3 a 6 semanas*	3 a 6 meses*
	Tacrolimo	3 mg/dia	6 meses	1 ano
	Ciclofosfamida	500 mg/m² mensal	1 a 2 meses	6 a 12 meses
Imunomodulador	Rituximabe**	0,5 a 1 g repetidos em duas semanas Intervalos de 6 meses	2 a 4 semanas	Duração de 6 a 12 meses
Terapia rápida	Imunoglobulina humana intravenosa (IgIV)	2 g/kg administrados ao longo de 2 a 5 dias	1 a 2 semanas	1 a 3 semanas
	Plasmaférese	5 trocas de 3 a 5 litros em 10 a 14 dias	1 a 7 dias	1 a 3 semanas
Timectomia	-	-	1 a 10 anos	1 a 10 anos

* Dados para artrite reumatoide

** A dosagem do rituximabe pode variar conforme o estudo. Outras posologias podem ser encontradas em: Silvestri NJ, Wolfe GI. Rituximab in Treatment-Refractory Myasthenia Gravis. JAMA Neurol. 2017;74(1):21-23; e Lebrun C, Bourg V, Tieulie N, Thomas P. Successful treatment of refractory generalized myasthenia gravis with rituximab. Eur J Neurol. 2009;16(2):246-50.

Efeitos colaterais	Riscos e contraindicações	Monitoração
Cólica abdominal, diarreia, náuseas e vômitos, hipersecreção brônquica, câimbras, fasciculações, bradicardia	Crise colinérgica	Avaliação clínica
Ganho de peso, retenção hídrica, hipertensão, diabetes, osteoporose, hipocalemia, catarata, glaucoma, úlcera gástrica, retardo de crescimento (crianças)	Hemorragia gastrointestinal	Avaliação clínica Glicemia, sódio, potássio, segmento oftalmológico, densitometria óssea
Náuseas, epigastralgia, vômitos, cansaço, *rash*	Leucopenia, disfunção hepática, pancreática e tireoidiana Câncer de pele	Hemograma, enzimas hepáticas e pancreáticas e função tireoidiana
Náuseas, hipertensão, hirsutismo, tremor, hiperplasia gengival	Disfunção renal Hipercalemia Doença linfoproliferativa	Pressão arterial, hemograma, função renal, íons e nível sérico de ciclosporina
Náuseas, vômitos, diarreia, dor articular	Leucopenia, leucoencefalopatia multifocal progressiva. Contraindicado na gravidez	Hemograma
Náuseas, infecções, doença pulmonar	Leucopenia e toxicidade hepática Contraindicado na gravidez	Hemograma Função hepática
Náuseas, hiperglicemia, doença pulmonar, hipertensão, distúrbios neuropsiquiátricos	Toxicidade hepática e renal	Função hepática e renal
Náuseas, vômitos, infecções, alopecia, descoloração de unhas e pele	Mielossupressão Cistite hemorrágica	Hemograma
Náuseas, infecções, problemas relacionados à infusão	Neutropenia, leucoencefalopatia multifocal progressiva	Hemograma Pesquisa do vírus JC
Cefaleia, meningite asséptica, sobrecarga hídrica	Insuficiência renal, anafilaxia	Infusão cuidadosa, principalmente se deficiência de imunoglobulina IgA
Tromboembolismo, hipotensão, complicações relacionadas ao cateter	Sepse	-
-	Infecção, crise miastênica, lesão dos nervos frênico e laríngeo recorrente	-

- Recomenda-se evitar sulfato de magnésio no manejo da pré-eclâmpsia.
- Parto vaginal e lactação devem ser encorajados.
- Há risco de 15% de miastenia neonatal pela transferência transplacentária dos anticorpos: todas as crianças devem ser examinadas.

■ PROGNÓSTICO

» A gravidade máxima da doença ocorre nos dois primeiros anos em dois terços dos pacientes.

» Na maioria dos pacientes, o estágio ativo da doença, com períodos de exacerbação, dura cerca de 8 anos.

» Melhora induzida por imunoterapia raramente persiste se a imunossupressão for completamente descontinuada.

» 90% dos pacientes que mantêm somente sintomas oculares após 2 anos do início dos sintomas nunca irão generalizar. A presença de anticorpos, decremento fora da musculatura ocular e alteração tímica aumentam a chance de generalização.

Leituras recomendadas

Gilhus NE. Myasthenia gravis. N Engl J Med. 2016;375:2570-81.

Gilhus NE, Skeie GO, Romi F, Lazaridis K, Zisimopoulou P, Tzartos S. Myasthenia gravis – autoantibody characteristics and their implications for therapy. Nat Rev Neurol. 2016;12:259-68.

Nicolle MW. Myasthenia gravis and Lambert-Eaton myasthenic syndrome. Continuum. 2016;22(6):1978-2005.

Sanders DB, Wolfe GI, Benatar M, Evoli A, Gilhus NE, Illa I, et al. International consensus guidance for management of myasthenia gravis: executive summary. Neurology. 2016;87:419-25.

Wolfe GI, Kaminski HJ, Aban IB, Minisman G, Kuo HC, Marx A, et al. Randomized trial of thymectomy in myasthenia gravis. N Engl J Med. 2016;375:511-22.

Capítulo 43

Síndrome de Lambert-Eaton

Luiz Sérgio Mageste Barbosa

INTRODUÇÃO

- Síndrome miastênica de Lambert-Eaton (SMLE) caracteriza-se por disfunção pré-sináptica da junção neuromuscular, de natureza autoimune, com produção de anticorpos contra o subtipo P/Q dos canais de cálcio voltagem-dependentes (VGCC).
- É condição rara, com incidência anual de 0,3 a 0,5 por milhão e prevalência de 3 a 4 por milhão.
- Fraqueza muscular proximal progressiva, arreflexia, disautonomia e fatigabilidade representam os principais sinais e sintomas.
- 60% dos casos constituem síndrome paraneoplásica associada ao carcinoma de pequenas células do pulmão (CPCP). Demais etiologias relacionam-se a outras doenças autoimunes e menos frequentemente idiopáticas.
- Sintomatologia clínica, estudo eletrofisiológico e pesquisa de anticorpos anti-VGCC confirmam o diagnóstico.
- Medicações sintomáticas, imunossupressão, rastreio e tratamento oncológico são as principais medidas terapêuticas.
- A intensidade da fraqueza muscular, sua distribuição e a presença de câncer definem o prognóstico.

QUADRO CLÍNICO

- Fraqueza muscular proximal dos membros inferiores é a manifestação clínica mais comum, presente em 80% dos pacientes.
- Tipicamente a fraqueza evolui para membros superiores, a seguir distalmente nos pés e nas mãos, com acometimento final da região craniana.
- Ao contrário do que ocorre na miastenia grave, ptose e oftalmoparesia são leves e mais tardias.
- Os sintomas costumam flutuar ao longo do dia, podendo haver melhora sintomática associada ao fenômeno de facilitação pós-exercício físico.
- Disautonomia acompanha o quadro de fraqueza em até 90% dos casos, sendo os mais frequentes boca seca, disfunção erétil, constipação e xeroftalmia.
- Ataxia cerebelar é incomum, mas, quando presente, associa-se quase exclusivamente com etiologia paraneoplásica.
- Os reflexos osteotendíneos estão reduzidos ou abolidos. De maneira característica e peculiar à SMLE, ocorre normalização dos reflexos após breve contração muscular máxima.
- O Quadro 43.1 demonstra os principais sinais e sintomas da SMLE

Quadro 43.1. Resumo dos sinais e sintomas da síndrome miastênica de Lambert-Eaton
• Fraqueza muscular progressiva • Arreflexia • Disautonomia – Xerostomia – Disfunção erétil – Constipação – Hipotensão ortostática – Incontinência urinária • Fadiga • Facilitação pós-exercício • Sintomas bulbares • Ptose e diplopia • Ataxia cerebelar

» A etiologia determina variabilidade sobre a idade de início dos sintomas e o sexo:
  - SMLE paraneoplásica: acomete sobretudo homens acima de 50 anos.
  - SMLE não tumoral: predomina o acometimento do sexo feminino com idade inferior a 50 anos.
  - O Quadro 43.2 demonstra os principais fatores de risco para a SMLE.

FISIOPATOLOGIA

» A Figura 43.1 ilustra a fisiopatologia da SMLE.

» A subunidade P/Q do VGCC regula o influxo de cálcio na região axonal pré-sináptica dos nervos motores, permitindo a exocitose de acetilcolina. A subunidade N funcionalmente relaciona-se com a neurotransmissão do sistema nervoso autonômico.

» Anticorpos anti-VGCC estão presentes em mais de 90% dos pacientes com SMLE.

» Cerca de 3% dos pacientes com CPCP desenvolvem anticorpos anti-VGCC. A alta concentração da subunidade P/Q do VGCC nas células do CPCP representam o principal fator imunogênico e etiológico na produção de resposta humoral ainda na fase pré-clínica do tumor.

» A SMLE não tumoral tem mecanismo etiológico desconhecido, mas a frequente associação com doenças autoimunes sugere correlação com os haplótipos HLA B8, A1 e DR3.

» Além dos sintomas motores, disautonomia e ataxia cerebelar sugerem interação dos anticorpos anti-VGCC não somente com a subunidade P/Q, mas também com as subunidades N no sistema nervoso autônomo e P/G no cerebelo, respectivamente.

Quadro 43.2. Fatores de risco para síndrome miastênica de Lambert-Eaton

- Neoplasias
  - Carcinoma de pequenas células do pulmão (> 95% dos casos)
  - Linfoma de Hodgkin
  - Leucemia
  - Timoma
  - Carcinomas neuroendócrinos
- Doenças autoimunes
  - Diabete melito tipo I
  - Tireoidopatias
  - Anemia perniciosa
  - Vitiligo
  - Artrite reumatoide
  - Lúpus eritematoso sistêmico
- História familial de doença autoimune
- Tabagismo

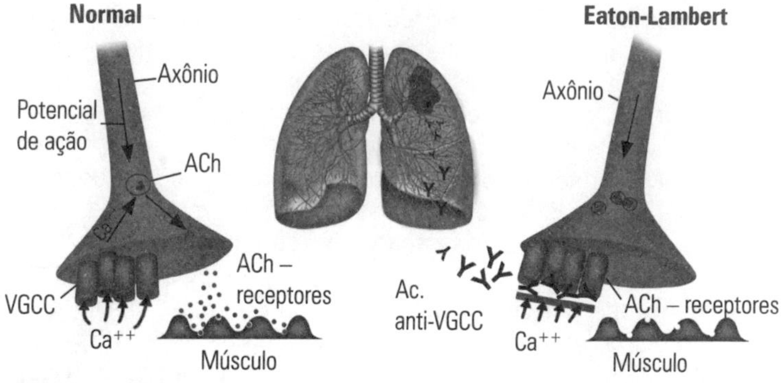

Figura 43.1. Na síndrome miastênica de Lambert-Eaton, anticorpos anti-VGCC (canais de cálcio voltagem-dependentes) impedem o influxo de cálcio e reduzem a liberação de acetilcolina na fenda sináptica. A contração muscular ou estimulação elétrica de alta frequência (20 Hz) resulta no aumento do influxo de cálcio na região pré-sináptica e otimiza a exocitose de acetilcolina (fenômeno de facilitação pós-esforço).
Fonte: modificada de Deangelis LM, Posner JB. Paraneoplastic syndromes. In: Neurologic complications of cancer. 2. ed. New York: Oxford University Press; 2009.

DIAGNÓSTICO

» Para o diagnóstico consideram-se sintomatologia clínica e os seguintes exames confirmatórios:
- Estudo eletrofisiológico.
- Pesquisa de anticorpos anti-VGCC.

» O Quadro 43.3 demonstra a estratégia diagnóstica comumente utilizada para a SMLE.

» A Figura 43.2 demonstra um fluxograma de abordagem diagnóstica da SMLE.

Quadro 43.3. Estratégia diagnóstica para síndrome miastênica de Lambert-Eaton

Sintomatologia clínica	Estudo eletrofisiológico	Anticorpos anti-VGCC
Tríade clássica: • Fraqueza muscular progressiva • Sintomas disautonômicos • Arreflexia	• Baixa amplitude do potencial de ação muscular composto (CMAP) • Teste de estimulação repetitiva (TER) de baixa frequência (3 Hz) com resposta decremental > 10% na amplitude do CMAP • Resposta incremental > 60% na amplitude do CMAP após contração muscular voluntária ou TER de alta frequência (20 Hz)	• Anticorpos anti-VGCC P/Q têm alta especificidade diagnóstica • 10-15% são soronegativos (considerar técnicas de maior sensibilidade de acordo com a suspeita clínica)

DIAGNÓSTICO DIFERENCIAL

» A dificuldade diagnóstica advém principalmente da sobreposição de sinais e sintomas da SMLE com as demais síndromes miastênicas, miopáticas e neuropáticas.

» Os diagnósticos diferenciais mais frequentes são:
- Miastenia grave (Quadro 43.4).
- Miopatias.
- Polineuropatias.
- Doença do neurônio motor.

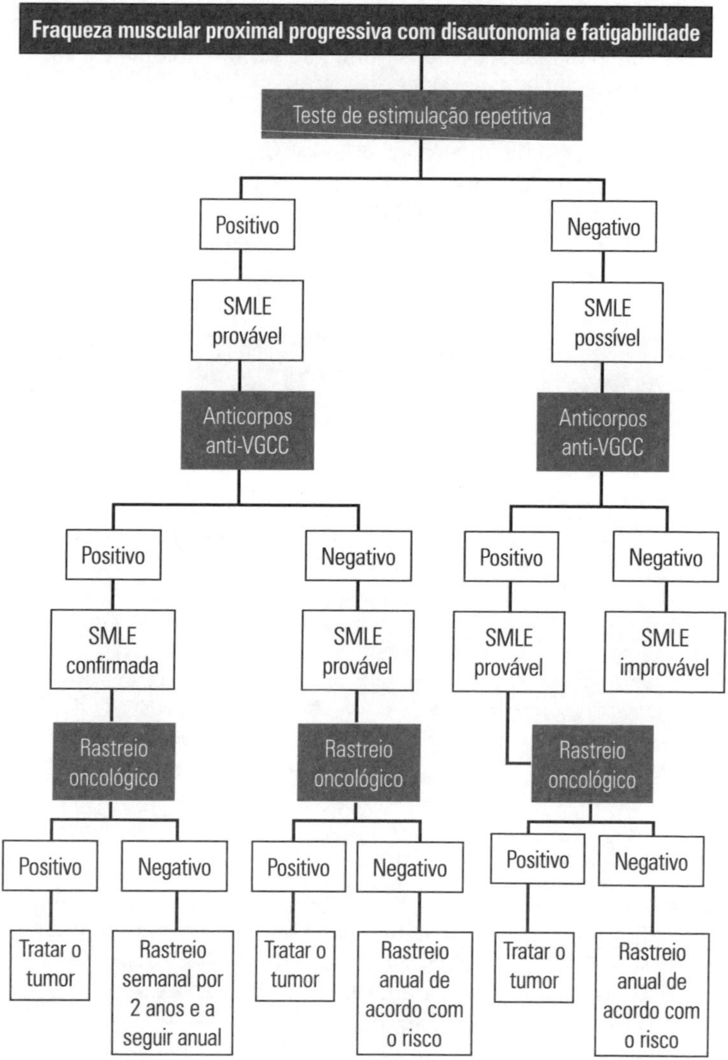

Figura 43.2. Fluxograma diagnóstico da SMLE.

SMLE: síndrome miastênica de Lambert-Eaton; VGCC: canais de cálcio voltagem-dependentes.

Quadro 43.4. Diagnóstico diferencial – SMLE × miastenia grave

SMLE	Miastenia grave
• Anticorpos anti-VGCC • Acomete inicialmente os membros inferiores • Disautonomia é frequente • Diplopia e disfagia são incomuns e tardias • Fraqueza melhora após atividade física • Associa-se com CPCP	• Anticorpos antirreceptores de acetilcolina • Acomete inicialmente a musculatura ocular • Raramente ocorre disfunção autonômica • Diplopia e disfagia são frequentes • Sintomas pioram com atividade física • Associa-se com timoma

SMLE: síndrome miastênica de Lambert-Eaton; VGCC: canais de cálcio voltagem--dependentes; CPCP: carcinoma de pequenas células do pulmão.

TRATAMENTO

» Abordagem terapêutica da SMLE consiste em:
- Controle sintomático.
- Imunossupressão.
- Rastreio e tratamento oncológico precoces.
- Reabilitação.

» O controle sintomático envolve medicações que otimizam a despolarização pré-sináptica e/ou prolongam a atividade da acetilcolina na fenda (Quadro 43.5).

» Sintomas persistentes ou progressivos nos pacientes em tratamento sintomático requerem terapia imunomoduladora (Quadro 43.6).

» A Figura 43.3 resume a abordagem terapêutica da SMLE.

» Monitoração de longo prazo com rastreio oncológico visando ao diagnóstico e tratamento precoce do CPCP tem impacto direto na sobrevida.

» Reabilitação exige abordagem multidisciplinar fisioterápica, fonoaudiológica, nutricional, psicológica e funcional por meio da terapia ocupacional.

Quadro 43.5. Drogas para tratamento sintomático da síndrome miastênica de Lambert-Eaton
3,4 diaminopiridina (amifampridina) • Bloqueia os canais de potássio e aumenta a despolarização axonal pré-sináptica • Apresentação: 10 mg/cp – 3 a 4 cp/dia – dose máxima 80 mg/dia • Eficácia comprovada eletrofisiologicamente pelo incremento do CMAP e clinicamente pelo aumento da força muscular • Efeitos colaterais: parestesias distais; crises epilépticas (altas doses)
Piridostigmina • Inibe a acetilcolinesterase e reduz a degradação de acetilcolina na fenda sináptica • Apresentação: 60 mg/cp – 3 a 6×/dia – dose máxima 180 mg/dia • Eficácia reduzida em monoterapia. Geralmente prescrita como adjuvante às aminopiridinas • Efeitos colaterais: náuseas, dor abdominal, diarreia, fasciculações, dentre outros

Quadro 43.6. Tratamento imunomodulador para síndrome miastênica de Lambert-Eaton
Glicocorticoides • Prednisona é droga de 1ª escolha, via oral. Dose imunossupressora recomendada: 1 a 1,5 mg/kg/dia • Redução deve ser iniciada após resposta clínica, que pode demorar meses a anos • Eficácia baseada a partir de estudos clínicos não controlados • Efeitos colaterais inerentes ao uso crônico de corticosteroide
Terapia imunossupressora complementar • Quando sintomas se tornam resistentes à tentativa de redução de corticosteroide • Opções terapêuticas: azatioprina, ciclosporina, micofenolato de mofetila e rituximabe • Azatioprina 2 a 3 mg/kg/dia em associação à prednisona teve eficácia em maior número de estudos clínicos não controlados, com menor incidência de efeitos colaterais
Imunoglobulina humana (IgIV) e plasmaférese • Indicação principalmente quando sintomas refratários ou de rápida evolução • Eficácia comprovada em estudo placebo-controlado com benefícios de curto e longo prazos • Infusões de 2 g/ciclo evidenciaram parâmetros clínicos positivos no incremento de força muscular dos diferentes segmentos (bulbar, respiratório e apendiculares), além de eletrofisiológicos e sorológicos (redução dos anticorpos anti-VGCC)

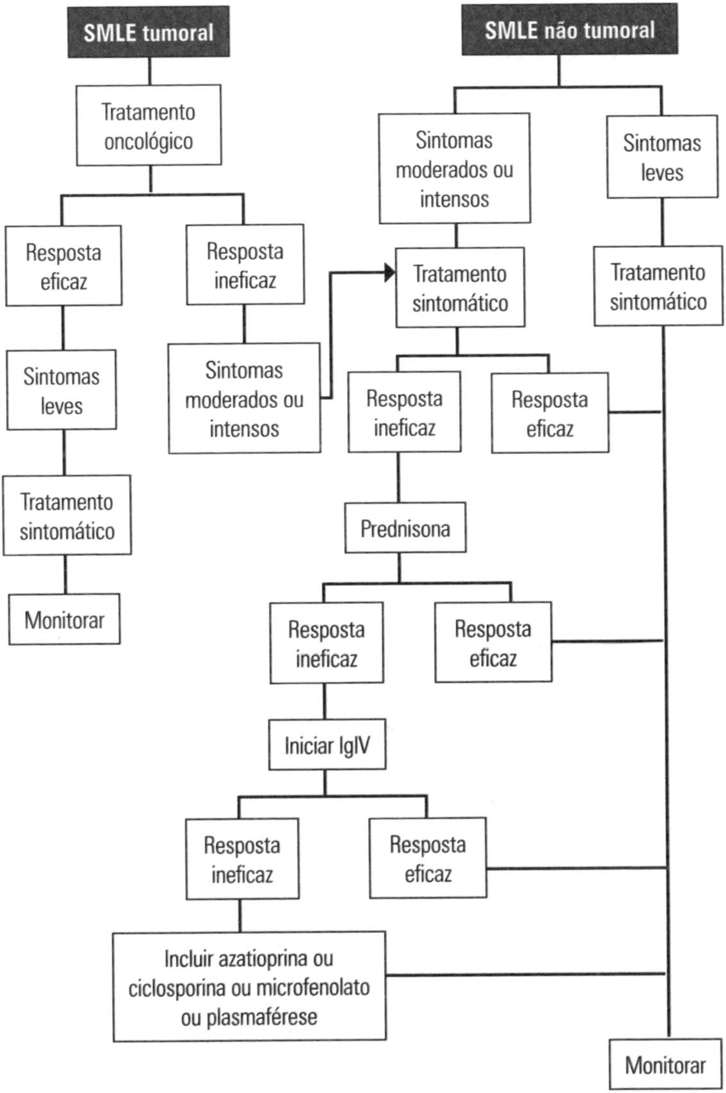

Figura 43.3. Estratégia terapêutica para síndrome miastênica Lambert-Eaton.
SMLE: síndrome miastênica Lambert-Eaton; IgIV: imunoglobulina humana intravenosa.

■ PROGNÓSTICO

» A presença de câncer, a intensidade dos sintomas e a distribuição da fraqueza muscular definem o prognóstico;

» Nos portadores de CPCP, a SMLE geralmente se inicia em fases pré-clínicas do tumor, o que possibilita o diagnóstico oncológico mais precoce com aumento da sobrevida (em média 17 meses) comparativamente aos não miastênicos (em média 10 meses).

» Do ponto de vista clínico, são fatores de pior prognóstico:
- Fraqueza de membros inferiores com prejuízo da deambulação.
- Fraqueza de evolução rápida (3-6 meses).
- Sintomas bulbares.
- Idade > 50 anos.
- Tabagismo.
- Perda ponderal.
- Disfunção erétil.

» As alterações eletrofisiológicas e os títulos de anticorpos anti-VGCC não têm correlação prognóstica direta.

Leituras recomendadas

Hajela RK, Huntoon KM, Atchison WD. Lambert-Eaton syndrome antibodies target multiple subunits of voltage-gated Ca++ channels. Muscle Nerve. 2015;51:176-84.

Maddison P, Gozzard P, Grainge MJ, Lang B. Long-term survival in paraneoplastic Lambert-Eaton myasthenic syndrome. Neurology. 2017;88:1334-9.

Schoser B, Eymard B, Datt J, Mantegazza R. Lambert-Eaton myasthenic syndrome (LEMS): a rare autoimmune presynaptic disorder often associated with cancer. J Neuro. 2017;264(9):1854-63.

Titulaer M, Lang B, Verschuuren J. Lambert-Eaton myasthenic syndrome: from clinical characteristics to therapeutic strategies. Lancet Neurol. 2011;10:1098-107.

Titulaer MJ, Maddison P, Sont JK, Wirtz PW, Hilton-Jones D, Klooster R, et al. Clinical Dutch-English Lambert-Eaton myasthenic syndrome (LEMS) tumor association prediction score accurately predicts small-cell lung cancer in the LEMS. J Clin Oncol. 2011;29:902-8.

Capítulo 44

Outros distúrbios da junção neuromuscular

Igor Sales Ornelas Freitas

SÍNDROMES MIASTÊNICAS CONGÊNITAS

» Grupo de doenças hereditárias nas quais mutações em proteínas relacionadas com a junção reduzem a margem de segurança da transmissão neuromuscular.

» Apesar de existirem atualmente mais de 20 tipos de síndromes miastênicas congênitas, algumas são mais importantes (Quadro 44.1), outras foram descritas em famílias ou pacientes únicos.

Quadro 44.1. Principais síndromes miastênicas congênitas
• Deficiência primária do receptor de acetilcolina
• Deficiência de rapsina
• Deficiência de acetilcolinesterase da placa motora (*COLQ*)
• Síndrome do canal rápido
• Miastenia *DOK7*
• Síndrome do canal lento
• Deficiência de ChAT
• Defeito de glicosilação *GFPT1*

COLQ: gene que codifica a proteína *collagen-like tail subunit of asymetric acetycolinesterase*; *DOK7*: gene que codifica a proteína *downstream of kinase 7*; ChAT: *choline acetiltransferase*; *GFPT1*: gene que codifica a proteína *glutamine-fructose-6-phosphate transaminase 1*.

» Pistas fenotípicas podem levar ao diagnóstico específico do gene mutado (Quadro 44.2).

■ BOTULISMO

» Doença rara e potencialmente letal causada por bactérias da família *Clostridium* (*C. botulinum*, *C. baratii* e *C. butyricum*), bastonetes Gram-positivos, anaeróbicos obrigatórios, formadores de esporos.

» Neurotoxina botulínica é a substância letal mais potente conhecida. Existem oito tipos; os tipos A, B, E e, raramente, F e G, causam doença humana.

» Há seis formas de botulismo, conforme aquisição:

- Botulismo alimentar (ingestão de comida contaminada com toxina pré-formada).
- Botulismo infantil (ingestão de esporos que colonizam o trato gastrointestinal e liberam a toxina produzida *in vivo*).
- Botulismo da ferida (infecção de uma ferida pelo *C. botulinum*, com subsequente produção *in vivo* da neurotoxina).
- Botulismo infeccioso entérico adulto ou botulismo infeccioso adulto de fonte desconhecida (similar ao infantil, toxina produzida *in vivo* no trato gastrointestinal do hospedeiro adulto infectado).
- Botulismo inalatório (ocorreria se a toxina aerossolizada fosse liberada em ataque de bioterrorismo).
- Botulismo iatrogênico.

» 110 casos por ano nos Estados Unidos: 72% infantil, 25% alimentar, 3% ferida (comum em usuários de heroína). O botulismo infeccioso adulto é de ocorrência mais rara.

» Manifestações clínicas: ausência de febre (exceto nos casos de botulismo da ferida), sintomas neurológicos simétricos (paralisia flácida descendente com acometimento craniano e bulbar), responsividade preservada, frequência cardíaca normal ou baixa, pressão arterial normal, sem comprometimento sensitivo, exceto turvação visual.

Quadro 44.2. Pistas fenotípicas nas síndromes miastênicas congênitas

SMC	Mecanismo	Pistas	Tratamento
Deficiência do AChR	Baixa expressão do receptor de ACh	Início precoce com oftalmoplegia grave	Piridostigmina e 3,4-DAP
Deficiência de rapsina	Falha no agrupamento dos AChR	Artrogripose múltipla congênita, episódios de apneia, estrabismo congênito, melhora com a idade	Piridostigmina e 3,4-DAP
Miastenia DOK-7	Distúrbio da sinaptogênese	Estridor congênito, aparecimento tardio de fraqueza motora, padrão de cinturas, atrofia de língua	Efedrina ou salbultamol + 3,4-DAP (piora com piridostigmina)
Síndrome do canal lento	Abertura prolongada do canal em resposta à ACh	Gravidade e idade de início variáveis, paresia distal de membros superiores, oftalmoplegia moderada, atrofia muscular proeminente, herança autossômica dominante	Fluoxetina ou quinidina (piora com piridostigmina)
Síndrome do canal rápido	Abertura abreviada do canal em resposta à ACh	IRpA ao nascimento, crises súbitas e graves durante toda a infância, oftalmoplegia grave	Piridostigmina + 3,4-DAP
Deficiência de acetilcolinesterase da placa motora (*COLQ*)	Falha no ancoramento da acetilcolinesterase na fenda sináptica	Fraqueza axial e respiratória desde a infância, resposta pupilar à luz lenta	Efedrina (piora com piridostigmina)
Deficiência de colina acetiltransferase	Falha na síntese de ACh	Episódios de apneia na infância, decremento no TER frequentemente apenas em estímulo a 10 Hz	Piridostigmina e neostigmina

SMC: síndrome miastênica congênita; AChR: receptor de acetilcolina; ACh: acetilcolina; 3-4-DAP: 3-4-diaminopiridina (amifampridine, bloqueador de canais de potássio); DOK-7: proteína downstream of kinase 7; COLQ: proteína que ancora a acetilcolinesterase na placa motora; IRpA: insuficiência respiratória aguda; TER: teste de estimulação repetitiva.

» O diagnóstico é clinico (confirmação laboratorial pode levar dias).
» Eletroneuromiografia: amplitude de CMAP (potencial de ação muscular composto) basal baixa. Facilitação pós-ativação (entre 40 e 200%). Ausência de exaustão pós-ativação. Facilitação pós-ativação que persiste mais que 2 minutos.
» A sensibilidade do teste de estimulação repetitiva é muito maior nos casos de botulismo infantil.
» Tratamento: antitoxina botulínica administrada tão logo se suspeite. Antibióticos a depender da forma de botulismo.

■ TOXINAS

» Quatro famílias de cobras produzem veneno capaz de alterar a transmissão neuromuscular, dentre elas *Elapidae* (cobra coral) e *Crotalinae* (cascavel).
- Cascavel produz crotoxina, que tem função de fosfolipase A2 (SPANS, do inglês *snake presynaptic phospholipase A2 neurotoxins*), hidrolisando fosfolípides, com consequente liberação maciça de vesículas sinápticas e inibição da reciclagem das vesículas após exocitose (terminais axonais envenenados mostram ausência de vesículas).
- Elapídeos produzem toxinas pós-sinápticas que se ligam irreversivelmente ao sítio do receptor de acetilcolina, bloqueando a abertura do canal de sódio.

» Manifestações: acometimento inicial dos nervos cranianos (ptose, oftalmoplegia, disartria, disfagia e sialorreia), posteriormente fraqueza apendicular.
» Paralisia do carrapato (americano e australiano): causada por neurotoxinas produzidas diretamente pelo ectoparasita, as quais inibem os canais de cálcio voltagem-dependentes pré-sinápticos, reduzindo a liberação de acetilcolina.
- Gêneros: *Dermacentor*, *Amblyomma*, *Ixodes*.
- Manifestações: anorexia, letargia, fraqueza muscular, nistagmo, paralisia flácida ascendente. Início 3 a 7 dias após a aquisição do ectoparasita.

DROGAS

» Várias classes de medicações afetam a junção neuromuscular (Quadro 44.3).

Quadro 44.3. Drogas que afetam a junção neuromuscular
• Bloqueadores neuromusculares (despolarizantes e não despolarizantes)
• Aminoglicosídeos, fluorquinolonas
• D-penicilinamina (induz a produção de anticorpos anti-AChR)
• Fenitoína (efeitos pré e pós-sinápticos)
• Betabloqueadores
• Lítio (competição com o cálcio no terminal axonal)
• Corticosteroides
• Sulfato de magnésio

ORGANOFOSFORADOS E CARBAMATOS

» Inibidores potentes da acetilcolinesterase (aumentam os níveis de acetilcolina na fenda sináptica):

- A despolarização exacerbada nas sinapses nicotínicas neuromusculares causa paralisia flácida.

» Manifestações:

- Muscarínicas: lacrimejamento, bradicardia, broncoespasmo, miose, sialorreia, vômitos, diarreia, confusão, crises epilépticas, coma.
- Nicotínicas: midríase, taquicardia, fraqueza, hipertensão.
- Síndrome intermediária: ocorre em 10 a 40% dos pacientes após 24 a 96 horas, com alterações de nervos cranianos, fraqueza cervical e apendicular proximal, insuficiência respiratória e hiporreflexia.

» Tratamento: suporte, atropina intravenosa (1-2 mg em *bolus*, repetindo a cada 3-5 minutos, se necessário, até melhora da secreção pulmonar e oxigenação) e pralidoxima (administrar em até 48 horas após intoxicação, iniciar com 1-2 g [20-40 mg/kg] intravenoso em 100 mL de solução isotônica em 15-30 minutos, podendo repetir em 1 hora, se não houver recuperação da força muscular).

HIPERMAGNESEMIA E HIPOCALCEMIA

- Magnésio tem efeito bloqueador de canais de cálcio, reduzindo sua entrada na célula.
- Reduz a liberação de acetilcolina e deprime a excitabilidade da membrana muscular.
- Fraqueza proximal podendo progredir para insuficiência respiratória, geralmente poupando músculos oculares.
- Hipocalcemia compromete a transmissão sináptica rápida, desacoplando a liberação de neurotransmissores em resposta ao potencial de ação no terminal axonal.
- Achados eletroneuromiográficos: CMAPs (potenciais de ação muscular compostos) baixos, teste de estimulação repetitiva de baixa frequência com decremento e facilitação pós-tetânica.
- Diagnóstico: níveis séricos alterados, melhora sintomática após correção.

Leituras recomendadas

Engel AG, Shen XM, Selcen D, Sine SM. Congenital myasthenic syndromes: pathogenesis, diagnosis, and treatment. Lancet Neurol. 2015;14(4):420-34.

Gable KL, Massey JM. Presynaptic disorders: Lambert-Eaton myasthenic syndrome and botulism. Semin Neurol. 2015;35:340-6.

Garg N, Yannikas C, Hardy TA, Belaya K, Cheung J, Beeson D, Reddel SW. Late presentations of congenital myasthenic syndromes: How many do we miss? Muscle Nerve. 2016;54:721-7.

Kumar R, Dhaliwal HP, Kukreja RV, Singh BR. The botulinum toxin as a therapeutic agent: molecular structure and mechanism of action in motor and sensory systems. Semin Neurol. 2016;36:10-9.

Sanders DB. Approach to diseases of the neuromuscular junction. In: Tawil RN, Venance S, eds. Neuromuscular disorders. Oxford, UK: Wiley-Blackwell; 2011.

Capítulo 45

Miopatias hereditárias

André Macedo Serafim da Silva
Edmar Zanoteli

INTRODUÇÃO

» As doenças musculares, ou miopatias, compõem um grupo amplo de doenças geneticamente determinadas ou adquiridas durante a vida que são causadas por disfunção do tecido muscular esquelético.

» O Quadro 45.1 demonstra a classificação das miopatias, e neste capítulo serão abordadas as miopatias hereditárias.

Quadro 45.1. Classificação das miopatias	
Hereditárias	**Adquiridas**
• Distrofias musculares • Miopatias congênitas • Miopatias metabólicas • Canalopatias	• Miopatias endócrinas • Miopatias infecciosas • Miopatias tóxicas e medicamentosas • Miopatias inflamatórias

DISTROFIAS MUSCULARES

» Distrofias musculares são doenças caracterizadas por fraqueza muscular de evolução progressiva, gravidade variável, de causa genética e sem cura.

» As principais distrofias musculares na prática clínica são as distrofinopatias, as distrofias musculares de cinturas, a distrofia miotônica de Steinert e a distrofia fascioescapuloumeral.

Distrofinopatias (distrofias de Duchenne e de Becker)

» São distrofias de herança recessiva ligada ao X, portanto, acometendo meninos.
» São causadas por mutações no gene *DMD*, que codifica a proteína distrofina.
» É a miopatia mais comum na infância.
» Os músculos proximais são os mais comprometidos e o aumento da panturrilha (pseudo-hipertrofia) é muito característico.
» Miocardiopatia dilatada pode ocorrer na evolução da doença.
» Os pacientes apresentam aumento significativo de creatinoquinase (CK), geralmente acima de 10 vezes o limite superior da normalidade.
» Dois tipos de distrofinopatias são reconhecidos: a distrofia muscular de Duchenne (DMD) e a distrofia muscular de Becker (DMB), conforme o Quadro 45.2.
» O diagnóstico é feito pelo teste genético do gene *DMD*. Na impossibilidade do teste genético, pode ser realizada uma biópsia muscular, que revela um padrão distrófico (fibras em degeneração, acentuada variabilidade no tamanho das fibras e fibrose) com diminuição na marcação da distrofina, por meio de análises imuno-histoquímicas (IH) e de *Western blot* (WB), conforme a Figura 45.1.

Quadro 45.2. Tipos das distrofinopatias

Distrofia muscular de Duchenne	Distrofia muscular de Becker
• Ausência na expressão da distrofina • Início entre 3 e 5 anos de idade • Perda da deambulação por volta dos 9-12 anos de idade	• Deficiência parcial da distrofina, o que leva a um quadro mais brando • Idade de início variável, em média entre 8 e 12 anos • Perda da deambulação variável, geralmente após os 16 anos

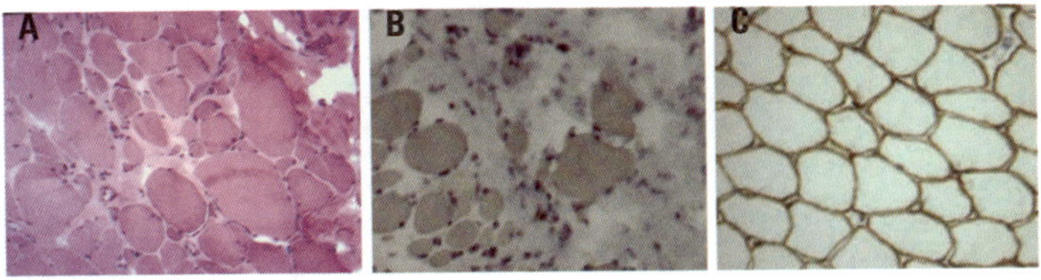

Figura 45.1. Padrão distrófico (A) com ausência na marcação da distrofina (B) em paciente com distrofinopatia. Controle com marcação normal da distrofina (C).

- O tratamento consiste em corticoterapia para os casos de DMD, com deflazacorte ou prednisolona, que retarda a perda da marcha em 2 a 3 anos e melhora a função cardiorrespiratória.
- Não está indicado o uso de corticosteroide na DMB.
- A terapia molecular está trazendo novas perspectivas aos pacientes com DMD e podem ser aplicadas nas deleções do éxon 51 (eteplirsen) ou em mutações *nonsense* (ataluren).
- A abordagem multidisciplinar é fundamental, bem como o acompanhamento cardiológico e respiratório, cujas complicações são as causas mais frequentes de óbito.

Distrofia muscular de cinturas

- Compreende um grupo heterogêneo de miopatias, conhecido pela sigla LGMD (do inglês *limb-girdle muscular dystrophy*), cuja principal característica é a fraqueza e atrofia de cinturas pélvica e escapular, de caráter progressivo.
- A idade de início é variável e a CK usualmente está aumentada. A herança pode ser autossômica dominante (tipo 1) ou autossômica recessiva (tipo 2).
- A classificação é baseada no defeito genético e/ou proteico, como exemplificado no Quadro 45.3.
- A biópsia muscular revela alterações distróficas inespecíficas. Pela análise IH e/ou WB é possível a identificação da deficiência proteica específica em alguns casos. Mas o diagnóstico definitivo do tipo de LGMD é feito por meio de estudo genético.

Quadro 45.3. Classificação das distrofias musculares de cinturas (LGMD)					
LGMD tipo 1		LGMD tipo 2			
1A	Miotilina	2A	Calpaína-3*	2L	Anoctamina 5*
1B	Lamina A/C	2B	Disferlina*	2M	Fukutina
1C	Caveolina	2C	γ-sarcoglicana*	2N	POMT2
1D	Desmin	2D	α-sarcoglicana*	2O	POMGnT1
1E	DNAJB6	2E	ß-sarcoglicana*	2P	α-distroglicana
1F	Transportina 3	2F	δ-sarcoglicana*	2Q	Plectina
1G	HNRNPDL	2G	Teletonina	2R	Desmina
1H	?	2H	TRIM32	2S	TPPC11
		2I	FKRP*	2T	GMPPB
		2J	Titina	2U	ISPD
		2K	POMPT1	2V	Maltase ácida
				2W	LIMS2

* Subtipos mais frequentes, responsáveis por cerca de 90% dos casos.

» O comprometimento cardiorrespiratório nas LGMD é variável, bem como o prognóstico funcional. O tratamento se baseia no acompanhamento multiprofissional, com atenção à reabilitação motora, cuidados cardiorrespiratórios e imunização para influenza e pneumococo.

Distrofia miotônica

» Manifesta-se com fraqueza e comprometimento de relaxamento muscular com contração muscular anormal após a percussão, fenômeno conhecido como miotomia (Figura 45.2A).

» A distrofia miotônica tipo 1, também chamada de doença de Steinert, é a distrofia muscular mais comum nos adultos, com prevalência estimada em 5:100.000.

» A herança é autossômica dominante, sendo causada por uma expansão anormal do trinucleotídeo CTG no gene da proteína miotônica quinase (*DMPK*) localizado no cromossomo 19q13.3, com fenômeno de antecipação genética (as manifestações vão se tornando mais graves e mais precoces).

» A doença é multissistêmica, ocorrendo endocrinopatias, cardiopatia, catarata, calvície, retardo mental e distúrbios do sono.

» O padrão de fraqueza é craniofacial e distal, acometendo principalmente musculatura temporal, cervical, os flexores das mãos e a musculatura tibial anterior (Figura 45.2B).

» O diagnóstico é feito pelo estudo do DNA, solicitando especificamente a pesquisa da expansão anormal no *DMPK*.

» O tratamento é multiprofissional, com foco na reabilitação motora e respiratória, e controle das complicações sistêmicas, especialmente cardíacas, pelo risco de bloqueios atrioventriculares. São necessários adequados seguimento e tratamento do bloqueio atrioventricular pelo risco de morte súbita.

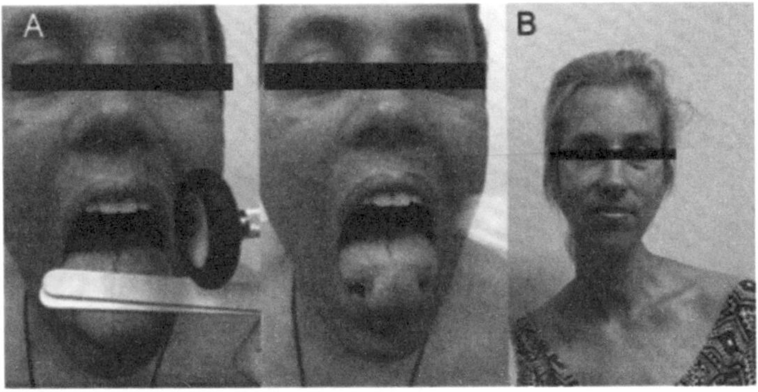

Figura 45.2. Miotonia ao percutir a língua (A) e atrofia craniocervical (B).

Distrofia fascioescapuloumeral (DFSU)

» A distrofia fascioescapuloumeral (DFSU) é uma miopatia com fenótipo bem característico: envolvimento assimétrico da musculatura da cintura escapular, da face, dos músculos umerais e, menos frequentemente, dos tibiais anteriores (escápula alada e assimétrica, atrofia de bíceps e tríceps, com preservação relativa de deltoide e antebraço, retificação da clavícula e fraqueza da musculatura abdominal com hiperlordose lombar). Tal fenótipo está ilustrado na Figura 45.3.

» A doença é de herança autossômica dominante e ocorre na quase totalidade dos casos por uma deleção de um pequeno fragmento de DNA (*D4Z4*) no braço longo do cromossomo 4.
» Diante de um fenótipo sugestivo, o diagnóstico definitivo deve ser realizado diretamente pelo estudo do DNA.
» A biópsia muscular é inespecífica e não ajuda no diagnóstico. O tratamento é de suporte multiprofissional.

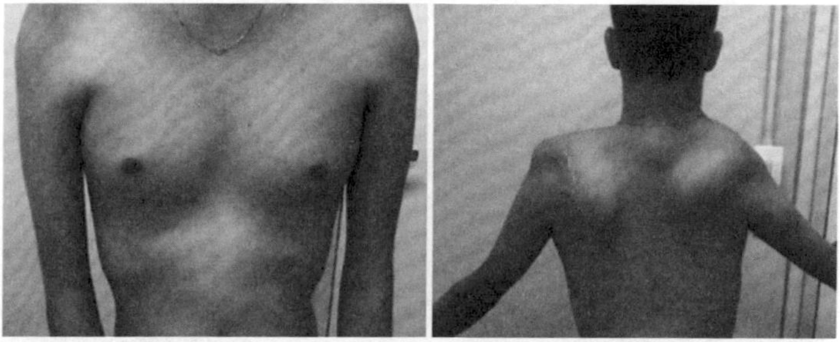

Figura 45.3. Fenótipo da distrofia fascioescapuloumeral.

MIOPATIAS CONGÊNITAS

Distrofias musculares congênitas (DMC)

» Miopatias de início ao nascimento ou no primeiro ano de vida, com atraso nas aquisições motoras e hipotonia generalizada, podendo haver contraturas e retrações precoces.
» A evolução é variável, podendo ser estacionária, lentamente progressiva ou grave.
» As formas mais frequentes de DMC ocorrem por mutações nos genes que codificam a merosina (laminina-2) e as subunidades alfa do colágeno VI e defeitos na glicosilação da alfa-distroglicana.

» O Quadro 45.4 demonstra os principais subtipos de DMC.
» O tratamento é de suporte, com atenção ao declínio da função respiratória, que frequentemente ocorre por distúrbio restritivo e necessidade de suporte ventilatório.

Quadro 45.4. Subtipos de distrofia muscular congênita (DMC)
Deficiência de merosina (distrofia merosina-negativa) – DMC 1A • Representa 40% dos pacientes com DMC • Mutação no gene *LAMA2* • Grave atraso motor • Creatinofosfoquinase costuma estar bastante elevada (acima de 1.000 U/L) • Deformidades esqueléticas como espinha rígida e escoliose são frequentes • Ressonância magnética encefálica demonstra extensa alteração de sinal de substância branca • Não há comprometimento cognitivo • O diagnóstico é feito pela biópsia muscular, que revela ausência da merosina
Deficiência no colágeno VI • Mutações nos genes do colágeno (*COL6A1*, *COL6A2* e *COL6A3*) • Hiperelasticidade distal, contraturas proximais, escoliose, luxação do quadril, calcanhar proeminente, hiperceratose folicular e propensão a queloides • Creatinofosfoquinase encontra-se normal ou levemente aumentada • Diagnóstico é feito por biópsia muscular e teste genético • A forma mais grave e precoce é definida como forma de Ullrich • A forma mais leve é chamada de forma de Bethlem
Defeitos na glicosilação da alfadistroglicana • Mutações de diferentes genes que codificam glicosiltransferases (*POMT1*, *POMT2*, *POMGnT1*, *FKRP*, *LARGE*, fukutina) • Além de fraqueza muscular e hipotonia, os indivíduos podem desenvolver displasias corticais, malformações cerebelares e oculares, epilepsia e declínio cognitivo • Comprometimento muscular ocorre com graus variáveis • O diagnóstico é feito por biópsia muscular, ressonância magnética encefálica e teste genético

Miopatias congênitas estruturais

» Miopatias que se apresentam ao nascimento ou durante a infância com hipotonia e fraqueza. O predomínio é proximal, podendo ocorrer deformidades articulares proeminentes, como cifoescolioses e dismorfismos craniofaciais.

» São doenças que geralmente não progridem, mantendo-se estacionárias ao longo dos anos. Quadros muito leves podem ter o diagnóstico apenas na idade adulta.

» O diagnóstico é feito pela biópsia muscular, e a confirmação genética pelo estudo de DNA, direcionado aos genes mais frequentemente relacionados.

» O Quadro 45.5 demonstra os principais subtipos de miopatias congênitas estruturais. A biópsia não apresenta alterações distróficas.

■ MIOPATIAS METABÓLICAS

» Grupo de doenças musculares nos quais os defeitos não se encontram primariamente na estrutura da fibra, mas sim nas vias bioquímicas responsáveis pela produção de energia.

» Classificadas em glicogenoses, lidiposes e mitocondriopatias.

Glicogenoses

» São doenças do metabolismo do glicogênio.

» Os pacientes apresentam sintomas recorrentes de fadiga, mialgia, câimbras e fraqueza muscular, com exame neurológico normal entre os episódios. Alguns podem apresentar fraqueza muscular persistente e progressiva.

» As glicogenoses (GSD) mais comuns são a deficiência da miofosforilase (GSD tipo V), denominada doença de McArdle, e a deficiência da maltase ácida (GSD tipo II), conhecida como doença de Pompe, ambas de herança autossômica recessiva.

» O Quadro 45.6 demonstra as principais características delas.

Quadro 45.5. Principais miopatias congênitas estruturais

Achados	Tipo da miopatia congênita	Genes
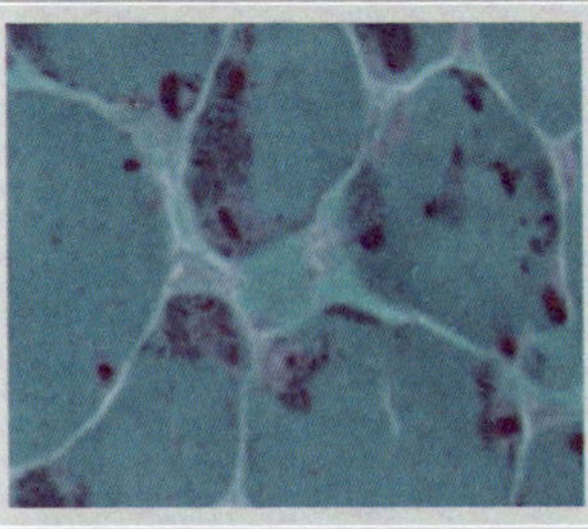	**Miopatia nemalínica** Estruturas "em bastão" no interior das fibras musculares. "Nema" = bastão em grego	*ACTA1, NEB, TPM2, TPM3*
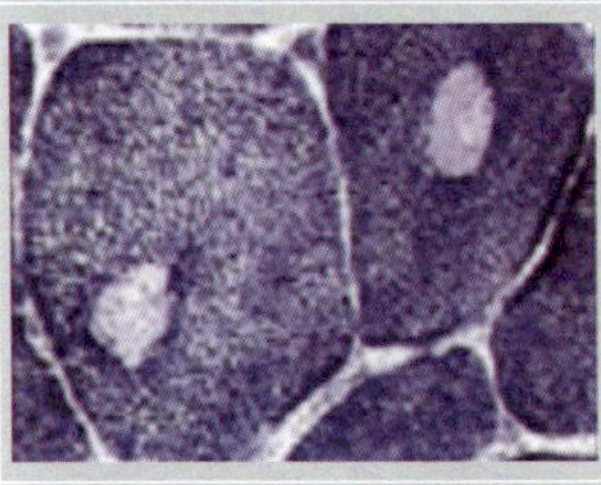	**Miopatia do central *core*** Áreas centrais nas fibras musculares em que há ausência de atividade oxidativa	*RYR1, SEPN1*
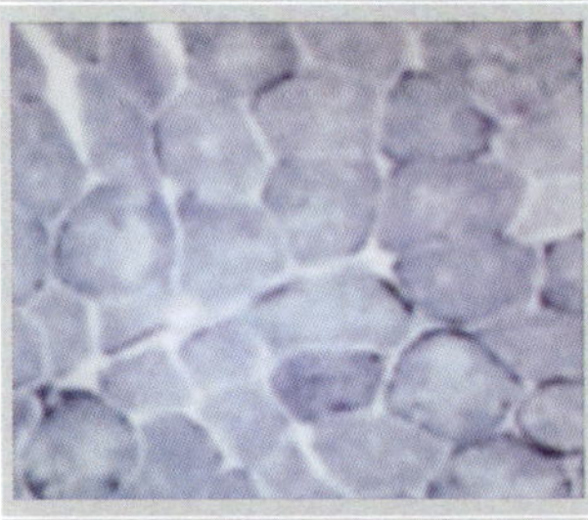	**Miopatia do *multi/minicore*** Múltiplas áreas de ausência de atividade oxidativa no interior das fibras musculares	*RYR1, SEPN1*
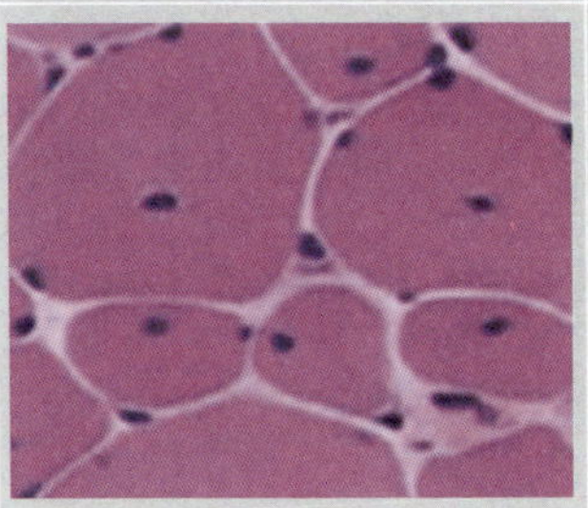	**Miopatia centronuclear** Persistência anormal do núcleo no centro da fibra muscular	*MTM1, DNM2, BIN1, RYR1*

Quadro 45.6. Principais características das glicogenoses
Doença de McArdle (GSD tipo V) • Glicogenose mais comum • Deficiência da miofosforilase (mutações no gene *PYGM*) • Intolerância ao exercício, câimbras, mialgias e rabdomiólise • Fenômeno do segundo fôlego (*second wind*), no qual ocorre melhora quando o esforço físico é mantido por cerca de 10 minutos • Creatinofosfoquinase elevada nas crises sintomáticas e um pouco aumentada fora das crises • Biópsia muscular mostra acúmulo de glicogênio e redução da miofosforilase • Tratamento: programa de exercícios, uso de açúcar antes do exercício e creatina
Doença de Pompe (GSD tipo II) • Deficiência da enzima maltase ácida ou alfaglicosidase ácida (GAA) • Forma infantil – doença multissistêmica e grave, caracterizada por insuficiência respiratória, hipotonia com atraso motor, cardiopatia, hepatomegalia e dificuldade de ganho de peso • Forma do adulto – predominantemente muscular, com quadro de fraqueza fixa e progressiva, comprometimento preferencial de musculatura axial, respiratória e proximal de membros inferiores • Creatinofosfoquinase elevada • Biópsia muscular mostra acúmulo anormal de glicogênio • Diagnóstico: exame de triagem (DBS – *dry blood spot*) com análise da atividade enzimática e confirmação pelo estudo genético • Tratamento com reposição da enzima GAA recombinante humana

Lipidoses

» São doenças relacionadas à deficiência na via do metabolismo dos ácidos graxos.

» Clinicamente, manifestam-se por intolerância e mialgia (e até rabdomiólise) induzidas por exercícios prolongados ou mesmo jejum, quando a via lipídica passa a ser exigida para a produção de ATP.

» As principais lipidoses são por deficiência da carnitina-palmitoil-transferase 2 (CPT2), deficiência da acil-CoA desidrogenase e deficiência na proteína trifuncional.

» A CK geralmente é normal em repouso, mas se eleva facilmente com exercícios sustentados.

» O diagnóstico pode ser feito com o teste do perfil de acilcarnitinas.
» A biópsia muscular pode mostrar acúmulo de lipídios e tem achados inespecíficos.
» O diagnóstico específico é possível com estudo genético.
» O tratamento consiste em uma dieta rica em carboidratos, especialmente antes e durante exercícios, e evitar jejum prolongado. Na suspeita, pode-se iniciar tratamento com: coenzima Q10 (300 a 1.200 mg/dia), riboflavina (200 mg/dia), L-carnitina (1.000-2.000 mg/dia).

Mitocondriopatias

» Condições genéticas que causam defeitos na função da cadeia respiratória mitocondrial.
» Os genes que codificam as proteínas relacionadas a esse processo podem estar no DNA mitocondrial ou no DNA celular, o que justifica a complexa heterogeneidade genética, podendo a herança ser mendeliana ou de transmissão materna.
» O comprometimento muscular pode ser isolado ou participar de uma constelação de achados multissistêmicos, determinando algumas formas clínicas reconhecidas, mas intolerância ao exercício é uma queixa frequente em todas elas.
» O Quadro 45.7 demonstra as principais síndromes mitocondriais com comprometimento muscular.
» A biópsia muscular mostra proliferação mitocondrial, fibras vermelhas rasgadas (*ragged red fibers*) e fibras deficientes da COX (cicloxigenase).
» A CK pode estar normal ou cronicamente aumentada.
» O lactato pode estar elevado em cerca de metade dos pacientes.
» O diagnóstico genético é complexo.
» O tratamento é baseado na reposição de alguns suplementos:
  - Coenzima Q10: 300 a 1.200 mg/dia.
  - L-carnitina: 1.000 a 2.000 mg/dia.

Quadro 45.7. Síndromes mitocondriais com comprometimento muscular

Oftalmoparesia externa progressiva crônica (OEPC)	Forma mais comum. Caracteriza-se por ptose palpebral e oftalmoparesia, com ou sem fraqueza muscular proximal. Pode haver disfagia e disfonia associadas
Síndrome de Kearns-Sayre (SKS)	Fraqueza muscular, oftalmoparesia, retinite pigmentar, bloqueio de condução cardíaco, ataxia e surdez
Encefalomiopatia mitocondrial com acidose láctica e episódios *stroke-like* (MELAS)	Episódios recorrentes de sintomas neurológicos focais, semelhantes a acidente vascular cerebral, com aumento sérico e liquórico do lactato. Pode haver encefalopatia, cefaleia e crise epiléptica
Epilepsia mioclônica com fibras vermelhas rasgadas (MERRF)	Epilepsia generalizada, ataxia progressiva, mioclonias, comprometimento cognitivo leve e graus variados de fraqueza muscular e intolerância a exercícios

■ DOENÇAS DOS CANAIS IÔNICOS

» As canalopatias com comprometimento muscular englobam as síndromes miotônicas e as paralisias periódicas.

Síndromes miotônicas

» Grupo de doenças que se caracterizam pelo fenômeno miotônico, sem distrofia muscular.

» A miotonia é o comprometimento de relaxamento muscular após contração voluntária ou percussão muscular, no qual a fibra muscular permanece ativada e contraída por alguns segundos (Figura 45.2A).

» As síndromes miotônicas são classificadas em dois grupos principais, de acordo com o canal acometido, se cloro ou sódio.

» Clinicamente as queixas são de câimbras, dor, fadiga e dificuldade para relaxar o músculo e alguns pacientes desenvolvem hipertrofia muscular.

» O Quadro 45.8 demonstra as principais síndromes miotônicas de canais iônicos.

Quadro 45.8. Principais síndromes miotônicas de canais iônicos

Miotonia congênita	Paramiotonia congênita
Mutação canal de cloro (CLCN1)	Mutação canal de sódio (SCN4A)
Autossômica dominante (Thomsen) Autossômica recessiva (Becker)	Autossômica dominante (von Eulenburg)
Miotonia melhora com a repetição	Miotonia piora com a repetição
Hipertrofia muscular generalizada	Não há hipertrofia muscular
Predomina em membros inferiores	Predomina na face
Responde a carbamazepina e fenitoína	Responde a acetazolamida

- A CK e a biópsia muscular são normais.
- A eletroneuromiografia confirma a presença da miotonia, pelo exame da agulha, e ajuda a diferenciar se o distúrbio é de canal de sódio ou cloro, pelo teste de esforço curto.
- No canal de cloro ocorre melhora dos potenciais de ação com a repetição do movimento, enquanto pioram nos casos de canal de sódio.
- A confirmação se faz por estudo direcionado a mutações nos genes *CLCN1* e/ou *SCN4A*.

Paralisias periódicas

- Condições caracterizadas por ataques episódicos de paralisia flácida generalizada, durando algumas horas, poupando face e musculatura respiratória.
- Estão relacionadas a defeitos nos canais de cálcio, sódio e potássio.
- Sua herança é habitualmente autossômica dominante, com início nas duas primeiras décadas de vida.
- Essas condições estão relacionadas com alteração no potássio extracelular.
- O Quadro 45.9 demonstra a diferença entre as paralisias periódica hipocalêmica e hipercalêmica.

Quadro 45.9. Diferenças entre paralisia periódica hipocalêmica e hipercalêmica

Hipocalêmica	Hipercalêmica
CACNA1S (Ca^{++}) – a maioria (70%)	*SCN4A* (Na^{++})
Ataques de horas a dias 7-9/mês À noite ou ao acordar	Ataques de minutos a horas Até 16/mês Ataques diurnos
Não tem miotonia	50-75% tem miotonia
Triggers: carboidratos, repouso, álcool	*Triggers*: pós-exercício, jejum, frio
Tratamento: evitar *triggers*, dieta pobre em carboidratos, reposição oral de K^+, acetazolamida e espironolactona	Tratamento: evitar *triggers*, acetazolamida, hidroclorotiazida
Na crise: reposição de K^+ IV	Na crise: gluconato de cálcio 2 g IV

- » Durante as crises, é importante documentar as alterações eletrolíticas e descartar causas secundárias, especialmente endocrinopatias.
- » A eletroneuromiografia na crise mostra ausência de excitabilidade da fibra muscular e a CK pode estar aumentada.
- » Entre as crises, o diagnóstico é difícil e os exames são habitualmente normais, inclusive a biópsia muscular.
- » Nas formas hipercalêmicas, pouco mais da metade dos pacientes tem miotonia detectada na eletroneuromiografia.
- » Um exame útil é o teste de esforço longo, realizado durante a eletroneuromiografia, que ajuda diferenciar a forma hipocalêmica da hipercalêmica.
- » O diagnóstico definitivo pode ser obtido por meio do estudo do DNA.

Leituras recomendadas

Griggs RC, Miller JP, Greenberg CR, Fehlings DL, Pestronk A, Mendell JR, et al. Efficacy and safety of deflazacort vs. prednisone and placebo for Duchenne muscular dystrophy. Neurology. 2016;87:2123-31.

Joyce NC, Oskarsson B, Jin LW. Muscle biopsy evaluation in neuromuscular disorders. Phys Med Rehabil Clin N Am. 2012;23(3):609-31.

Rosow LK, Amato AA. The role of electrodiagnostic testing, imaging, and muscle biopsy in the investigation of muscle disease. Continuum (Minneap Minn). 2016;22(6):1787-802.

Thompson R, Straub V. Limb-girdle muscular dystrophies – international collaborations for translational research. Nat Rev Neurol. 2016;12(5):294-309.

Zanoteli E, Carvalho MS. Miopatias. In: Martins MA, Carrilho FJ, Alves VAF, Castilho EA, Cerri GG, eds. Clínica médica. 2. ed. ampl. rev. v.6: Doenças dos olhos, doenças dos ouvidos, nariz e garganta, neurologia, transtornos mentais. Barueri: Manole; 2016.

Capítulo 46

Miopatias adquiridas

André Macedo Serafim da Silva
Edmar Zanoteli

INTRODUÇÃO

- » As miopatias adquiridas compreendem causas inflamatórias, tóxicas, endócrinas e infecciosas.
- » A importância de sua identificação está no fato de serem potencialmente tratáveis.
- » As miopatias inflamatórias idiopáticas são o principal grupo dentre as formas adquiridas.

MIOPATIAS INFLAMATÓRIAS

- » As miopatias inflamatórias compreendem dermatomiosite, polimiosite, miopatia necrotizante e miosite com corpos de inclusão (MCI).
- » As formas e características das miopatias inflamatórias estão listadas no Quadro 46.1.
- » Exceto a MCI, todas as outras miopatias inflamatórias costumam se apresentar com tetraparesia proximal subaguda, evolução de alguns meses, pouca ou nenhuma atrofia, sem mialgia importante e caracteristicamente com fraqueza de musculatura cervical e disfagia.

» A ressonância magnética dos músculos demonstra aumento de sinal heterogêneo nos músculos, nas sequências ponderadas em T2 e STIR, bem como um realce anômalo pelo gadolínio, indicando a presença de edema na musculatura (Figura 46.1).

Quadro 46.1. Formas e características das miopatias inflamatórias	
Dermatomiosite	Miopatia inflamatória acompanhada de alterações cutâneas. Pode haver autoanticorpos como anti-MD-5 e anti Mi-2
Polimiosite	Miopatia inflamatória que afeta indivíduos acima de 18 anos, com aumento de creatinoquinase e boa resposta ao tratamento imunossupressor. Sem associação com anticorpos específicos
Miopatia necrotizante	Associada a quadros sistêmicos (câncer, estatina, infecções virais) e mediada por macrófagos. Presença de autoanticorpos: anti-SRP e anti-HMGCR
Miosite com corpos de inclusão	Fraqueza de evolução lenta com atrofia distal nas mãos e proximal nas coxas em pessoas acima de 50 anos. Associação com o autoanticorpo anti-NT5C1A

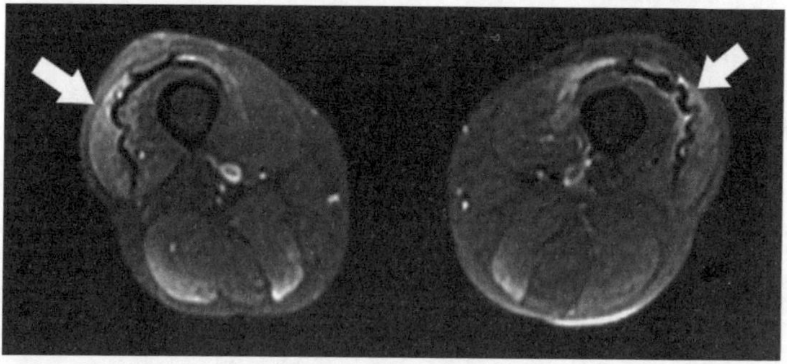

Figura 46.1. Ressonância magnética de coxas – polimiosite.

Dermatomiosite

» Condição vista em adultos e crianças, principalmente do sexo feminino, caracterizada por manifestações cutâneas e fraqueza muscular proximal de etiologia autoimune.

» A apresentação inclui eritema generalizado, principalmente na região superior do tronco (sinal do xale ou do V), lesão arroxeada ao redor dos olhos (heliotropo) e erupções violáceas nas articulações dos dedos das mãos (sinal de Gottron), todas fotossensíveis.

» A creatinoquinase (CK) pode estar normal no início da doença ou após grandes atrofias musculares, permanecendo inalterada em alguns pacientes durante todo o curso da doença. Porém, há aumento dos níveis de CK em alguma fase da doença em 95% dos pacientes.

» O quadro de fraqueza, lesões de pele típicas e elevação da CK permite o diagnóstico e autoriza o início do tratamento.

» Alguns pacientes desenvolvem uma doença pulmonar intersticial.

» Em casos de dúvida diagnóstica, pode-se realizar a biópsia muscular, que mostra inflamação perivascular e atrofia perifascicular (Figura 46.2).

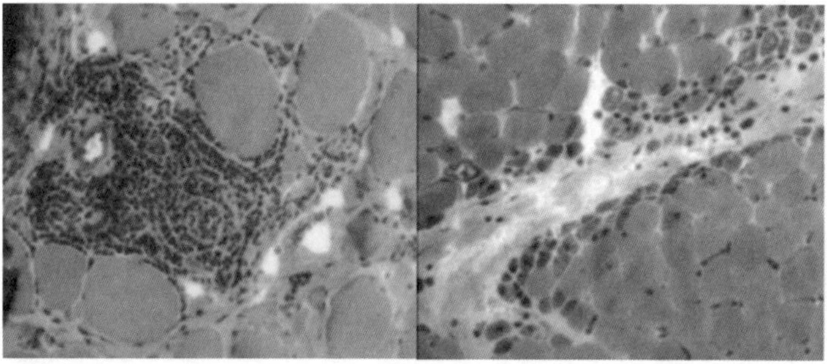

Figura 46.2. Biópsia muscular na dermatomiosite, demonstrando o foco de inflamação perivascular (esquerda) e atrofia perifascicular (direita).

» Investigação neoplásica é recomendada, tanto em adultos como na forma juvenil. A incidência de neoplasias na DM está aumentada em 5 a 7 vezes quando comparada com a população geral.
» O tratamento consiste em corticoterapia, podendo ser prescritas prednisona 1 mg/kg em casos leves ou pulsoterapia de metilprednisolona 1.000 mg ao dia por 3 a 5 dias no início de tratamento de casos mais graves ou com evolução mais rápida.
» Para poupar uso de corticosteroide está indicada a associação com imunossupressores, sendo os mais utilizados a azatioprina, o metotrexato, o micofenolato de mofetila e a ciclosporina.
» Em casos graves, com tetraparesia significativa, ou refratários ao tratamento inicial com corticosteroide, pode-se utilizar imunoglobulina intravenosa humana, na dose de 2 g/kg, dividida em 2 a 5 dias.
» Casos refratários a essas medidas podem responder ao rituximabe (anticorpo anti-CD20), na dose de 2 g a cada 4-6 meses.

■ POLIMIOSITE

» Manifesta-se em adultos (rara em crianças), com fraqueza proximal, geralmente sem mialgia, com evolução de semanas a meses, portanto diferente da rabdomiólise, que tem instalação aguda e dolorosa.
» Acomete mais mulheres e negros.
» A CK costuma estar bastante elevada (5 a 50 vezes o valor de referência).
» Não há lesões de pele e, portanto, o diagnóstico apenas com critérios clínicos não é possível.
» Considera-se a polimiosite como condição pouco frequente, questionando-se inclusive sua existência como miopatia inflamatória isolada.
» A eletroneuromiografia é útil ao demonstrar alterações miopáticas e sinais de instabilidade de membrana (fibrilação e onda aguda positiva).

» A ressonância magnética de músculo é útil para guiar a biópsia muscular e também na detecção de achados inflamatórios musculares.
» A biópsia muscular é diagnóstica e mandatória antes do tratamento para afastar diagnósticos diferenciais, como miopatias tóxicas e distrofias musculares de evolução subaguda.
» No músculo se observa infiltrado inflamatório entre as fibras musculares e aumento dos linfócitos T-CD8, com invasão de fibras não necróticas (Figura 46.3).
» O tratamento segue a mesma linha da dermatomiosite, embora o corticosteroide com imunossupressor em geral seja suficiente, pois os quadros são menos refratários que as dermatomiosites.
» Apesar de o tratamento seguir o da dermatomiosite, a fisiopatologia é diferente e convém ressaltar que a dermatomiosite não é a polimiosite com lesões de pele.

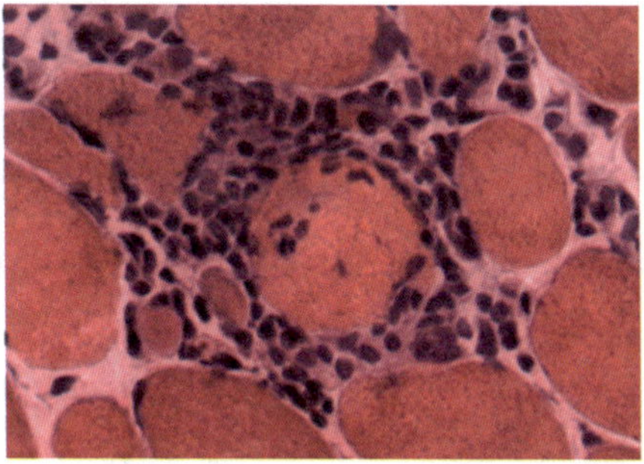

Figura 46.3. Infiltrado endomisial (entre as fibras) e invasão de fibras musculares por linfócitos.

Miopatia necrotizante autoimune

» Miopatia com características clínico-patológicas peculiares, ocorrendo muito mais frequentemente que a polimiosite.
» O início pode ser agudo ou progressivo, com altos níveis de CK, podendo ser desencadeada por infecção viral, câncer e principalmente por uso de estatina, associado à formação do autoanticorpo anti-HMGCoR. Entretanto, pode

ocorrer sem nenhum desses fatores presentes. Outro anticorpo que pode estar presente é o anti-SRP.

- Patologicamente, observam-se necrose muscular, presença de macrófagos e pouca ou nenhuma inflamação linfocitária (Figura 46.4).
- É importante pontuar que a miopatia necrotizante associada a estatina pode melhorar com a suspensão da medicação. Isso indica que havia um efeito tóxico direto e reversível ou pode persistir após 4-6 semanas, sugerindo um mecanismo inflamatório que se perpetuou e favorecendo o diagnóstico de miopatia necrotizante autoimune.
- O tratamento é feito com corticosteroide, imunossupressores e imunoglobulina, seguindo as doses e diretrizes da dermatomiosite, sendo ambas miopatias com potencial de refratariedade, principalmente se tratadas tardiamente ou quando o tratamento é iniciado com doses baixas de corticoterapia.

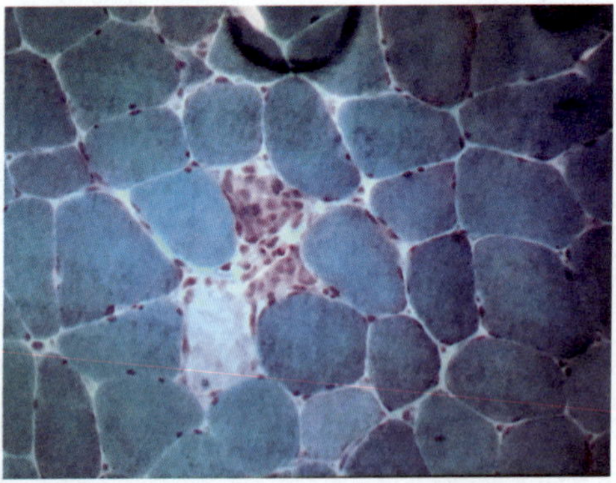

Figura 46.4. Necrose com participação macrofágica.

Miosite com corpos de inclusão (MCI)

- A miosite com corpos de inclusão ou (do inglês *inclusion body myositis*, é a principal causa de miopatia após os 50 anos.
- Clinicamente, os pacientes apresentam um quadro lento e progressivo de fraqueza nas mãos e na porção proximal dos membros inferiores de modo assimétrico.

» Os músculos mais comprometidos são os flexores de punho e dedos e o quadríceps.
» É comum observar uma atrofia na face flexora do antebraço, correspondendo ao comprometimento do músculo flexor profundo dos dedos (Figura 46.5).

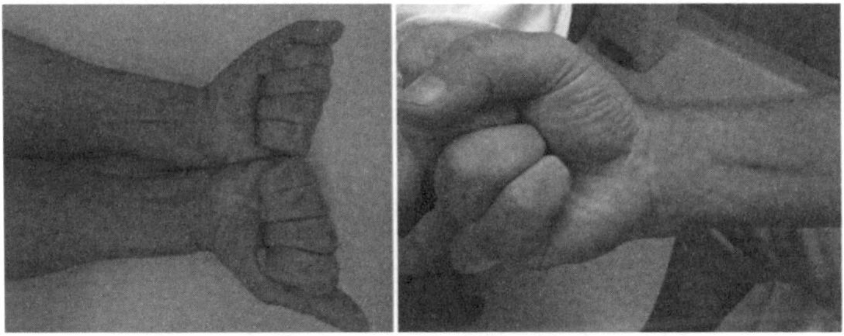

Figura 46.5. Atrofia do músculo flexor profundo dos dedos, na face flexora do antebraço.

» O nível da CK se encontra normal a levemente aumentado.
» A ressonância magnética apresenta alteração de sinal nas sequências ponderadas em T1, principalmente na porção distal do quadríceps, significando lipossubstituição desse músculo (Figura 46.6).

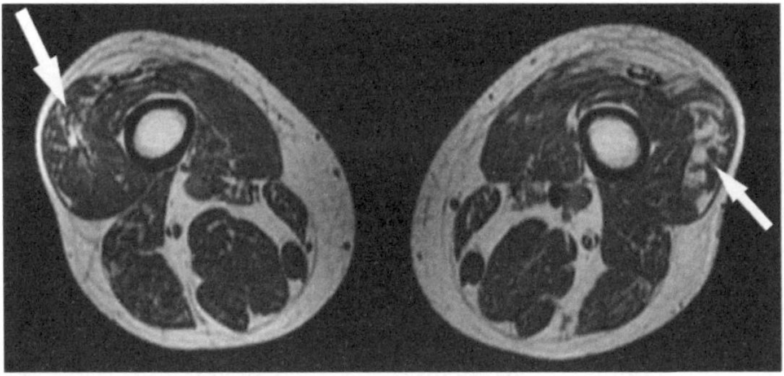

Figura 46.6. Ressonância magnética das coxas, mostrando hipersinal T1 nos quadríceps, indicando lipossubstituição.

» Na biópsia muscular há uma combinação de degeneração muscular com inflamação mediada por células T (Figura 46.7).
» A degeneração muscular na MCI é caracterizada por vacúolos marginados e alterações mitocondriais.
» Não há tratamento definido.
» Os estudos disponíveis falharam em demonstrar real benefício do uso de imunossupressores.
» Atualmente, está indicado imunoglobulina humana intravenosa para tratamento da disfagia e alguns especialistas usam metotrexato como forma de imunomodulação.

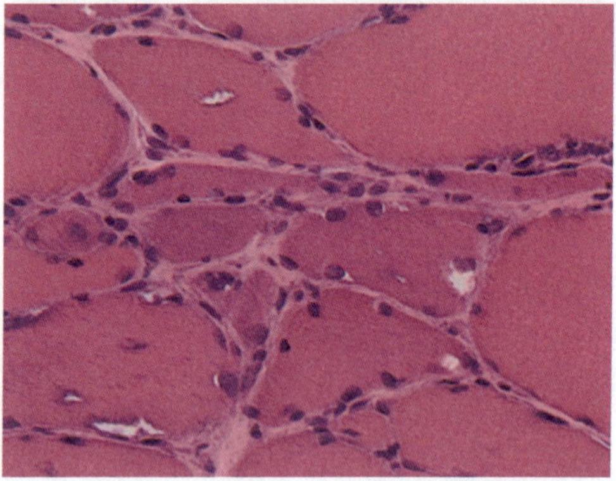

Figura 46.7. Biópsia muscular de paciente com miopatia com corpos de inclusão, demonstrando células inflamatórias entre as fibras musculares, mas também vacúolos dentro das fibras.

MIOPATIAS TÓXICAS

» Diversas drogas podem comprometer o músculo esquelético, causando fraqueza e mialgia, conforme exemplos no Quadro 46.2.
» Os mecanismos podem envolver miotoxicidade direta ou através de dano indireto, causado por disfunção metabólica secundária ou autoimunidade induzida.
» As manifestações incluem dor muscular, fraqueza, fadiga, rabdomiólise com mioglobinúria e até mesmo hipertermia maligna.

Quadro 46.2. Principais medicamentos relacionados a miopatias tóxicas e sua forma de apresentação clínica	
Miopatia dolorosa	Estatinas, fibratos, diuréticos e anfotericina (hipocalemia), amiodarona, ciclosporina, ácido nicotínico, zidovudina, D-penicilamina, cimetidina, salbutamol, fenitoína, lamotrigina
Fraqueza com atrofia	Glicocorticoides
Fraqueza isolada	Colchicina, cloroquina, glicocorticoides, amiodarona, estatinas, zidovudina
Rabdomiólise	Estatinas, fibratos, isoniazida, anfotericina B, heroína, cocaína, *ecstasy*, ciclosporina, neurolépticos, metanol, etanol, propofol
Hipertermia maligna	Succinilcolina, halotano, ciclopropano, quetamina

» Na prática clínica, as estatinas são a principal classe de medicação que compromete o músculo. As formas de apresentação são:
- HiperCKemia assintomática.
- Mialgia.
- Miopatia necrotizante autoimune (persiste apesar da suspensão da droga).
- Radbomiólise ou miopatia necrotizante tóxica (melhora com a suspensão da droga).

» Na ocorrência dessas complicações, outros agentes hipolipemiantes podem ser usados como substitutos, como ezetimibe e niacina, embora todos possam levar à ocorrência de miotoxicidade.

■ MIOPATIAS ENDÓCRINAS

» Uso de corticosteroide e distúrbios da tireoide e das adrenais são as principais causas endócrinas de miopatias.

» Investigação de causas metabólicas deve ser a primeira a ser feita em indivíduos com quadro de fraqueza muscular (Quadro 46.3).

Quadro 46.3. Principais miopatias endócrinas	
Hipotireoidismo	Fraqueza com mialgia, câimbras, enrijecimento e elevação da creatinoquinase. Alguns casos podem ter aumento e edema muscular (síndrome de Hoffman). Rabdomiólise pode ocorrer
Hipertireoidismo	Fraqueza proximal ou comprometimento da musculatura ocular extrínseca (miopatia de Graves). Creatinoquinase geralmente normal. Quadro de tireotoxicose pode levar a ataques de paralisia periódica, geralmente associados a hipocalemia
Uso de corticosteroide e síndrome de Cushing	Fraqueza com atrofia muscular, sem elevação da creatinoquinase. Na biopsia muscular ocorre atrofia das fibras tipo 2
Insuficiência adrenal	Creatinoquinase geralmente normal. Fadiga, mialgia, podendo haver crises de paralisia periódica hipercalêmica secundária

MIOPATIAS INFECCIOSAS

» As miopatias infecciosas costumam ter instalação aguda, muita mialgia e aumento de CK.

» Os vírus são a principal causa (miosite viral), sendo o vírus influenza A o principal agente. Vale lembrar das arboviroses (dengue, chikungunya, Zika vírus), as quais podem evoluir com quadro miopático e estão sob vigilância sanitária em razão das epidemias.

» Miosites focais geralmente são bacterianas, como a miosite tropical causada pelo *Staphylococcus aureus* (piomiosite) e, mais raramente, agentes parasitários, como a *Trichinella spiralis* (triquinose).

» A presença de toxemia, febre e sinais no hemograma como linfocitose, neutrofilia ou eosinofilia são pistas que ajudam a pensar nessas causas infecciosas.

Leituras recomendadas

Benveniste O, Romero NB. Myositis or dystrophy? Traps and pitfalls. Presse Med. 2011;40:e249-55.

Meola G, Bugiardini E, Cardani R. Muscle biopsy. J Neurol. 2012;259:601-10.

Pasnoor M, Barohn RJ, Dimachkie MM. Toxic myopathies. Neurol Clin. 2014;32(3):647-70.

Selva-O'Callaghan A, Pinal-Fernandez I, Trallero-Araguás E, Milisenda JC, Grau-Junyent JM, Mammen AL. Classification and management of adult inflammatory myopathies. Lancet Neurol. 2018;17:816-28.

Zanoteli E, Carvalho MS. Miopatias. In: Martins MA, Carrilho FJ, Alves VAF, Castilho EA, Cerri GG, eds. Clínica médica. 2. ed. ampl. rev. v.6: Doenças dos olhos, doenças dos ouvidos, nariz e garganta, neurologia, transtornos mentais. Barueri: Manole; 2016.

Seção 7

Supervisor: Adrialdo José Santos

NEURO-ONCOLOGIA

Capítulo 47

Tumores cerebrais primários

Adrialdo José Santos

INTRODUÇÃO

» Grupo heterogêneo de tumores do sistema nervoso central (SNC), incluindo vários tipos histopatológicos (desde meningiomas até neoplasias gliais de alto grau) e com apresentação clínica variável de acordo com:
  - Velocidade de crescimento (o que reflete seu comportamento biológico).
  - Local de acometimento.
  - Compressão de estruturas adjacentes.
  - Histologia.
  - Presença de sinais e sintomas de hipertensão intracraniana.

» Os tumores de origem neuroepitelial constituem 46% dos tumores, sendo os gliomas o grupo mais frequente (em torno de 42,4%), seguidos por tumores de origem meningotelial (meningiomas), os quais representam em torno de 32,3% dos tumores primários.

» Os linfomas primários e as neoplasias hematopoieticas representam 3,4%, e os tumores de nervos cranianos e paraespinhais, em torno de 9,2%.

» O glioblastoma é o tumor glial mais frequente, com uma história clínica geralmente curta e com pior prognóstico, com sobrevida mediana de 14,6 meses.

» De acordo com dados americanos, os glioblastomas representam cerca de 1,8 a 2% de todos os tumores, com morbidade e mortalidade significativas.
» A maioria dos casos é esporádica e em torno de 7% são formas familiais, no contexto de síndromes geneticamente determinadas como neurofibromatose e nas síndromes de von Hippel-Lindau e Li-Fraumeni.
» Até o momento, os únicos fatores de risco identificados para esses tumores são:
- Exposição prévia à radiação ionizante (com propósitos terapêuticos).
- Situações de imunodeficiência, tanto congênita (ataxia-telangiectasia, imunodeficiência comum variável) como adquirida (transplantes, infecção pelo vírus da imunodeficiência humana – risco aumentado para o aparecimento de linfoma primário do SNC).

QUADRO CLÍNICO

» Os tumores cerebrais primários possuem apresentação clínica variável de acordo com velocidade de crescimento, potencial de invasão e local de acometimento.
» Na maioria dos casos os sintomas decorrem do efeito expansivo associado à lesão e ao edema vasogênico.
» O Quadro 47.1 lista os sintomas mais frequentes decorrentes dos tumores cerebrais primários.

Quadro 47.1. Quadro clínico dos tumores cerebrais primários
• Cefaleia: ocorre em aproximadamente 20% dos casos como sintoma inicial.
• Disfunção neurológica focal: são frequentemente observados sintomas motores/sensitivos e alteração de linguagem.
• Síndrome de hipertensão intracraniana.
• Crise epiléptica: é encontrada em torno de 70% dos casos, podendo ocorrer em qualquer momento da evolução, sendo mais frequente nos tumores gliais de baixo grau e nos tumores neurogliais; neste último tipo, pode ocorrer em até 100% dos casos. Podem ser do tipo tônico-clônica generalizada ou focais, com ou sem generalização subsequente.
• Sangramento: podem ocorrer apresentações chamadas de "pseudovasculares", com início abrupto dos sintomas em decorrência de hemorragia intratumoral.

■ DIAGNÓSTICO

» A ressonância magnética (RM) encefálica com o uso de contraste intravenoso é considerada o método de escolha para o diagnóstico.

» A RM fornece informações com relação a:

- Volume da lesão.
- Comprometimento de estruturas adjacentes.
- Aspecto (se cística ou sólida, calcificações, necrose).
- Permite o diagnóstico diferencial com outras lesões (abscessos e granulomas).

» Mais recentemente, o uso de sequências avançadas (espectroscopia, perfusão, difusão) vem sendo incorporado na avaliação rotineira dessas lesões.

■ CLASSIFICAÇÃO E PROGNÓSTICO

» Os tumores cerebrais primários têm sido classificados pela Organização Mundial de Saúde (OMS) considerando os aspectos morfológicos das células e a presença de critérios como atipia celular, mitoses, proliferação microvascular e ocorrência de necrose intralesional.

» Entretanto, na última classificação publicada em 2016, foram incluídos marcadores moleculares com o objetivo de refinamento diagnóstico e para fornecer informações prognósticas, o que não era possível na classificação anterior.

» O Quadro 47.2 demonstra os principais marcadores moleculares.

■ TRATAMENTO

» O tratamento dos tumores cerebrais primários compreende duas etapas fundamentais: o sintomático, visando à estabilização clínica do paciente; e o específico, variável para cada neoplasia.

» O tratamento sintomático inclui o controle do edema cerebral, e a profilaxia das crises epilépticas e da trombose venosa profunda (Quadro 47.3).

Quadro 47.2. Principais marcadores moleculares para os tumores cerebrais primários
• Mutações do *IDH1/IDH2* (isocitratodesidrogenase tipo 1 e tipo 2): enzimas envolvidas nas etapas iniciais da gliomagênese. • Codeleção 1p19q: essa translocação não balanceada entre os cromossomos 1 e 19 é fortemente relacionada com a morfologia oligodendroglial, servindo como assinatura molecular desse tipo de neoplasia. Quando presente, confere melhor prognóstico, sendo associada com maior sensibilidade a radio e quimioterapia. • *MGMT* (metilguanina-metiltransferase): enzima de reparo do DNA responsável pelo reparo ao dano induzido pelos agentes alquilantes. A metilação do gene promotor *MGMT* causa perda dessa capacidade de reparo e, consequentemente, os tumores com essa mutação são mais sensíveis ao uso de agentes alquilantes como a temozolomida, com benefício na sobrevida. • Mutações do *ATRX* (*alpha-thalassemia/mental retardation X-linked syndrome*): mutações relacionadas com as mutações do *IDH1/IDH2* e mutuamente exclusiva da codeleção combinada 1p19q. É um marcador da linhagem astrocitária. • Mutações *H3K27M*: mais comum nos gliomas pediátricos, pode ser detectada por imuno-histoquímica e indica pior prognóstico.

Quadro 47.3. Tratamento sintomático dos tumores cerebrais primários
• Corticosteroides: utilizados para minimizar o edema vasogênico, objetivando melhorar as condições clínicas. O corticosteroide mais utilizado é a dexametasona, pois apresenta uma boa penetração no sistema nervoso central e tem meia-vida longa (comodidade posológica). A dose inicial empírica varia entre 4 e 16 mg ao dia, com o intuito de alcançar a menor dose possível para o controle sintomático e, com isso, evitar os efeitos adversos. • Antiepilépticos: as crises epilépticas são um dos sintomas mais comuns. O uso de drogas antiepilépticas é recomendado após o primeiro episódio; porém, em pacientes que não apresentam histórico de crises, o uso profilático não é recomendado. Devem-se preferir agentes não indutores do citocromo P450 como levetiracetam, ácido valproico, lamotrigina ou topiramato. • Anticoagulação: pacientes com tumores cerebrais apresentam um risco aumentado de trombose venosa em razão do estado de hipercoagulabilidade (maior expressão de fator VII pelos tumores) e imobilidade/paresia. O tratamento de escolha é a heparina de baixo peso molecular ou a varfarina.

- O tratamento específico consiste em três modalidades principais: radioterapia, quimioterapia e ressecção cirúrgica. Os objetivos são prolongar a sobrevida e melhorar a qualidade de vida.
- A decisão terapêutica é baseada nas características do tumor (tamanho, localização e envolvimento de estruturas), condição clínica, idade e prognóstico.
- O tratamento cirúrgico possibilita confirmação diagnóstica e redução do volume tumoral (o que permite melhora dos sintomas). O objetivo é uma ressecção ampla, com a devida preservação funcional. Nos casos em que uma ressecção ampla é impossibilitada pela localização (áreas eloquentes), a biópsia por estereotaxia representa uma alternativa.
- A radioterapia continua sendo a modalidade mais empregada, permitindo controle sintomático, redução da lesão e aumento da sobrevida. Na maioria dos casos, é empregada a radioterapia de campo externo e localizada, com doses variando entre 54 e 60 Gy, a depender do tipo de lesão.
- A radiocirurgia estereotáxica é uma modalidade de radioterapia que fornece uma dose intensa focada na lesão, reduzindo o dano ao tecido adjacente, e que vem sendo empregada principalmente nos casos de meningiomas que recidivaram após ressecção e em recidivas de gliomas sem possibilidade de nova intervenção cirúrgica e/ou sem resposta ao tratamento quimioterápico. A maior limitação é o volume da lesão, que deve ser em torno de 3 a 4,0 cm^3.
- Deve-se ressaltar, contudo, que a radioterapia não é isenta de efeitos adversos de curto e longo prazos, os quais podem ter repercussão clínica importante (radionecrose, leucoencefalopatia, telangiectasias complicadas com hemorragias, tumores secundários).
- A quimioterapia pode prolongar a sobrevida em alguns tumores como meduloblastomas, linfomas primários e germinomas. Nos gliomas, desde o trabalho clássico de Stupp (2005), a quimioterapia com temozolomida vem sendo o tratamento padrão, sendo administrada concomitantemente à radioterapia e depois como adjuvante.

» A despeito de todas essas modalidades, até o momento, infelizmente não há tratamento curativo para a maioria dos tumores cerebrais primários e novas modalidades vêm sendo estudadas nos últimos anos, embora com resultados ainda não definitivos. Dentre elas, citamos imunoterapia, terapia gênica, novos quimioterápicos e outras drogas.

Leituras recomendadas

Lapointe S, Perry A, Butowski NA. Primary brain tumours in adults. Lancet. 2018;392(10145):432-46.

Louis DN, Perry A, Reifenberger G, von Deimling A, Figarella-Branger D, Cavenee WK, et al. The 2016 World Health Organization Classification of Tumors of the Central Nervous System: a summary. Acta Neuropathol. 2016;131(6):803-20.

Nayak L, Reardon DA. High-grade gliomas. Continuum (Minneap Minn). 2017;23(6):1548-63.

Stupp R, Brada M, van den Bent MJ, on behalf of the ESMO Guidelines Working Group. High-grade glioma: ESMO Clinical Practice Guidelines for diagnosis, treatment and follow-up. Ann Oncol. 2014;25 (Suppl 3):iii93-101.

Weller J, van den Bent MJ, Tonn JC, Stupp R, Preusser M, Cohen-Jonathan-Moyal E, et al. European Association for Neuro-Oncology (EANO) guideline on the diagnosis and treatment of adult astrocytic and oligodendroglial gliomas. Lancet Oncol. 2017;18(6):e315-e329.

Capítulo 48

Metástases cerebrais

Adrialdo José Santos

INTRODUÇÃO

» As metástases cerebrais são os tumores intracranianos mais comuns em adultos, sendo uma importante causa de morbidade e mortalidade.

» Em pacientes com doença sistêmica, as metástases ocorrem em 10 a 30% dos adultos e 6 a 10% das crianças.

» A incidência real das metástases cerebrais é desconhecida, mas estudos americanos a estimam em torno de 200 mil novos casos por ano.

» Notou-se aumento na incidência das metástases cerebrais, provavelmente em decorrência da melhora na detecção de pequenas lesões por meio da ressonância magnética (RM) encefálica e no controle da doença extracerebral consequente a terapias sistêmicas mais eficazes.

PRINCIPAIS SÍTIOS PRIMÁRIOS DE METÁSTASE

» O Quadro 48.1 mostra os principais sítios primários de metástase cerebral.

Quadro 48.1. Sítios primários de metástase cerebral
• Pulmão (16-20%)
• Melanoma (7%)
• Carcinoma de células renais (7-10%)
• Câncer de mama (5%)
• Câncer colorretal (1-2%)

FISIOPATOLOGIA

» O mecanismo mais comum de disseminação é pela via hematogênica.

» Estão localizadas geralmente na junção das substâncias branca e cinzenta, onde os vasos sanguíneos reduzem seu calibre, chamadas de "zonas de fronteira" (do inglês, *watershed zones*).

» Ordem de frequência quanto à localização das metástases cerebrais:

- Hemisférios cerebrais – 80%.
- Cerebelo – 15%.
- Tronco encefálico – 5%.

» Alguns tumores têm predileção por áreas específicas, como os pélvicos (prostáticos e uterinos), gastrointestinais e mamários, que comumente dão metástases para a fossa posterior.

QUADRO CLÍNICO

» As metástases cerebrais possuem apresentação clínica variável e devem ser suspeitadas em todos os pacientes com câncer que desenvolvam sintomas neurológicos ou anormalidades comportamentais.

» Na maioria dos casos, os sintomas decorrem do efeito expansivo associado à lesão e ao edema vasogênico.

» O Quadro 48.2 lista os sintomas mais frequentes decorrentes das metástases cerebrais.

Quadro 48.2. Quadro clínico das metástases cerebrais

- Cefaleia: ocorre em aproximadamente 40 a 50% dos casos, sendo mais comum em pacientes com múltiplas metástases ou uma única localizada na fossa posterior.
- Disfunção neurológica focal: cursa como sintoma inicial em 20 a 40% dos pacientes.
- Disfunção cognitiva: é o primeiro sintoma em 30 a 35% dos pacientes, incluindo problemas de memória e mudanças no humor ou na personalidade.
- Crise epiléptica: é encontrada em 10 a 20% como primeira crise epiléptica e está comumente associada a doença supratentorial.
- Sangramento: de 5 a 10% apresentam acidente vascular cerebral decorrente de hemorragia na metástase, hipercoagulabilidade, invasão ou compressão de uma artéria pelo tumor, ou embolização de células tumorais.
- Assintomático: 10% dos pacientes descobrem a metástase durante exames de estadiamento.

DIAGNÓSTICO

» Deve sempre ser levado em consideração o diagnóstico diferencial: tumores primários do sistema nervoso central, processos infecciosos, leucoencefalopatia multifocal progressiva, desmielinização, fenômenos paraneoplásicos, infarto ou sangramento cerebral.

» É importante determinar o número de lesões e se o paciente apresenta um tumor primário conhecido.

» O principal exame de imagem para a detecção de metástase é a RM encefálica.

» A biópsia ou ressecção da lesão deve ser realizada quando o diagnóstico da metástase cerebral é duvidoso, principalmente nos casos de lesões únicas.

PROGNÓSTICO

» O sistema de classificação prognóstica mais utilizado é o *Recursive Partitioning Analysis* (RPA), que é dividido em três classes prognósticas, com diferenças importantes de sobrevida (Quadro 48.3).

Quadro 48.3. *Recursive Partitioning Analysis* para o prognóstico das metástases cerebrais

RPA classe I (16-20% dos pacientes, mediana de sobrevida de 7,1 meses): • KPS ≥ 70% • Idade < 65 anos • Doença sistêmica controlada • Metástase cerebral única
RPA classe II (65% dos pacientes, mediana de sobrevida de 2,3 meses): • KPS ≥ 70% • Idade ≥ 65 anos ou • Doença sistêmica descontrolada ou • Metástases cerebrais e em outros sítios
RPA classe III (10-15% dos pacientes, mediana de sobrevida de 4,3 meses): • KPS < 70%

KPS: pontuação na escala de Karnofsky (escala funcional de Karnofsky).

TRATAMENTO

» Os pacientes com metástases cerebrais sem tratamento apresentam expectativa de vida de aproximadamente 30 dias.

» O tratamento sintomático inclui o controle do edema cerebral, a profilaxia de crises epilépticas e da trombose venosa profunda.

» O tratamento específico inclui o controle do edema cerebral, a profilaxia de crises epilépticas e da trombose venosa cerebral, na mesma linha que o tratamento dos tumores cerebrais primários (*vide* Quadro 47.3 do capítulo sobre tumores cerebrais primários).

» A decisão terapêutica é baseada nas características do tumor (tamanho, localização e número de metástases), na pontuação da escala de Karnofsky, idade e prognóstico.

» A radioterapia continua sendo a modalidade mais empregada e consiste em radioterapia de crânio total e radiocirurgia estereotáxica. A dose habitualmente empregada é de 30 Gy divididos em 10 sessões.

» A radiocirurgia estereotáxica é uma nova modalidade de radioterapia que fornece uma dose intensa focada na lesão, reduzindo o dano ao tecido adjacente.

» A cirurgia é indicada para os casos de metástases cerebrais solitárias sintomáticas, dúvida quanto ao diagnóstico ou local primário desconhecido e controle sintomático decorrente de efeito de massa significativo.

» A quimioterapia tem um papel limitado em virtude da baixa penetração no sistema nervoso central.

» A equipe multidisciplinar é essencial para a condução dos pacientes e eles devem ser incluídos em um programa de cuidados paliativos no diagnóstico.

Leituras recomendadas

Gaspar L, Scott C, Rotman M, Asbell S, Phillips T, Wasserman T, et al. Recursive portioning analysis (RPA) of prognostic factors in three Radiation Therapy Oncology Group (RTOG) brain metastases trials. Int J Radiat Oncol Biol Phys. 1997;37:745-51.

Jebjubsib MD, Haylock B, Shenoy A, Husband D, Javadpour M. Management of cerebral metastasis: evidence-based approach for surgery, stereotactic radiosurgery and radiotherapy. Eur J Cancer. 2011;47(5):649-55.

Lee EQ. Nervous system metastases from systemic cancer. Continuum (Minneap Minn). 2015;21(2):415-28.

Sirven JI, Wingerchuk DM, Drazkowski JF, Lyons MK, Zimmerman RS. Seizure prophylaxis in patients with brain tumors: a meta-analysis. Mayo Clin Proc. 2004;79(12):148-94.

Soffietti R, Ufuk A, Baumert B, et al. Diagnosis and treatment of brain metastases from solid tumors: guidelines from the European Association of Neuro-Oncology (EANO). Neuro-Oncology. 2017;19(2)162-74.

Capítulo 49

Encefalites paraneoplásicas

Fabiano Ferreira de Abrantes
Orlando Graziani Povoas Barsottini

CONCEITO

» As encefalopatias paraneoplásicas são um complexo grupo de doenças associadas a tumores, entretanto, sem manifestações relacionadas à infiltração direta, e sim à agressão imunológica desencadeada pela neoplasia.

» A avaliação de pacientes com possíveis doenças paraneoplásicas envolve a identificação de uma síndrome clínica, exclusão de outras causas, pesquisa de autoanticorpos específicos e rastreio para tumores.

» Os anticorpos paraneoplásicos clássicos são anticorpos direcionados contra proteínas intracelulares. São anticorpos que indicam que a síndrome clínica é secundária à provável neoplasia.

» Envolvem resposta imune mediada por linfócitos T citotóxicos, refletindo dano estrutural mais proeminente quando comparados aos quadros secundários a anticorpos contra epítopos de superfície.

» Acredita-se que os autoanticorpos sejam biomarcadores e não diretamente patogênicos.

SÍNDROMES CLÍNICAS

» As principais síndromes clínicas, clássicas e bem definidas, são:
  - Encefalomielite paraneoplásica (Quadro 49.1).
  - Encefalite límbica (Quadro 49.2).
  - Degeneração cerebelar paraneoplásica (Quadro 49.3).
  - Síndrome de *opsoclonus-mioclonus* (Quadro 49.4).

» Em geral, essas síndromes têm evolução subaguda, com instalação em dias ou semanas.

» Na maioria das vezes, as síndromes antecedem a identificação do tumor.

» Em geral, não apresentam boa resposta à imunoterapia.

Quadro 49.1. Encefalomielite paraneoplásica
• Doença inflamatória que pode acometer qualquer parte do sistema nervoso central (principalmente hipocampo, cerebelo e rombencéfalo), gânglio dorsal e sistema nervoso autonômico.
• Deve haver acometimento de pelo menos duas topografias distintas.
• Evolução aguda ou subaguda, ao longo de semanas ou meses.
• A ressonância magnética encefálica demonstra alterações de sinal nas regiões acometidas, geralmente sem realce ao contraste.

Quadro 49.2. Encefalite límbica
• Causada por lesão direta da região temporal mesial que se manifesta com perda memória de curto prazo, crises epilépticas com fenomenologia sugestiva de foco temporal, confusão mental, distúrbio do sono e sintomas psiquiátricos como irritabilidade, depressão, psicose, agitação, agressividade, comportamento sexual inapropriado, compulsão, medo e crises de pânico.
• Pode ser causada por anticorpos contra antígenos de superfície ou intracelulares (onconeurais).
• A ressonância magnética encefálica pode demonstrar hipersinal em T2/FLAIR na região mesial temporal em pacientes com sintomas de memória.
• O eletroencefalograma evidencia descargas epilépticas temporais uni ou bilaterais e/ou alentecimento da atividade de base

Quadro 49.3. Degeneração cerebelar paraneoplásica
• Quadro subagudo de disfunção cerebelar caracterizado por tontura, disartria, incoordenação e ataxia. • Na avaliação de motricidade ocular extrínseca podemos encontrar nistagmo, predominantemente vertical e para cima, apraxia do olhar e diplopia. • A ressonância magnética encefálica geralmente é normal; porém, com a evolução pode aparecer leve atrofia do cerebelo.

Quadro 49.4. Síndrome de *opsoclonus-mioclonus*
• Distúrbio da motricidade ocular extrínseca caracterizado por movimentos sacádicos involuntários, arrítmicos, caóticos e multidirecionais, sem intervalo entre eles. Presença de mioclonias do tronco e membros, eventualmente associadas à ataxia. • Pode evoluir com sintomas de encefalopatia difusa, que pode levar ao coma ou à morte. Em crianças, pode se manifestar com hipotonia, alterações comportamentais, distúrbios do sono e atraso do desenvolvimento. • A ressonância magnética encefálica geralmente está normal. • A maioria dos pacientes com essa síndrome não possui autoanticorpos detectáveis, com a exceção do anticorpo anti-Ri. • Em crianças, o principal tumor relacionado é o neuroblastoma.

DIAGNÓSTICO

» O diagnóstico envolve exame de líquor, ressonância magnética encefálica, eletroencefalograma e pesquisa de autoanticorpos específicos.

» Líquor:
- Pode demonstrar pleocitose linfocítica, hiperproteinorraquia e bandas oligoclonais.
- É útil no diagnóstico diferencial com encefalites infecciosas.

» Eletroencefalograma:
- Algumas das síndromes podem se apresentar com epilepsia.
- Ajuda a avaliar possíveis crises subclínicas.
- Não existe um traçado típico para encefalopatias paraneoplásicas.

» Ressonância magnética:
  • Alterações de imagem são variadas.
  • Algumas síndromes clínicas apresentam alterações sugestivas.
  • Imagens normais não excluem o diagnóstico.
» Detecção de autoanticorpos específicos (Quadro 49.5):
  • Estabelece o diagnóstico definitivo.
  • Auxilia no diagnóstico diferencial de casos atípicos.
  • Recomenda-se sempre a testagem tanto no soro como no líquor.
  • Autoanticorpos frequentemente permanecem detectáveis, mesmo após a recuperação clínica.
» Rastreio de neoplasias:
  • Os exames utilizados são tomografia computadorizada de tórax, abdome e pelve; ultrassom transvaginal e testicular, tomografia por emissão de pósitrons oncológico e marcadores neoplásicos séricos.
  • Repetir os exames em intervalos regulares (6 meses a 1 ano), caso estejam negativos na primeira avaliação.
  • Pacientes com diagnóstico prévio de câncer, em remissão, que apresentem nova síndrome clínica ou anticorpos sugestivos de síndrome paraneoplásica, devem ser investigados para possível recorrência do tumor.

■ DIAGNÓSTICO DIFERENCIAL

» Ver Quadro 49.6.

■ TRATAMENTO

» Em geral, inicia-se empiricamente, antes dos resultados dos anticorpos.
» Síndromes relacionadas à presença de anticorpos onconeurais tendem a responder insatisfatoriamente à imunoterapia (geralmente pulsoterapia, imunoglobulina intravenosa e plasmaférese), mas essa terapia deve ser sempre proposta.
» O melhor controle dos sintomas é alcançado com o tratamento da neoplasia, devendo-se tratar o tumor precoce e agressivamente.

Quadro 49.5. Correlação clínico-epidemiológica tumoral dos principais autoanticorpos nas encefalites paraneoplásicas

Anticorpo	Epidemiologia	Manifestações clínicas	Associação com tumores
ANNA-1 (Hu)	Idade mediana: 63 anos 75% homens	Neuropatia/neuronopatia sensitiva, encefalomielite, degeneração cerebelar, disfunção autonômica	83% são paraneoplásicas Tumor mais comum é o carcinoma pulmonar de pequenas células
ANNA-2 (Ri)	Idade mediana 65 anos 66% mulheres	Degeneração cerebelar, encefalomielite Opsoclonus/mioclonus	86% possuem câncer, especialmente pulmão e mama
ANNA-3	Idade variando de 8-83 anos, em homens e mulheres	Frequentemente multifocal e incluindo neuropatia, mielopatia, encefalite límbica e rombencefalite	
PNMA1 (Ma)	Meia-idade, homens e mulheres	Encefalite, ataxia cerebelar, oftalmoplegia, demência	Alto risco de diversos tumores (pulmão, mama, cólon e renal)
PNMA2 (Ma2)	Homens jovens predominantemente	Encefalite límbica, acometimento diencefálico, rombencefalite, degeneração cerebelar, encefalomielite, neuropatia	Tumores de células germinativas em homens jovens
PCA-1 (Yo)	Adultos jovens a idosos (maioria mulheres)	Degeneração cerebelar paraneoplásica	Câncer de mama ou ovário (> 90%)
PCA-2	Desconhecido	Degeneração cerebelar, encefalite, disfunção autonômica, neuropatia motora	Carcinoma pulmonar de pequenas células
CRMP-5/CV-2	Idosos, homens e mulheres	Geralmente multifocal. Declínio cognitivo, degeneração cerebelar, mielopatia, coreia, crises epilépticas, neuropatias cranianas, neuropatia periférica e/ou retinopatia	Câncer de pulmão e timoma

Quadro 49.6. Diagnóstico diferencial de encefalopatias paraneoplásicas
• Encefalites virais (herpes, varicela, enterovírus). • Encefalites bacterianas (*Listeria*, estreptococo com apresentação atípica, sífilis, doença de Lyme, tuberculose, criptococose, aspergilose). • Encefalopatia de Wernicke. • Encefalomielite aguda disseminada/esclerose múltipla/neuromielite óptica. • Lúpus eritematoso sistêmico, vasculites de sistema nervoso central. • Síndrome neuroléptica maligna, síndrome serotoninérgica. • Linfoma e carcinomatose meníngea. • Doenças priônicas. • Doenças psiquiátricas e demências.

Leituras recomendadas

Dalmau J, Graus F. Antibody-mediated encephalitis. NEJM. 2018;378:840-51.

Graus F, Titulaer MJ, Balu R, Benseler S, Bien CG, Cellucci T, et al. A clinical approach to diagnosis of autoimmune encephalitis. Lancet Neurol. 2016;15(4):391-404.

Lancaster E. Paraneoplastic disorders. Continuum Lifelong Learning Neurol. 2015;21(2) 452-75.

Lancaster E. The diagnosis and treatment of autoimmune encephalitis. J Clin Neurol. 2016;12(1):1-13.

Rosenfeld MR, Dalmau J. Diagnosis and management of paraneoplastic neurologic disorders. Cur Treat Opt Oncol. 2013;14(4):528-38.

Capítulo 50

Neuropatias paraneoplásicas

Fabiano Ferreira de Abrantes
Orlando Graziani Povoas Barsottini

CONCEITO

- A neuropatia periférica é uma das manifestações clínicas mais comuns das síndromes paraneoplásicas neurológicas.
- Em geral, os primeiros sintomas das neuropatias aparecem antes do diagnóstico final da neoplasia.

QUADRO CLÍNICO

- Os Quadros 50.1 a 50.5 demonstram os quadros clínicos das principais neuropatias paraneoplásicas.
- O Quadro 50.6 demonstra os anticorpos e tumores mais associados a cada apresentação clínica de neuropatia paraneoplásica.

Quadro 50.1. Neuropatia motora paraneoplásica
• Forma rara de neuropatia, caracterizada principalmente por fraqueza dos membros, sendo indolor, assimétrica e de progressão lenta. • Pode ter acometimento bulbar inicial. • Ao exame físico, os pacientes apresentam fraqueza e atrofia muscular importantes associadas à arreflexia.

Quadro 50.2. Neuronopatia sensitiva (ganglionopatia sensitiva)

- Caracterizada basicamente pelo acometimento da sensibilidade profunda, em geral associada à presença de ataxia sensitiva e redução ou ausência dos reflexos tendinosos profundos.
- Os sintomas podem frequentemente ser assimétricos e associados à dor. Os pacientes podem apresentar também disgeusia, anosmia e perda de audição.
- Os membros superiores são acometidos de maneira precoce.
- É ocasionada pela inflamação e destruição dos gânglios sensitivos dorsais.
- Estudos de condução mostram resposta motora normal, com ausência de resposta ou redução importante da amplitude dos potenciais sensitivos.
- A análise do líquor pode mostrar aumento discreto de celularidade, com predomínio linfocítico, além do aumento de proteínas.
- Pode estar associada a outras doenças, como síndrome de Sjögren, lúpus eritematoso sistêmico, hepatites e doença celíaca.

Quadro 50.3. Neuropatia autonômica paraneoplásica

- A forma mais comum é a falência autonômica entérica, caracterizada pela presença de intensa dismotilidade gastrintestinal, com sintomas como constipação, náusea, esvaziamento gástrico lento, distensão abdominal e perda de peso.
- Pode ocorrer o acometimento de várias outras vias do sistema nervoso autônomo, geralmente caracterizado por alterações simpáticas (hipotensão ortostática, síncope e alterações da sudorese) e parassimpáticas (boca seca, olhos secos, retenção urinária, constipação intestinal, disfunção erétil e turvação visual).
- A presença de anticorpos contra o receptor nicotínico de acetilcolina está geralmente associada com a ganglionopatia autoimune não paraneoplásica.
- Em todos os pacientes com falência autonômica aguda e grave deve-se realizar o rastreio para neoplasias ocultas.
- Nos pacientes com a síndrome miastênica de Eaton-Lambert podem ocorrer sintomas autonômicos leves

Quadro 50.4. Neuropatia com hiperexcitabilidade

- É caracterizada por ação muscular contínua.
- Clinicamente os pacientes apresentam câimbras, fasciculações e mioquimia.
- Quando associada a alterações autonômicas, distúrbio de sono e alterações cognitivas, é conhecida como síndrome de Morvan.

Quadro 50.5. Neuropatia sensitivo-motora paraneoplásica

- Por ser clinicamente semelhante a várias outras formas de neuropatias sensitivo-motoras
- Pode ser dividida em: 1) neuropatia axonal comprimento-dependente; 2) neuropatia vasculítica; e 3) neuropatia associada a malignidades hematológicas com presença de proteínas monoclonais.
- Formas desmielinizantes, semelhantes à síndrome de Guillain-Barré ou polirradiculoneuropatia inflamatória crônica, podem ocorrer, no entanto, são consideradas raras.
- As neuropatias sensitivo-motoras associadas a gamopatias monoclonais podem preceder o diagnóstico de mieloma múltiplo e outras neoplasias hematológicas.
- Nas neuropatias vasculíticas, a apresentação é de um quadro de mononeurite múltipla ou polineuropatia assimétrica e dolorosa.

Quadro 50.6. Anticorpos e tumores mais associados a cada apresentação clínica de neuropatia paraneoplásica

Apresentação clínica	Anticorpo	Tumor
Neuronopatia sensitiva	Anti-Hu, anti-CRMP-5/ CV2	CPPC, linfoma, adenocarcinoma e neuroblastoma
Neuropatia autonômica	Anti-Hu, anticorpo contra o receptor nicotínico de acetilcolina, anti-VGCC	CPPC, adenocarcinoma e timoma
Neuropatia motora	Anti-Hu	CPPC, câncer de ovário e linfoma
Neuropatia desmielinizante	Anti-CRMP-5	Linfoma, adenocarcinoma e CPPC
Neuropatia sensitivo-motora axonal	Anti-Hu, anti-CRMP-5	CPPC e adenocarcinoma
Neuropatia associada a paraproteínas	Anticorpos contra a glicoproteína associada à mielina (anti-MAG)	Macroglobulinemia de Waldenström, mieloma e síndrome POEMS

(continua)

Quadro 50.6. Anticorpos e tumores mais associados a cada apresentação clínica de neuropatia paraneoplásica		
Apresentação clínica	**Anticorpo**	**Tumor**
Neuropatia vasculítica paraneoplásica	Ausente na maioria das vezes	Neoplasias de órgãos sólidos e linfoma
Neuropatia com hiperexcitabilidade	Anti-Caspr2	

Anti-Hu: ANNA-1 (*antineuronal nuclear antibody type 1*); anti-CRMP-5: anti-CV2; CPPC: carcinoma pulmonar de pequenas células; VGCC: *P/Q-type voltage-gated antibodies*; Caspr2: *contactin-associated protein-like-2*; POEMS: *polyneuropathy, organomegaly, endocrinopathy, monoclonal gammopathy and skin changes.*

DICAS CLÍNICAS PARA O DIAGNÓSTICO

» Lembrar que nem todas as neuropatias nos pacientes com o diagnóstico de câncer serão consideradas paraneoplásicas, pois outras etiologias, como infiltração tumoral direta e toxicidade pela quimioterapia e radiação, são comuns.

» A suspeita deve ser considerada mais importante em pacientes com o antecedente de neoplasias e nos que possuem fatores de risco elevados para neoplasias.

» Alguns aspectos clínicos ajudam na identificação dos quadros de neuropatia paraneoplásica:

- Início subagudo e rapidamente progressivo.
- Acometimento precoce dos membros superiores.
- A coexistência de sintomas sugestivos de síndromes paraneoplásicas do sistema nervoso central:
  - Anti-Hu: encefalite límbica e degeneração cerebelar paraneoplásica.
  - Anti-CRMP-5 (*collapsin response mediator protein-5*): neuropatia óptica, mielopatia, degeneração cerebelar subaguda.
- Sintomas constitucionais associados à neuropatia.

» Os sintomas paraneoplásicos podem anteceder em até 5 anos a manifestação da neoplasia; assim, exames de rastreio a cada 6 a 12 meses são indicados.

INVESTIGAÇÃO

- O diagnóstico definitivo de uma síndrome paraneoplásica requer o reconhecimento de uma síndrome clínica típica, com a identificação de autoanticorpos paraneoplásicos ou com o diagnóstico de câncer concomitante.
- Os anticorpos contra antígenos nucleares ou intracitoplasmáticos são mais específicos para a malignidade, mas podem estar associados a diferentes manifestações neurológicas.
- Quando existe suspeita de neuropatia paraneoplásica, a investigação deve incluir:
  - Pesquisa de anticorpos paraneoplásicos.
  - Avaliação neurofisiológica.
  - Rastreio para neoplasia oculta.
  - Exclusão de outras causas: provas reumatológicas, sorologias para hepatites B e C, HIV e doença celíaca.

TRATAMENTO

- O tratamento mais importante é o da doença de base (neoplasia).
- Os sintomas podem apresentar resposta parcial à imunoterapia.
- As formas que têm melhor resposta à imunoterapia são as associadas a anticorpos de superfície celular (p. ex., anti-Caspr2).
- As medicações mais utilizadas são corticosteroides (1 g de metilprednisolona ao dia por 3 a 5 dias), imunoglobulina humana intravenosa (2 g/kg divididos em 5 sessões de infusão), plasmaférese (5 a 6 sessões), ciclofosfamida (raramente usada) e rituximabe (utilizado em quadros causados por anticorpos de superfície).
- Controle de doenças associadas que podem piorar a progressão da neuropatia: diabete, hipotireoidismo e doenças reumatológicas.

Leituras recomendadas

Antoine JC, Camdessanché JP. Paraneoplastic neuropathies. Curr Opin Neurol. 2017;30(5):513-20.

Darnell RB, Posner JB. Paraneoplastic syndromes involving the nervous system. N Engl J Med. 2003;349(16):1543-54.

Lancaster E. The paraneoplastic disorders. Continuum (Minneap Minn). 2015;21(2):452-75.

Mauermann ML. Neurologic complications of lymphoma, leukemia, and paraproteinemias. Continuum (Minneap Minn). 2017;23(3):669-90.

Muppidi S, Vernino S. Paraneoplastic neuropathies. Continuum (Minneap Minn). 2014;20(5):1359-72.

Seção 8

Supervisor: Rodrigo Kleinpaul

DOENÇAS DESMIELINIZANTES

Capítulo 51

Introdução às doenças desmielinizantes

Rodrigo Kleinpaul
Carlos Augusto de Albuquerque Damasceno

CONCEITO

- Grupo heterogêneo de doenças imunomediadas desmielinizantes que acometem o sistema nervoso central (SNC).
- As principais doenças são: esclerose múltipla (EM), neuromielite óptica (NMO) e encefalomielite aguda disseminada (ADEM – do inglês, *acute disseminated encephalomyelitis*).
- Podem apresentar curso monofásico ou recorrente.
- Podem acometer qualquer faixa etária.
- A diferenciação entre essas principais doenças é fundamental para o tratamento e o prognóstico.

ETIOLOGIAS

- A EM é a principal causa de doença desmielinizante.
- Apresentam etiologias multifatoriais, com fatores genéticos, epigenéticos e ambientais.
- À exceção da NMO, as outras doenças desmielinizantes não apresentam um biomarcador.

MANIFESTAÇÕES CLÍNICAS

» As doenças desmielinizantes manifestam-se por meio de sintomas neurológicos agudos/subagudos denominados surtos, que necessitam ter duração superior a 24 horas e não estão relacionados a infecção, esforço físico extenuante e/ou calor exacerbado.

» A EM, no entanto, pode ter um curso progressivo e sem surtos.

» A ADEM apresenta encefalopatia (alterações de consciência ou distúrbios comportamentais), pouco vistos nas outras doenças desmielinizantes.

» O Quadro 51.1 apresenta os principais sinais e sintomas decorrentes de uma doença desmielinizante.

Quadro 51.1. Principais sinais e sintomas das doenças desmielinizantes

Neurite óptica	• Baixa acuidade visual • Dor à movimentação ocular • Defeito pupilar aferente relativo • Escotoma central/paracentral
Mielite transversa parcial	• Tetraparesia/paraparesia/monoparesia • Hipoestesia, hipopalestesia, nível sensitivo • Alterações esfincterianas (retenção ou incontinência fecal e/ou urinária), disfunção erétil
Síndrome cerebral aguda	• Encefalopatia • Monoparesia/hemiparesia • Hipoestesia
Síndrome cerebelar aguda	• Ataxia de marcha • Nistagmo • Incoordenação de membros
Síndrome aguda de tronco encefálico	• Oftalmoparesia • Paralisia facial • Hipoestesia facial, neuralgia do trigêmeo

DIAGNÓSTICOS DIFERENCIAIS

» É imprescindível buscar outros diagnósticos diferenciais que justifiquem os sintomas.
» Os principais diagnósticos diferenciais são entre as próprias doenças desmielinizantes.
» O Quadro 51.2 demonstra os principais achados diferenciais entre EM, NMO e ADEM.

Quadro 51.2. Quadro comparativo entre esclerose múltipla, neuromielite óptica e ADEM

Esclerose múltipla	Neuromielite óptica	ADEM
• Prevalente na raça branca • Predomínio no sexo feminino • Idade entre 20 e 40 anos • Gradiente latitudinal • Recorrente • Ocorre progressão • Não possui um biomarcador	• Prevalente na raça não branca • Predomínio no sexo feminino • Idade entre 20 e 40 anos • 90% recorrente • Não há progressão • Possui um biomarcador • Pior prognóstico	• Sexo masculino • Idade entre 5 e 8 anos • 2 a 4 semanas após infecção viral • Alguns casos pós-vacinais • 90% monofásico • Necessidade de encefalopatia • Bom prognóstico

ADEM: *acute disseminated encephalomyelitis* (encefalomielite aguda disseminada).

» Importante reconhecer se o curso é monofásico ou recorrente.
» Identificar sintomas sistêmicos associados.
» Avaliar se o curso da doença é progressivo.
» Avaliar a presença de história familial de doenças autoimunes.
» O Quadro 51.3 apresenta os principais diagnósticos diferenciais das doenças desmielinizantes.

Quadro 51.3. Principais diagnósticos diferenciais das doenças desmielinizantes

Infecciosas	• Sífilis • Doença de Lyme • HIV • HTLV • Tuberculose • Dengue
Metabólica/carencial	• Deficiência de vitamina B12 • Deficiência de cobre • Doenças mitocondriais
Inflamatórias/outras	• LES • Sarcoidose • Síndrome de Sjögren • Doença de Behçet • SAAF • Síndrome de Susac • Doença de Fabry • Granulomatose de Wegener
Genéticas	• Leucodistrofias • Ataxias espinocerebelares
Neoplásicas	• Linfoma • Encefalite paraneoplásica • Metástase
Isquêmicas	• AVC • CADASIL • NOIA

AVC: acidente vascular cerebral; CADASIL: arteriopatia cerebral autossômica dominante com leucoencefalopatia e infartos subcorticais, do inglês *cerebral autosomal dominant arteriopathy with subcortical infarcts and leukoencephalopathy*; SAAF: síndrome do anticorpo antifosfolípide; HIV: vírus da imunodeficiência humana; HTLV: *human T lymphotropic virus*; LES: lúpus eritematoso sistêmico; NOIA: neuropatia óptica isquêmica anterior.

Leituras recomendadas

Miller DH, Weinshenker BG, Filippi M, Banwell BL, Cohen JA, Freedman MS, et al. Differential diagnosis of suspected multiple sclerosis: a consensus approach. Mult Scler. 2008;14(9):1157-74.

Pohl D, Alper G, Van Haren K, Kornberg AJ, Lucchinetti CF, Tenembaum S, et al. Acute disseminated encephalomyelitis: updates on anti-inflammatory CNS syndrome. Neurology. 2016;87(9 Suppl 2):S38-45.

Reich DS, Lucchinetti CF, Calabresi PA. Multiple sclerosis. N Engl J Med. 2018;378(2):169-80.

Vidal-Jordana A, Montalban X. Multiple sclerosis: epidemiologic, clinical, and therapeutic aspects. Neuroimaging Clin N Am. 2017;27(2):195-204.

Weinshenker BG, Wingerchuk DM. Neuromyelitis spectrum disorders. Mayo Clin Proc. 2017;92(4):663-79.

Capítulo 52

Esclerose múltipla

Rodrigo Barbosa Thomaz

CONCEITO

- Esclerose múltipla (EM) é a doença neurológica não traumática que mais afeta adultos jovens no mundo todo.
- Trata-se de uma doença desmielinizante, com comprometimento da bainha de mielina dos axônios do sistema nervoso central (SNC), de predomínio na substância branca.
- A EM é uma doença inflamatória e degenerativa.

ETIOLOGIA

- O mecanismo patológico principal na EM é autoimune, no qual os linfócitos T e B tornam-se autorreativos à mielina, aos axônios e aos oligodendrócitos.
- Tem fisiopatologia complexa, com fatores genéticos, epigenéticos e ambientais.
- Dos fatores ambientais postula-se a ocorrência de infecções virais, como pelo vírus Epstein-Barr, a exposição a fatores tóxicos, como o tabagismo, e a exposição reduzida à luz solar, com consequentes níveis de vitamina D baixos e persistentes.

» No decorrer da vida adulta, outros fatores, como infecções, imunizações, eventos vitais estressantes, interações alimentos-flora intestinal-sistema imune, desencadeariam a resposta autoimune, provocando as lesões e os surtos clínicos.

» Ocorre desmielinização inflamatória, ativação de micróglia, reparo, remielinização, dano axonal progressivo, associado a, respectivamente, atividade da doença com os surtos de sintomas subclínicos e clínicos, remissão dos sintomas, recuperação ou sequelas neurológicas.

QUADRO CLÍNICO

» Síndromes clínicas iniciais mais comuns:
- Neurite óptica monocular (NO).
- Síndromes do tronco encefálico (STE).
- Mielites incompletas (MI).

» O Quadro 52.1 lista os sintomas da esclerose múltipla.

Quadro 52.1. Sintomas da esclerose múltipla

- Paresias ou plegias nos membros ou dimidiadas.
- Espasticidade muscular e espasmo, clônus.
- Síndromes sensitivas nos membros ou dimidiadas.
- Distúrbios esfincterianos.
- Síndromes cerebelares axiais ou apendiculares.
- Vertigens, diplopia, neuralgia do trigêmeo, ataxias, disacusia.
- Sintomas cognitivos.
- Fadiga.
- Ansiedade e depressão.
- Sintomas paroxísticos: sinal de Lhermitte, distonias, raramente crises epilépticas.
- Fenômeno de Uhthoff: oscilações de sintomas, com calor ou febre, por exemplo.

» Síndrome clínica isolada ou síndrome desmielinizante isolada (CIS, do inglês, *clinical isolated syndrome*):
  - Evento clínico desmielinizante inicial, em geral, uma das três formas de apresentação com NO, STE ou MI.
  - Pode ser isolada e com baixo risco de ocorrência de um segundo evento clínico (surto): CIS de baixo risco de conversão para EM.
  - Pode ser o primeiro evento desmielinizante (surto) de EM e, dependendo dos achados de ressonância magnética (RM) encefálica, líquor (LCR) e/ou potenciais evocados visuais (PEV), considera-se como EM clinicamente definida (antes chamada de CIS de alto risco de conversão para EM).
  - Importância para a decisão de conduta terapêutica específica precoce, como o tratamento imunomodulador ou imunossupressor (abaixo).

» O Quadro 52.2 lista as formas clínicas de EM.

Quadro 52.2. Formas clínicas clássicas de esclerose múltipla
• EM remitente-recorrente – mais comum
• EM secundariamente progressiva
• EM primariamente progressiva

DIAGNÓSTICO

» O diagnóstico é baseado nos critérios revisados de McDonald de 2017 (*vide* Quadro 52.3) que consideram surtos com sua apresentação clínica e alterações da imagem da RM encefálica ou medular, demonstrando a principal caraterística evolutiva da EM – disseminação no espaço (DIS – *vide* Quadro 52.4) e disseminação no tempo (DIT – *vide* Quadro 52.5) e a exclusão de outros diagnósticos.

» O consenso entre os especialistas europeus considera que, antes de um diagnóstico definitivo de EM, deve ter havido, pelo menos, um ataque/surto que deve ser corroborado por achados no exame neurológico, ou resposta de PEV em pacientes que relatam transtorno visual prévio, ou RM consistente com desmielinização na área do SNC envolvida no histórico de sintomas neurológicos.

Quadro 52.3. Critérios revisados de McDonald de 2017 para o diagnóstico de esclerose

Surtos clínicos	Lesões	Critérios adicionais para o diagnóstico
Dois surtos clínicos ou mais	Evidência clínica objetiva de $\geq$ 2 lesões ou evidência clínica objetiva de 1 lesão com história clínica razoável para um surto prévio	Nenhum. Evidência clínica isolada é suficiente. Evidência clínica adicional é desejável, mas deve ser consistente com EM
Dois surtos clínicos ou mais	Evidência clínica objetiva de 1 lesão	Disseminação espacial; OU aguardar um outro surto clínico envolvendo um local diferente no sistema nervoso central
Um surto	Evidência clínica objetiva de $\geq$ 2 lesões	Disseminação temporal; OU aguardar por um segundo surto
Um surto	Evidência clínica objetiva de 1 lesão	Disseminação espacial OU aguardar um outro surto clínico envolvendo um local diferente no sistema nervoso central E disseminação temporal; OU esperar por um segundo surto
Zero surtos (progressão desde o início) EM primariamente progressiva		Um ano de progressão da doença (retrospectiva ou prospectiva) e pelo menos dois dos seguintes: disseminação no espaço no encéfalo $\geq$ 1 lesão nas regiões periventricular, justacortical ou infratentorial; disseminação no espaço na medula espinhal, com mais de 2 lesões em T2 na ressonância encefálica; OU líquor positivo*

*O que é LCR positivo? Significa a presença de bandas oligoclonais no LCR, sem correspondentes no soro, indicando produção intratecal de imunoglobulinas, principalmente IgG e/ou aumento do índice de IgG.

Quadro 52.4. Critérios de disseminação no espaço
DIS pode ser demonstrada com ≥ 1 lesão* em T2 em pelo menos 2 das 4 áreas do sistema nervoso central:
• Periventricular
• Cortical
• Infratentorial
• Medula espinhal

* Não é necessária lesão com realce ao gadolínio para DIS.

Quadro 52.5. Critérios de disseminação no tempo (DIT)
DIT pode ser demonstrada por:
• Uma nova lesão em T2 ou lesão com realce ao gadolínio em exame de ressonância magnética de seguimento, com referência à ressonância magnética inicial, independentemente do tempo entre os exames
• Presença simultânea de uma lesão com realce ao gadolínio assintomática e lesão sem realce ao mesmo tempo (no mesmo exame de ressonância magnética)
• Líquor positivo: presença de banda oligoclonal

ESCALA EXPANDIDA DO ESTADO DE INCAPACIDADE

» A escala expandida do estado de incapacidade de Kurtzke (EDSS) é um método para quantificar as incapacidades ocorridas durante a evolução da EM ao longo do tempo. A escala EDSS quantifica as incapacidades em oito sistemas funcionais, a saber: funções piramidais, cerebelares, de tronco cerebral, sensitivas, vesicais, intestinais, visuais, mentais e outras funções.

NEUROIMAGEM NA ESCLEROSE MÚLTIPLA

» RM encefálica e de medula espinhal são os exames de diagnóstico e seguimento mais recomendados, considerados padrão de referência para avaliar atividade radiológica, como surgimento de novas lesões, carga lesional, formação de black holes e atrofia (Figuras 52.1 a 52.5).

» A RM tem papel fundamental no diagnóstico e na avaliação de resposta terapêutica e monitoração de complicações, como a leucoencefalopatia multifocal progressiva (LEMP).

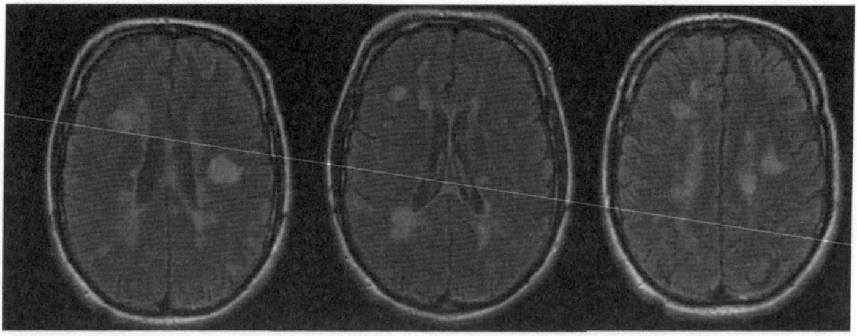

Figura 52.1. Lesões nodulares > 3 mm, hiperintensas em T2 e FLAIR, periventriculares, justacorticais.

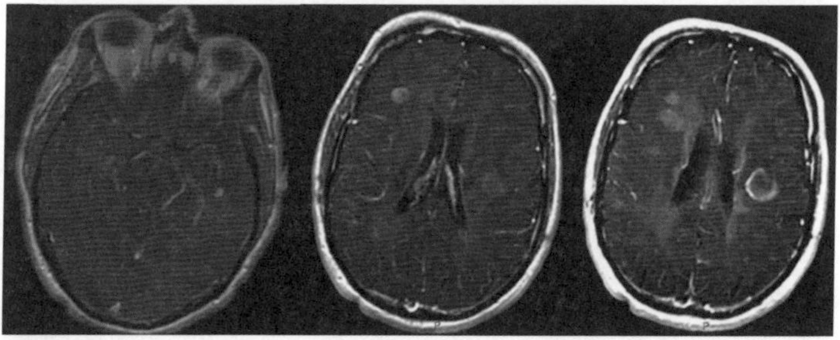

Figura 52.2. Lesões nodulares > 3 mm, hiperintensas em T2 e FLAIR, periventriculares, justacorticais, algumas com realce ao gadolínio indicando doença em atividade, ou lesões com quebra de barreira hematoencefálica.

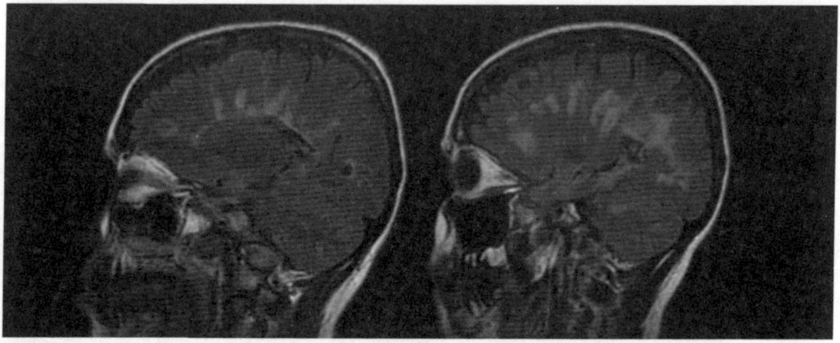

Figura 52.3. Lesões desmielinizantes típicas, de trajeto perivenular, perpendiculares ao corpo caloso (incidência sagital FLAIR).

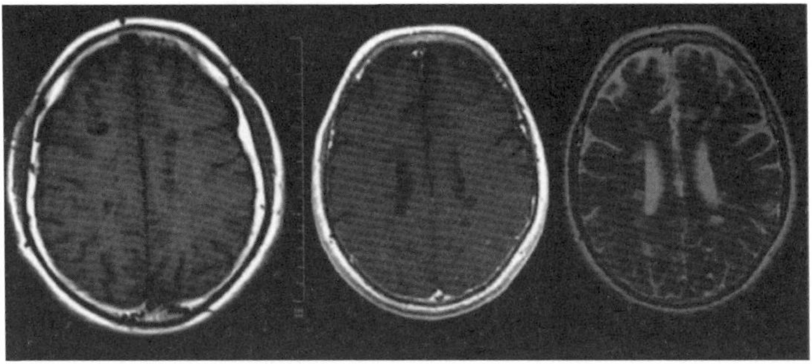

Figura 52.4. Lesões desmielinizantes crônicas típicas – "buracos negros" ou *black holes* – imagens hipointensas em T1 – e hiperintensidade correspondente em T2.

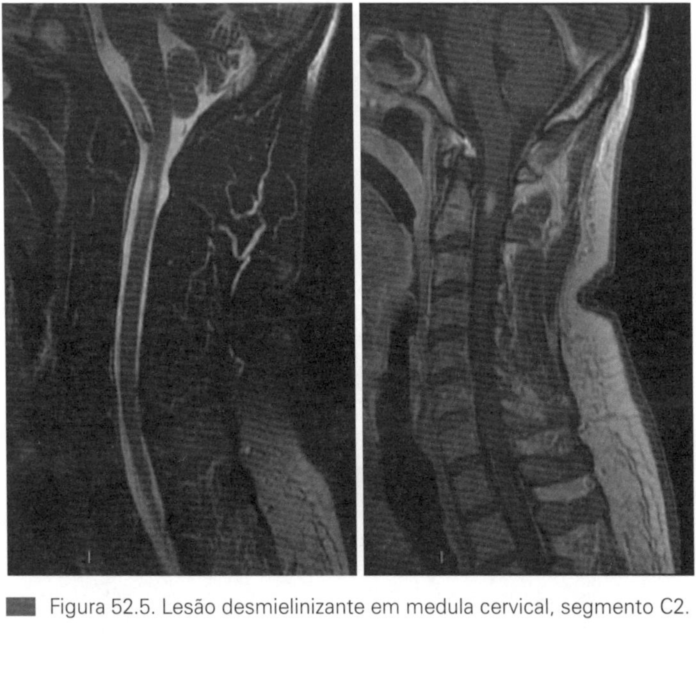

Figura 52.5. Lesão desmielinizante em medula cervical, segmento C2.

» O tratamento da EM deve ser iniciado o mais precocemente possível, ao diagnóstico de EM recorrente-remitente ou em CIS de "alto risco" = EM clinicamente definida.
» O tratamento específico consiste no uso de medicamentos imunomoduladores ou imunossupressores (Quadro 52.6).
» O tratamento dos surtos consiste na utilização de medicamentos/procedimentos em doses imunossupressoras:
  - Metilprednisolona: 1 grama intravenoso de 3 a 5 dias – pulsoterapia.
» O tratamento sintomático consiste no uso de medicamentos e/ou medidas não farmacológicas para controle de sintomas: fadiga; distúrbios visuais, como ambliopia e diplopia; sintomas cognitivos; espasticidade; tremores; bexiga e intestinos neurogênicos; dores; distúrbios sexuais; disfagia; disartria; ansiedade; depressão, entre outros.

Quadro 52.6. Drogas disponíveis para tratamento específico de EM
Drogas imunomoduladoras
• Betainterferona 1A: 30 mcg intramuscular – frequência: semanal • Betainterferona 1A: 22 e 44 mcg subcutânea – frequência: três vezes por semana • Betainterferona 1B: 250 mcg subcutânea – frequência: dias alternados • Acetato de glatirâmer 20 mg subcutâneo – frequência: diária • Teriflunomida: 14 mg oral – frequência: diária, uma vez ao dia • Fumarato de dimetila: 240 mg oral – frequência: diária, duas vezes ao dia Obs.: dependendo do protocolo, o fumarato de dimetila é considerado medicação de segunda linha
Drogas imunossupressoras
• Natalizumabe: 300 mg intravenoso – frequência: mensal • Fingolimode: 0,5 mg oral – frequência: diária, uma vez ao dia • Alentuzumabe: 12 mg intravenoso – frequência: anual – 5 doses/ampolas consecutivas no primeiro ano – 3 doses/ampolas consecutivas no segundo ano – 12 meses depois • Ocrelizumabe: 600 mg intravenoso – frequência: semestral (6/6 meses), indicado para formas EMRR e EMPP

(continua)

Quadro 52.6. Drogas disponíveis para tratamento específico de EM *(continuação)*
Considerações sobre o tratamento específico
• Os imunomoduladores podem provocar efeitos colaterais de intensidade variada entre os pacientes e devem ser manejados com medicamentos sintomáticos, salvo reações intensas e potencialmente graves, como reações alérgicas. • Os novos medicamentos são considerados mais eficazes – de acordo com as características de cada medicamento – porém, trazem maiores riscos relacionados à imunossupressão, como: infecções oportunistas – por exemplo, a leucoencefalopatia multifocal progressiva (LEMP) causada pelo vírus JC –, outras infecções oportunistas, assim como doenças cardíacas, visuais, hepáticas ou neoplasias. • Cada medicamento apresenta perfil de monitoramento ou estratificação de risco, e a escolha, seus benefícios e riscos devem ser discutidos individualmente com cada paciente e/ou familiares. • Os tratamentos como a reposição de vitamina D devem ser utilizados em pacientes com níveis deficientes dessa vitamina, com o objetivo de corrigir a deficiência, sempre em combinação com os tratamentos específicos. Até o momento os resultados das inúmeras publicações sobre esse tema ainda são conflitantes.

EMRR: Esclerose múltipla forma recorrente-remitente; EMPP: esclerose múltipla forma primariamente progressiva.

Leituras recomendadas

Thompson AJ, Banwell BL, Barkhof F, et al. Diagnosis of multiple sclerosis: 2017 revisions of the McDonald criteria. Lancet Neurol 2018;17(2):162-173.

Kurtzke JF. Rating neurologic impairment in multiple sclerosis: an expanded disability status scale (EDSS). Neurology. 1983;33:1444-52.

Marques VD, Passos GR, Mendes MF, et al. Brazilian consensus for the treatment of multiple sclerosis: Brazilian Academy of Neurology and Brazilian Committee on Treatment and Research in Multiple Sclerosis. Arq Neuropsiquiatr. 2018;76(8):539-54.

Rae-Grant A, Day GS, Marrie RA, et al. Practice guideline recommendations summary: disease-modifying therapies for adults with multiple sclerosis. Neurology 2018; 90:777–788.

Reich DS, Lucchinetti CF, Calabresi PA. Multiple sclerosis. NEJM. 2018;378:169-80.

Capítulo 53

Neuromielite óptica

Juliana Machado Santiago Santos Amaral
Rodrigo Kleinpaul

CONCEITO

- A neuromielite óptica (NMO) é uma doença inflamatória, autoimune e desmielinizante do sistema nervoso central.
- Acomete preferencialmente o nervo óptico e a medula espinhal.
- A doença se manifesta por surtos, geralmente graves, podendo haver sequelas.
- A maioria dos casos é recorrente.
- Apresenta um biomarcador específico: o anticorpo antiaquaporina 4.
- Desde a revisão dos critérios diagnósticos em 2015, o termo espectro de NMO foi sugerido por abranger mais formas clínicas da doença.

EPIDEMIOLOGIA

- Idade média de início: 39 anos.
- Acomete mais mulheres, geralmente na proporção de 9:1.
- Predomínio em não brancos.
- O anticorpo antiaquaporina 4 é positivo em aproximadamente 70% das séries de casos.

MANIFESTAÇÕES CLÍNICAS

» Marcada por surtos graves e imprevisíveis de:
- Neurite óptica (NO).
- Mielite transversa longitudinalmente extensa (MLE).
- Síndrome de área postrema.
- Síndrome de tronco cerebral.
- Narcolepsia ou síndrome diencefálica.
- Síndrome cerebral aguda (Quadro 53.1).

Quadro 53.1. Características das manifestações clínicas de neuromielite óptica	
Neurite óptica	• Geralmente bilateral • Pode envolver o quiasma óptico • Perda visual grave • Defeito altitudinal de campo visual
Mielite transversa longitudinalmente extensa	• Sintomas de mielite completa (comprometimento motor, sensitivo e esfincteriano)
Síndrome de área postrema	• Soluços e/ou vômitos, náuseas incoercíveis com duração acima de 48 horas
Síndrome aguda de tronco encefálico	• Oftalmoparesia • Paralisia facial • Hipoestesia facial, neuralgia do trigêmeo
Narcolepsia ou síndrome diencefálica	• Hipersonolência • Hiperprolactinemia • Hiperfagia • Hipotermia • Hipotireoidismo • SIADH*
Síndrome cerebral aguda	• Encefalopatia posterior cerebral reversível

SIADH: secreção inapropriada do hormônio antidiurético.

CRITÉRIOS DIAGNÓSTICOS DA NEUROMIELITE ÓPTICA

» A Figura 53.1 demonstra um algoritmo utilizado para o diagnóstico da NMO

Anticorpo antiaquaporina 4 positivo →

- Pelo menos uma síndrome clínica característica
- Excluir diagnósticos diferenciais

Anticorpo antiaquaporina 4 negativo ou desconhecido →

- Pelo menos duas síndromes clínicas características resultado de um ou mais surtos com os seguintes requisitos:
  - Pelo menos uma síndrome clínica deve ser neurite óptica, mielite transversa longitudinalmente extensa ou síndrome de área postrema
  - Disseminação no espaço (duas ou mais síndromes clínicas diferentes)
  - Cumprimento de requisitos adicionais de ressonância magnética (Quadro 53.2)
- O teste negativo para o anticorpo antiaquaporina 4 realizado pelo melhor método disponível* ou o teste não realizado
- Excluir diagnósticos diferenciais

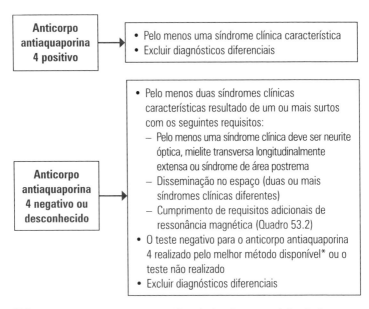

Figura 53.1. Algoritmo para o diagnóstico de neuromielite óptica.

* Imunofluorescência indireta em substrato de células HEK 293 transfectadas com aquaporina 4 recombinante humana (*cell based assay* – CBA).

Quadro 53.2. Requisitos adicionais de ressonância magnética (RM)	
Neurite óptica	• RM encefálica normal ou com alterações inespecíficas da substância branca • RM de órbita com imagem hiperintensa em T2 ou T1 com realce por gadolínio > ½ do comprimento do nervo óptico ou envolvimento do quiasma óptico
Mielite aguda	• RM medular com lesão intramedular comprometendo 3 ou mais segmentos contíguos ou atrofia focal em pacientes com história de mielite aguda prévia comprometendo acima de 3 segmentos contíguos
Síndrome de área postrema	• RM encefálica: lesão na área postrema
Síndrome de tronco cerebral	• RM encefálica: alterações periependimárias no tronco cerebral

» O espectro de NMO apresenta alterações características na neuroimagem com acometimento do nervo óptico, medula espinhal e área postrema, conforme Figura 53.2.
» Em 9 a 12% dos casos, a ressonância magnética (RM) encefálica pode demonstrar alterações que são também visualizadas na esclerose múltipla.
» Em até 40% dos casos, a RM encefálica pode vir normal.

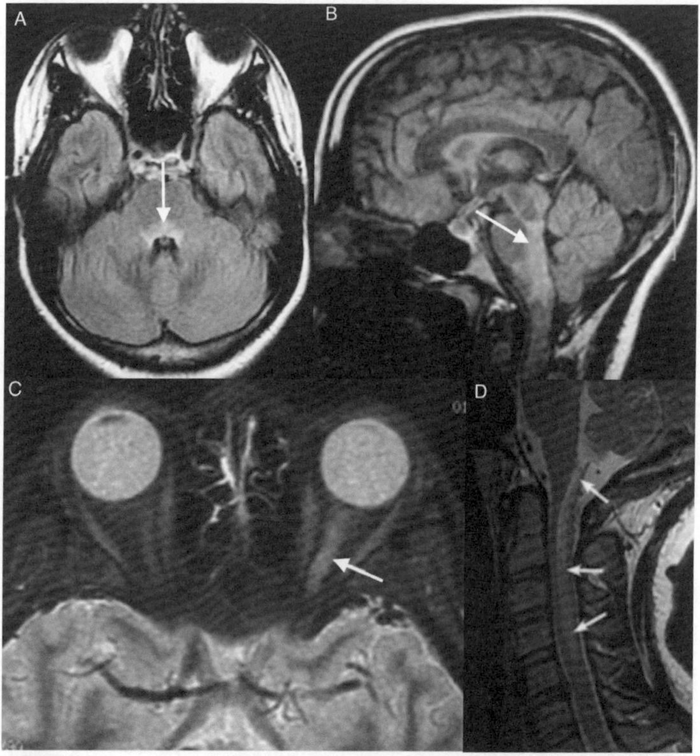

Figura 53.2. Ressonância magnética (RM) encefálica demonstrando lesão em área postrema, no assoalho do quarto ventrículo (A) com extensão para bulbo (B), em nervo óptico (C) e na medula cervical (D).

» O Quadro 53.3 lista alguns sinais de alarme que falam contra o diagnóstico de NMO.

Quadro 53.3. Sinais de alarme – achados atípicos para neuromielite óptica
• Curso progressivo (não relacionado ao surto)
• Surtos atípicos (nadir $<$ 4h ou curso progressivo $>$ 4 semanas)
• Mielite transversa parcial incompleta não associada a lesão medular na RM $\geq$ 3 segmentos
• Persistência de bandas oligoclonais no líquido cefalorraquidiano
• Lesões na RM encefálica típicas de esclerose múltipla
• Lesões na RM encefálica acometendo as fibras em U e o córtex
• Lesões na RM medular envolvendo menos de 3 segmentos
• Persistência de lesão gadolínio-positiva por mais de 12 semanas

TRATAMENTO DA NEUROMIELITE ÓPTICA

» Há duas formas principais de tratamento:
  - Forma aguda (surtos).
  - Manutenção (prevenção dos surtos).

» O tratamento da forma aguda é feito com pulsoterapia com metilprednisolona 1 g por 5 dias.

» Em caso de não resposta à pulsoterapia, são feitas de 4 a 7 sessões de plasmaférese.

» Quanto mais precoce a plasmaférese, melhores os resultados.

» O tratamento de manutenção é realizado com imunossupressores (Quadro 53.4). Não existem estudos clínicos randomizados, apenas estudos observacionais para essas medicações.

» Não há diferença na escolha do tratamento em relação à positividade ou negatividade do anticorpo antiaquaporina 4.

» Devem-se evitar os medicamentos utilizados no tratamento da esclerose múltipla, como os interferons beta, o fingolimode e o natalizumabe, pois podem agravar os sintomas.

Quadro 53.4. Principais medicamentos utilizados no tratamento da neuromielite óptica	
Azatioprina	• Via oral • Dose diária preconizada: 2 a 3 mg/kg/dia • Efeito completo a partir de 6 meses • Associar a prednisona por no mínimo 6 meses • Efeito pode ser demonstrado a partir do aumento do volume corpuscular médio (VCM) > 5 do valor de base • Hemograma completo, função hepática e renal mensal nos primeiros 6 meses • Principais efeitos colaterais: gastrointestinais, reações de hipersensibilidade, leucopenia, plaquetopenia, anemia e hepatotoxicidade
Micofenolato de mofetila	• Via oral • Dose diária preconizada: 1 g duas vezes ao dia • Efeito completo a partir de 6 meses • Associar a prednisona por no mínimo 6 meses • Hemograma completo, função hepática e renal mensal nos primeiros 6 meses • Principais efeitos colaterais: gastrointestinais, reações de hipersensibilidade, leucopenia, plaquetopenia, anemia e teratogenicidade
Rituximabe	• Via intravenosa • Dose preconizada: ciclo de 1 g em duas doses separadas por 14 dias • Dose preconizada de manutenção: repetir o ciclo a cada 6 meses ou de acordo com a contagem de CD 19 • Repetir se contagem de CD 19 > 1% do total de linfócitos • Hemograma completo, função hepática, renal e urina rotina antes de cada ciclo • Principais efeitos colaterais: relacionados a infusão, reativação de hepatite B, reações de pele
Ciclofosfamida	• Via intravenosa • Dose mensal preconizada: ciclo de 1 g • Dose de manutenção: 6 a 12 ciclos mensais associada a corticosteroide venoso • Hemograma completo, função hepática, renal e urina rotina antes de cada ciclo • Efeitos colaterais: gastrointestinais, geniturinários, reações de hipersensibilidade, leucopenia, plaquetopenia e anemia

Leituras recomendadas

Lana-Peixoto MA, Callegaro D. The expanded spectrum of neuromyelitis optica: evidences for a new definition. Arq Neuropsiquiatr. 2012;70(10):807-13.

Lennon VA, Wingerchuk DM, Kryzer TJ, Pittock SJ, Lucchinetti CF, Fujihara K, et al. A serum autoantibody marker of neuromyelitis optica: distinction from multiple sclerosis. Lancet. 2004;364(9451):2106-12.

Kim HJ, Paul F, Lana-Peixoto MA, et al. MRI characteristics of neuromyelitis optica spectrum disorder – an international update. Neurology. 2015;84:1165-73.

Weinshenker BG, Wingerchuk DM. Neuromyelitis spectrum disorders. Mayo Clin Proc. 2017;92(4):663-79.

Wingerchuk DM, Banwell B, Bennett JL, Cabre P, Carroll W, Chitnis T, et al. International Panel for NMO Diagnosis. International consensus diagnostic criteria for neuromyelitis optica spectrum disorders. Neurology. 2015;85(2):177-89.

Capítulo 54

Encefalomielite aguda disseminada

Ivy Rosa Coelho Loures

CONCEITO

- A encefalomielite aguda disseminada, do inglês *acute disseminated encephalomyelitis* (ADEM), é uma doença inflamatória desmielinizante imunomediada.
- Geralmente monofásica e polifocal, acometendo o sistema nervoso central.
- Atinge, preferencialmente, crianças e adultos jovens (5 a 8 anos de idade; 80% dos casos < 10 anos), com predomínio no sexo masculino.

EPIDEMIOLOGIA

- Incidência: 0,2 a 0,6 caso a cada 100.000 habitantes.
- Geralmente precedida por infecção viral, bacteriana ou pós-vacinal, predominantemente no outono e no inverno (Quadro 54.1).

Quadro 54.1. Agentes desencadeantes de encefalomielite aguda disseminada	
Vírus	• Vírus influenza • Enterovírus • Vírus Epstein-Barr • Herpes-vírus humano • Vírus do sarampo • Citomegalovírus
Bactérias	• *Mycoplasma pneumoniae* • *Borrelia burgdorferi* • Estreptococo beta-hemolítico • Leptospira
Pós-vacina	• Vacina raiva • Vacina hepatite B • Vacina pertussis • Vacina rubéola • Vacina difteria • Vacina poliomielite • Vacina varicela

QUADRO CLÍNICO

» Os sintomas surgem em 2 a 3 dias (no máximo 4 semanas) após o evento desencadeante.

» Sintomas prodrômicos: febre, fadiga, vômitos, cefaleia.

» Encefalopatia de início agudo:
- Alteração do nível de consciência (letargia, estupor, coma); e/ou
- Alteração comportamental (irritabilidade ou confusão).
- Sintomas neurológicos múltiplos, geralmente motores (hemiparesia ou hemiplegia), sinais de liberação piramidal, ataxia, paralisia de nervos cranianos, perda visual, alteração da fala, crises epilépticas e sinais de irritação meníngea.

» Os sintomas neurológicos se estabelecem em 2 a 5 dias após os sintomas prodrômicos.

» ADEM multifásica: dois episódios com intervalo de 3 meses e sem episódios subsequentes; as lesões ocorrem na mesma localização, na retirada do corticosteroide.

DIAGNÓSTICO

» O Quadro 54.2 demonstra os critérios diagnósticos de ADEM.

» Inicialmente, a imagem pode ser normal; as lesões surgem 14 dias após o início do quadro clínico e suas características estão resumidas no Quadro 54.3.

» Existem quatro padrões de imagem que podem ocorrer na ADEM (*vide* Quadro 54.4).

Quadro 54.2. Critérios diagnósticos de encefalomielite aguda disseminada
• Primeiro evento clínico, polifocal, presumidamente inflamatório, desmielinizante • Encefalopatia não explicada por febre, doença sistêmica ou pós-ictal • Anormalidades na ressonância magnética encefálica consistentes com desmielinização durante fase aguda (3 meses) • Ausência de novos sintomas clínicos ou achados radiológicos após fase aguda (3 meses)

Quadro 54.3. Neuroimagem de encefalomielite aguda disseminada
• Lesões hiperintensas nas ponderações T2 e FLAIR (*fluid-attenuated inversion recovery*) – Figura 54.1. • Localização: multifocais, assimétricas, substância branca (encéfalo e medula espinhal), substância cinzenta subcortical e profunda (tálamo e núcleos da base), poupando o corpo caloso. • Características: grandes > 2 cm, mal delimitadas, tumefativas, com edema perilesional. • Realçadas com contraste.

Quadro 54.4. Padrões de imagem de encefalomielite aguda disseminada
• ADEM com lesões pequenas < 5 mm • ADEM com lesões grandes tumefativas, com edema perilesional e efeito expansivo • ADEM com lesão talâmica bilateral simétrica • Encefalomielite hemorrágica aguda com lesões predominantes em centros semiovais

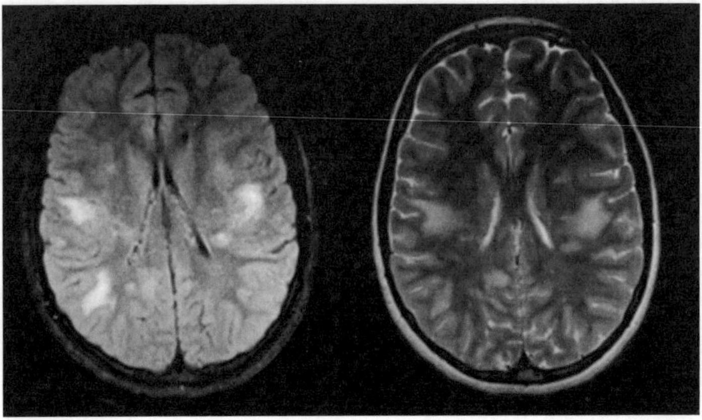

Figura 54.1. Múltiplas lesões apresentando alto sinal nas sequências ponderadas em T2 e FLAIR, acometendo substância branca profunda dos lobos parietais, distribuídas em áreas justa corticais e periventriculares.

Fonte: Imagem cedida pelo Serviço de Neurologia Infantil do Hospital Universitário de Juiz de Fora.

- As lesões desmielinizantes se resolvem em até 3 meses do início do quadro em 75% dos casos.
- Seguimento radiológico é importante no diagnóstico de ADEM retrospectiva. Sugere-se repetir a ressonância magnética encefálica com intervalo de 3 meses e 9 a 12 meses do evento.
- Líquor é importante para excluir infecção do sistema nervoso central.
- O líquor pode se apresentar com pleocitose leve e predomínio linfocitário e monocitário, além de discreta hiperproteinorraquia.
- O líquor pode estar normal em 42 a 72% dos casos.
- Índice de IgG elevado no líquor, bandas oligoclonais geralmente ausentes, mas podem estar presentes em até 29% dos casos.

DIAGNÓSTICO DIFERENCIAL

» O Quadro 54.5 lista alguns diagnósticos diferenciais de ADEM.

Quadro 54.5. Diagnóstico diferencial de ADEM
• Esclerose múltipla
• Neuromielite óptica
• Vasculite do sistema nervoso central
• Encefalite anti-NMDAR
• Leucodistrofias
• Infecção de sistema nervoso central, abcesso cerebral
• Doença mitocondrial (MELAS, doença de Leigh)
• Síndrome de encefalopatia reversível posterior
• Encefalopatia necrotizante aguda
• Leucoencefalopatia tóxica
• Astrocitoma, linfoma

ADEM: encefalomielite disseminada aguda; MELAS: miopatia mitocondrial, encefalopatia, acidose láctica e episódios tipo acidente vascular cerebral; NMDAR: receptor de N-metil-D-aspartato.

TRATAMENTO

» Se sintomas leves, sem comprometimento das atividades de vida diária, o tratamento deve ser reabilitação e acompanhamento clínico.

» Se sintomas com comprometimento das atividades de vida diária:
- Metilprednisolona 20 a 30 mg/kg (dose máxima 1 g/dia) por 3 a 5 dias
- Prednisona oral 1 mg/kg/dia subsequentemente ao tratamento intravenoso com redução em 4 a 6 semanas.

» Em pacientes em que o corticosteroide é contraindicado ou em que haja falha terapêutica, é recomendada a utilização de imunoglobulina humana intravenosa na dose de 2 g/kg dividida em 2 a 5 dias ou plasmaférese entre 3 e 7 sessões.

PROGNÓSTICO

» A maioria dos pacientes apresenta recuperação completa (50 a 90%), geralmente nos primeiros dias após o início do tratamento.
» 15 a 25% dos casos evoluem de forma grave.
» Tem sido observado declínio cognitivo afetando a atenção, a função executiva, o processamento verbal e índices de quociente intelectual, principalmente em crianças menores de 5 anos que tiveram ADEM.

Leituras recomendadas

Brenton JN, Banwell BL. Therapeutic approach to the management of pediatric demyelinating disease: multiple sclerosis and acute disseminated encephalomyelitis. Neurotherapeuthics. 2016;13(1):84-95.

Koelman DLH, Mateen FJF. Acute disseminated encephalomyelitis: current controversies in diagnosis and outcome. J Neurol. 2015;262(9):2013-24.

Pohl D, Gulay A, van Haren K, Kornberg AJ, Lucchinetti CF, Tenembaum S, Belman AL. Acute disseminated encephalomyelitis: updates on an inflammatory CNS syndrome. Neurology. 2016;87:S38-45.

Rodrigues MM, Villanova LCP. Tratado de neurologia infantil. Rio de Janeiro: Atheneu; 2017.

Scolding N. Acute disseminated encephalomyelitis and other inflammatory demyelinating variants. Handb Clin Neurol. 2014;122:601-11.

Seção 9

Supervisor: José Luiz Pedroso

NEURO-OTOLOGIA

Capítulo 55

Tontura e vertigem

Paulo Guilherme Tavares de Azevedo Cardoso
José Luiz Pedroso

INTRODUÇÃO

- Tontura é a percepção errônea do movimento, o que resulta em sensação de perturbação do equilíbrio corporal. Tal sintoma é muito comum na prática médica, e possui inúmeras causas.
- A etiologia da tontura pode variar de causas simples, como a vertigem posicional paroxística benigna (VPPB), até situações graves, como acidente vascular cerebral (AVC) com acometimento do tronco encefálico.
- A abordagem diagnóstica de maior acurácia para a definição da etiologia da tontura inclui entrevista médica e exame físico.

CLASSIFICAÇÃO

- A abordagem pela entrevista médica deve ser capaz de enquadrar a queixa de tontura em um dos quatro tipos listados no Quadro 55.1, propostos por Drachman em 1998.

Quadro 55.1. Classificação de tontura segundo Drachman, 1998

Tipos de tontura	Comentários
Tipo I – Vertigem	Sensação de rotação do ambiente. Tem origem periférica em 90% dos casos, em afecções do labirinto e do oitavo nervo craniano. *Perguntas: O(A) Sr(a). tem a sensação de que os objetos ou as paredes estão girando ou estão em movimento? O(A) Sr(a). parece estar em movimento, mesmo estando parado?*
Tipo II – Pré-síncope	Sensação de desmaio ou perda da consciência. Está relacionada com um inadequado fluxo sanguíneo cerebral global ou distúrbio metabólico cerebral, como hipoglicemia. O diagnóstico é sugerido pela ocorrência de tontura na posição ortostática (hipotensão ortostática), geralmente em pacientes com doença cardíaca, associada ou não à presença de calor, diaforese, náusea e embaçamento visual. Palidez notada por observadores é um forte indicativo de pré-síncope, cuja abordagem é igual à da síncope. *Perguntas: O(A) Sr(a). tem a sensação de visão escura ou sensação de que vai perder a consciência ou desmaiar? Os sintomas são precipitados ao se levantar bruscamente?*
Tipo III – Desequilíbrio	Sensação de desequilíbrio que ocorre, principalmente, ao deambular. Pode estar relacionada a neuropatia periférica com perda da sensibilidade profunda e/ou ataxia cerebelar. *Perguntas: O(A) Sr(a). tem a sensação de desequilíbrio, como se estivesse sendo jogado ou puxado para um dos lados? O(A) Sr(a). tem alguma dificuldade para deambular por causa da tontura?*
Tipo IV – Tontura não especificada	Sensação de "cabeça vazia", "andar em nuvens", instabilidade vaga, sensação anormal de deslocamento. Relacionada com os efeitos de drogas, transtornos psiquiátricos (ansiedade, depressão, agorafobia, vertigem fóbica) ou distúrbios metabólicos. *Pergunta: O(A) Sr(a). tem a sensação de "cabeça vazia" ou "cabeça oca"?*

PROPEDÊUTICA PARA CADA TIPO DE TONTURA

» O Quadro 55.2 demonstra a propedêutica clínica para os quatro tipos de tontura listados anteriormente, assim como as principais hipóteses etiológicas para cada tipo.

Quadro 55.2. Propedêutica clínica de acordo com o tipo de tontura e suas principais etiologias

Exame físico geral, destaque para:	Propedêutica essencial para tontura:
Cardiovascular • Pressão arterial deitado e em ortostase • Manobra de Valsalva • Avaliação semiológica do precórdio • Palpação e ausculta das carótidas	**Tipo 2 – pré-síncope** • Reação vasovagal • Hipotensão postural • Anemia • Distúrbios metabólicos (hipoglicemia) • Arritmia cardíaca • Cardiopatias • Doença coronariana • Estenose aórtica • Hipertensão pulmonar • Hipersensibilidade do seio carotídeo
Exame neurológico e otológico • Movimentos oculares extrínsecos • Fundoscopia • Movimentos oculares de perseguição e sacádicos • Pesquisa de nistagmo • Reflexo vestíbulo-ocular • Avaliação dos nervos cranianos • Dismetria, disdiadococinesia, tremor • Marcha (pé-antepé ou *tandem*) • Equilíbrio estático • Acuidade auditiva, testes de Rinne e de Weber • Otoscopia • Vestibular: manobra de Dix-Hallpike	**Tipo 1 – vertigem periférica** • Vertigem posicional paroxística benigna • Neuronite vestibular • Neurinoma do oitavo nervo craniano • Doença de Ménière • Labirintopatia por fármacos • Herpes-zóster *oticus* ou síndrome de Ramsay-Hunt • Vertigem pós-traumática • Fístula perilinfática • Síndrome de deiscência do canal semicircular

(continua)

Quadro 55.2. Propedêutica clínica de acordo com o tipo de tontura e suas principais etiologias *(continuação)*

Exame físico geral, destaque para:	Propedêutica essencial para tontura:
Exame neurológico e otológico • Movimentos oculares extrínsecos • Fundoscopia • Movimentos oculares de perseguição e sacádicos • Pesquisa de nistagmo • Reflexo vestíbulo-ocular • Avaliação dos nervos cranianos • Dismetria, disdiadococinesia, tremor • Marcha (pé ante pé ou "*tandem*") • Equilíbrio estático • Acuidade auditiva, testes de Rinne e de Weber • Otoscopia • Vestibular: manobra de Dix-Hallpike	**Tipo 1 – Vertigem central** • Acidente vascular cerebral ou ataque isquêmico transitório com envolvimento do tronco cerebral • Neoplasias • Doenças desmielinizantes (esclerose múltipla) • Migrânea • Causas incomuns: malformações arteriovenosas, fístulas • Malformação de Arnold-Chiari **Tipo 3 – Desequilíbrio** • Lesões do cerebelo ou vias cerebelares e vestibulares [acidente vascular cerebral, neoplasias, intoxicações por fármacos (fenitoína) cerebelites e esclerose múltipla]. • Lesões da via piramidal (acidente vascular cerebral, lesões medulares, neoplasias, esclerose múltipla)
Exame psiquiátrico • Hiperventilação • Exame psíquico	**Tipo 4 – Sensação de "cabeça oca"** • Psicogênica (depressão, ansiedade) • Vertigem postural fóbica

VERTIGEM

» As causas de vertigem são variadas e podem ser divididas em periférica (lesão do labirinto ou do nervo vestibulococlear), central (lesões do tronco encefálico, principalmente da ponte) ou psicogênica (vertigem fóbica). O algoritmo da Figura 55.1 auxilia na definição etiológica de acordo com a forma de instalação e a duração da vertigem.

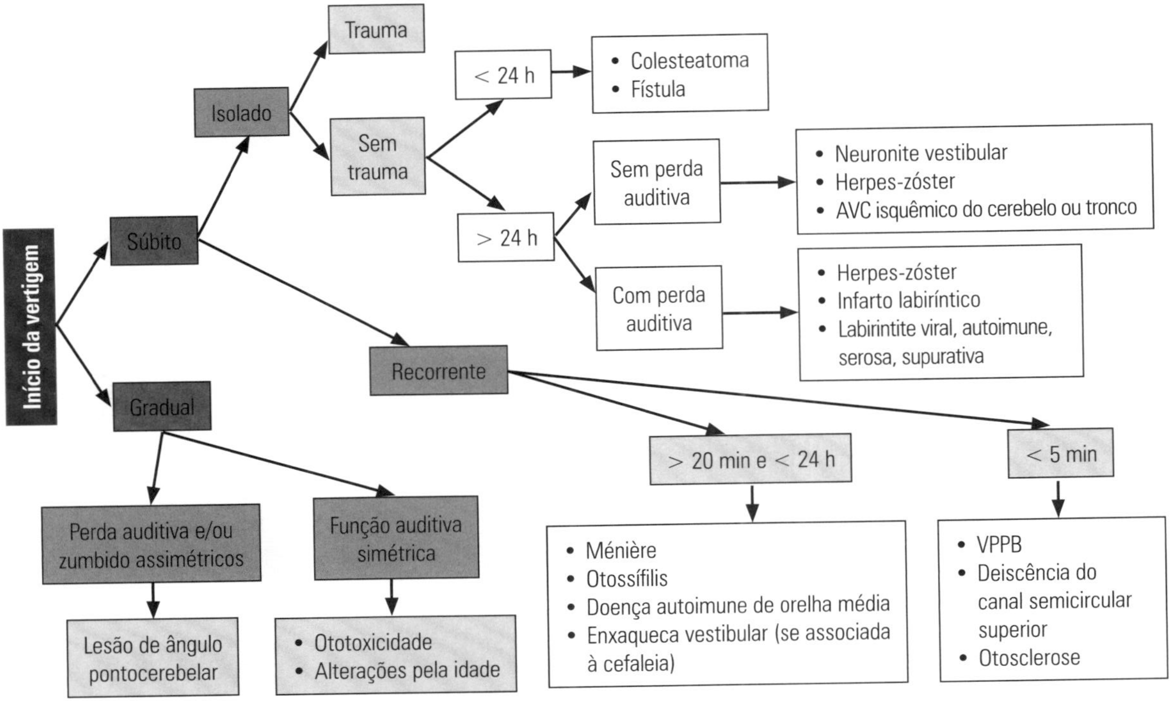

Figura 55.1. Algoritmo para o diagnóstico das vertigens.
AVC: acidente vascular cerebral; VPPB: vertigem posicional paroxística benigna.

Fonte: Adaptada de Labuguen RH. Initial evaluation of vertigo. Am Fam Physician. 2006;73(2):244-51.

» É fundamental a distinção entre vertigem de origem central (p. ex., causada por um AVC cerebelar) e vertigem de origem periférica. O prognóstico e a gravidade dependem da etiologia. A maioria das ocorrências de vertigem aguda tem origem periférica. O Quadro 55.3 apresenta um guia do exame neurológico para a diferenciação entre vertigem central e periférica.

» As duas formas mais comuns de vertigem periférica incluem uma forma posicional recorrente, a VPPB, e outra aguda unilateral, a neuronite vestibular. Ambas serão detalhadas a seguir.

Quadro 55.3. Diferenças entre vertigem periférica de vertigem central

Nistagmo	Vertigem periférica	Vertigem central
Direção	Unidirecional (nunca altera a direção)	Pode alternar a direção
Tipo	Horizontal	Multidirecional
Fixação	Suprime	Não suprime
Outros sinais neurológicos	**Vertigem periférica**	**Vertigem central**
Sintomas focais, como paresias, incoordenação, alterações de nervo craniano e fundo de olho	Ausentes	Presentes
Instabilidade postural	Unidirecional	Grave
Marcha	Pode estar prejudicada, mas comumente preservada	Bastante prejudicada
Reflexo vestíbulo-ocular	Geralmente alterado	Geralmente normal

Vertigem posicional paroxística benigna (VPPB)

» VPPB é uma síndrome vertiginosa do labirinto, causada por material de carbonato de cálcio, presumivelmente desalojado do utrículo para o canal semicircular, que, por efeito da gravidade, estimula inapropriadamente a ampola de um dos ductos semicirculares durante mudanças de posição da cabeça.

» VPPB decorrente da deposição de material cálcico no canal semicircular posterior é a mais comumente encontrada.
» A VPPB pode se associar a um número de condições; porém, na maioria dos casos é idiopática. VPPB pós-traumática ou pós-labirintites virais são frequentemente encontradas na prática clínica.
» A VPPB se manifesta clinicamente por episódios rápidos de vertigem rotatória que geralmente duram entre 10 e 30 segundos e ocorrem com mudanças bruscas de posição da cabeça, como se virar na cama, se levantar da posição supina ou encurvar a cabeça.
» A manobra diagnóstica mais difundida para o diagnóstico da VPPB de canal semicircular posterior é a manobra de Dix-Hallpike, demonstrada na Figura 55.2. Ela consiste em colocar o paciente em decúbito dorsal com a cabeça pendente e lateralizada para a direita ou para a esquerda, com a finalidade de desencadear vertigem e nistagmo, que ocorrem em decorrência do movimento da endolinfa, que é deslocada em resposta ao movimento de partículas livres ou aderidas à cúpula que sofrem ação da força gravitacional.

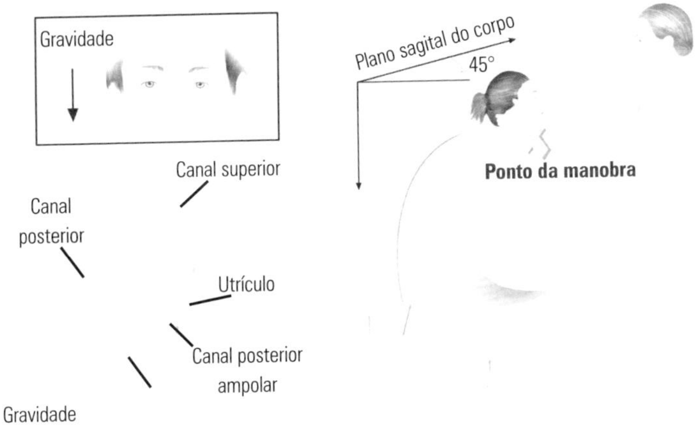

Figura 55.2. Manobra de Dix-Hallpike.

» O nistagmo induzido pela manobra ocorre após 3 a 10 segundos de latência e sua fase rápida é predominantemente torcional para cima, com fadiga após repetição.
» A manobra de Epley, demonstrada na Figura 55.3, tem finalidade terapêutica, ao induzir o retorno dos resíduos otolíticos do canal posterior ao utrículo, onde já não produzem vertigem postural. Consiste em uma sequência de três posicionamentos sucessivos da cabeça, cada um com cerca de 90 graus de deslocamento.

Neurite vestibular

» Também recebe a denominação de neuronite vestibular, labirintite, neurolabirintite e vestibulopatia unilateral de causa desconhecida.
» Disfunção vestibular unilateral aguda, caracterizada por uma sensação intensa de vertigem rotacional agravada pela movimentação da cabeça e diminuída ao se sentar com a cabeça parada ou se deitar sob o lado afetado.
» Sintomas autonômicos como náuseas, vômitos, mal-estar, palidez e por vezes diarreia podem acompanhar a vertigem.
» Exame neurológico demonstra alteração em equilíbrio estático (manobra de Romberg positiva com desvio preferencial para o lado afetado) e em equilíbrio dinâmico, com instabilidade de marcha e dificuldade com marcha pé ante pé (*tandem walk*). Além disso, pode haver nistagmo espontâneo, horizonto-torcional, e reflexo oculocefálico alterado.
» O quadro clínico tem início em horas, deixa o paciente muito sintomático por vários dias e depois se resolve espontaneamente em semanas.
» Sintomas residuais de tontura e desequilíbrio podem ocorrer após um episódio e durar meses.
» Acredita-se que se trata de uma inflamação do nervo, presumivelmente de causa viral.

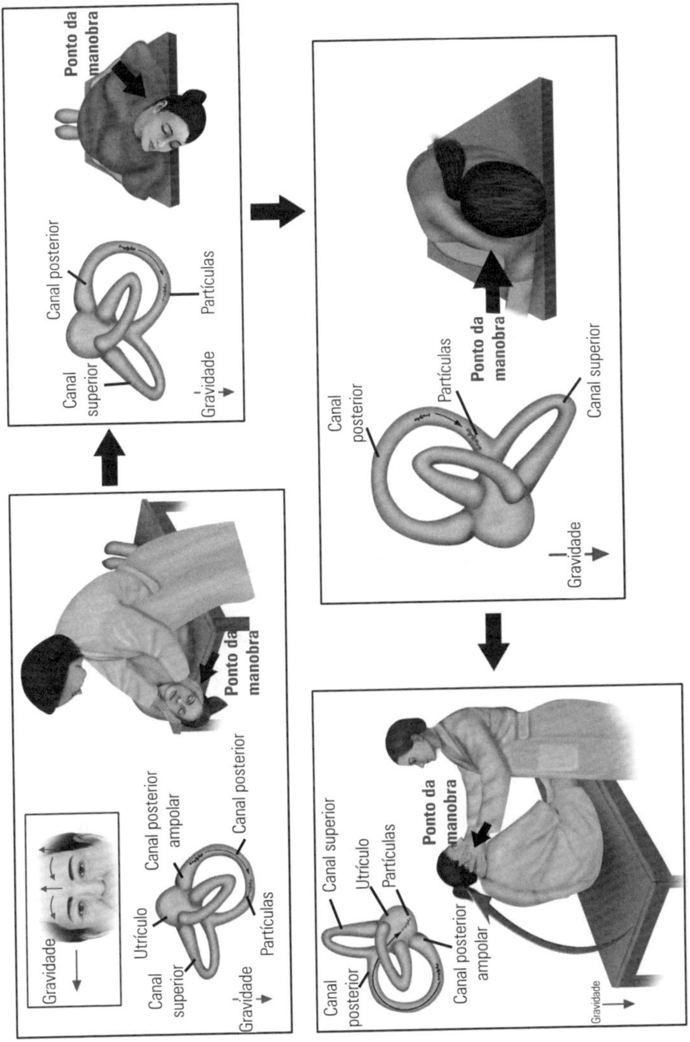

Figura 55.3. Manobra terapêutica e corretiva de Epley.

Doença de Ménière

» A doença de Ménière também é causa frequente de vertigem e é um importante diagnóstico diferencial para VPPB e neurite vestibular. Caracteriza-se por acúmulo de endolinfa (hidropsia) nos canais semicirculares do ouvido interno. A tríade clássica de sintomas se caracteriza por tontura vertiginosa, zumbido e hipoacusia, que ocorrem de forma episódica e recorrente.

■ TRATAMENTO

» O tratamento da tontura depende fundamentalmente da etiologia.

» Para o caso da vertigem, o tratamento pode ser dividido em três categorias:

- Tratamento sintomático (Quadro 55.4): medicações que suprimem a função vestibular são úteis para alívio sintomático das vertigens com duração de pelo menos poucas horas ou para VPPB com frequência de crises elevadas.
- Tratamento da causa subjacente (Quadro 55.5).
- Reabilitação vestibular.

Quadro 55.4. Tratamento sintomático das vertigens	
Anti-histamínicos (também com ação anticolinérgica)	• Meclizina – 25-50 mg VO • Dimenidrato (Dramin®) – 100 mg VO ou 30 mg IV • Difenidramina – 50 mg IV • Prometazina – 25 mg VO ou IV
Antieméticos	• Metoclopramida – 10 mg IV (atentar para reações adversas extrapiramidais) • Domperidona – 10 mg VO • Ondansetron – 2-4 mg IV
Benzodiazepínicos*	• Diazepam – 5-10 mg VO ou IV • Lorazepam – 1-2 mg VO • Clonazepam – 0,5-2 mg VO • Alprazolam – 0,25-1 mg VO
Anticolinérgicos	• Escopolamina (Buscopan®) – 20 mg IV

* Benzodiazepínicos em geral são usados para pacientes com contraindicação para anticolinérgicos, como no prostatismo e no glaucoma.

Quadro 55.5. Tratamento da causa específica de vertigem	
Neurite vestibular	• Tratamento sintomático (Quadro 55.4) • Metilprednisolona 100 mg/dia dentro de 3 dias do início dos sintomas, manter por 3 semanas, reduzir 20 mg a cada 4 dias
VPPB	• O tratamento é feito com manobra de Epley (Figura 55.3)
Migrânea vestibular	• Tratamento da crise de migrânea (sumatriptano, ergotamínicos, anti-inflamatórios) e profilaxia com antidepressivos tricíclicos, betabloqueadores, bloqueadores do canal de cálcio ou antiepilépticos selecionados
Doença de Ménière	• Dieta hipossódica • Evitar desencadeantes como cafeína, álcool, nicotina e glutamato monossódico • Diuréticos (triamtereno + hidroclorotiazida, acetazolamida e hidroclorotiazida) e betaistina (antagonista de receptor histamínico H3) para controle em longo prazo • Pode ser tentado corticosteroide sistêmico e outros vasodilatadores (flunarizina e cinarizina) • Medidas intervencionistas: uso intratimpânico de aminoglicosídeo (gentamicina) ou glicocorticoide (dexametasona) • Tratamento cirúrgico
Vertigem fóbica	• Terapia educativo-comportamental • Dessensibilização por autoexposição às situações precipitantes de vertigem • Esportes • Inibidores da recaptação de serotonina

VPPB: vertigem posicional paroxística benigna.

» O uso indiscriminado de flunarizina e cinarizina deve ser desencorajado, por seus efeitos colaterais neurológicos que ocorrem especialmente em idosos, como parkinsonismo.

» A reabilitação vestibular tem como principal objetivo tentar a compensação central, responsável pela maior parte da recuperação em longo prazo. Está indicada para todos os pacientes com vertigem periférica.

Leituras recomendadas

Baloh RW. Clinical practice. Vestibular neuritis. N Engl J Med. 2003; 348:1027-32.

Hotson JR, Baloh RW. Acute vestibular syndrome. N Engl J Med. 1998; 339:680-5.

Magalhães LVB, Grossi VGR, Myhiadahira R, Bastos RR. Approach to dizziness in internal medicine: a systemic review. Rev Soc Bras Clin Med. 2014;12(4)1-7.

Seemungal BM, Bronstein AM. A practical approach to vertigo. Pract Neurol. 2008;8:211-21.

Strupp M, Magnusson M. Acute unilateral vestibulopathy. Neurol Clin. 2015;33:669-85.

Seção 10

Supervisor: Paulo Pereira Christo

NEUROINFECTOLOGIA

Capítulo 56

Meningite bacteriana aguda

Igor de Assis Franco
Leopoldo Antônio Pires

CONCEITO

» Meningite é uma síndrome clínica que se caracteriza pela inflamação das meninges, cuja "tríade clássica" consiste em febre, rigidez de nuca e alteração do estado mental, sendo a cefaleia outro sintoma muito frequente.

» Denomina-se meningite bacteriana a inflamação piogênica das meninges e do espaço subaracnóideo subjacente.

» Quando os sintomas da meningite se manifestam dentro de horas a dias, temos a meningite bacteriana aguda (MBA), enquanto aquela que dura mais de quatro semanas é denominada meningite crônica.

» A MBA é uma infecção do sistema nervoso central (SNC), de notificação obrigatória e que leva a risco de morte, requerendo diagnóstico e tratamento imediatos. Pode ser adquirida na comunidade ou por uma infecção nosocomial.

» As infecções bacterianas podem atingir o SNC por vários mecanismos, como:

- Contiguidade (extensão de um processo infeccioso focal como mastoidite e sinusite).
- Invasão direta (persistência do seio dérmico).

- Disseminação hematogênica ou por êmbolo infectado.
- Procedimentos neurocirúrgicos (*shunts* ventriculares ou aparatos de monitoração invasiva).

ETIOLOGIAS DA MENINGITE BACTERIANA AGUDA

» O agente etiológico pode variar de acordo com faixa etária, comorbidades, tempo de internação, vacinação e condição imunológica de cada indivíduo (Quadro 56.1).

» Os patógenos mais comuns causadores de meningite bacteriana nos adultos são *Streptococcus pneumoniae* e *Neisseria meningitidis.*

» Atualmente, a principal causa de meningite bacteriana é o *S. pneumoniae*, representando aproximadamente 60% das meningites adquiridas na comunidade e cerca de 40% das pessoas com meningite pneumocócica apresentaram sinusite, otite média ou infecção respiratória precedente.

Quadro 56.1. Agentes etiológicos da meningite bacteriana aguda e os grupos mais vulneráveis

Agente etiológico	Grupos mais suscetíveis
Streptococcus pneumoniae *Neisseria meningitidis*	Crianças e adultos
Listeria monocytogenes	Pacientes com mais de 60 anos, recém-nascidos, transplantados, gestantes, doentes crônicos, pacientes com neoplasia ou em tratamento imunossupressor
Estreptococos do grupo B	Neonatos e puérperas, pacientes com doenças subjacentes graves
Haemophilus influenzae tipo b	Crianças e adultos não vacinados
Pseudomonas sp. *Escherichia coli* *Klebsiella* sp. *Serratia* sp.	Pacientes internados, com comorbidades (câncer, diabetes, insuficiência cardíaca, doença pulmonar crônica, disfunções hepática ou renal e pacientes neurocirúrgicos)
Staphylococcus aureus Estafilococos coagulase-negativa	Pacientes em pós-operatório de neurocirurgia

» Com a introdução e o uso generalizado da vacinação contra o *Haemophilus influenzae* tipo b em crianças houve uma drástica diminuição deste agente infeccioso como causa de meningite nas últimas décadas.

APRESENTAÇÃO CLÍNICA

» Febre, rigidez de nuca e alteração do estado mental constituem a "tríade clássica" de sintomas e sinais de MBA; no entanto, são encontradas em apenas 44% dos pacientes, ao passo que 95% dos casos apresentam pelo menos 2 dos 4 sintomas: febre, rigidez nucal, estado mental alterado e cefaleia.

» A rigidez nucal, ou meningismo, é o sinal patognomônico de irritação meníngea. Está presente quando o pescoço resiste à flexão passiva. Vale ressaltar que a ausência de rigidez nucal, do sinal de Kernig ou de Brudzinski não excluem a possibilidade de MBA.

- O sinal de Kernig é provocado com o paciente em decúbito dorsal. Realiza-se flexão da coxa sob o abdome, com o joelho flexionado. A extensão passiva do membro inferior gera dor quando a irritação meníngea está presente.
- O sinal de Brudzinski é provocado com o paciente em decúbito dorsal e é positivo quando a flexão passiva do pescoço leva o paciente a flexionar espontaneamente o quadril e o joelho.

» Outras queixas comuns são náusea, vômitos e fotofobia. Crises epilépticas ocorrem em aproximadamente 40% dos pacientes e podem caracterizar a instalação do quadro ou surgir nos primeiros dias da doença.

» A meningococcemia apresenta eritema cutâneo característico, que começa como exantema maculopapular eritematoso, difuso, semelhante a um exantema viral. As lesões, entretanto, rapidamente tornam-se petéquias, encontradas no tronco e nas extremidades inferiores.

» Alguns grupos de pacientes podem oferecer certo desafio diagnóstico. É o que acontece com pacientes em extremos de idade, imunossuprimidos ou com neoplasia subjacente.

» Os neonatos e lactentes muitas vezes não apresentam os achados clínicos típicos. Seus sintomas tendem a ser inespecíficos e em menor intensidade. Os sintomas mais comuns são:
  - Febre, letargia, irritabilidade, desconforto respiratório, icterícia, inapetência, vômitos e diarreia.
  - Crises epilépticas e abaulamento de fontanelas ocorrem em uma minoria de neonatos.

» O aumento da pressão intracraniana, cujos sinais mais comuns são alteração do nível de consciência e papiledema, é uma complicação esperada da MBA. Consiste na principal causa de redução do nível de consciência e coma nessa doença.

» Arterite cerebral e trombose venosa séptica de seios durais e veias corticais são outras possíveis complicações. Estas, por sua vez, apresentam-se como déficits neurológicos focais ou atividade epiléptica de início recente.

■ DIAGNÓSTICO

» O padrão de referência para diagnóstico de MBA é a punção lombar com coloração do líquido cefalorraquidiano (LCR) pelo Gram.

» As anormalidades clássicas no LCR na MBA são:
  - Aumento da pressão de abertura.
  - Pleocitose com predomínio de polimorfonucleares (10 a 10.000 leucócitos/mm^3).
  - Diminuição da concentração de glicose (< 45 mg/dL ou proporção de glicose LCR/soro $< 0,31$).
  - Aumento da proteinorraquia.

» A análise do LCR deve incluir coloração pelo Gram e cultura bacteriana.

» O Quadro 56.2 demonstra um comparativo da análise do LCR nas principais meningites infecciosas.

Quadro 56.2. Comparação da análise do líquor nas meningites infecciosas

Líquor	Valor de referência	Meningite bacteriana	Meningite viral	Meningite tuberculosa
Cor/aspecto	Incolor/límpido	Branco leitoso/ turvo	Incolor ou opalescente/ límpido	Incolor/límpido
Pressão	Até 20 cm de H_2O	Normal ou aumentada	Normal	Normal ou aumentada
Glicose	2/3 glicemia	Diminuída	Normal	Diminuída
Proteínas	Até 40 mg/dL	Aumentadas	Discretamente aumentadas	Discretamente aumentadas
Leucócitos	< 5 células/mL	200 a milhares (neutrófilos)	5 a 500 (linfócitos)	25 a 500 (linfócitos)

» O Gram é altamente sensível em circunstâncias ideais. A sensibilidade da coloração de Gram do LCR é significativamente reduzida quando o agente patogênico é uma bactéria Gram-negativa ou *Listeria monocytogenes*, e quando uma punção lombar é realizada após o início da antibioticoterapia.

» A terapia com antibióticos por horas antes da punção do LCR não altera a contagem dos leucócitos ou concentração de glicose o suficiente para prejudicar o diagnóstico de MBA.

» O exame definitivo para o diagnóstico de MBA é a cultura positiva do LCR. Pode levar até 48 horas para produzir um resultado. A detecção do organismo causador pode ser influenciada pelos seguintes fatores:
- Concentração de bactérias no LCR.
- Uso de técnicas de concentração.
- O próprio organismo causador.
- Administração prévia de antibióticos.

- O teste de aglutinação em látex é um exame de execução simples, organismo específico e que oferece o resultado em menos de 15 minutos. Apresenta boa sensibilidade para *H. influenzae b*, para *S. pneumoniae* e para *N. meningitidis*. O teste de aglutinação em látex é particularmente útil quando as culturas são negativas ou em pacientes que receberam antibióticos antes da punção lombar.
- A reação em cadeia da polimerase (PCR) consiste em dois tipos principais:
  - O primeiro tipo utiliza *primers* específicos do organismo para detectar a presença de patógenos bacterianos determinados com altas sensibilidade e especificidade.
  - O segundo detecta bactérias de quaisquer tipos e tem por papel excluir a MB, auxiliando na decisão de manutenção do tratamento antibacteriano.
- As dosagens aumentadas do lactato (4,2 mmol/L), proteína C-reativa e procalcitonina sérica complementam a análise do LCR.
- A concentração elevada de lactato no LCR é extremamente sensível para a MBA; infelizmente, sua utilidade clínica é limitada, uma vez que pode estar elevada em outras situações, como:
  - Hipóxia/isquemia cerebral.
  - Glicólise anaeróbia.
  - Comprometimento vascular.
- A dosagem da proteína C-reativa sérica é menos sensível na detecção de MBA que o lactato no LCR. É, no entanto, mais informativa, uma vez que, quando normal, tem um alto valor preditivo negativo para MBA, podendo ajudar no diagnóstico diferencial com meningite viral.
- A dosagem de procalcitonina sérica pode ser usada para diferenciar a MBA da não bacteriana, sendo útil para decidir quem deverá receber antibióticos nessas situações.
- Se houver lesões cutâneas petequiais, uma biópsia deve ser realizada. A biópsia pode revelar o agente após coloração pelo Gram. O *rash* da meningococcemia resulta da lesão endotelial causada pelos microrganismos. Quando o quadro clínico é sugestivo de MBA, as culturas de sangue devem ser obtidas.

- Hemocultura pode identificar o organismo causador em até 50 a 80% dos casos de MBA e deve ser obtida antes do início da terapia antimicrobiana. Se a pessoa foi pré-tratada com antibióticos, a positividade das hemoculturas diminui em 20%.
- A necessidade de neuroimagem antes da punção lombar tem por objetivo identificar lesões capazes de provocar efeito de massa e outras como o edema cerebral, já que aumentam a pressão intracraniana e elevam o risco de herniações uncal e tonsilar durante a coleta do LCR. A tomografia computadorizada de crânio deverá ser realizada antes da punção lombar nos seguintes casos:
  - Qualquer paciente com alteração do nível de consciência.
  - Papiledema.
  - Sintomas neurológicos focais.
  - Estado de imunossupressão.
  - Atividade epiléptica de início recente.
- Quando houver alto risco de realização de punção lombar, deve ser coletada hemocultura e iniciada antibioticoterapia empírica antes da realização de neuroimagem.

TRATAMENTO

Antibioticoterapia empírica

- Deve ser iniciada imediatamente após a coleta das hemoculturas.
- O atraso no início do antibiótico para aguardar o resultado dos testes diagnósticos deve ser evitado e está relacionado a pior desfecho clínico.
- Um estudo retrospectivo mostrou que, se os antibióticos forem iniciados dentro de 6 horas após a chegada de um paciente com suspeita de MBA ao serviço de emergência, a taxa de mortalidade é de 5 a 6%. Se a terapia com antibióticos for iniciada de 6 a 8 horas após a chegada, a taxa de mortalidade aumenta para 45%, e se a terapia começar 8 a 10 horas após a chegada, a taxa de mortalidade pode chegar a 75%.
- A Figura 56.1 demonstra um algoritmo de conduta inicial nos casos de MBA.

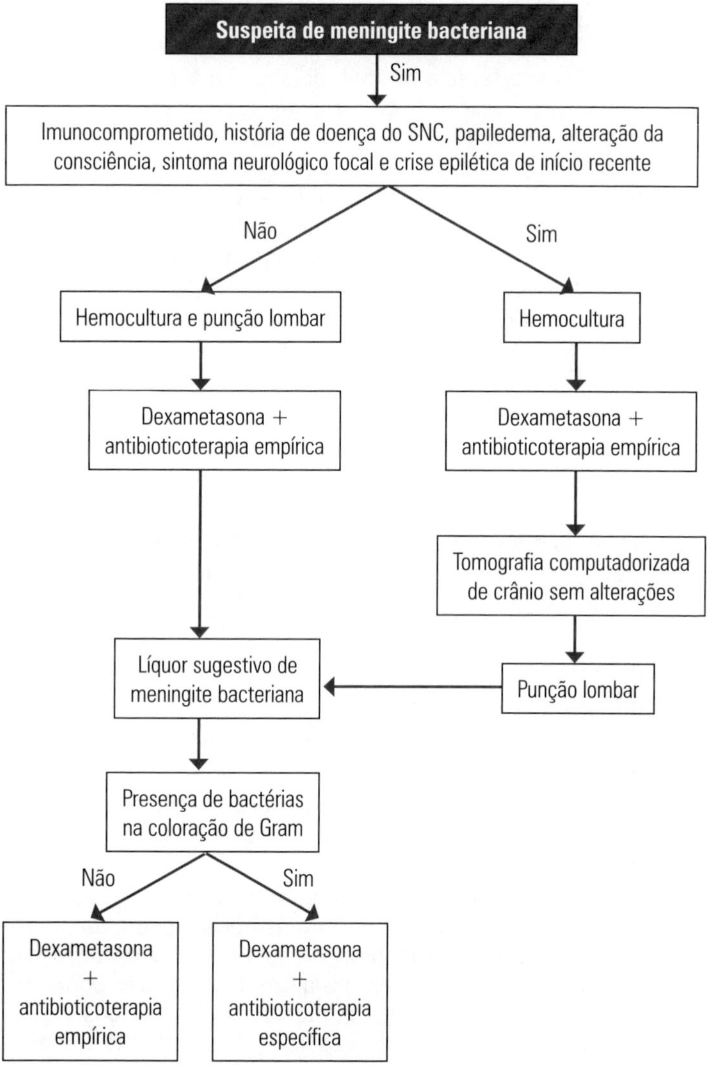

Figura 56.1. Conduta inicial mediante suspeita de meningite bacteriana aguda.

- No Brasil, em virtude do baixo perfil de resistência do *S. pneumoniae* à penicilina, o esquema empírico é baseado nos três principais agentes responsáveis pela MBA adquirida na comunidade, ou seja, *N. meningitidis, S. pneumoniae* e *H. influenzae*, não sendo necessário associar vancomicina.
- Na suspeita clínica de infecção pelo vírus *Herpes simplex* tipo 1 ou *L. monocytogenes* (pacientes acima de 60 anos ou imunossuprimidos), é mandatória a adição de aciclovir ou ampicilina, respectivamente, ao esquema empírico.
- Veja no Quadro 56.3 as medicações empíricas mais utilizadas na suspeita de MBA.

Quadro 56.3. Medicações mais utilizadas como terapia empírica de acordo com a faixa etária

Faixa etária	Terapia antimicrobiana
< 1 mês	Ampicilina + cefotaxima
Lactentes, crianças e adultos	Ceftriaxona
> 50 anos	Ceftriaxona + ampicilina
Traumatismo cranioencefálico aberto, neurocirurgia ou válvula de derivação	Vancomicina + ceftazidima ou cefepima ou meropenem

Antibioticoterapia específica

- As bactérias isoladas no LCR devem ser testadas quanto ao seu perfil de suscetibilidade antimicrobiana que guiará a antibioticoterapia específica, conforme Quadros 56.4 a 56.6.

Quadro 56.4. Antibioticoterapia específica de acordo com o agente etiológico

Agente etiológico	Antibioticoterapia	Alternativas
Streptococcus pneumoniae: suscetível à penicilina	Penicilina G ou ampicilina	Ceftriaxona
Streptococcus pneumoniae: suscetibilidade intermediária	Ceftriaxona ou cefotaxima	Cefepima e meropenem

(continua)

Quadro 56.4. Antibioticoterapia específica de acordo com o agente etiológico *(continuação)*

Agente etiológico	Antibioticoterapia	Alternativas
Streptococcus pneumoniae: resistente	Ceftriaxona ou cefotaxima + vancomicina	Fluoroquinolona
Neisseria meningitidis	Penicilina G ou ampicilina ou ceftriaxona	Fluoroquinolona, meropenem
Listeria monocytogenes	Ampicilina + aminoglicosídeo	Sulfametoxazol-trimetoprim, meropenem
Streptococcus agalactiae	Penicilina G ou ampicilina + aminoglicosídeo	Cefalosporina de 3ª geração
Escherichia coli e outras Enterobacteriaceae	Cefotaxima ou ceftriaxona	Aztreonam, fluoroquinolona, meropenem
Pseudomonas aeruginosa	Cefepima ou ceftazidima ou meropenem	Aztreonam, ciprofloxacino
Haemophilus influenzae	Ceftriaxona	Cefepima, fluoroquinolona, aztreonam
Staphylococcus aureus: meticilina-sensível	Naficilina ou oxacilina	Vancomicina, meropenem, linezolida
Staphylococcus aureus: meticilina-resistente	Vancomicina	Sulfametoxazol-trimetoprim, linezolida, daptomicina
Staphylococcus epidermidis	Vancomicina	Linezolida
Treponema pallidum	Penicilina G	Ceftriazona
Acinetobacter baumannii	Imipenem	Polimixina B

Fonte: adaptado de Pedroso JL, Barsottini OGP. Complicações neurológicas das doenças sistêmicas. São Paulo: Atheneu; 2016.

Quadro 56.5. Duração do tratamento da meningite bacteriana agudo conforme o agente etiológico

Agente etiológico	Duração do tratamento (dias)
Bacilos Gram-negativos aeróbios	21
Streptococcus agalactiae	14-21
Streptococcus pneumoniae	10-14
Neisseria meningitidis	7
Listeria monocytogenes	≥21
Haemophilus influenzae	7

Fonte: adaptado de Tunkel AR, Hartman BJ, Kaplan SL, Kaufman BA, Roos KL, Scheld WM, Whitley RJ. Practice guidelines for the management of bacterial meningitis. Clin Infect Dis. 2004;39:1267-84.

Quadro 56.6. Doses para os antibióticos utilizados no tratamento da meningite bacteriana aguda

Antibiótico	Dose em adultos (dias de uso)
Amicacina[a]	15 mg/kg (8)
Ampicilina	12 g (4)
Aztreonam	6-8 g (6-8)
Cefepima	6 g (8)
Cefotaxima	8-12 g (4-6)
Ceftazidima	6 g (8)
Ceftriaxona	4 g (12-24)
Cloranfenicol	4-6 g (6)[b]
Ciprofloxacino	800-1.200 mg (8-12)
Gatifloxacino	400 mg (24)[c]
Gentamicina[a]	5 mg/kg (8)
Meropenem	6 g (8)
Moxifloxacino	400 mg (24)[c]
Nafcilina	9-12 g (4)
Oxacilina	9-12 g (4)
Penicilina G	24 mU (4)

(continua)

Quadro 56.6. Doses para os antibióticos utilizados no tratamento da meningite bacteriana aguda *(continuação)*

Antibiótico	Dose em adultos (dias de uso)
Rifampicina	600 mg (24)
Tobramicina[a]	5 mg/kg (8)
SMZ-TMP[d]	10-20 mg/kg (6-12)
Vancomicina[e]	45-60 mg/kg (6)

SMZ-TMT: sulfametoxazol-trimetoprim

a Necessidade de monitorar as concentrações séricas máximas e mínimas.

b Recomendam-se doses mais elevadas em pacientes com meningite pneumocócica.

c Não há dados sobre a dosagem ideal necessária em pacientes com meningite bacteriana.

d Dosagem baseada no componente de trimetoprim.

e Manter concentrações séricas mínimas de 15-20 mg/mL.

Fonte: adaptado de Tunkel AR, Harman BJ, Kaplan SL, Kaufman BA, Roos KL, Scheld WM, Whitley RJ. Practice guidelines for bacterial meningitis. Clin Infect Dis. 2004:39:1267-84.

Terapia com dexametasona

» Segundo recomendações da Infectious Disease Society of America, a dexametasona é recomendada para todos os adultos e crianças acima de dois meses nos casos suspeitos e confirmados de MBA.

» A dose recomendada é de 0,15 mg/kg/dose, administrada de 6/6 horas e durante os primeiros quatro dias em associação com a terapia antimicrobiana.

» A primeira dose deve ser administrada em torno de 10 a 20 minutos antes ou, pelo menos, concomitantemente com a primeira dose de antibiótico.

Quimioprofilaxia

» A quimioprofilaxia na MBA evita a ocorrência de casos secundários e deve ser instituída, de preferência, nas primeiras 24 horas do caso índice, podendo ser feita até o 30º dia pós-contato.

» A profilaxia é indicada em MBA causadas por hemófilos e meningococo.

» A profilaxia em caso de hemófilos deve respeitar as seguintes orientações:
  - Todas as pessoas da residência onde houver um caso de meningite e em que haja pelo menos mais uma criança com idade inferior a quatro anos.
  - Crianças que partilham domicílios coletivos (orfanatos, internatos) e que tiveram contato com um caso de meningite.
  - Todos os que tiveram contato íntimo (adultos e crianças), na creche ou na pré-escola de crianças com idade inferior a dois anos, em que tenham ocorrido dois ou mais casos de meningite.
  - Nesses casos a quimioprofilaxia deverá ser realizada com rifampicina em dose única VO diária por quatro dias (10 mg/kg/dia; máximo de 600 mg/dia).

» A profilaxia em caso de menigococos deve respeitar as seguintes orientações:
  - Contactantes íntimos que morem no mesmo domicílio em que tenha havido um caso de meningite ou que compartilhem o mesmo alojamento em domicílios coletivos (quartéis, orfanatos, internatos).
  - Colegas da mesma classe de berçários, creches ou pré-escolas (geralmente crianças menores de 7 anos), bem como adultos dessas instituições que tenham mantido contato com o caso de meningite.
  - Outro contactantes que tenham tido relação íntima e prolongada com o paciente e que tenham tido contato com as secreções orais.
  - Profissionais de saúde que tenham tido contato com secreções do paciente, sem as medidas de proteção adequadas antes do início da antibioticoterapia.
  - Nesses casos a quimioprofilaxia deve ser feita com rifampicina, ministrada por VO, a cada 12 horas por dois dias, no total de quatro doses (10 mg/kg/dia; máximo de 600 mg/dose).
  - O ciprofloxacino 500 mg VO dose única e a ceftriaxona 250 mg IM em dose única também são opções.

Isolamento

» O isolamento do paciente está indicado apenas durante as primeiras 24 horas do tratamento com o antibiótico adequado. Deve-se proceder à desinfecção concorrente em relação às secreções nasofaríngeas e aos objetos contaminados por elas.

Leituras recomendadas

Bartt R. Acute bacterial and viral meningitis. Continuum (Minneap Minn). 2012;18(6):1255-70.

de Gans J, Van de Beek D. Dexamethasone in adults with bacterial meningitis. N Engl J Med. 2002;347:1549.

Lin AL, Safdieh JE. The evaluation and management of bacterial meningitis: current practice and emerging developments. Neurologist. 2010;16(3):143-51.

Tunkel AR, Hartman BJ, Kaplan SL, Kaufman BA, Roos KL, Scheld WM, Whitley RJ. Practice guidelines for the management of bacterial meningitis. Clin Infect Dis. 2004;39:1267-84.

Van de Beek D, Cabellos C, Dzupova O, Esposito S, Klein M, Kloek AT, et al. ESCMID guideline: diagnosis and treatment of acute bacterial meningitis. Clin Microbiol Infect. 2016;22(Suppl. 3):S37e62.

Capítulo 57

Meningites virais

Alysson Ferreira Leite

CONCEITO

- Síndrome clínica da inflamação das meninges, representada pela pleocitose liquórica, com pesquisa bacteriana negativa.
- Causa mais comum de meningite asséptica.
- O termo "asséptico" é usado na literatura médica para descrever casos de meningite com líquor apresentando pleocitose com predomínio linfocítico e ausência de isolamento ou identificação de bactérias.
- Vírus são as principais causas de meningites agudas, mas são frequentemente subdiagnosticadas e muitas vezes não reportadas. Podem ocorrer em qualquer idade, mas é mais comum em crianças.

AGENTES ETIOLÓGICOS

- Os agentes etiológicos mais comuns são os enterovírus, tanto nos adultos quanto nas crianças (Quadro 57.1).

Quadro 57.1. Agentes etiológicos de meningites virais	
Tipo de vírus	**Representantes mais comuns**
Enterovírus	*Poliovirus*, *Coxsackievirus*, *Echovirus*
Herpesvírus	Herpes simples tipos 1 e 2, citomegalovírus, varicela-zóster, Epstein-Barr
Arbovírus	Vírus do Oeste do Nilo, vírus da encefalite de Saint Louis, vírus da encefalite La Crosse, vírus da encefalite equina, vírus Powassan, Zika e vírus da dengue
Outros vírus	Vírus da imunodeficiência humana, raiva, vírus da coriomeningite linfocítica, influenza, vírus do sarampo, vírus da caxumba

■ QUADRO CLÍNICO

» Início agudo de febre, calafrios, cefaleia, náuseas, vômitos, rigidez de nuca e fotofobia.

» Em neonatos e lactentes podem predominar sintomas sistêmicos, como sucção débil, diarreia, erupções cutâneas, distúrbios respiratórios, irritabilidade e letargia.

» As manifestações clínicas geralmente são similares às da meningite bacteriana, porém menos graves.

» Exame clínico deve incluir pesquisa dos sinais de irritação meníngea, avaliação do estado mental e investigação de sinais neurológicos focais.

» A presença de alterações nas funções cerebrais, como estado mental anormal, sintomas motores e sensitivos, distúrbios de comportamento ou personalidade, distúrbios na fala e movimentos anormais, ajuda a definir quadro de meningoencefalite.

» Na ausência de encefalite associada, o prognóstico geralmente é bom.

■ DIAGNÓSTICO

» O foco é identificar os patógenos que requerem terapia específica, bem como excluir meningite bacteriana.

» A meningite bacteriana e a viral não podem ser diferenciadas de forma confiável clinicamente, e todos casos suspeitos devem ser encaminhados para o hospital.

» Normalmente não são associadas a anormalidades na imagem.
» A tomografia computadorizada de crânio deve preceder a punção lombar somente em pacientes com sinais e sintomas de hipertensão intracraniana, alteração do estado mental (escala de coma de Glasgow < 12), imunodeficiência, papiledema, sinal neurológico focal (excluindo paresia de VI e VII nervos cranianos) e histórico de trauma craniano.
» Propedêutica laboratorial deve incluir hemograma, coagulograma, função renal, eletrólitos e glicemia. Testes sorológicos, solicitados conforme a suspeita clínica, também podem ser úteis.
» Uma proteína C-reativa normal pode ajudar no diagnóstico diferencial com meningite bacteriana.
» O líquor coletado por punção lombar deve ser enviado para análise de rotina (citologia e citometria, glicose, proteínas, VDRL [*Venereal Disease Research Laboratory*]) e microbiológica (Gram, cultura bacteriana e viral, pesquisa de fungos, pesquisa de BAAR [bacilo álcool-ácido resistente] e PCR [reação de cadeia de polimerase] para vírus).
» Geralmente os enterovírus (*Poliovirus*, *Coxsackievirus* e *Echovirus*), herpesvírus (herpes simples tipos 1 e 2, citomegalovírus, varicela-zóster e Epstein-Barr), vírus da imunodeficiência humana e vírus da caxumba podem ser detectados por técnica de PCR no líquor.
» As alterações liquóricas podem ser similares às encontradas na fase inicial da meningite bacteriana.
» Em casos de dúvida no diagnóstico, deve-se repetir a punção lombar 6-24 h após o procedimento inicial.
» Líquor geralmente demonstra pleocitose com predomínio linfomononuclear (10-500 cels/mm^3), glicose normal ou levemente reduzida (geralmente $> 40\%$ da glicose sérica), proteína normal ou pouco aumentada (geralmente < 150 mg/dL). No início do quadro (primeiras 24-48 horas) podem predominar polimorfonucleares.
» O Quadro 57.2 demonstra os principais e menos comuns agentes associados a alterações liquóricas de glicose, proteína e celularidade.

Quadro 57.2. Achados liquóricos nas infecções do sistema nervoso central

	Glicose (mg/dL)		Proteínas (mg/dL)		Celularidade (céls/mm³)		
	< 10	10-40	100-500	50-300	> 1.000	100-1.000	5-100
Mais comum	Bacteriana	Bacteriana	Bacteriana	Viral, doença de Lyme, tuberculose, sífilis	Bacteriana	Bacteriana, viral, tuberculose	Bacteriana inicial, viral, sífilis, tuberculose
Menos comum	Tuberculose, fungos	Sífilis, alguns vírus (caxumba, coriomeningite linfocítica)	-	-	Alguns vírus (caxumba, coriomeningite linfocítica)	Encefalite	Encefalite

» O padrão de referência para o diagnóstico de muitos agentes virais é o isolamento do vírus (cultura de tecidos) no líquor ou em outros sítios, como sangue, urina, esfregaço de orofaríngeo ou retal. No entanto, o procedimento é lento, caro e nem sempre está disponível.
» Até 24% dos pacientes com infecção primária pelo HIV podem apresentar uma meningite.

DIAGNÓSTICO DIFERENCIAL

» O Quadro 57.3 lista os diagnósticos diferenciais das meningites virais com outras meningites infecciosas. Já o Quadro 57.4 lista os diagnósticos diferenciais das meningites virais com outras meningites não infecciosas.

Quadro 57.3. Diagnóstico diferencial de meningites virais com outras meningites infecciosas não virais

Causa	Frequente	Infrequente	Rara
Bactérias	Meningite bacteriana parcialmente tratada	• Tuberculose • Doença de Lyme • Infecção parameníngea (abscesso epidural e subdural)	• Doença da arranhadura do gato • Sífilis • Leptospirose • Brucelose • Riquetsiose • Micoplasmose
Fungos		• Criptococose • Coccidioidomicose • Histoplasmose • Blastomicose	• Candidíase • Aspergilose Esporotricose
Parasitas			• Teníase • Triquinose • Toxoplasmose

Quadro 57.4. Diagnóstico diferencial de meningites virais com meningites não infecciosas	
Medicamentos	Ibuprofeno, sulfonamidas, anti-inflamatórios, anticorpos monoclonais, azatioprina
Neoplasias	Linfoma e leucemia
Autoimunes	Sarcoidose, doença de Behçet, lúpus eritematoso sistêmico, encefalites anti-NMDA e límbica
Outras	Cisto epidermoide, pós-vacinação, intoxicação por metal pesado, hemorragia intracraniana

NMDA: N-metil-D-aspartato.

TRATAMENTO

- Indicações de hospitalização:
  - Suspeita de encefalite ou de infecção bacteriana.
  - Necessidade de hidratação venosa ou analgesia parenteral.
  - Paciente imunossuprimido.
  - Idade inferior a 1 ano ou superior a 60 anos.
- Terapia suportiva inclui repouso no leito, hidratação, antieméticos e analgésicos.
- Enquanto se aguarda avaliação microbiológica do líquor, pode-se iniciar terapia antibiótica empírica nos pacientes nos quais exista dúvida quanto à etiologia bacteriana do quadro.
- Terapia antiviral com aciclovir está indicada nos pacientes com pleocitose liquórica e suspeita de meningoencefalite, presença de sinal neurológico focal, alteração nos exames de neuroimagem ou no eletroencefalograma.
- A terapia empírica com aciclovir pode ser interrompida nos pacientes com melhora clínica e PCR ou cultura negativos para herpesvírus, bem como nos casos em que haja confirmação de outro agente etiológico.
- A dose usual de aciclovir é 30 mg/kg/dia, administrada a cada 8 horas, por 14-21 dias. Pode ser considerada nas meningites por herpes-vírus e varicela-zóster.

» A meningite por citomegalovírus pode ser tratada com ganciclovir 5 mg/kg/dose a cada 12 horas por 14-21 dias.

» A infecção por *Influenza* pode ser abordada com oseltamivir 3-3,5 mg/kg/dose (dose máxima de 150 mg/dia) a cada 12 horas por 5 dias (considerar terapia mais prolongada nos doentes graves).

PROGNÓSTICO

» A maioria dos pacientes apresenta boa evolução clínica e recuperação completa em até uma semana.

» Raramente podem persistir sintomas como cefaleia, fadiga, irritabilidade e mialgia por algumas semanas.

» A prevenção inclui medidas higiênicas como lavar as mãos, vacinas, proteção individual (uso de repelentes, máscara) e precauções de contato nos pacientes hospitalizados.

Leituras recomendadas

Harvala H, Simmonds P. Viral meningitis: epidemiology and diagnosis. Lancet Infect Dis. 2016;16:1211-2.

Kupila L, Vuorinen T, Vainionpää R, Hukkanen V, Marttila RJ, Kotilainen P. Etiology of aseptic meningitis and encephalitis in an adult population. Neurology. 2006;66:75-80.

Logan AS, MacMahon E. Viral meningitis. BMJ. 2008;336:36-40.

McGill F, Griffiths MJ, Solomon T. Viral meningitis: current issues in diagnosis and treatment. Curr Opin Infect Dis. 2017;30:248-56.

Paris SG, Basso M, Del Vecchio C, Andreis S, Franchin E, Dal Bello F, et al. Viral infections of the central nervous system in elderly patients: a retrospective study. Int J Infect Dis. 2016;44:8-10.

Capítulo 58

Encefalites virais

Breno Franco Silveira Fernandes

CONCEITO

» Infecção do sistema nervoso central (SNC), causada por invasão direta de partículas virais em neurônios e/ou células da glia, ou por efeitos imunológicos de uma infecção sistêmica (síndrome pós-infecciosa), levando a disfunção encefálica que cursa do ponto de vista clínico com estado confusional e/ou sintoma focal.

EPIDEMIOLOGIA E ETIOLOGIAS

» Múltiplos vírus podem infectar o parênquima encefálico (Quadro 58.1).

Quadro 58.1. Principais agentes etiológicos das encefalites virais

Família	Agentes etiológicos
Herpesviridae	• *Herpes simplex* tipos 1 e 2 (HSV-1, HSV-2) • Vírus Epstein-Barr (EBV) • Citomegalovírus (CMV) • Vírus da varicela-zóster (VZV) • Herpesvírus tipo 6 (HHV-6)

(continua)

Quadro 58.1. Principais agentes etiológicos das encefalites virais *(continuação)*

Família	Agentes etiológicos
Flaviviridae	• Vírus da dengue • Vírus do Oeste do Nilo • Vírus de Saint Louis • Vírus da encefalite japonesa • Vírus da encefalite do Vale Murray • Vírus da febre amarela • Vírus da encefalite do carrapato • Vírus da Zika • Vírus Powassan
Togaviridae	• Vírus da rubéola • Vírus da encefalite equina oriental • Vírus da encefalite equina ocidental • Vírus da encefalite equina venezuelana
Outros	• Vírus da raiva • Vírus do sarampo • Vírus da caxumba • HIV • Influenza • Vírus Toscana • Vírus Chandipura • Vírus da encefalite La Crosse

» A epidemiologia das encefalites virais no Brasil não é completamente conhecida. Há dados que sugerem que a dengue é um diagnóstico mais frequente em nosso meio do que costumamos considerar. Herpes tipo 1 (HSV-1) é outro agente etiológico comumente isolado em nosso meio e é o agente etiológico mais frequente no mundo.

» Epidemiologia das encefalites agudas em países desenvolvidos: herpes tipo 1 (HSV-1, 11-22%), varicela-zóster (VZV, 4-14%), autoimune (4 a 8%), pós-infecciosa (2 a 11%), enterovírus (1 a 4%), desconhecida (37 a 70%). Lembrar que a epidemiologia varia de acordo com o sítio geográfico.

» Uma grande parcela das encefalites virais persiste sem diagnóstico etiológico, a despeito de investigação.

» Muitos dos vírus são considerados arbovírus por terem em comum um artrópode como vetor, geralmente mosquitos (p. ex., gênero *Culex* e o *Aedes aegypti*) ou carrapatos de diferentes espécies. Outros, como os vírus da família *Herpesviridae*, se transmitem por contato.

» Em pacientes imunossuprimidos, as apresentações costumam ser atípicas e o perfil do líquor pode ser mais inocente. Etiologias mais frequentes são HSV-1 e VZV. Em pacientes HIV positivos, é importante atentar para a possiblidade de encefalite por citomegalovírus (CMV), especialmente se CD4 abaixo de 50. A ameba *Balamuthia mandrillaris* é outra possível causa de encefalite granulomatosa em pacientes imunossuprimidos. Em pacientes transplantados, é importante considerar infecção por agentes do doador, vírus da herpes tipo 6 (HHV-6) e vírus BK.

■ MANIFESTAÇÕES CLÍNICAS

» Alteração aguda do nível ou conteúdo da consciência, com ou sem sinais focais. Febre pode estar presente. Os sinais meníngeos não costumam ser proeminentes e crises epilépticas podem fazer parte do quadro clínico.

» O Quadro 58.2 resume os critérios diagnósticos para encefalite de origem infecciosa presumida.

Quadro 58.2. Critérios diagnósticos para encefalite infecciosa ou autoimune	
Critério maior (necessário)	• Alteração no estado mental durando mais de 24 horas, sem outras causas identificáveis
Critérios menores: $\geq$ 2 para possível e $\geq$ 3 para encefalite provável ou confirmada	• Febre (TA $\geq$ 38°C) documentada dentro de 74 horas antes ou após a apresentação • Crises epilépticas focais ou generalizadas não atribuídas a epilepsia prévia • Sinais focais novos • Celularidade do líquor > 5 células/mm^3 • Anormalidades no parênquima encefálico nos exames de imagem sugestivas de encefalite • Anormalidades no eletroencefalograma que sejam consistentes com encefalite e não atribuíveis a outra causa

» As manifestações clínicas em geral são muito inespecíficas no que tange à diferenciação dos muitos agentes etiológicos, com algumas infecções com sintomas prodrômicos gerais e gastrintestinais, seguidos de alterações no estado de consciência e sinais focais.

» O Quadro 58.3 resume pistas diagnósticas para etiologias especificas obtidas a partir de dados clínicos.

Quadro 58.3. Pistas diagnósticas nas encefalites virais

Agente etiológico	Pista clínica
Saint Louis	Tremores (língua, lábios, pálpebras e extremidades)
Caxumba	Parotidite em pacientes não vacinados
Raiva	Histórico de mordedura por cão, morcego. Hidrofobia, aerofobia, espasmos laríngeos
Encefalite do Oeste do Nilo	Paraparesia flácida que evolui para estado confusional. No líquor podem-se isolar células semelhantes à célula de Molarett
Varicela-zóster	Vesículas dispostas em distribuição dermatodermal
Dengue	50% dos casos tem sintomas de náuseas, vômitos, dor abdominal, *rash* cutâneo e complicações hemorrágicas
Encefalite equina oriental	Curso agudo, agressivo, evoluindo para coma em grande parte das vezes. Leucocitose e hiponatremia. Pleocitose com predomínio neutrofílico
Encefalite japonesa	Viagem recente para o Sudeste Asiático ou Japão. Curso clínico geralmente inespecífico. Muito associado a movimentos anormais, especialmente distonia. Presença de lesões talâmicas na ressonância de encéfalo em contexto clinico compatível
Herpes tipo 1	Presença de hemácias em líquor obtido por punção atraumática. Necrose intensa dos lobos temporais

■ DIAGNÓSTICO

» Os exames complementares consistem em: exames de líquor, exames de imagem (ressonância magnética encefálica), testes imunológicos, sorologias e eletroencefalograma (EEG).

» A reação em cadeia de polimerase (PCR) no líquor está disponível como teste diagnóstico para algumas das etiologias virais (HSV-1, herpes simples vírus-2, CMV, Epstein-Barr vírus, VZV, dengue, enterovírus, raiva, JC, influenza, adenovírus, entre outros). É importante lembrar que a sensibilidade do método cai com o passar do tempo, pois as partículas virais são clareadas do líquor, independentemente da instituição de terapia antiviral. Ao final da primeira semana de sintomas, a acurácia diagnóstica da maioria das PCR torna-se bastante baixa.

» O Quadro 58.4 demonstra em mais detalhes a propedêutica complementar para o diagnóstico das encefalites virais.

Quadro 58.4. Diagnóstico das encefalites virais – propedêutica complementar

Líquor	Rotina de líquor	• Celularidade, hemácias, proteína, glicose: geralmente há pleocitose linfocítica discreta (células inferiores a 250 mm^3), aumento discreto de proteínas (< 150 mg/dL), glicose normal e ausência de hemácias (aumento de hemácias em punção atraumática pode sugerir HSV-1)
	Cultura para fungos, bactérias e micobactérias, além de testes diretos (BAAR, Gram, látex para criptococo)	• Para exclusão de diagnósticos alternativos
	VDRL	• Rastreio de neurossífilis
	Testes imunológicos no líquor	• Testes para detecção de IgM de algumas infecções, quando disponíveis (Oeste do Nilo, encefalite japonesa, dengue, encefalite equina oriental e ocidental) • Pesquisa de bandas oligoclonais e índice de IgG
	Reação em cadeia de polimerase (PCR) no líquor	• Vírus da família *Herpesviridae*, dengue. Sempre solicitar PCR para HSV-1 quando disponível

(continua)

Quadro 58.4. Diagnóstico das encefalites virais – propedêutica complementar *(continuação)*

Exames de imagem	Tomografia computadorizada de crânio	• Menos sensível. Geralmente solicitada na emergência para descartar lesões com efeito de massa antes da punção lombar
	Ressonância magnética encefálica (Figura 58.1)	• Mais sensível para detecção, mas geralmente inespecífica. Pode estar normal • Lesões nos lobos temporais: HSV-1 • Lesões em núcleos da base e tálamo: arboviroses • Hidrocefalia é incomum e deve se considerar hipótese diagnóstica alternativa na sua presença
Exames sorológicos	• Exames sorológicos podem ser solicitados para várias etiologias: dengue, oeste do Nilo, Saint Louis, caxumba, vírus Epstein-Barr. Pode ser necessária comparação de titulação de anticorpos em diferentes fases para o diagnóstico	
Eletroence-falograma	• Achados inespecíficos, como alentecimento da atividade de base • Atividade epileptiforme pode ocorrer em algumas encefalites • Rastreio de estado de mal epiléptico não convulsivo como causa da alteração do estado mental	
Outros exames complementares	• Sorologia para HIV: se positivo, muda o perfil epidemiológico das encefalites • Painel de anticorpos antineuronais (soro e líquor): em casos suspeitos de encefalite autoimune	

HSV-1: herpes simples virus-1; BAAR: bacilo álcool-ácido resistente; VDRL: *Venereal Disease Research Laboratory*; HIV: vírus da imunodeficiência humana; PCR: reação em cadeia de polimerase.

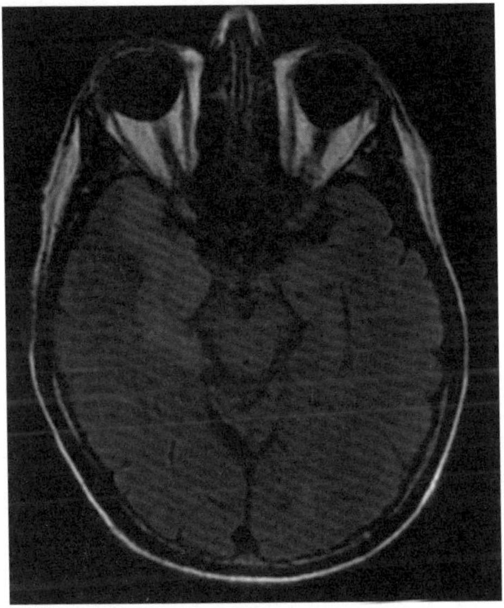

Figura 58.1. Hiperintensidade em giro para-hipocampal e polo do lobo temporal à direita em indivíduo com encefalite viral por vírus *Herpes simplex* tipo 1.

DIAGNÓSTICO DIFERENCIAL

- A encefalite deve ser distinguida da encefalopatia, síndrome clínica de alteração da consciência que pode ser causada por outras doenças infecciosas, distúrbios metabólicos, drogas e álcool.
- As causas metabólicas e tóxicas de encefalopatia geralmente podem ser diferenciadas da encefalite viral pela ausência de quadro febril agudo, início mais gradual, falta de pleocitose no líquor e ausência de alterações focais na neuroimagem.
- Os principais diagnósticos diferenciais são encefalites autoimunes e tuberculose.

» As principais causas de erro ou atraso no diagnóstico são:
- Atribuir erroneamente a febre e a confusão mental de um paciente a infecção do trato urinário (com base em um exame de urina incompleto) ou a uma infecção pulmonar (com base somente na ausculta de crepitações pulmonares) sem evidências mais concretas.
- Não perceber que um paciente tem uma doença febril só porque não estava febril na admissão.
- Ignorar a queixa de um parente de que o paciente "não está muito bem", com sonolência ou letárgico só porque a pontuação da escala de coma de Glasgow é 15.
- Atribuir erroneamente a alteração de consciência a drogas ou ao álcool sem uma boa evidência para fazê-lo.
- Falha em investigar adequadamente um paciente com febre e crises epilépticas e acompanhar os que não recuperam a consciência.
- Deixar de realizar uma punção lombar, mesmo que não existam contraindicações.

■ TRATAMENTO

» O tratamento da encefalite herpética é feito com aciclovir 10 mg/kg/dose a cada 8 horas por 14 a 21 dias (tendência de tratar por 21 dias para redução da taxa de recorrência). Iniciar tratamento o mais rapidamente possível (melhora o prognóstico).

» Considerar aciclovir para as encefalites por Epstein-Barr e VZV.

» Na encefalite por CMV em HIV positivo, considerar ganciclovir 5 mg/kg/dose a cada 12 horas por 14 a 21 dias. Pode-se associar foscarnet 90 mg/kg/dia.

» Para as outras infecções virais, o tratamento na maior parte das vezes é de suporte: sintomáticos, tratamento de crises epilépticas, manejo da hipertensão intracraniana.

» Nos casos em que persistam dúvidas sobre etiologia autoimune, é prudente iniciar tratamento específico (*vide* Capítulo 49).

- A encefalite herpética pode desencadear uma encefalite anti-NMDA, geralmente cerca de 2 a 6 semanas após a infecção viral inicial. Atentar para essa possibilidade se recrudescência de sintomas, especialmente se compatível com anti-NMDA.
- Na impossibilidade de realização de PCR para HSV-1 ou enquanto o resultado desse exame estiver pendente, é prudente iniciar terapia empírica com aciclovir.

Leituras recomendadas

Bradshaw MJ, Venkatesan A. Herpes simplex virus-1 encephalitis in adults: pathophysiology, diagnosis, and management. Neurotherapeutics. 2016;13(3):493-508.

Domingues RB, Teixeira AL. Management of acute viral encephalitis in Brazil. Braz J Infect Dis. 2009;13(6):433-9.

Soares CN, Cabral-Castro MJ, Peralta JM, de Freitas MRG, Zalis M, Puccioni-Sohler M. Review of the etiologies of viral meningitis and encephalitis in a dengue endemic region. J Neurol Sci. 2011;303;75-9.

Tyler KL. Acute viral encephalitis. NEJM. 2018;379:557-66.

Venkatesan A, Tunkel AR, Bloch KC, Lauring AS, Sejvar J, Bitnun A, et al. on behalf of the International Encephalitis Consortium. Case definitions, diagnostic algorithms, and priorities in encephalitis: consensus statement of the International Encephalitis Consortium. Clin Infect Dis. 2013;57(8):1114-28.

Capítulo 59

Transtorno neurocognitivo associado ao HIV

Barbara Arduini Fernandes Corrêa
Paulo Pereira Christo

■ INTRODUÇÃO

» Atualmente existem 34 milhões de pessoas no mundo infectadas com o vírus da imunodeficiência (HIV).

» No Brasil estima-se que 800 mil pessoas estão infectadas, das quais, em 2015, 87% delas estavam diagnosticadas, 55% estavam em tratamento e 50% de todas as pessoas vivendo com o HIV estavam com a carga viral plasmática indetectável.

» HIV é a maior causa de déficit cognitivo em adultos < 40 anos em todo o mundo.

» Após a introdução da terapêutica antirretroviral (TARV), na década de 1990, houve uma dramática influência na história natural da infecção pelo HIV.

» A incidência de infecções oportunistas (IO) do sistema nervoso central (SNC) e a prevalência da demência associada ao HIV (D-HIV), a forma mais grave de transtorno neurocognitivo associado ao HIV (do inglês, *HIV-associated neurocognitive disorders* – HAND) diminuíram.

» Apesar deste sucesso, a incidência de formas mais leves de HAND, como o transtorno neurocognitivo leve e o prejuízo neurocognitivo assintomático, aumentou.

» Alterações cognitivas, mesmo as formas mais leves, estão associadas a menor adesão à TARV, diminuição da capacidade de realizar tarefas diárias, pior qualidade de vida e dificuldade em obter emprego, além do risco aumentado de óbito.

CLASSIFICAÇÃO/NOMENCLATURA

» Termos previamente utilizados como complexo demência-AIDS, demência-HIV, encefalopatia pelo HIV e complexo demência associado ao HIV ou a AIDS são sinônimos.
» Devido ao avanço no tratamento do HIV, a redução drástica nas formas graves de comprometimento cognitivo e o aumento nas formas leves, houve a necessidade de revisão na classificação da HAND, conforme Quadro 59.1.

Quadro 59.1. Classificação de transtorno neurocognitivo associado ao HIV (HAND)

Tipo de HAND*	Prevalência**	Critério diagnóstico
Prejuízo neurocognitivo assintomático	30%	• Prejuízo em 2 ou mais domínios cognitivos (≥ 1 DP) • Sem interferir em funcionalidade
Transtorno cognitivo leve	20-30%	• Prejuízo em 2 ou mais domínios cognitivos (≥ 1 DP) • Interferência leve a moderada na funcionalidade
Demência associada ao HIV	2-8%	• Prejuízo marcado (≥ 2 DP) em 2 ou mais domínios cognitivos • Marcada interferência na funcionalidade

* Sem evidências de outras causas além do HIV; ** prevalência medida em indivíduos portadores de HIV em terapia antirretroviral; DP: desvio padrão.

Fonte: adaptado de Antinori A, Arendt G, Becker JT, Brew BJ, Byrd DA, Cherner M, et al. Updated research nosology for HIV-associated neurocognitive disorders. Neurology. 2007;69:1789-99.

FISIOPATOLOGIA

» O HIV dissemina-se para o SNC durante os primeiros dias da infecção sistêmica e pode ser detectado posteriormente no líquido cefalorraquidiano (LCR) da maioria dos pacientes não tratados.

» Penetração do vírus no SNC por mecanismo denominado "cavalo de Troia": vírus infectam macrófagos que atravessam barreira hematoencefálica.

» Neurotoxinas e quimiocinas (Tat, gp 120 e Vpr) liberadas por macrófagos e micróglia infectada levam ao dano neuronal.

» O comprometimento neurocognitivo está associado à persistência do HIV no SNC, a anormalidades vasculares, desregulação do sistema imunológico e, potencialmente, aos efeitos tóxicos de certos medicamentos.

» O Quadro 59.2 aponta os principais fatores de risco para o HAND.

Quadro 59.2. Fatores de risco para transtorno neurocognitivo associado ao HIV
• Nadir CD4 < 200 (imunossupressão) • Coinfecção com hepatite C • Idade avançada no diagnóstico de HIV • Fatores de risco cerebrovasculares: hipertensão, diabetes, dislipidemia e obesidade • Uso de drogas ilícitas (metanfetamina) • Distúrbios do sono: insônia, apneia obstrutiva do sono, sono fragmentado • Comorbidades psiquiátricas: depressão, ansiedade e transtorno bipolar

Fonte: adaptado de Saylor D, Dickens AM, Sacktor N, Haughey N, Slusher B, Pletnikov M. HIV-associated neurocognitive disorder--pathogenesis and prospects for treatment. Nat Rev Neurol. 2016;12(4):234-48.

DIAGNÓSTICO E TRIAGEM

» A D-HIV, na sua forma clássica, prévia ao uso da TARV, é caracterizada principalmente por um início subagudo de disfunção subcortical, com comprometimento da atenção, concentração, sintomas depressivos e diminuição da velocidade psicomotora. A D-HIV assume características de demência subcortical, semelhantes às observadas nas doenças de Parkinson e de Huntington.

» Pacientes com transtorno cognitivo leve, mais vistos na era pós-TARV, geralmente apresentam declínio cognitivo sutil e leve dificuldade em realizar atividades instrumentais da vida diária. Além disso, esses indivíduos podem ter apatia e/ou irritabilidade, sugerindo mudanças comportamentais causadas pelo acometimento do HIV e não por transtorno associado do humor.

» O paciente pode apresentar um amplo espectro de alterações cognitivas, comportamentais e motoras:
  - Cognição: atenção, concentração, velocidade de processamento de informações, linguagem, memória de trabalho, abstração, função executiva, memória (aprendizado/evocação).
  - Habilidades motoras: bradicinesia, alteração da marcha e da destreza de extremidades, hiper-reflexia e alteração de movimentos sacádicos oculares.
  - Comportamento/emoção: apatia, irritabilidade, ansiedade e labilidade emocional.

» O rastreio ou triagem é feito da seguinte forma:
  - Testes de rastreio (que exige de 5 a 10 minutos) incluem a Escala de Demência do HIV, a Escala Internacional de Demência do HIV e a Avaliação Cognitiva de Montreal.
  - O Miniexame do Estado Mental não deve ser utilizado pela baixa sensibilidade para detectar HAND.
  - A Sociedade Europeia de AIDS enfatizou a necessidade de identificação dos pacientes em risco de HAND e sugere que, como parte da avaliação de rotina dos indivíduos, três questões de triagem devem ser colocadas. Uma completa avaliação cognitiva será necessária se a resposta for SIM para uma destas perguntas:
    - Você experimenta perda de memória frequente (p. ex.: esquece a ocorrência de eventos especiais, mesmo os mais recentes compromissos)?
    - Você sente que é mais lento quando raciocina, planeja atividades ou resolve problemas?

  - Você tem dificuldades em prestar atenção (em uma conversa, lendo um livro ou assistindo a um filme)?

» Testes neuropsicológicos:
  - Fundamentais para detectar formas mais sutis de HAND: estabelecem o grau e a natureza do dano cognitivo e identificam transtornos de humor.
  - Bateria de testes deve incluir pelo menos cinco domínios cognitivos.
  - Nos testes neuropsicológicos, houve uma mudança dos achados de retardo psicomotor proeminente e da velocidade de processamento na era pré-TARV para um maior impacto na aprendizagem, memória e déficits de funcionamento executivo na era pós-TARV.
  - Prejuízo neurocognitivo assintomático leva a um aumento de 2 a 5 vezes do risco de progressão para HAND sintomática. Assim, o reconhecimento e tratamento precoce de pacientes com prejuízo neurocognitivo assintomático é importante para proteger o SNC a longo prazo.

■ AVALIAÇÃO DE HAND NO PACIENTE HIV+

» Não existem testes laboratoriais específicos para HAND; portanto, o diagnóstico baseia-se na evidência de comprometimento neurocognitivo progressivo, com a exclusão de outros fatores de confusão ou condições como infecções oportunistas do SNC.

» TARV é atualmente a única opção para prevenir a progressão da HAND.
  - CPE (*CNS penetration effectiveness*): tabela com escore de 1 a 4 para cada droga antirretroviral em relação a sua penetração/efetividade no SNC (1 = baixa e 4 = alta penetração).
  - Estabelecido que a soma dos escores > 7 teria uma boa concentração de drogas no LCR.

» Ainda não existem drogas neuroprotetoras.

» O Quadro 59.3 demonstra uma abrangente forma de investigação de HAND em pacientes HIV+. A Figura 59.1 demonstra um algoritmo de conduta diante de um paciente HIV+ com queixa cognitiva.

Quadro 59.3. Avaliação laboratorial, radiológica e psicológica de HAND no paciente HIV+

História médica e neurológica	• Identificar condições prévias associadas com encefalopatia estática adquirida (traumatismo cranioencefálico, infecções oportunistas do SNC)
História do desenvolvimento neuropsicomotor	• Avaliar desempenho acadêmico e ocupação
Passado/dependência de álcool ou drogas ilícitas	• Podem interferir na avaliação da cognição • Pior desempenho em testes neuropsicológicos
Avaliação de sintomas depressivos, ansiosos e estresse pós-traumático	• Podem influenciar no desempenho cognitivo em alguns testes
Exame neurológico	• Avaliar sinais neurológicos que possam sugerir outro diagnóstico que não seja HIV
Exames laboratoriais	• Estadiar infecção pelo HIV (contagem de linfócitos CD4+ e carga viral plasmática – HIV RNA) • Avaliar coinfecções (neurossífilis e hepatite C) • Distúrbios metabólicos e endocrinológicos (hipotireoidismo, hipovitaminose e diabete melito)
Análise do líquido cefalorraquidiano	• Avaliação de doenças oportunistas e outras infecções • Indivíduos com CD4+ alto e RNA HIV indetectável no plasma (detectar RNA HIV no líquor) • Teste de resistência genotípica em pacientes com RNA HIV detectável
Ressonância magnética encefálica	• Afastar lesão cerebral por doença oportunista, acidente vascular cerebral, leucoencefalopatia subcortical • Atrofia cerebral é normalmente evidente. Afeta principalmente os núcleos da base e a substância branca, mas também as regiões corticais. Imagens ponderadas em T2 também demonstram hiperintensidade difusa ou irregular da substância branca
Escala Modificada de Atividades de Vida Diária de Lawton & Brody	• Avaliação formal do prejuízo funcional

HAND: transtorno neurocognitivo associado ao HIV; SNC: sistema nervoso central.

Fonte: adaptada de Mind Exchange Working Group. Clin Infect Dis. 2013;56(7):1004-17.

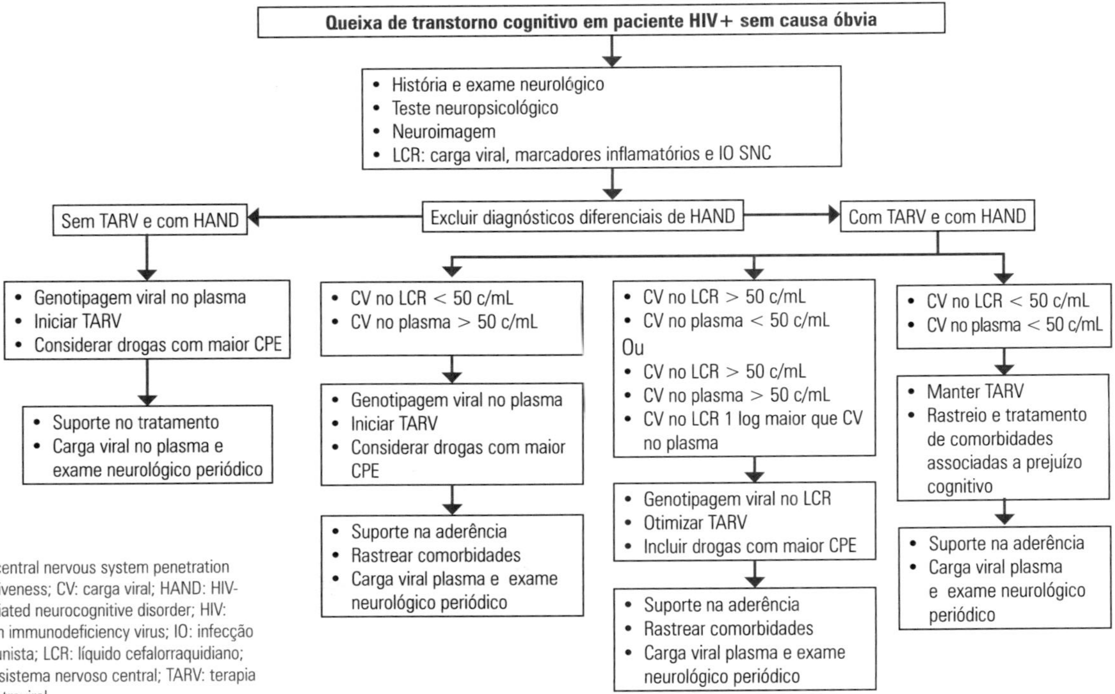

CPE: central nervous system penetration effectiveness; CV: carga viral; HAND: HIV-associated neurocognitive disorder; HIV: human immunodeficiency virus; IO: infecção oportunista; LCR: líquido cefalorraquidiano; SNC: sistema nervoso central; TARV: terapia antirretroviral.

Figura 59.1. Conduta diante de um paciente HIV+ com queixas cognitivas.

Fonte: adaptada de Le LT, Spudich SS. HIV-associated neurologic disorders and central nervous system opportunistic infections in HIV. Semin Neurol. 2016:36(4):373-81.

Leituras recomendadas

Christo PP. Alterações cognitivas na infecção pelo HIV e Aids. Rev Assoc Med Bras. 2010;56(2):242-7.

Grill MF, Price RW. Central nervous system HIV-1 infection. Handb Clin Neurol. 2014;123:487-505.

Kranick SM, Nath A. Neurological complications of HIV-1 infection and its treatment in the era of antirretroviral therapy. Continuum (Minneap Minn). 2012;18(6):1319-37.

Nightingale S, Winsto A, Letendre S, Michael BD, McArthur JC, Khoo S, et al. Controversies in HIV-associated neurocognitive disorders. Lancet Neurol. 2014;13(11):1139-51.

Saylor D, Dickens AM, Sacktor N, Haughey N, Slusher B, Pletnikov M, et al. HIV-associated neurocognitive disorder — pathogenesis and prospects for treatment. Nat Rev Neurol. 2016;12:234-48.

Capítulo 60

Infecções oportunistas no HIV

Breno Franco Silveira Fernandes

CONCEITO

- Estima-se que haja cerca de 37 milhões de pessoas infectadas pelo vírus da imunodeficiência humana (HIV) globalmente.
- A incidência de pessoas com infecções oportunistas (IO) no sistema nervoso central (SNC) declinou com a introdução da terapia antirretroviral (TARV); entretanto, a incidência de IO novas no SNC em pacientes sabidamente portadores do HIV e que desconhecem seu grau de imunossupressão quase duplicou na última década.
- Há aumento na incidência de IO de acordo com a idade, o grau de imunossupressão (contagem de linfócitos T CD4 e carga viral plasmática) e o uso de TARV.
- As IO podem manifestar-se no SNC como meningoencefalites, meningites, encefalites e abscessos/lesões focais. Podem cursar, portanto, com sinais focais, cefaleia, febre, alterações no nível e estado de consciência, crises epilépticas, náuseas e vômitos, queixas visuais e alterações em nervos cranianos.
- Neste capitulo, abordaremos as IO do SNC em três grupos diferentes de manifestações sindrômicas: as meningites/meningoencefalites, as lesões focais e a síndrome inflamatória da reconstituição imune (SIRI).

SÍNDROME MENINGOENCEFÁLICA

- As principais considerações diagnósticas nesse subgrupo são meningite criptocócica e tuberculose meníngea.
- Meningite bacteriana, apesar de não ser considerada uma IO, possui incidência aumentada em pacientes portadores do vírus HIV (risco 19 vezes maior que na população geral) e cursa com maiores taxas de infecções extrameníngeas (p. ex., pneumonia), sinais neurológicos focais, crises epilépticas, menor incidência de rigidez de nuca e menores taxas de glicose no líquor.
- Cerca de 5 a 7% dos pacientes com AIDS podem desenvolver meningite pelo fungo *Cryptococcus neoformans* e está relacionada com 15 a 20% das mortes por IO associadas ao HIV.
- Em muitos casos os sinais clássicos da síndrome meníngea são tênues ou ausentes, sendo a cefaleia o único sintoma. Em 2011, o FDA aprovou o ensaio imunocromatográfico de fluxo lateral (LFA), teste rápido com detecção de antígeno criptocóccico no soro e líquor, com especificidade e sensibilidade maiores que 99%, realizado em cerca de 10 minutos, com um baixo custo e na beira do leito.
- A mortalidade por meningite tuberculosa associada ao HIV geralmente ultrapassa 50%, o que equivale a aproximadamente o dobro da taxa em pacientes sem HIV.
- A Figura 60.1 apresenta uma abordagem desses pacientes com síndrome meningoencefálica oportunista pelo HIV.

SÍNDROMES FOCAIS DO SISTEMA NERVOSO CENTRAL

- Esse subgrupo de pacientes geralmente apresenta alterações focais no exame neurológico, com ou sem comprometimento do nível e/ou estado de consciência.
- Os pacientes imunossuprimidos com alterações ao exame neurológico sempre possuem indicação de exame de imagem do encéfalo. Pode ser uma tomografia computadorizada (TC) de crânio com contraste, mas a ressonância magnética (RM) encefálica é mais sensível para a detecção de alterações.

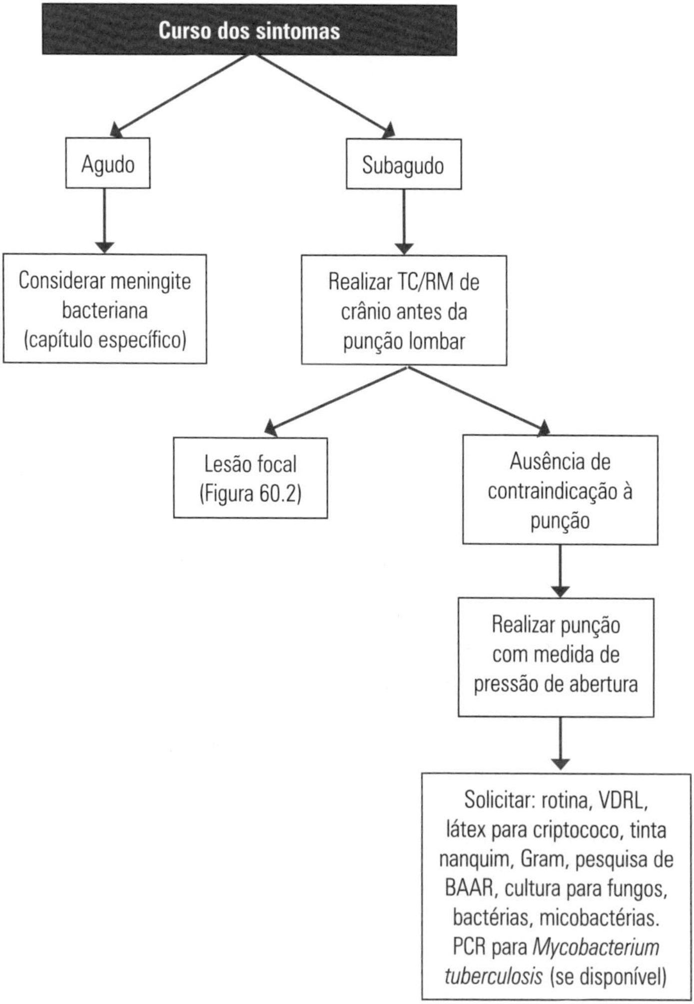

Figura 60.1. Abordagem dos pacientes com síndrome meningoencefálica oportunista pelo HIV.

TC: tomografia computadorizada; RM: ressonância magnética; VDRL: *venereal disease research laboratory*; BAAR: bacilo álcool-ácido resistente; PCR: reação em cadeia de polimerase.

- As lesões focais nas IO aumentam de incidência com a contagem de CD4 inferior a 200 células/mm³. Se CD4 acima de 500 células/mm³, considerar neoplasias primárias e metastáticas para o SNC, assim como no imunocompetente.
- Principais hipóteses diagnósticas: toxoplasmose no SNC, encefalite por citomegalovírus (CMV), linfoma primário do SNC, leucoencefalopatia multifocal progressiva (LEMP) e encefalopatia pelo HIV.
- Dividir as lesões entre as com e sem efeitos de massa.
- Lesões com efeito de massa:
  - Toxoplasmose: o diagnóstico geralmente é feito por presunção pela clínica, estudo de imagem e resposta ao tratamento. É a IO mais frequente.
  - Linfoma primário do SNC: ocorre em até 4% dos pacientes infectados pelo HIV e está quase sempre associado à infecção pelo vírus Epstein-Barr. Sua ocorrência deve ser sempre considerada se a contagem de linfócitos T CD4 for menor que 50/mm³. Considerar linfoma quando lesão única e maior que 4 cm, com realce heterogêneo (podendo ser anelar), especialmente se localizada na região periventricular, periependimal ou se acometer o corpo caloso.
  - Outras considerações diagnósticas: tuberculose, goma sifilítica, aspergilose, criptococose ou abscessos bacterianos por germes típicos (estafilococos, estreptococos) ou atípicos (*Nocardia*, rodococos, *Listeria*).
- Lesões sem efeito de massa:
  - LEMP: principal consideração diagnóstica, é uma doença desmielinizante, subaguda e progressiva, causada pelo vírus JC. A incidência na AIDS é de 1 a 5,3%. Os sintomas neurológicos têm início insidioso e se caracterizam por distúrbios cognitivos e de marcha, sintomas focais, afasias, alterações da coordenação e visuais. Crises focais ou generalizadas ocorrem em até 20% dos pacientes. O prognóstico é ruim e geralmente o paciente evolui para óbito em 4 a 6 semanas. Pode haver estabilização espontânea e em alguns casos pode haver resposta à TARV.

- Encefalopatia pelo HIV: confunde com LEMP. Lesões costumam ser simétricas, bem delimitadas.
- Encefalite por CMV: encefalopatia e sinais focais.

» A Figura 60.2 apresenta uma abordagem desses pacientes com lesões focais oportunistas pelo HIV.

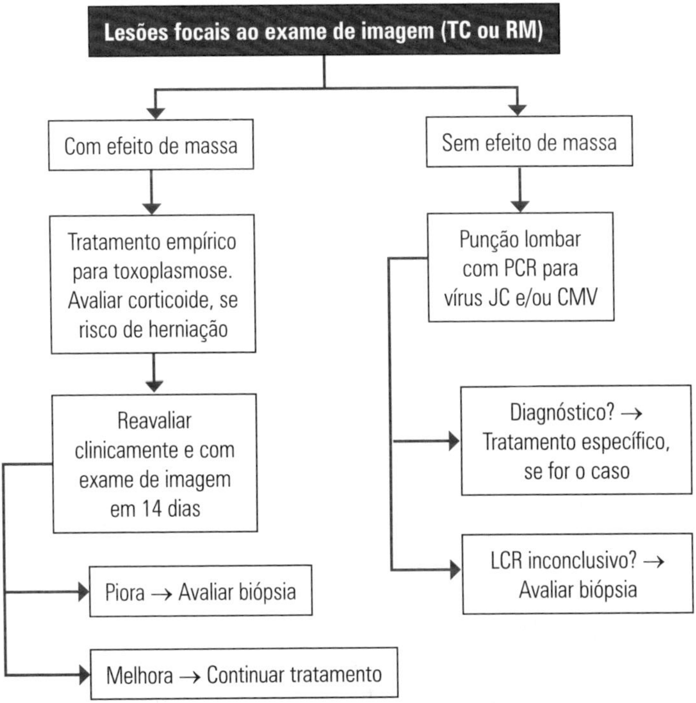

Figura 60.2. Abordagem do paciente com lesão focal oportunista pela HIV. TC: tomografia computadorizada; RM: ressonância magnética; PCR: reação em cadeia da polimerase; CMV: citomegalovírus; LCR: líquor.

SÍNDROME INFLAMATÓRIA DE RECONSTITUIÇÃO IMUNE (SIRI)

» A SIRI é uma encefalite grave mediada por células T que pode ocorrer quando há rápida reconstituição imune no contexto de início da TARV. Esse infiltrado inflamatório pode levar a edema encefálico e deterioração clínica.

- Ocorre em aproximadamente 25 a 30% dos pacientes tratados com TARV, dos quais 1% desenvolve lesões no SNC.
- Suspeitar em pacientes com deterioração clínica, especialmente na presença dos fatores de risco para SIRI no SNC:
  - Contagem de CD4 inferior a 50 células/mcL no momento de início da TARV.
  - Declínio rápido da carga viral plasmática após início do tratamento.
  - Presença de IO no momento de início da TARV.
  - Fatores genéticos (imponderáveis clinicamente).
- Desenvolve-se classicamente por volta do segundo mês após início do tratamento.
- SIRI de SNC pode ocorrer com ou sem IO. Quando há IO, pode cursar com piora paradoxal de infecção preexistente e já conhecida ou com desmascaramento de uma infecção latente.
- As IO mais frequentes no contexto de SIRI são:
  - Vírus: vírus JC (a forma mais grave de SIRI), da família *Herpesviridae*.
  - Fungos: criptococo (principal agente da SIRI associada a IO), cândida.
  - Bactérias: *Mycobacterium tuberculosis.*
  - Parasitas: toxoplasmose.
- Na ausência de IO, pode cursar como uma encefalite aguda (com ou sem desmielinização) ou crônica.
- Prevenção:
  - Iniciar TARV antes de CD4 cair excessivamente (quando possível) à principal fator de risco é nadir do CD4 inferior a 50 células/μL.
  - Para algumas infecções, atrasar em algumas semanas o início da TARV pode ser benéfico: criptococo a iniciar entre 2 e 10 semanas do início do tratamento. Tuberculose: 2 a 8 semanas.

PRINCIPAIS INFECÇÕES OPORTUNISTAS NO HIV

- O Quadro 60.1 demonstra um resumo das principais IO no HIV.

Quadro 60.1. Principais infecções oportunistas no HIV

Infecção oportunista	Manifestações clínicas	Imagem	Líquor e outros exames
Toxoplasmose	Febre, cefaleia, sinais focais, náuseas, vômitos, alteração no estado de consciência	Múltiplas lesões, com captação anelar de contraste (90%), em tálamo, núcleos da base e juncão córtico-subcortical, com efeito de massa	PCR no líquor (sensibilidade 58 a 100%/especificidade: 96 a 100%)
Criptococose	Febre, inapetência, cefaleia, fotofobia, rigidez de nuca, papiledema, confusão mental e rebaixamento do nível de consciência. Sinais e sintomas de hipertensão intracraniana. Tosse, dispneia e eritema cutâneo em pacientes com infecção disseminada	Na maior parte das vezes a imagem é normal. Lesões em "bolha de sabão" podem ser visualizadas. Abscessos (criptococomas) são raros no paciente com HIV	Aumento de pressão de abertura no líquor. Pleocitose linfomonocítica leve (< 50 células/μL), com discreta elevação de proteínas e diminuição de glicose. Líquor é normal em 25-30% dos casos (mau prognóstico). Látex (sensibilidade 93-100%, especificidade: 93-98%). Cultura (positiva em 3 a 7 dias). Tinta nanquim (sensibilidade: 60-80%)
Citomegalovírus	Encefalite: estado confusional agudo, sinais focais Mielite: paraparesia, hiper-reflexa Polirradiculopatia: evolução subaguda de fraqueza de membros inferiores com arreflexia e retenção urinária Neuropatia: mononeuropatia múltipla ou neuropatias cranianas	Micronódulos difusamente distribuídos no córtex, núcleos da base, tronco encefálico e cerebelo, e/ou hidrocefalia, com realce periventricular e hipersinal em T2 periventricular	Pleocitose neutrofílica, podendo ser monocítica, com leve aumento de proteínas e sem diminuição de glicose. Pode ser normal. PCR para citomegalovírus (sensibilidade 95%, especificidade 85%)

(continua)

Quadro 60.1. Principais infecções oportunistas no HIV *(continuação)*

Infecção oportunista	Manifestações clínicas	Imagem	Líquor e outros exames
Tuberculose	Pródromo: mal-estar, anorexia, perda de peso, alterações de comportamento, febre baixa por 1 a 3 semanas Fase meníngea: cefaleia, náuseas, vômitos, estado confusional e alterações de nervos cranianos. Rigidez de nuca é sinal infrequente Fase paralítica: sinais focais à hemiparesia, paraparesia. Paresia de nervos cranianos (especialmente III, IV, VI e VII). Crises epilépticas e coma. Sem tratamento, morte em 6 a 8 semanas Tuberculoma: sinais focais, crises epilépticas, hidrocefalia obstrutiva, mas pode ser achado ocasional (assintomático). Pode ocorrer na medula	Exudatos hiperdensos basais, captação meníngea de contraste, vasculite com infartos, hidrocefalia, tuberculomas/ abscessos	Aumento de pressão de abertura em 50% dos casos. Pleocitose linfomonocítica (10-500 céls/μL), redução de glicose, proteína elevada (> 1 g/L). Pode ser atípica em pacientes com HIV, especialmente se CD4 < 50 células/μL, com menor contagem de células, glicose normal e proteína normal ou levemente aumentada BAAR no líquor: sensibilidade 10-20% (aumenta se coleta de pelo menos 15 mL de líquor, com centrifugação e análise do precipitado por pelo menos 20 minutos por examinador experiente, especialmente se mais de um examinador) Cultura: sensibilidade limitada (padrão de referência) NAAT: sensibilidade 81%; especificidade: 98% (Xpert MTB/RIF comparado com cultura). Adenosina desaminase: pouco valor no HIV

(continua)

Quadro 60.1. Principais infecções oportunistas no HIV *(continuação)*

Infecção oportunista	Manifestações clínicas	Imagem	Líquor e outros exames
Leucoencefalopatia multifocal progressiva	Sintomas neurológicos focais progressivos: afasia, ataxia, apraxia, paresia, perda de sensibilidade, alterações cognitivas	Áreas de desmielinização sem efeito de massa e sem realce de contraste (pode ocorrer no contexto de síndrome inflamatória de reconstituição imune), assimétricas, localizadas preferencialmente na região periventricular e na substância branca subcortical	Padrão de referência: biópsia PCR para o vírus JC no líquor: sensibilidade: 72-92%; especificidade: 92-100% (se colhido antes da terapia antirretroviral)

PCR: reação em cadeia de polimerase; BAAR: bacilo álcool-ácido resistente.

TRATAMENTO

- Cobertura eficaz para as IO (Quadro 60.2).
- Corticosteroide para os casos com edema e risco de herniação à alguns especialistas optam por pulsar os pacientes com risco iminente de herniação com metilprednisolona na dose de 1 g ao dia por 3 a 5 dias, seguida por retirada lenta de corticosteroide por 6 a 8 semanas; dexametasona 10 mg IV, seguidos de 4 mg a cada 6 horas com retirada lenta, é uma alternativa à pulsoterapia. Evitar corticosteroide nos pacientes com SIRI por LEMP.
- Suspender TARV em SIRI grave com risco de morte para o paciente. Manter se os sintomas forem leves a moderados.

Quadro 60.2. Tratamento e prevenção secundária das principais infecções oportunistas no HIV

Infecção oportunista	Tratamento	Prevenção secundária
Toxoplasmose	• Sulfadiazina 1.000 mg 6/6h (peso < 60 kg) ou 1.500 mg 6/6h (peso> 60 kg) + pirimetamina 200 mg de ataque no primeiro dia seguidos de 50 mg dia se peso < 60 kg ou 75 mg/dia se peso > 60 kg + ácido folínico 10 a 25 mg/dia por 6 semanas • Regimes alternativos: – Sulfametoxazol + trimetoprim (25 mg/kg + 5 mg/kg 12/12h IV ou oral) por 6 semanas • Alergia a sulfa: – Clindamicina 600 mg 6/6h + pirimetamina 200 mg de ataque no primeiro dia seguidos de 50 mg dia se peso < 60 kg ou 75 mg/dia se peso > 60 kg + ácido folínico 10 a 25 mg/dia por 6 semanas – Azitromicina (900 a 1.200 mg 1x/dia) + pirimetamina 200 mg de ataque no primeiro dia seguidos de 50 mg/dia se peso < 60 kg ou 75 mg/dia se peso > 60 kg + ácido folínico 10 a 25 mg/dia por 6 semanas	• Sulfadiazina 1.000 mg 12/12h (peso < 60 kg) ou 1.500 mg 12/12h (peso > 60 kg) + pirimetamina 25 mg/dia se peso < 60 kg ou 50 mg/dia se peso > 60 kg + ácido folínico 10 a 25 mg/dia. • Regimes alternativos: – Sulfametozazol + trimetoprim 800/160 mg 12/12h • Alergia a sulfa: – Clindamicina 600 mg 8/8h + pirimetamina 25 mg/dia se peso < 60 kg ou 50 mg/dia se peso > 60 kg + ácido folínico 10 a 25 mg/dia • Manter profilaxia secundária até carga viral suprimida e CD4 > 200 células/μL por pelo menos 6 meses

Criptococose	• Indução: anfotericina B lipossomal (3 a 4 mg/kg/dia) IV ou anfotericina B deoxicolato (0,7 mg/kg/dia) + flucitosina (100 mg/kg/dia em 4 tomadas). Na ausência de flucitosina (caso da maior parte dos lugares do Brasil), anfotericina B lipossomal (3 a 4 mg/kg/dia) IV ou anfotericina B deoxicolato (0,7 mg/kg/dia) + fluconazol 800 mg/dia VO. Mínimo de 14 dias, ao final dos quais deve ser realizada uma punção de controle. Suspender indução se punção de controle negativar cultura e passar para a fase de consolidação • Consolidação: fluconazol 400 mg VO/dia por 8 semanas • Manejo da hipertensão intracraniana: punção lombar diária para pacientes com pressão de abertura maior que 25 cm H_2O que estão sintomáticos, com objetivo de reduzir em 50% a pressão inicial. Se necessidade de punção frequente, optar por dreno lombar. Se dificuldade de controle, optar por derivação definitiva	• Manutenção: fluconazol 200 mg/dia por mínimo de 1 ano. Suspender após CD4 > 100 células/mcL e 1 ano de tratamento

(continua)

Quadro 60.2. Tratamento e prevenção secundária das principais infecções oportunistas no HIV *(continuação)*

Infecção oportunista	Tratamento	Prevenção secundária
Tuberculose	• O esquema mais utilizado é RHZE por 2 meses, seguido de RH por 9 a 12 meses. RHZE: rifampicina 10 mg/kg (dose máxima 600 mg ao dia), isoniazida 5 mg/kg (dose máxima de 300 mg/dia), pirazinamida (40-55 kg: 1.000 mg; 56-75 kg: 1.500 mg; 75-90 kg: 2.000 mg) e etambutol (40-55 kg: 800 mg; 56-75 kg: 1.200 mg; 76-90 kg: 1.600 mg). Há comprimidos em dose fixa combinada: RHZE 150/75/400/275 mg (20-35 kg: 2 comprimidos; 36-50 kg: 3 comprimidos; > 50 kg: 4 comprimidos) e RH comprimido ou cápsula de 300/200 mg ou de 150/100 mg ou comprimidos de 150/75 mg (20-35 kg: 1 comprimido ou cápsula de 300/200 mg ou 2 comprimidos de 150/75 mg; 36-50 kg: 1 comprimido ou cápsula de 300/200 mg + 1 comprimido ou cápsula de 150/100 mg ou 3 comprimidos de 150/75 mg; > 50 kg: 2 comprimidos ou cápsulas de 300/200 mg ou 4 comprimidos de 150/75 mg), todos em dose única diária.	• Não há

	• Algumas fontes preconizam o uso de quinolona (moxifloxacino 400 mg 1x/dia) em lugar do etambutol, em virtude da baixa penetração do etambutol no sistema nervoso central, mesmo com a meninge inflamada • Associar dexametasona na dose de 0,3 a 0,4 mg/kg/dia por 2 semanas, seguida de retirada lenta nas próximas 6 semanas (semana 3: 0,2 mg/kg/dia; semana 4: 0,1 mg/kg/dia, então 4 mg por dia e retira-se 1 mg/dia a cada semana até a retirada completa (poucas evidências; algumas não mostram eficácia, mas é seguro) • Derivar hidrocefalia obstrutiva sintomática	
Citomegalovírus	• Doença grave (encefalite, mielite): ganciclovir (5 mg/kg 12/12h) + foscarnet (90 mg/kg/dia ou 90 mg/kg 12/12h) até melhora neurológica (pode demorar várias semanas) • Doença leve (mononeuropatia múltipla ou polirradiculopatia sem grandes déficits): valgaciclovir 900 mg 12/12h OU ganciclovir (5 mg/kg 12/12h) OU foscarnet (90 mg/kg 12/12h)	• Manter valgaciclovir (900 mg/dia) até carga viral suprimida e CD4 maior que 100 células/μL por pelo menos 6 meses • Ganciclovir 5 mg/kg/dia Foscarnet 90 mg/kg/dia
LEMP	• Não há tratamento efetivo. Otimizar ou iniciar TARV pode aumentar a sobrevida	• Não há profilaxia efetiva

LEMP: leucoencefalopatia multifocal progressiva; TARV: terapia antirretroviral.

Leituras recomendadas

Brasil. Ministério da Saúde. Protocolo clínico e diretrizes terapêuticas para manejo da infecção pelo HIV em adultos. 2017. Disponível em: http://www.aids.gov.br. Acesso em: 26 fev. 2018.

Bowen LN, Smith B, Reich D, Quezado M, Nath A. HIV-associated opportunistic CNS infections: pathophysiology, diagnosis and treatment. Nat Rev Neurol. 2016;12(11):662-74.

Chamie G, Marquez C, Luetkemeyer A. HIV-associated central nervous system tuberculosis. Semin Neurol. 2014;34:103-16.

Johnson T, Nath A. Immune reconstitution inflammatory syndrome and the central nervous system. Curr Opin Neurol. 2011;24:284-90.

Recommendations from the Centers for Disease Control and Prevention, the National Institutes of Health, and the HIV Medicine Association of the Infectious Diseases Society of America. Guidelines for Prevention and Treatment of Opportunistic Infections in HIV-Infected Adults and Adolescents. Disponível em: https://aidsinfo.nih.gov/guidelines. Acesso em: 26 fev. 2018.

Seção 11

Supervisora: Gisele Sampaio Silva

NEUROINTENSIVISMO/ NEUROTRAUMA

Capítulo 61

Coma

Igor de Lima e Teixeira
Gisele Sampaio Silva

CONCEITO

- Consciência é um estado de pleno reconhecimento e interpretação dos estímulos ambientais e do próprio organismo.
- Didaticamente, a consciência pode ser dividida em:
  - Nível de consciência (grau de alerta comportamental) – Quadro 61.1.
  - Conteúdo de consciência (soma das funções cognitivas e afetivas, avaliando a qualidade e a coerência das respostas dadas).

Quadro 61.1. Níveis de consciência

Nível	Conceito
Vigília	O indivíduo apresenta-se com plena resposta aos estímulos externos
Sonolência	O indivíduo apresenta-se com abertura ocular ao chamado, mas adormece quando não estimulado. Permanece com percepção dos sentidos e dos acontecimentos a sua volta e obedece a comandos
Coma	O indivíduo não apresenta interação com o ambiente, não oferece respostas aos estímulos e não obedece a comandos

» Termos como obnubilado ou torporoso devem ser evitados por não conter valor localizatório ou vantagem semiológica. Em seu lugar, aconselha-se descrever as características do exame neurológico do paciente.

FISIOPATOLOGIA

» Lesão do sistema ativador reticular ascendente (SARA).

» Pode acontecer nas seguintes situações (Quadro 61.2):

- Encefalopatias difusas: afetam de forma generalizada as funções cerebrais, atingindo os hemisférios cerebrais como um todo, comprometendo o SARA de modo mais global.
- Lesões supratentoriais: lesões com efeito de massa, que levam a deslocamento de um hemisfério sobre o outro; lesões que afetam diretamente ambos os hemisférios cerebrais ou que levam a distorções das estruturas dos hemisférios cerebrais; lesões que levam as estruturas dos hemisférios cerebrais a ocupar o local de estruturas infratentoriais (herniações).
- Lesões infratentoriais: lesões que afetam diretamente o tronco encefálico.

Quadro 61.2. Causas de lesões do sistema ativador reticular ascendente

Encefalopatias difusas	• Metabólicas: anóxia cerebral, cetoacidose diabética, uremia, encefalopatia hepática, estado hiperosmolar não cetótico, hipo e hipernatremia, hipoglicemia, distúrbios tireoidianos • Tóxicas: álcool, barbitúricos, monóxido de carbono, opioides, benzodiazepínicos e outras drogas sedativas • Infecciosas: pneumonia, peritonite, síndrome de Waterhouse-Friderichsen, sepse • Insuficiência microvascular: choque de qualquer etiologia • Estado de mal epiléptico, estado pós-ictal • Encefalopatia hipertensiva, eclâmpsia • Hiper e hipotermia • Concussão cerebral • Estágio final de doenças neurodegenerativas

(continua)

Quadro 61.2. Causas de lesões do sistema ativador reticular ascendente *(continuação)*	
Lesões supratentoriais	• Traumatismo cranioencefálico • Tumor ou abscesso cerebral • Acidente vascular cerebral extenso ou afetando ambos os hemisférios cerebrais • Hematoma epidural ou subdural
Lesões infratentoriais	• Acidente vascular cerebral isquêmico ou hemorrágico de tronco ou cerebelo • Tumor cerebelar ou em tronco encefálico • Trauma cranioencefálico afetando estruturas infratentoriais

AVALIAÇÃO INICIAL DO COMA

» Na anamnese e no exame físico, deve-se focar na descoberta de detalhes que levem à possível causa do coma (Quadros 61.3 e 61.4).

» Exames laboratoriais de rotina na investigação do coma estão listados no Quadro 61.5.

» Em seguida devem-se tomar medidas iniciais buscando manter o paciente estável para prosseguir ao exame neurológico (Figura 61.1).

Quadro 61.3. Dados da anamnese do indivíduo em coma
• Histórico de trauma • Uso de drogas • Tentativas prévias de suicídio • Histórico de cardiopatias, cefaleias, epilepsia, diabetes • Histórico de etilismo e tabagismo • Doenças prévias • Distúrbios psiquiátricos • Medicamentos de uso frequente do indivíduo ou de seus familiares • Buscar por documentos, agendas ou lembretes (diabetes, epilepsia e outras doenças crônicas)

Quadro 61.4. Exame físico do indivíduo em coma	
Sinais vitais	Hipotensão, hipertensão (acidente vascular cerebral ou encefalopatia hipertensiva), hipertermia (sepse ou lesões centrais hipotalâmicas ou talâmicas), hipóxia, bradicardia (cardiopatias)
Cabeça	Traumas (hematomas e escoriações, hemotímpano, rinorreia sanguinolenta ou liquórica, sinal de Battle, sinal do guaxinim), mordedura da língua (epilepsias), hálito cetônico (álcool, diabetes), pletora (hipóxia por compressão cervical ou torácica – soterramento, enforcamento)
Pele	Hematomas e petéquias, icterícia, manchas de Janeway, marcas de picadas (membros – drogas, abdome – diabetes), *rash* purpúrico (meningite, meningoencefalite), lesões bolhosas (intoxicações medicamentosas, como barbitúricos), telangiectasias aracniformes, cor arroxeada de pele e mucosas (monóxido de carbono), palidez (anemia, mixedema, nefropatia)
Pescoço	Rigidez de nuca, desvio de traqueia ou trauma cervical (hipóxia), trauma cervical grave (indicando trauma cranioencefálico)
Membros	Lesões osteomusculares (traumas), braceletes (epilepsia, diabetes), fístulas arteriovenosas (nefropatia dialítica), lesões corto-contusas sangrantes (anemia aguda, choque)
Tórax	Traumas, assimetria ventilatória (hipóxia), anormalidades de ausculta cardíaca (arritmias e cardiopatias), anormalidades de ausculta pulmonar (hipóxia).
Abdome	Ascite, hepatomegalia.

Quadro 61.5. Exames laboratoriais na avaliação do coma	
Laboratoriais	Hemograma, glicemia, eletrólitos (sódio, cálcio e potássio), perfil metabólico (função renal, função hepática e enzimas), gasometria arterial e testes toxicológicos

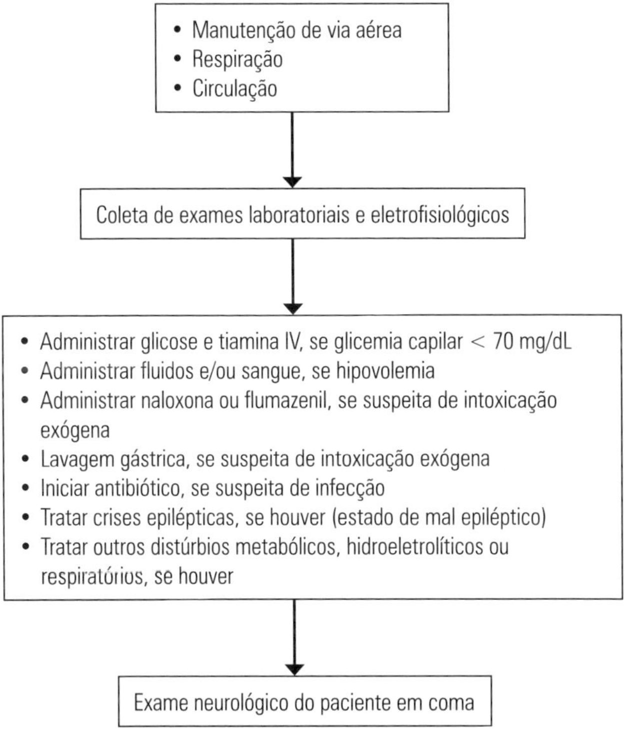

Figura 61.1. Algoritmo de avaliação inicial do indivíduo em coma.

EXAME NEUROLÓGICO NO COMA

» O exame neurológico no indivíduo em coma ajuda-nos a responder três questões:
  - O paciente está mesmo em coma?
  - Qual a topografia provável da lesão que levou ao coma?
  - Qual a provável etiologia da lesão?

1° passo – Avaliação de respostas por meio de estímulo somatossensorial

- Chamar o paciente pelo nome e em tom alto e grave.
- Se não houver resposta, estimular o paciente (chamar o nome e movimentar o tórax do paciente).
- Se não houver resposta, utilizar estímulo nociceptivo: compressão da região supraorbitária ou no ângulo da mandíbula, preferencialmente. Compressão dos leitos ungueais ou compressão esternal podem ser utilizadas com cautela para evitar lesões.
- Avaliar se há despertar do paciente e observar se há mudanças de postura como decorticação ou descerebração, assimetrias de postura, posturas flácidas ou outros movimentos anormais.
- Após esse passo, deve-se classificar o nível de consciência do paciente (como citado anteriormente).
- Em muitos locais utiliza-se a escala de coma de Glasgow para classificação do nível de consciência. Apesar de não dar detalhes localizatórios importantes, ela é a mais usada para avaliação da evolução da melhora do paciente pela equipe multiprofissional.
- Posturas anormais podem separar a lesão entre supratentorial (decorticação) ou infratentorial (descerebração), unilaterais ou em níveis diferentes (assimetrias), ou bilaterais.

2° passo – Avaliação das pálpebras, reatividade pupilar e fundo de olho (Quadro 61.6)

- Pálpebras: avaliar se as pálpebras fecham espontaneamente ao ser solicitado ao paciente, assim como se há movimentação simétrica, ptose palpebral ou comprometimento do nervo facial.
- Pupilas: avaliar se há anormalidades da reatividade pupilar.
- Fundo de olho: verificar se há papiledema (sinal de hipertensão intracraniana) ou hemorragias.

Quadro 61.6. Padrões possíveis de reatividade pupilar – correlação topográfica	
Normais	De 3 a 6 mm de diâmetro
Mióticas, simétricas e fotorreagentes	Corticais difusas, diencefálicas, coma metabólico
Tamanho normal e não fotorreagentes bilateralmente	Mesencefálica
Midriática unilateral, não fotorreagente	Herniação uncal (pupila uncal ou do III nervo craniano)
Midriáticas bilaterais, com reflexos fotomotores ausentes, porém com dilatação ao estímulo doloroso	Tectal (tecto mesencefálico)
Posição média, irregulares, não reativas, não centralizadas (corectopia)	Tegumento do mesencéfalo
Extremamente miótica, puntiforme (tamanho de ponta de caneta), fotorreagentes (geralmente vistas apenas com lupa)	Pontina
Mióticas unilateralmente, associadas à ptose palpebral ipsilateral, por vezes associadas à anidrose ipsilateral	Pupila da síndrome de Claude Bernard-Horner (lesão do trajeto das fibras simpáticas)
Dilatadas bilateralmente não fotorreagentes	Intoxicação por atropina
Midriáticas e fixas	Encefalopatia anóxica ou pós-parada cardiorrespiratória, assim como na morte encefálica

3° passo – Movimentação ocular extrínseca (Quadro 61.7)

- Devem ser avaliadas as respostas de movimentação horizontais e verticais (espontâneas e passivas).
- Manobras de movimentação passiva: reflexo oculocefálico e teste calórico.
- Observar se há comprometimento da movimentação conjugada dos olhos ou movimentos espontâneos anormais.

Quadro 61.7. Padrões possíveis de motricidade ocular – correlação topográfica	
Normais	Os olhos se movem na direção contrária ao movimento da cabeça no reflexo oculocefálico. No teste calórico, ao ser instilada água fria em um dos lados, haverá nistagmo no qual o componente rápido afasta-se do lado irrigado. Desvio conjugado para um dos lados, sem nistagmo, pode significar lesão cortical difusa
Foville superior	Desvio conjugado dos olhos para o lado da lesão hemisférica, do lado contrário da hemiplegia, mas pode ser "levado para o outro lado" através do reflexo oculocefálico ou pelo teste calórico
Foville inferior	Desvio dos olhos para o lado da hemiplegia, lesões infratentoriais
Desvio do olhar	Lesões talâmicas ou em núcleos da base podem levar a um desvio forçado do olhar contrário à lesão
Desvio do olhar acompanhado de movimentos nistagmoides	Nesses casos deve-se suspeitar de crises epilépticas provocadas pela lesão hemisférica, que fazem com que o olhar vá momentaneamente contra a direção da lesão, porém, ao cessar a crise, os olhos se voltam novamente em direção à lesão
Olhar forçado para baixo ("em sol poente", sinal de Parinaud)	Acontece nas lesões de tecto mesencefálico, nas quais ambos os olhos permanecem voltados para baixo, porém são movidos para os lados pelo teste calórico; pode acontecer mais raramente em comas metabólicos
Desvio de um dos olhos (desconjugado) para baixo, com abolição da movimentação ao teste calórico	Lesões do tegmento mesencefálico
Déficit de adução de um dos olhos, sem alterações pupilares e sem alterações de movimentações verticais	Lesão do fascículo longitudinal medial (parte superior de ponte ipsilateral)
Estrabismo latente	Pode ser visto em comas superficiais, mas desaparece no coma profundo

(continua)

Quadro 61.7. Padrões possíveis de motricidade ocular – correlação topográfica *(continuação)*	
Horizontais	
Olhar alternante periódico (olhar em "pingue-pongue")	Ciclos curtos, danos bilaterais (cerebral difuso), raramente lesões de fossa posterior
Desvio alternante periódico do olhar	Duração de ciclos de 1 a 2 minutos, lesões de cerebelo e tronco encefálico. Costuma ocorrer em pacientes lúcidos
Movimentos nistagmoides rápidos (abalos) em direção a uma versão ocular	Pensar em estado de mal epiléptico
Movimentos nistagmoides rápidos (abalos) de um dos olhos	Lesão pontina média ou baixa. Podem acontecer também verticais ou em rotação
Divergência repetitiva	Desvio dos olhos periodicamente, para cima e para fora, para a posição de repouso, de forma lenta; permanecem desviados por um curto período e voltam rapidamente a posição inicial. Pode ocorrer em encefalopatias metabólicas
Mioclonias horizontais	Oscilações pendulares horizontais. Vistas em intoxicações por drogas serotoninérgicas
Verticais	
Rápidos para cima ou para baixo, de pequena amplitude (abalos)	Estado de mal epiléptico, geralmente ocasionado por encefalopatias difusas
Oscilações oculares (*bobbing* ocular)	Rápido para baixo, lento para cima. Lesões pontinas, massa extra-axial de fossa posterior, encefalopatia difusa
Oscilações oculares inversas (mergulho)	Lento para baixo, rápido para cima. Anóxia, pós-estado de mal epiléptico, encefalopatia difusa
Oscilações oculares reversas (*bobbing* reverso)	Para cima rápido, para baixo lento. Encefalopatias difusas, raramente em lesões pontinas

(continua)

Quadro 61.7. Padrões possíveis de motricidade ocular – correlação topográfica *(continuação)*	
Oscilações oculares ascendentes lentas (mergulho reverso)	Para cima lento, para baixo rápido. Encefalopatias difusas, raramente pontinas
Pseudo-oscilações pré-tectais	Padrão em V, para baixo e para dentro. Lesões pré-tectais (hidrocefalia)
Mioclonias oculares verticais	Pendulares e isoladas. Lesão pontina
Nistagmo em "gangorra"	Enquanto um olho se eleva e faz excicloduçâo, o outro deprime e faz incicloduçâo. Lesões parasselares, acidente vascular cerebral de tronco encefálico e siringobulbia

4° passo: Avaliação do padrão respiratório (Quadro 61.8 e Figuras 61.2 e 61.3)

- Valor topográfico essencial.
- Se necessário, desacoplar a cânula de intubação orotraqueal do paciente do respirador.

Quadro 61.8. Padrões respiratórios possíveis – correlação topográfica	
Eupneica com suspiros e bocejos	Lesões iniciais corticais bilaterais
Cheyne-Stokes	Aumentos graduais de intensidade e posterior diminuição, com apneia posterior. Lesões corticais bilaterais ou talâmicas
Hiperventilação neurogênica	Respiração rápida e constante, com alta frequência, presente em lesões mesencefálicas
Respiração apnêustica	Interrupções prolongadas ao final da inspiração. Lesões pontinas
Respiração atáxica	Padrão totalmente irregular. Parada cardiorrespiratória, intoxicações exógenas e lesões bulbares

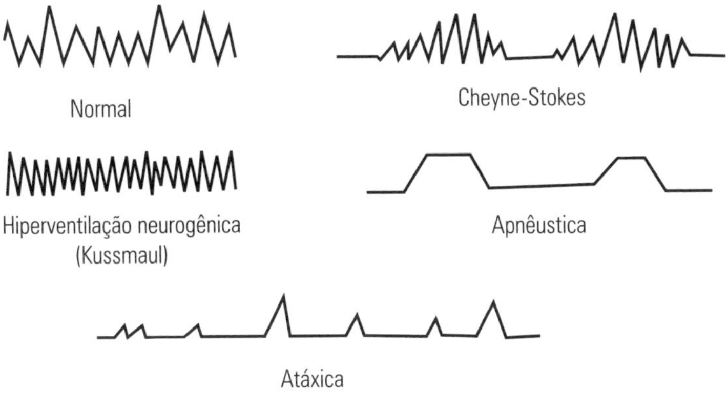

Figura 61.2. Padrões respiratórios possíveis no indivíduo em coma.

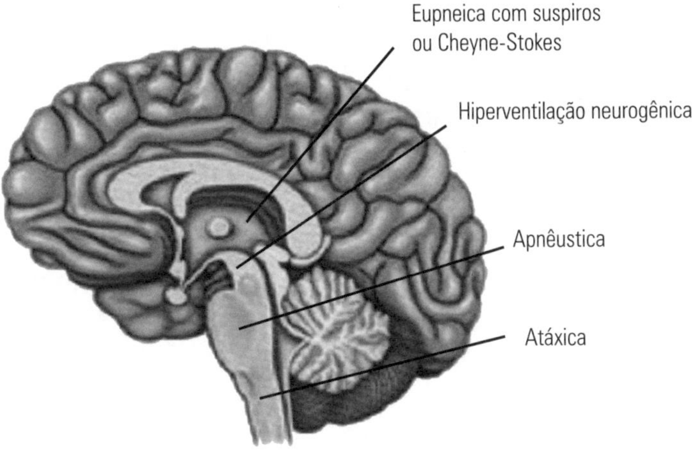

Figura 61.3. Padrões respiratórios e topografia.

5° passo: Reflexo de tronco encefálico (Quadro 61.9)

» São importantes como auxiliares para localização topográfica da lesão, para refinamento do diagnóstico.

Quadro 61.9. Reflexos do tronco encefálico
• Reflexo córneo-mandibular: consiste no desvio da mandíbula contralateral à estimulação corneana. Está presente em encefalopatias difusas • Reflexo pupilar: resposta à luz direta e consensual. Lesões de núcleo de Edinger-Westphal no mesencéfalo ou lesões de nervo óptico • Reflexo oculocefálico: giro da cabeça, passivamente. Lesões do nervo oculomotor (mesencéfalo), do fascículo longitudinal medial (mesencéfalo) ou do nervo abducente (ponte) • Reflexo vestíbulo-ocular: irrigação do ouvido externo com água fria. Lesões dos nervos oculomotor e abducente ou do fascículo longitudinal medial ou das eferências dos nervos vestibulares (ponte) • Reflexo corneano: estimulação da córnea. Avaliação de núcleos de nervos trigêmeo e facial (ponte) • Reflexo nauseoso e de tosse: estimulação da orofaringe ou da epiglote. Lesões dos nervos vago e/ou glossofaríngeo (bulbo) • Reflexo cilioespinal: estimulação dolorosa da pele da região cervical leva à dilatação pupilar

■ INVESTIGAÇÃO ETIOLÓGICA

» A Figura 61.4 apresenta o fluxograma de investigação etiológica.

■ EXAMES COMPLEMENTARES

» Tomografia computadorizada de crânio: fundamental na suspeita de lesões estruturais.

» Eletroencefalograma: suspeita de estado de mal epiléptico não convulsivo ou encefalopatias metabólicas.

■ DIAGNÓSTICO DIFERENCIAL

» Ausência de resposta psicogênica: o paciente pode manter os olhos fechados com força e resistir à abertura das pálpebras, ou pode manter os olhos abertos em um olhar fixo, interrompido por piscadas rápidas e pupilas normais.

História clínica e exame físico e neurológico

→ **Sem sinais focais + função normal de tronco encefálico + tomografia computadorizada de crânio e líquor normais:**
- Intoxicações exógenas
- Infecções sistêmicas
- Choque
- Estado de mal epiléptico, pós-ictal
- Encefalopatia hipertensiva
- Hiper ou hiponatremia
- Concussão cerebral
- Hidrocefalia aguda

→ **Irritação meníngea, com ou sem febre + alterações no líquor + ausência de sinais focais + tomografia computadorizada de crânio com ou sem alterações:**
- Hemorragia subaracnóidea (ruptura de aneurisma, malformação arteriovenosa ou trauma)
- Meningite bacteriana aguda
- Encefalites virais
- Neurotuberculose
- Meningite parasitária
- Envolvimento neoplásico meníngeo ou síndromes paraneoplásicas

→ **Sinais focais ao exame neurológico + com ou sem alteração em líquor + ressonância magnética encefálica ou tomografia computadorizada craniana geralmente anormais:**
- Acidente vascular cerebral isquêmico ou hemorrágico extenso
- Abscesso cerebral, empiema subdural
- Encefalite herpética
- Hematoma subdural ou extradural
- Tumores cerebrais
- Acidente vascular cerebral hemorrágico de ponte ou cerebelo
- Contusões cerebrais
- Trombose de seio venoso ou outras causas

Figura 61.4. Fluxograma de investigação ideológica.

- Síndrome do encarceramento (*locked-in*): tetraplegia e anartria, com nível de consciência preservado, por lesão na região ventral da ponte.
- Mutismo acinético: lesões cerebrais levam à deficiência na motivação e na capacidade de planejamento e de iniciar tarefas, levando à incapacidade de se movimentar ou falar, apesar de lúcido.
- Estado vegetativo persistente: pacientes estão despertos, porém não lúcidos. Não exibem fala, compreensão do ambiente ou movimentos dirigidos.
- Estado mínimo de consciência: estado em que o paciente não preenche critérios para estado vegetativo persistente ou para estado de coma.
- Catatonia: complicação de transtornos psiquiátricos, em que os pacientes se encontram com os olhos abertos, mas são incapazes de falar ou de se movimentar espontaneamente (encefalites autoimunes, como a do tipo NMDA, também podem provocar o quadro).
- Morte encefálica: os Quadros 61.10 e 61.11 demonstram os critérios antigos e novos.

Quadro 61.10. Critérios de morte encefálica segundo Resolução n. 1.480/1997 do CRM
• Não há qualquer atividade do cérebro ou do tronco cerebral (coma aperceptivo) • Apneia (teste da apneia) • Ausência de reflexos de tronco cerebral: pupilas midriáticas ou médio-fixas e não reativas, abolição de reflexos oculocefálico e vestíbulo-ocular, corneano, reflexo do vômito e tosse • É obrigatório saber a causa do coma (lesão encefálica que justifique o coma) • Devem-se descartar causas potenciais de coma (hiponatremia, hipotermia, drogas depressoras do SNC ou outros distúrbios eletrolíticos ou metabólicos graves) • Deve ser comprovada por um exame complementar: angiografia cerebral, Doppler transcraniano, PET Scan, cintilografia cerebral, eletroencefalograma • O exame deve ser atestado por 2 médicos diferentes, um deles obrigatoriamente neurologista • O intervalo entre exames, em adultos, deve ser de 6 horas. No caso de crianças, varia: 12 horas (1 a 2 anos incompletos), 24 horas (2 meses a 1 ano incompleto), 48 horas (7 dias a 2 meses incompletos)

Quadro 61.11. Novos critérios de morte encefálica segundo Resolução n. 2.173/2017 do CRM

Parâmetros clínicos para o início do diagnóstico

- Coma não perceptivo, ausência de reatividade supraespinhal, apneia persistente. Deve apresentar lesão encefálica de causa conhecida, irreversível e capaz de causar a morte encefálica, ausência de fatores tratáveis que possam confundir o diagnóstico de morte encefálica. Temperatura corporal superior a 35º, saturação arterial de oxigênio acima de 94% e pressão arterial sistólica maior ou igual a 100 mmHg para adultos

Tempo de observação para que seja iniciado o diagnóstico

- Critério incluído na resolução mais recente
- Exigência de no mínimo 6 horas
- Quando a causa for encefalopatia hipóxico-isquêmica, a observação deve ser de 24 horas

Intervalo mínimo entre as duas avaliações clínicas

- Critérios também modificados pela nova resolução
- O intervalo entre exames, em adultos, deve ser de 1 hora. No caso de crianças, varia: 24 horas (7 dias a 2 meses incompletos) e 12 horas (de 2 meses a 24 meses incompletos)

Confirmação da morte encefálica

- Dois exames clínicos, por médicos diferentes, especialmente capacitados para confirmar o coma não perceptivo e a ausência de função do tronco encefálico
- Um teste de apneia
- Um exame complementar que comprove a ausência de atividade encefálica. Este exame deve comprovar ausência de perfusão sanguínea encefálica, ausência de atividade metabólica encefálica ou ausência de atividade elétrica encefálica
- Capacitação do profissional
- Será considerado especificamente capacitado o médico com um ano de experiência no atendimento de pacientes em coma e que tenha acompanhado ou realizado pelo menos dez determinações de morte encefálica, ou que tenha realizado curso de capacitação para determinação de morte encefálica
- Um dos médicos especificamente capacitado deverá ser especialista em uma das seguintes especialidades: medicina intensiva, medicina intensiva pediátrica, neurologia, neurologia pediátrica, neurocirurgia ou medicina de emergência
- Nenhum desses médicos poderá fazer parte da equipe de transplante

Leituras recomendadas

Bertolucci PHF, Ferraz HB, Barsottini OGP, Pedroso JL. Neurologia – diagnóstico e tratamento. 2. ed. Barueri: Manole; 2016. Cap. 2.

Brazis, PW, Masdeu JC, Biller J. Localização em neurologia clínica. 6. ed. São Paulo: Di Livros; 2013.

Cooksley T, Holland M. The management of coma. Medicine. 2017;45(2):115-9.

Plum F, Posner BP. The diagnosis of stupor and coma. 4. ed. Philadelphia: FA Davis; 2007.

Traub SJ, Wijdicks EF. Initial diagnosis and management of coma. Emerg Med Clin North Am. 2016;34(4):777-93.

Capítulo 62

Hipertensão intracraniana

Igor de Lima e Teixeira
Gisele Sampaio Silva

CONCEITO

- Aumento da pressão exercida por área da superfície interna da caixa craniana, em razão do aumento de seu conteúdo.
- Esse aumento pode ser dado pelo aumento do volume encefálico (80% – tumores, hematomas ou edema encefálico), pelo volume sanguíneo cerebral (10% – *swelling* ou hiperemia) ou liquórico (10% – hidrocefalias).
- A pressão intracraniana (PIC) normal do adulto é entre 10 e 15 mmHg, e a da criança, entre 5 e 10 mmHg.
- Hipertensão intracraniana (HIC) acontece quando o valor da PIC é superior a 20 mmHg.
- Doutrina de Monro-Kellie (Figura 62.1): no início, grandes aumentos de volume levam a pouca elevação da PIC (alta complacência) e, posteriormente, no processo de elevação da PIC, essa capacidade de adaptação se perde e pequenos aumentos de volume intracerebral levam a grandes aumentos da PIC (alta elastância) – Figura 62.2.

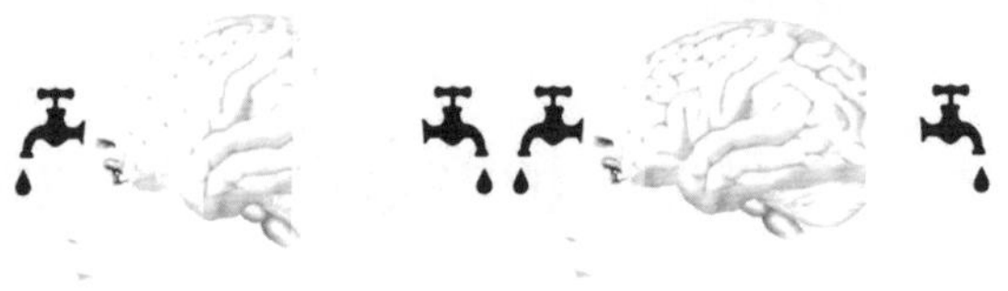

Figura 62.1. A doutrina de Monro-Kellie estabelece que o encéfalo está contido no crânio, uma cavidade inelástica, e que o volume intracraniano deve permanecer constante.

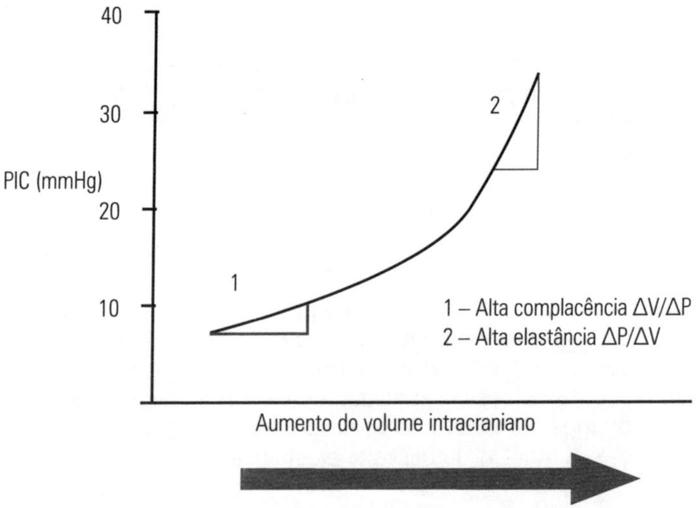

Figura 62.2. Gráfico de aumento da pressão intracraniana × tempo.

FISIOPATOLOGIA

- A pressão de perfusão cerebral (PPC) depende do equilíbrio entre a pressão arterial média, principalmente advinda das artérias carotídeas, e a pressão intracraniana. Assim, PPC= PAM-PIC.
- Aumentos grandes da PIC levam à diminuição da PPC, ocorrendo assim menor aporte sanguíneo e menor perfusão dos tecidos, aumentando o impacto metabólico sobre os tecidos, aumentando o processo inflamatório e de morte neuronal.
- Todos esses processos inflamatórios levam a maior aumento de conteúdo no espaço intracerebral, aumentando ainda mais a PIC e diminuindo ainda mais a PPC, determinando várias complicações (Figura 62.3).

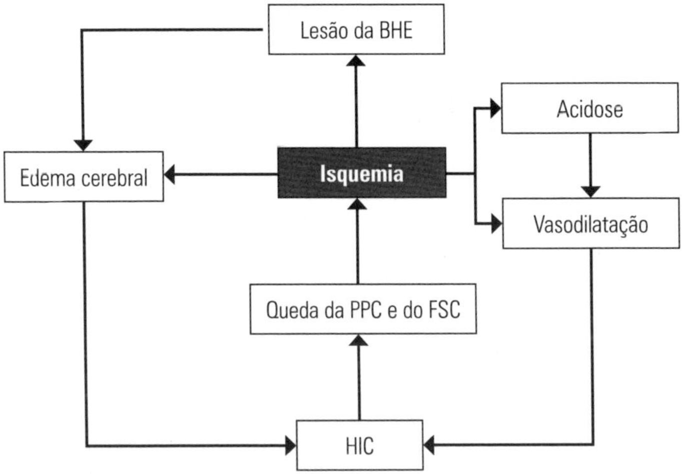

Figura 62.3. Complicações da hipertensão intracraniana.

QUADRO CLÍNICO DA HIPERTENSÃO INTRACRANIANA

- Devemos suspeitar de HIC nos casos de:
  - Cefaleia (pior durante a manhã ou ao se deitar, piora com Valsalva).
  - Vômitos (sem náusea associada).

- Distúrbios visuais (diplopia, edema de papilas ópticas).
- Rebaixamento do nível de consciência (agitação até coma).
- Crises epilépticas.
- Síndromes de herniação cerebral.
- Posturas de decorticação ou descerebração, ou posturas anormais uni ou bilaterais.
- Tríade de Cushing (hipertensão arterial associada a bradicardia e alterações de ritmo respiratório).

DIAGNÓSTICO DE HIPERTENSÃO INTRACRANIANA

» A medida da PIC por cateter intraventricular ou intraparenquimatoso é considerado o método padrão de referência para a medida da hipertensão intracraniana.

» O exame neurológico é sensível, mas pouco específico, sendo usado como rastreio para suspeita de HIC.

» O edema de papila óptica é específico, porém pouco sensível para o diagnóstico; assim, a ausência de edema de papila após suspeita de paciente com HIC não exclui a possibilidade de HIC.

» O Doppler transcraniano (DTC) é um exame específico e sensível para o diagnóstico, pois a monitorização tem de ser feita em caráter intermitente. Por não saber como as variáveis se comportarão perante as condutas, não deve ser usado como monitoração.

- No DTC a HIC caracteriza-se por:
  - Diminuição das velocidades.
  - Aumento do índice de pulsatilidade (IP).

» A medida de espessura da bainha do nervo óptico, pela ultrassonografia, também pode ser usada para medida da PIC: valores acima de 0,57 são altamente sugestivos de HIC. Por seu caráter intermitente, não podem ser usados como monitoração (Figura 62.4).

» Os exames de imagem (geralmente tomografia computadorizada de crânio, por seu mais fácil acesso) devem ser feitos o mais precocemente possível, na suspeita de HIC, para investigar causas tratáveis. Exames de imagem normais não afastam HIC.

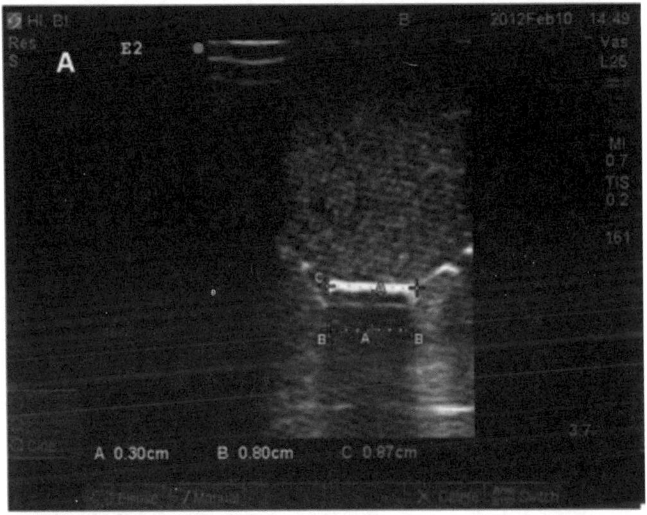

A. Medida de A-A = 0,3 cm e B-B = 0,8 cm – sugestivo de HIC

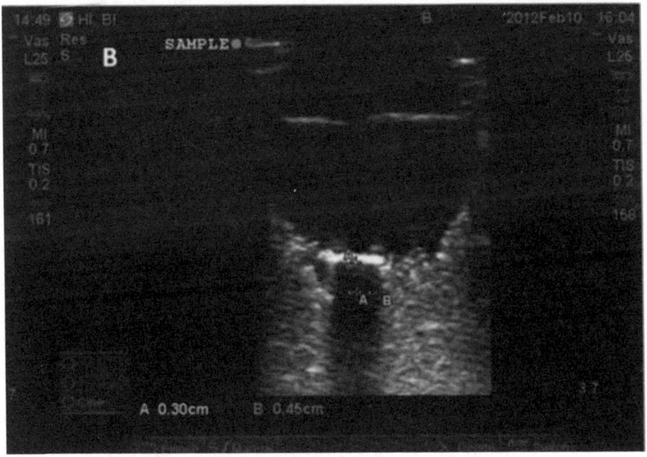

B. Medida de A-A = 0,3 cm e B-B = 0,45 cm – normal

Figura 62.4. Medida da espessura da bainha do nervo óptico.

TRATAMENTO DA HIPERTENSÃO INTRACRANIANA

» Monitorar as variações de PIC, PAM e PPC.
» Evitar os danos que piorarão o aumento da PIC e, assim piorarão o processo.
» Medidas para diminuição direta da PIC.

MONITORAÇÃO DA PRESSÃO INTRACRANIANA

» Cateteres subdurais ou subaracnóideos são muitas vezes de mais fácil instalação, porém podem subestimar as medidas. Os cateteres intraventriculares ou intraparenquimatosos permanecem como padrão de referência para monitoração da PIC.
» O Quadro 62.1 demonstra as principais indicações de monitorização da PIC.

Quadro 62.1. Indicações de monitoração de pressão intracraniana
• No traumatismo cranioencefálico
– Lesão encefálica grave (escala de coma de Glasgow < 8)
– Anormalidade focal na tomografia computadorizada de crânio
– Lesão cerebral em paciente > 40 anos de idade
– Tomografia computadorizada de crânio normal com pressão arterial sistólica persistentemente < 90 mmHg
• Hemorragia subaracnóidea com hidrocefalia associada
• Hidrocefalia
• Lesão cerebral hipóxica
• Pós-operatório em pacientes com risco de edema cerebral grave
• Acometimento de diversos sistemas com alteração do nível de consciência

» As curvas de monitoração normais da PIC correspondem a três elevações fisiológicas (Figura 62.5):
- P1 – pressão arterial transmitida do plexo coroide.
- P2 – varia representando a complacência cerebral (*tidal*).
- P3 – representa o fechamento da valva aórtica (nó dicrótico).

» A importância de monitorar as curvas de PIC é verificar a fidelidade das medidas efetuadas, o que dará confiança na monitoração da PIC durante o tratamento, além de inferir prováveis causas tratáveis de aumento da PIC (Figura 62.6).

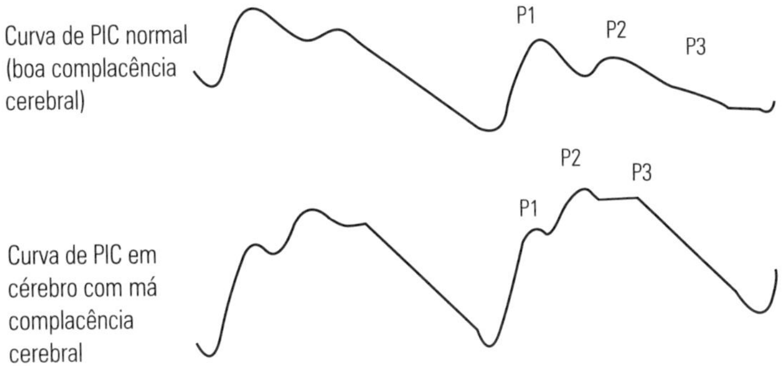

Figura 62.5. Curvas de pressão intracraniana.

» A retirada do cateter deve ser feita quando:
- O paciente estiver acordado, com estado neurológico satisfatório para conseguir sua evolução por meio da análise clínica neurológica; E
- 48 a 72 horas em que situações clínicas que levem a risco de novo evento que piore a HIC estejam corrigidas (retirada de sedação, normalização da $PaCO_2$ etc.) e retiradas as medidas para HIC.

TRATAMENTO DA HIPERTENSÃO INTRACRANIANA

» O Quadro 62.2 lista as medidas iniciais no tratamento da HIC.

Quadro 62.2. Medidas iniciais na hipertensão intracraniana
• Elevar cabeceira a mais de 30°, mantendo o pescoço alinhado • Manter normocarbia • Certificar-se de que a elevação da pressão intracraniana não é decorrente de estímulo doloroso ou aspiração • Verificar se há hipotermia ou hipertermia associada ao quadro • Se agitação associada, considerar quadro doloroso (tratar quadro doloroso ou considerar sedação) • Considerar tratamento com corticosteroides, se houver edema vasogênico (tumores, processo neuroinflamatório ativo) • Manter pressão de perfusão cerebral entre 60-70 mmHg (não reduzir demais a pressão de perfusão cerebral para prevenir isquemia)

Tipo A – elevação com platô sustentado de 50-80 mmHg, possivelmente representando vasodilatação cerebral e aumento do fluxo sanguíneo cerebral, em resposta a uma pressão de perfusão cerebral baixa

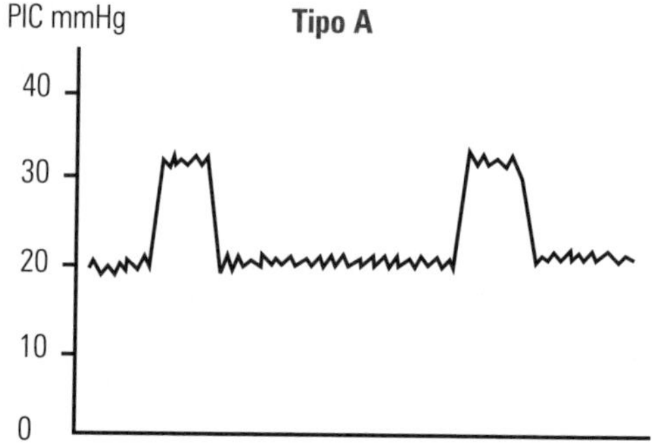

Tipo B – elevações de curta duração (1 a 2 minutos), transitórias e pequenas, de amplitude limitada, podendo representar patologia intracraniana, com diminuição da complacência, quando a amplitude é menor que 10 mmHg

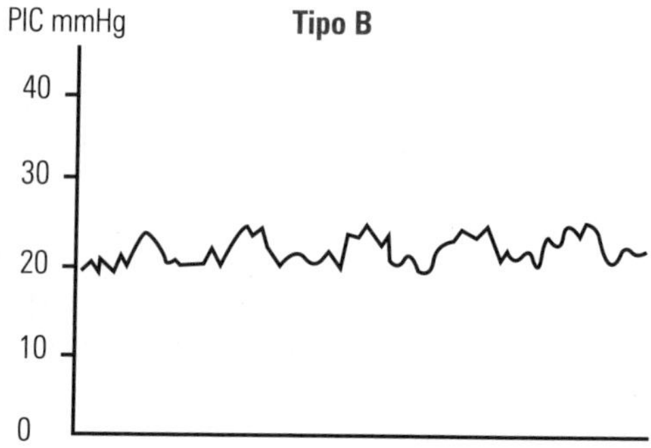

Tipo C – oscilações pequenas e rápidas de frequência de 4 a 8 por minuto, na pressão intracraniana, que refletem mudanças normais da pressão arterial sistêmica. Não têm significado clínico

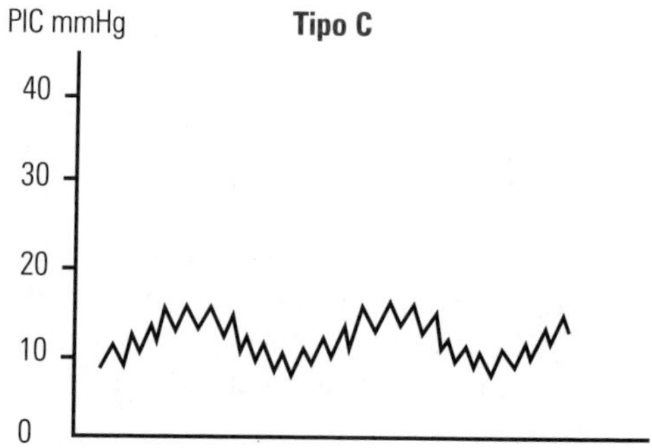

Figura 62.6. Curvas de Lundberg.

» O Quadro 62.3 lista as condutas subsequentes no tratamento da HIC.
» O Quadro 62.4 lista as condutas no tratamento da HIC refratária e o Quadro 62.5 as indicações cirúrgicas.

Quadro 62.3. Condutas subsequentes no tratamento da hipertensão intracraniana
Caso a hipertensão intracraniana persista a despeito das medidas iniciais, considere: • Manter adequadas as vias aéreas, oxigenação e estabilidade hemodinâmica • Evitar hipóxia • Manitol IV em *bolus* de 0,5 a 1 g/kg • Drenagem de líquor – se suspeita de hidrocefalia obstrutiva envolvida no processo (drenar 5 a 10 mL de líquor por derivação ventricular externa) • Manter sódio sérico entre 140-150 mEq/L e checar níveis séricos de sódio a cada 4-6 horas. Utilizar salina 3% para manutenção dos níveis séricos • Obter estudo de imagem logo que houver estabilização do quadro de hipertensão intracraniana
Caso a hipertensão intracraniana ainda persista, considere: • Salina hipertônica (20%) em acesso central • Manter sódio sérico em 140-150 mEq/L, utilizando salina a 3% • Monitoração do sódio sérico a cada 4-6 horas

Quadro 62.4. Condutas no tratamento da hipertensão intracraniana refratária
Se pressão intracraniana refratária às medidas anteriores: • Considerar sedação profunda (propofol 1-3 mg/kg e infusão contínua de 200 mcg/kg/min IV) • Neste momento, considerar medidas cirúrgicas de manutenção da pressão intracraniana (craniectomia descompressiva)
Se paciente não é candidato à cirurgia descompressiva: • Pentobarbital: *bolus* 10 mg/kg IV em 30 minutos; após, 5 mg/kg/hora por 3 horas; manutenção de 1-4 mg/kg/hora, infusão pode ser mantida por 24-96 horas. Tratar complicações inerentes ao uso de pentobarbital (depressão respiratória, instabilidade circulatória, imunossupressão, íleo paralítico) • Hipotermia moderada (32°-34°) – uso de meios externos de resfriamento ou uso de infusão de fluidos frios (faltam ensaios clínicos para seu uso rotineiro) • Hiperventilação com hipocapnia permissiva ($PaCO_2$ de 25-35 mmHg). Não foi encontrado benefício de manutenção por mais de 6 horas • Manter pressão de perfusão cerebral e pressão arterial média estáveis

Quadro 62.5. Indicações de procedimento cirúrgico (causas tratáveis)
• Hematoma subdural ou extradural maior que 1 cm em sua maior espessura • Pacientes com contusões hemorrágicas que evoluem com deterioração progressiva • Volumes acima de 30 mL em localização supratentorial ou 16 mL infratentorial • A craniectomia descompressiva para pacientes com hipertensão intracraniana não controlada clinicamente pode ser considerada

PROGNÓSTICO

» O prognóstico do paciente dependerá da causa do HIC e de quão rápido se fizer:
- Suspeita clínica.
- Monitoração da PIC.
- Medidas de tratamento eficazes da PIC.

Leituras recomendadas

Bertolucci PHF, Ferraz HB, Barsottini OGP, Pedroso JL. Neurologia – Diagnóstico e tratamento. 2. ed. Barueri: Manole; 2016.

Freeman WD. Management of intracranial pressure. Neurocrit Care. 2015;21(5):1299-323.

Nair S. Clinical review of non-invasive intracranial pressure measurement in medical cases. J Neuroanaesthesiol Crit Care. 2016;3(1):9-14.

Singhal V, Abraham M. Intracranial pressure monitoring. J Neuroanaesthesiol Crit Care. 2015;2(3):193-203.

Yavin D, Luu J. Diagnostic accuracy of intraocular pressure measurement for the detection of raised intracranial pressure: meta-analysis: a systematic review. J Neurosurg. 2014;121(3):680-7.

Capítulo 63

Hemorragia intraparenquimatosa

João Brainer Clares de Andrade
Gisele Sampaio Silva

CONCEITO

- A hemorragia intraparenquimatosa (HIP) é responsável por 10 a 15% dos acidentes vasculares cerebrais (AVCs) no Brasil e nos Estados Unidos.
- Afeta cerca de quatro milhões de pessoas em todo o mundo, com mortalidade de 40% em 30 dias e até 60% em um ano. Tem incidência de 16 a 33 casos a cada 100 mil habitantes.
- Sua principal etiologia é a hipertensão arterial sistêmica (HAS).
- Locais mais comuns: núcleos da base e cápsula interna. Outros sítios comuns são mesencéfalo, ponte, tálamo e cerebelo.
- A HAS está presente de 50 a 70% dos casos de HIP. Outras causas estão descritas no Quadro 63.1.
- No Quadro 63.2, são listados os principais fatores de risco associados à HIP.

Quadro 63.1. Causas de hemorragia intraparenquimatosa espontânea
• Infarto hemorrágico • Trombose venosa central • Doença e síndrome de *moyamoya* • Embolia séptica • Vasculites do sistema nervoso central • Aneurisma micótico • Uso de cocaína e anfetaminas • Discrasias sanguíneas • Angiopatia amiloide • Anticoagulantes • Malformações arteriovenosas

Quadro 63.2. Fatores de risco para hemorragia intraparenquimatosa espontânea
• Hipertensão arterial • Idade • Consumo elevado de álcool • Uso de cocaína e anfetaminas • Baixos níveis de colesterol LDL • Presença de alelos ligados à angiopatia amiloide

ESTRATIFICAÇÃO DE RISCO

» As escalas ICH Score (Quadro 63.3) e FUNC Score (Quadro 63.4) estão associadas, respectivamente, à mortalidade em 30 dias e à independência funcional em 90 dias pela escala de coma de Glasgow estendida.

Quadro 63.3. ICH Score – mortalidade em 30 dias

Escala de coma de Glasgow na admissão	Pontuação no escore
3-4	2
5-12	1
13-15	0

(continua)

Quadro 63.3. ICH Score – mortalidade em 30 dias *(continuação)*	
Volume (mL)	
≥ 30	1
< 30	0
Hemorragia intraventricular	
Sim	1
Não	0
Origem infratentorial	
Sim	1
Não	0
Idade	
≥ 80	1
< 80	0
Escore total:	**0 a 6 pontos**

No ICH Score, pontuação de 5 ou mais indica mortalidade de 97% em 30 dias.

Quadro 63.4. FUNC Score – independência funcional em 90 dias	
Escala de coma de Glasgow na admissão	**Pontuação no escore**
≥ 9	2
≤ 8	0
Volume do hematoma (mL)	
< 30	4
30-60	2
> 60	0
Comprometimento cognitivo prévio ao hematoma	
Sim	0
Não	1

(continua)

Quadro 63.4. FUNC Score – independência funcional em 90 dias *(continuação)*	
Localização do hematoma	
Lobar	2
Profundo	1
Infratentorial	0
Idade (anos)	
< 70	2
70-79	1
≥ 80	0
Escore total:	**0 a 11 pontos**
Desfecho funcional de independência em 90 dias	
Pontuação	**Proporção de independência funcional**
0-4	0%
5-7	1-20%
8	21-60%
9-10	61-80%
11	81-100%

O FUNC Score é uma escala que avalia independência funcional em 90 dias com base no Glasgow Outcome Score (pontuação ≥4).

MANIFESTAÇÕES CLÍNICAS

- A apresentação clínica depende do local acometido no encéfalo.
- Na maioria dos casos de HIP hipertensiva, os sintomas se relacionam com lesão de núcleos da base e cápsula interna: sintomas sensitivos e motores contralaterais.
- Uma particularidade da HIP é o quadro encefalopático dissociado da extensão da lesão; não é incomum o paciente estar mais sonolento ou desorientado que o esperado pela extensão e local da lesão.
- Os hematomas corticais parietais, principalmente à direita, podem apresentar apenas confusão mental súbita.

NEUROIMAGEM

» A tomografia computadorizada (TC) de crânio é o método de eleição. Deve ser realizada na admissão e repetida sob qualquer piora neurológica, idealmente entre 6 e 20h (Figura 63.1).

» A angiotomografia arterial deve ser sempre considerada, principalmente quando há presença de vasos dilatados e/ou calcificados ao redor do hematoma, hiperatenuação dentro do seio dural ou veia cortical, hematoma não localizado em núcleos da base, tálamo e tronco cerebral.

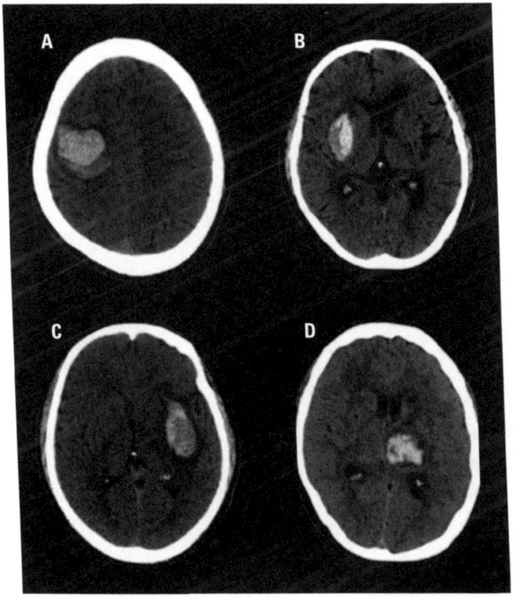

Figura 63.1. Presença de sinais preditores de expansão do hematoma intraparenquimatoso. A e B: *blend sign* é a presença de hipoatenuação com diferença superior a 18UH adjacente ao hematoma. C: hematoma putaminal de aspecto heterogêneo e bordas irregulares. D: *swirl sign* ou sinal do redemoinho – hipoatenuação irregular no interior do hematoma.

Fonte: adaptada de Li Q, Zhang G, Huang YJ, Dong MX, Lv FJ, Wei X, et al. Blend sign on computed tomography. Stroke. 2015;46(8):2119-23.

TRATAMENTO (QUADRO 63.5)

Quadro 63.5. Tratamento da hemorragia intraparenquimatosa	
Pressão arterial sistêmica	• Nos pacientes com PAS 150-220 mmHg na admissão, é seguro deixar a PAS em torno de 140 mmHg, desde que não existam contraindicações – parece melhorar desfecho funcional; mas não mostrou benefício claro nos pacientes com *spot sign* • Nos pacientes com PAS > 220 mmHg na admissão, é necessário controle com infusão contínua de anti-hipertensivo intravenoso – cautela no uso de nitroprussiato com hematomas extensos pelo risco de hipertensão intracraniana • O controle rígido de PAS tem aumentado o risco de insuficiência renal aguda nos últimos anos
Abordagem cirúrgica	• A indicação cirúrgica na fase aguda ainda é incerta; há diminuição de mortalidade em algumas publicações, mas sem desfecho funcional favorável • Hematomas extensos, pacientes mais jovens e deterioração neurológica são indicativos de pacientes que podem se beneficiar de drenagem cirúrgica. Os casos devem ser avaliados cuidadosamente para identificar expansão do hematoma e piora neurológica precocemente • Hematomas lobares com evidência de herniação, hematomas cerebelares com sinais de rebaixamento do nível de consciência, independentemente do volume, hidrocefalia, compressão de tronco encefálico ou piora neurológica são candidatos à abordagem cirúrgica • Hematomas extensos, escala de coma de Glasgow < 8, desvio de linha média > 5 mm ou hipertensão intracraniana refratária são candidatos à craniectomia • A eficácia do tratamento endoscópico ainda é incerta
Temperatura	• Febre dentro de até 72 horas da admissão piora desfecho funcional e aumenta o risco de expansão do hematoma e de mortalidade. A temperatura deve ser inferior a 37,5ºC

(continua)

Quadro 63.5. Tratamento da hemorragia intraparenquimatosa *(continuação)*

Anticoagulantes e antiagregantes plaquetários	• HIP no uso de varfarina com TAP/INR > 1,4 requer correção com vitamina K 5 a 10 mg, intravenosa, a cada 30 min; deve ser associado plasma fresco congelado (10-15 mL/kg) ou complexo protrombínico com 3 ou 4 fatores (20-50 UI/kg). O uso de fator VIIa isolado não é recomendado • Se HIP no uso de heparina não fracionada, se infusão nas últimas 3 horas, administrar 1 mg de protamina a cada 100 UI de heparina não fracionada até no máximo de 50 mg; pacientes diabéticos em uso de insulina são mais propensos a efeitos adversos com o uso de protamina. Se não houver reversão do TTPA, repetir dose pela metade de protamina. Se HIP no uso de heparina não fracionada, administrar protamina apenas de TTPA anormal. Se HIP no uso de heparina de baixo peso molecular, com infusão nas últimas 8 horas, administrar 1 mg de protamina a cada 1 mg de heparina de baixo peso molecular até no máximo de 50 mg; a eficiência de reversão da protamina é de 60% nesses casos. Se infusão entre 8 e 12 horas, administrar 0,5 mg de protamina a cada 1 mg de heparina de baixo peso molecular até no máximo de 50 mg de protamina • HIP no uso de dabigatrana (inibidor de trombina/fator IIa), dentro de 3 a 5 meias-vidas, administrar idarucizumab (Praxbind®) 5 mg em duas doses. No caso dos inibidores do fator Xa dentro de 2 horas, realizar lavagem gástrica com carvão ativado + complexo protrombínico 50 UI/kg; há relatos de uso de ácido tranexâmico • Se HIP após trombólise com alteplase, administrar 10 UI de crioprecipitado • Se HIP no uso de antiagregante plaquetário, considerar DDAVP 0,4 mcg/kg, 1×. Nos casos de plaquetas < 100.000, considerar transfusão de plaquetas (1 bolsa por *buffy coat* – camada leucoplaquetária) se houver indicação de abordagem neurocirúrgica

(continua)

Quadro 63.5. Tratamento da hemorragia intraparenquimatosa *(continuação)*	
Profilaxia de crises epilépticas	• A profilaxia não reduziu mortalidade, não melhorou desfecho funcional ou reduziu a incidência de novas crises
Glicemia	• Hiperglicemia e hipoglicemia devem ser evitadas. A presença de hiperglicemia na admissão aumenta mortalidade em 28 dias e parece estar associada com aumento do hematoma. O controle estrito de glicemia está associado a maior mortalidade em pacientes críticos. Um alvo sugerido é de 120 a 180 mg/dL
Profilaxia para tromboembolismo venoso	• As profilaxias química e mecânica não devem ser proteladas, após indicação; geralmente após 48 horas de estabilidade clínica e sem evidência de expansão do hematoma. A profilaxia mecânica deve ser feita com meias de compressão pneumática intermitente, reduzindo mortalidade. A profilaxia química idealmente com heparina de baixo peso ou não fracionada, após garantia de que não há piora clínica ou expansão do hematoma. A profilaxia química no HIP reduziu a incidência de tromboembolia pulmonar, sem influenciar na expansão do hematoma
Antiagregação plaquetária	• A necessidade de antiagregação plaquetária após o evento, por indicação de prevenção secundária após o período de internação, não aumentou a recorrência do evento em até 6 anos
Complicações clínicas	• Qualquer complicação clínica tem aumentado cerca de 20% nos últimos dez anos; no mesmo período, a mortalidade geral decaiu de 30 para 20%. Cerca de 80% dos óbitos intra-hospitalares ocorrem dentro da primeira semana. As principais complicações clínicas no HIP são: infecção do trato urinário, insuficiência renal aguda e pneumonia. Em uma série brasileira, pneumonia ocorreu em 16,2% dos casos. O aumento expressivo de insuficiência renal aguda nos últimos dez anos é explicado em parte pelo controle mais estrito de pressão arterial decorrente de publicações no mesmo período

PAS: pressão arterial sistêmica; HIC: hipertensão intracraniana; TAP/INR: tempo de atividade de protrombina/international normalized ratio; TTPA: tempo de tromboplastina parcial ativada; DDAVP: acetato de desmopressina.

Leituras recomendadas

Alerhand S, Lay C. Spontaneous intracerebral hemorrhage. Emerg Med Clin North Am. 2017;35(4):825-45.

Anderson C, Heeley E, Huang Y, Wang J, Stapf C, Delcourt C, et al. Rapid blood-pressure lowering in patients with acute intracerebral hemorrhage. N Engl J Med. 2013;368(25):2355-65.

de Oliveira MA, Goffi A, Zampieri F, Turkel-Parrella D, Duggal A, Marotta TR, et al. The critical care management of spontaneous intracranial hemorrhage: a contemporary review. Crit Care. 2016;20(1):272.

Hemphill J, Greenberg S, Anderson C, Becker K, Bendok BR, Cushman M, et al. Guidelines for the management of spontaneous intracerebral hemorrhage. Stroke. 2015;46(7):2032-60.

Jauch E, Pineda J, Claude Hemphill J. Emergency neurological life support: intracerebral hemorrhage. Neurocrit Care. 2015;23(S2):83-93.

Capítulo 64

Traumatismo craniencefálico

João Brainer Clares de Andrade
Gisele Sampaio Silva

CONCEITO E EPIDEMIOLOGIA

» No Brasil, o traumatismo craniencefálico (TCE) é a principal causa de morte em pessoas entre 1 e 44 anos. No mundo, representa ainda a principal causa de perda funcional em crianças com mais de um ano de idade e em adultos jovens.

» No TCE grave, a mortalidade é de 30 a 70%.

» As quedas e os traumatismos não acidentais são mais frequentes em jovens; as lesões relacionadas com os esportes e os acidentes com veículos são mais comuns entre adolescentes; e queda da própria altura é causa mais comum de TCE em idosos.

» Uma cascata de lesões secundárias começa imediatamente após o TCE e pode prosseguir por semanas. A lesão secundária ocorre tanto em um nível celular (p. ex., como resultado da hipoxemia) quanto em um nível macroscópico (p. ex., um hematoma subdural que pode requerer intervenção cirúrgica).

» Cerca de 50% dos óbitos por TCE ocorrem dentro das primeiras horas.

» É importante considerar outras causas tratáveis de alteração de nível de consciência no paciente com TCE. Devem ser avaliadas causas vasculares, metabólicas, infecciosas, toxicológicas, exógenas e outras causas não traumáticas; essas causas podem coexistir no TCE.

» A alteração transitória de nível e/ou conteúdo de consciência decorrente do TCE é a concussão. A concussão é uma síndrome clínica de alteração induzida biomecanicamente da função cerebral, atingindo tipicamente a memória e a orientação auto e alopsíquica, podendo também haver queda de nível de consciência a partir do momento do trauma. Pode se apresentar com amnésia pós-traumática, durando até 24 horas.

ESTRATIFICAÇÃO DE GRAVIDADE

» O Quadro 64.1 demonstra a estratificação da gravidade do TCE em leve a grave com a correspondente pontuação na escala de coma de Glasgow.

Quadro 64.1. Estratificação de gravidade do traumatismo craniencefálico

Categoria	Escala de coma de Glasgow
Leve	14-15
Moderado	9-13
Grave	< 9

MANIFESTAÇÕES CLÍNICAS

» A alteração de consciência é considerada um sintoma cardinal do TCE, sendo usada como critério para a gravidade do evento.

» Em geral, nos casos de concussão, há história de TCE com perda de consciência que precede o início dos sintomas em no máximo 4 semanas.

» A concussão cerebral pode se apresentar com cefaleia, tontura, mal-estar, fadiga, intolerância ao barulho, irritabilidade, depressão, ansiedade, labilidade emocional, dificuldade de memória, insônia e redução da tolerância ao álcool, segundo a Classificação Internacional de Doenças, décima revisão (CID-10).

NEUROIMAGEM

» A presença de hematoma intracraniano, pneumoencéfalo, fratura do crânio ou contusão parenquimatosa na tomografia computadorizada (TC) de crânio ou ressonância magnética encefálica sugere uma lesão traumática mais grave. No TCE leve, o mais comum é não apresentar qualquer achado na TC de crânio.

» A indicação de neuroimagem é baseada na história de apresentação, sinais e sintomas relacionados a lesões estruturais, como sinais neurológicos focais e redução do nível de consciência.

» Os pacientes com risco mínimo são assintomáticos e podem apresentar apenas cefaleia, sem alteração de conteúdo ou do nível de consciência.

CONDUTA

» O Quadro 64.2 resume o manejo do TCE.

Quadro 64.2. Manejo do traumatismo cranioencefálico

Abordagem inicial	Na primeira hora, é sugerido observar os seguintes parâmetros e alvos: • Garantia de via aérea • Avaliação neurológica continuada – classificar gravidade do trauma • Parâmetros hemodinâmicos • Pressão arterial sistólica (PAS) > 90 mmHg. Em crianças com mais de 12 meses, manter PAS > 5º percentil para a idade; em crianças com menos de 12 meses, manter PAS > 60 mmHg • Se hipoglicemia, corrigir com glicose 50%, 50 mL, IV • Saturação de O_2 > 90%; PaO_2 > 60 mmHg • Avaliar dor e realizar palpação de coluna cervical • Estabilidade da coluna cervical • Tomografia computadorizada de crânio sem contraste • Sinais de hipertensão intracraniana • Avaliação conjunta com a neurocirurgia especialmente nos casos de escala de coma de Glasgow < 13, crises epilépticas, anisocoria ou hemiparesia, afundamento de calota, trauma penetrante, tomografia computadorizada de crânio com achados dissociados do exame neurológico, dano vascular cerebral secundário e suspeita de trauma cervical

(continua)

Quadro 64.2. Manejo do traumatismo cranioencefálico *(continuação)*	
Abordagem inicial *(continuação)*	• Profilaxia para tromboembolia venosa com heparinas e meias de compressão pneumática intermitente, nos casos de redução de mobilidade • Cabeceira elevada a 30º, com cabeça em posição neutra
Abordagem pré-hospitalar	• Manter oxigenação – atentar para método de intubação e capnografia; evitar uso de bloqueador neuromuscular sem indicação • Solução salina é o fluido inicial de eleição quando a expansão volêmica é indicada. Solução salina hipertônica no pré-hospitalar não se mostrou superior para redução de comprometimento funcional e mortalidade. Evitar hipotensão e monitorar com exame físico (perfusão de extremidades e tempo de enchimento capilar). Expansão volêmica deve ser realizada nos pacientes com traumatismo craniencefálico e choque hemodinâmico • Dependendo do nível de consciência e/ou agitação, a sedação muitas vezes é necessária. Fraturas em outros sítios, especialmente de gradil costal, precisam de analgesia para prevenir possíveis danos secundários • Apesar de uma escala de coma de Glasgow < 8 indicar intubação endotraqueal para proteção de via aérea, lesão cerebral extensa e flutuação com declínio rápido de nível ou conteúdo de consciência também podem indicar a necessidade desse procedimento • Atentar para sinais de herniação cerebral: anisocoria, pupilas fixas à luz, ausência de resposta motora ou resposta em extensão e declínio de nível de consciência (queda superior a 2 pontos na escala de coma de Glasgow)
Manejo inicial	• Manter cabeça em posição neutra na linha média com elevação de pelo menos 30º • Dieta zero até avaliação neurológica sem riscos para via área ou indicação cirúrgica • Analgesia com fentanil (50-100 mcg) ou quetamina (1-2 mg/kg) • Sedação com propofol (100-150 mcg/kg/min, seguidos por manutenção de 25-75 mcg/kg/min) ou dexmedetomidina (1 mcg/kg por 10 min, seguidos por 0,2-0,7 mcg/kg/h) • Hemotransfusão por sangramento ativo ou hemoglobina < 7 g/dL • Uso de vasopressor para manutenção de pressão de perfusão cerebral de 50-70 mmHg; em geral, manter pressão arterial média ≥ 80 mmHg, sob sinais de hipertensão intracraniana

(continua)

Quadro 64.2. Manejo do traumatismo cranioencefálico *(continuação)*	
Manejo inicial *(continuação)*	• Bloqueador neuromuscular deve ser usado apenas em caso de calafrios ou dificuldade de ventilação mecânica • Evitar febre; caso ocorra, proceder à investigação paralela de causas infecciosas • Na terapia osmolar, utilizar manitol 20% (0,5-1 g/kg, em 5 min) ou salina hipertônica (a 3%: 250 mL, em 10 min; a 20%: 30 mL em 10 min). Se hipotensão arterial, preferir solução salina hipertônica. Vigiar osmolaridade idealmente a cada 6 ou 12 horas. • A hipercapnia pode ser utilizada como terapia de ponte e transitória, podendo-se manter PCO2 28-35 mmHg (mais ou menos equivalente a 20 irpm em adultos) • Vasopressores podem ser necessários para manter a pressão de perfusão cerebral
Monitoração de hipertensão intracraniana	Deve ser instalado cateter de pressão intracraniana sob evidência clínica de hipertensão intracraniana ou nos casos descritos a seguir, sem retardar a terapia • Escala de coma de Glasgow de 3 a 8 com tomografia computadorizada de crânio alterada • Escala de coma de Glasgow de 3 a 8 com tomografia computadorizada de crânio normal em paciente com > 40 anos, resposta motora e PAS > 90 mmHg • Escala de coma de Glasgow de 9 a 15 com lesão que exerce efeito de massa, desvio de linha média ou apagamento de cisternas • Após craniectomia e quando o exame neurológico não consegue ser realizado adequadamente (p. ex., necessidade de sedação)
Hemicra-niectomia	O julgamento é realizado a partir das lesões identificadas nos exames de imagem, considerando o nível de consciência do paciente. Em geral, a hemicraniectomia é indicada nos casos de: • Hematoma epidural ou subdural com espessura > 1 cm e desvio de linha média > 5 mm • Hematoma intraparenquimatoso com volume > 50 mL ou maior diâmetro > 3 cm • Trauma penetrante de crânio • Afundamento de crânio • Hipertensão intracraniana refratária

(continua)

Quadro 64.2. Manejo do traumatismo cranioencefálico *(continuação)*

Lesão vascular secundária	Considerar avaliação com imagem vascular (dissecções carotídea ou vertebral; lesão de seio venoso) nos cenários: • Trauma penetrante • Fratura de forame transverso/trauma cervical • Fratura da porção petrosa do crânio • Fratura de face Le Fort II ou III • Sintoma neurológico não explicado pela tomografia computadorizada de crânio • Trauma cervical anterior significativo (p. ex., sinal do cinto de segurança)
Profilaxia de crise convulsiva	• Se a crise foi presenciada, o paciente tem um nível de consciência reduzido, ou a tomografia computadorizada de crânio for alterada, é recomendável tratar com antiepiléptico. Sem evidência de crise por 7 dias, é possível retirar o antiepiléptico (ponderar lesão estrutural, imagens de controle, estado clínico e traçado no eletroencefalograma) • Pode-se realizar infusão intravenosa com fenitoína (100-300 mg/dia), levotiracetam (500-3.000 mg/dia) ou ácido valproico (500-2.500 mg/dia). Importante atentar para o perfil de adequação de cada paciente aos antiepilépticos
Coagulopatias	Avaliar: • Plaquetas • Tempo de protrombina/RNI ($\leq$ 1,6 é considerado seguro) • Histórico de doença renal ou hepática grave • Uso de antiagregante plaquetário ou anticoagulante A reversão de agentes antiagregantes plaquetários como ácido acetilsalicílico, clopidogrel e ticlopidina é controversa. Não há evidências fortes para a transfusão de plaquetas nesses casos, apesar de algumas recomendações na literatura para uso de desmopressina • Considerar como terapia: – Complexo protrombínico ou vitamina K – para os pacientes em uso de varfarina – Plasma fresco congelado – nas discrasias ou insuficiência hepática – Desmopressina – na disfunção plaquetária por doença renal crônica grave – Plaquetas – nos pacientes com baixa contagem ou disfunção plaquetária

(continua)

Quadro 64.2. Manejo do traumatismo cranioencefálico *(continuação)*	
Alvos	• Oximetria de pulso > 90% • PaO_2 > 100 mmHg • $PaCO_2$ 35-45 mmHg • PAS ≥ 90 mmHg • pH 7,35-7,45 • Pressão intracraniana < 20 mmHg • Pressão de perfusão cerebral 50-70 mmHg (adultos) e 45-60 mmHg (crianças) • Temperatura 36-37,5°C • Natremia 135-145 ou 145-160 mEq/L (em uso de solução hipertônica) • Tempo de atividade de protrombina/RNI ≤ 1,4-1,6 • Plaquetas > 100.000/mm^3 • Hemoglobina > 7 g/dL

RNI: razão normalizada internacional.

Leituras recomendadas

Carney N, Totten AM, O'Reilly C, et al. Guidelines for the management of severe traumatic brain injury, fourth edition. Neurosurgery. 2017;80(1):6-15.

Garvin R, Venkatasubramanian C, Lumba-Brown A, Miller C. Emergency neurological life support: traumatic brain injury. Neurocrit Care. 2015;23(S2):143-54.

Geocadin RG. Traumatic brain injury. In: Bhardwaj A, Mirski MA, Ulatowski JA. Handbook of neurocritical care. Totowa, NJ: Humana Press; 2004. p.73-89.

Ling G, Marshall S, Moore D. Diagnosis and management of traumatic brain injury. Continuum: (Minneap Minn). 2010;16:27-40.

Stocchetti N, Carbonara M, Citerio G, et al. Severe traumatic brain injury: targeted management in the intensive care unit. Lancet Neurol. 2017;16(6):452-64.

Capítulo 65

Trauma raquimedular

João Brainer Clares de Andrade
Gisele Sampaio Silva

■ CONCEITO E EPIDEMIOLOGIA

» O trauma raquimedular (TRM) é uma das lesões neurológicas mais graves em países desenvolvidos e em desenvolvimento.

» Nos Estados Unidos, a incidência anual é de aproximadamente 40 a cada 1 milhão de habitantes, equivalendo a 12 mil novos casos por ano; no mundo, a estimativa é de 180 mil casos por ano.

» Nas séries brasileiras, a causa mais frequente foi queda da própria altura, principalmente de telhados, e acidentes com automóveis. Homens entre 18 e 40 anos de idade estão entre os mais acometidos. A incidência nacional é de 11 mil casos a cada ano, com média de 71 casos a cada milhão de habitantes.

» A lesão medular primária decorre de mecanismos no momento da lesão: contusão, compressão, estiramento e laceração, variando conforme a energia cinética inicial do evento e a lesão vascular associada. A lesão secundária decorre de uma cascata de eventos que se relacionam a hemorragia, inflamação, hidrólise de membranas e isquemia.

■ ESTRATIFICAÇÃO

» A Classificação da American Spinal Injury Association (ASIA) utiliza a gradação de força da Medical Research Council (MRC) de 10 grupos musculares de cada lado do corpo (Quadro 65.1). O somatório da força dos grupos, além da sensibilidade como ausente, normal ou alterado, é utilizado nessa estratificação. A conjunção desses fatores no quadro clínico do paciente compõe a *ASIA Impairment Scale* (AIS):

Quadro 65.1. Classificação *ASIA Impairment Scale*

A	Lesão medular completa – força e sensibilidade ausentes até S4-S5
B	Lesão medular incompleta – sensibilidade presente e motricidade ausente abaixo do nível da lesão E nenhuma função motora é preservada em mais de três níveis abaixo do nível da lesão em qualquer lado do corpo
C	Lesão medular incompleta – mais da metade dos músculos abaixo da lesão possui força muscular < 3 (MRC)
D	Lesão medular incompleta – mais da metade dos músculos abaixo da lesão possui força muscular ≥ 3 (MRC)
E	Funções motoras e sensitivas normais

■ MANIFESTAÇÕES CLÍNICAS

» A apresentação clínica varia de acordo com o nível na medula, a extensão transversal e longitudinal da lesão (Quadro 65.2).

» O choque medular é considerado uma manifestação da secção transversal da medula.

» Foi descrito inicialmente como "perda de sensação com paralisia motora com recuperação gradual de reflexos profundos".

» Após a lesão medular, os reflexos acima do nível da lesão permanecem intactos, enquanto os reflexos abaixo do nível estão hipoativos ou ausentes.

» As manifestações de cada fase são resumidas no Quadro 65.3.

Quadro 65.2. Apresentação clínica do traumatismo raquimedular	
Centro-medular	• Ocorre principalmente na região cervical e tende a preservar a sensibilidade sacral (na distribuição somatotópica, a aferência dos membros inferiores localiza-se mais lateralmente) • Compromete mais os membros superiores • Mais comum em idosos • Geralmente não se associa com lesão óssea
Brown-Séquard	• Síndrome da hemissecção medular • Compromete sensibilidade térmica e dolorosa contralateral (em geral de um a dois níveis abaixo da lesão) e vibratória, proprioceptiva e tátil leve ipsilateral • Mais comumente associada a trauma penetrante por arma branca ou de fogo
Cordonal anterior	• Sensibilidades térmica e dolorosa comprometidas • Força comprometida • Sensibilidade profunda/cordonal posterior preservada • É em geral decorrente de isquemia medular anterior; no trauma, ocorre por hiperflexão • Apresenta recuperação desfavorável, exceto se melhora expressiva nas primeiras 24 horas
Cordonal posterior	• Perda de propriocepção com preservação da função motora, sensibilidade álgica, térmica e tátil leve • Em geral de origem vascular • Raramente ocorre por trauma; no trauma ocorre por hiperextensão
Cone medular	• Reflexo bulbocavernoso pode estar normal • Paralisia flácida da bexiga • Impotência sexual • Anestesia em sela • Preservação de reflexos tendinosos • Segmentos sacrais preservados

(continua)

Quadro 65.2. Apresentação clínica do traumatismo raquimedular *(continuação)*	
Cauda equina	• Trauma ocorre geralmente por retropulsão de um fragmento ósseo na região lombossacra, com compressão radicular • Hérnia lombossacra é a causa não traumática mais comum. Outras causas não traumáticas são: neoplasia, estenose lombar, hematomas espinhais, malformações arteriovenosas e infecção • Outros sintomas incluem: – Dor lombar – Paresia de membros inferiores – Anestesia em sela – Incontinência ou retenção vesical – Constipação intestinal – Sensação anormal na bexiga ou no reto – Arreflexia ou hiporreflexia tendinosa, cremastérica ou bulbocavernosa – Disfunção sexual

Quadro 65.3. Fases do choque medular	
Fase 1	Arreflexia ou hiporreflexia, de 0-24 horas após a lesão
Fase 2	Retorno dos reflexos profundos, de 1-3 dias após a lesão
Fase 3	Hiper-reflexia precoce, de 4 dias a 1 mês após a lesão
Fase 4	Espasticidade, de 1 a 12 meses após a lesão

NEUROIMAGEM

» A realização de neuroimagem para guiar, por exemplo, a retirada do colar cervical, baseia-se nos critérios do *National Emergency X-Radiography Utilization Study* (NEXUS – Quadro 65.4) e do *Canadian C-Spine Rules* (CCR). A ausência de critério do estudo NEXUS ou baixo risco no CCR não indica realização de imagem da coluna cervical.

Quadro 65.4. Critérios para realização de imagem com base no estudo *National Emergency X-Radiography Utilization Study* (NEXUS)
• Sinais de intoxicação • Presença de sinal neurológico focal • Presença de lesões dolorosas (fratura de ossos longos, lacerações extensas, esmagamento, queimaduras, lesões viscerais e qualquer lesão que produza prejuízo funcional) • Alteração do nível de alerta ou resposta a estímulos • Presença de dor à palpação cervical

Fonte: Hoffman JR, Mower WR, Wolfson AB, Todd KH, Zucker MI. Validity of a set of clinical criteria to rule out injury to the cervical spine in patients with blunt trauma. National Emergency X-Radiography Utilization Study Group. N Engl J Med. 2000;343(2):94-9.

» Os critérios do CCR incluem pacientes entre 18 e 65 anos, considerando como maior risco e, portanto, indicação de imagem:
  - Pacientes com mais de 65 anos.
  - Parestesia em extremidades.
  - Queda a mais de 1 metro ou 5 degraus.
  - Colisão de bicicleta.
  - Ejeção de veículo.
  - Dor cervical imediata.
  - Incapacidade de movimentar o pescoço 45° para cada lado.

» Ressonância magnética deve ser idealmente realizada nas primeiras 48 horas: detecta cerca de 6% das lesões não identificadas na tomografia computadorizada e outras lesões ligamentares.

CONDUTAS

» As condutas no traumatismo raquimedular estão descritas no Quadro 65.5.

Quadro 65.5. Condutas no traumatismo raquimedular	
Checagem inicial	Na primeira hora, é sugerido observar os seguintes parâmetros e alvos: • Imobilização com colar cervical • Transferências em bloco • Pressão arterial média entre 85-90 mmHg • Euvolemia • Avaliação neurológica cuidadosa • Pontos dolorosos na cervical e no dorso • Saturação de oxigênio > 92% • Intubação traqueal precoce sob sinais de insuficiência respiratória • Avaliação por imagem • Avaliar outras causas de hipotensão arterial que não apenas choque medular • Monitoração cardíaca e respiratória • Estratificação de risco
Abordagem do trauma	• Sob suspeita ou mecanismo de trauma que possa ter produzido lesão medular, deve-se instalar colar cervical e proceder a transferências em bloco até avaliação médica • Os colares Philadelphia™ e Miami J™ são mais eficazes no controle da amplitude do movimento da coluna cervical • A mobilização do paciente pode seguir o proposto no *High Arm In Endangered Spine* (HAINES): paciente em decúbito dorsal, os joelhos fletidos, um braço é abduzido a 180° com o outro braço sobre o tórax. O paciente é estabilizado sem desvios, mantendo um braço no tórax; o paciente rola suavemente para o lado até ser posicionado em uma prancha • Se o paciente apresentar exame neurológico normal e estiver vígil e sem dor, o colar cervical pode ser retirado, solicitando ao paciente que gire a cabeça 45° para cada lado; se não houver dor, o colar pode ser retirado • Nos pacientes com nível ou conteúdo de consciência alterado (p. ex., consumo de álcool ou drogas), manter a imobilização cervical até que um novo exame neurológico seja possível

(continua)

Quadro 65.5. Condutas no traumatismo raquimedular *(continuação)*	
Manejo inicial	• Dieta zero até avaliação neurológica sem riscos para via aérea ou até indicação cirúrgica • Analgesia com fentanil ou quetamina • Corticoterapia não é recomendada no tratamento do trauma raquimedular. O uso de corticosteroide esteve relacionado com o aumento da incidência de pneumonia e úlcera gástrica durante a hospitalização • O manejo agressivo da hipotensão é recomendado e está associado a melhor desfecho neurológico. O uso de vasopressores pode ser necessário • Manter a pressão arterial média entre 85-90 mmHg nos primeiros sete dias após o trauma • Atropina pode ser usada para bradicardia episódica • Atenção na colocação de cateteres urinários: monitorar débito e balanço urinário e prevenir a retenção • Logo que estabilizada a lesão, oferecer cuidados de enfermagem e fisioterapia motora e respiratória com mobilização precoce
Manejo respiratório	• Os pacientes com trauma cervical completo acima de C5, com dessaturação a despeito da suplementação de oxigênio, acidose respiratória grave, capacidade vital < 10 mL/kg, dispneia, respiração paradoxal tórax-abdome, incapacidade de segurar a respiração mais de 12 segundos e $pCO_2 >$ 55-65 mmHg devem ser manejados para intubação precoce • Traqueostomia precoce reduz o tempo de permanência na UTI e o tempo de ventilação mecânica • Os pacientes com trauma cervical que necessitam de intubação devem ser intubados idealmente com fibra óptica. A videolaringoscopia é uma opção • A estabilização cervical deve ser mantida durante todas as tentativas de intubação traqueal • Técnicas de tosse assistida, considerando assistência manual e dispositivos mecânicos, ajudam na eliminação de secreções

(continua)

Quadro 65.5. Condutas no traumatismo raquimedular *(continuação)*	
Manejo do choque neurogênico	• Pode ocorrer em pacientes com lesão acima de T6 • É causado pela perda do controle supraespinal do sistema nervoso simpático • Causa hipotensão arterial por estimulação do nervo vago, com atividade parassimpática reflexa sem oposição, podendo levar a bradicardia e bloqueio do nó atrioventricular. Ocorre potencialmente nas lesões acima de T6 • É uma forma de choque distributivo com vasoplegia; achado característico é a bradicardia, hipotensão e pele quente e seca • Pode não estar presente na admissão e aparecer dentro de 1 a 3 semanas. Tende a se resolver em 2-6 semanas, mas as alterações de controle autonômico podem persistir por longa data • Manejo inicial com reposição volêmica, vasopressor e/ou inotrópicos. A norepinefrina é o agente de escolha
Abordagem cirúrgica	• Indica-se nos casos de instabilidade mecânica, progressão do sintoma neurológico, falha com imobilização externa, lesão de elementos anteriores ou posteriores, teste do estiramento positivo, translação no plano sagital > 3,5 mm ou rotação > 20° no plano sagital (critérios radiológicos), colapso discal, canal estreito congênito < 13 mm sagital, lesão medular, lesão radicular e antecipação de carga perigosa • Deve ocorrer idealmente nas primeiras 24 horas • Reduz incidência de complicações pulmonares • Maior chance de recuperação neurológica • Deve objetivar: redução de fraturas e luxações, descompressão medular, estabilização
Alvos	• Oximetria de pulso > 92% • PAM > 90 mmHg • Profilaxia para tromboembolismo venoso • Profilaxia para úlcera péptica • Fisioterapia precoce, após liberação médica

Leituras recomendadas

Ahuja C, Martin A, Fehlings M. Recent advances in managing a spinal cord injury secondary to trauma. F1000Research. 2016;5:1017.

O'Phalen K, Bunney E, Kuluz J. Emergency neurologic life support: spinal cord compression. Neurocrit Care. 2015;23(S2):129-35.

Rouanet C, Reges D, Rocha E, Gagliardi V, Silva G. Traumatic spinal cord injury: current concepts and treatment update. Arq Neuropsiquiatr. 2017;75(6):387-93.

Schmidt O, Gahr R, Gosse A, Heyde C. ATLS® and damage control in spine trauma. World J Emerg Surg. 2009;4(1):9.

Stein D, Sheth K. Management of acute spinal cord injury. Continuum (Minneap Minn). 2015;21:159-87.

Seção 12

Supervisor: Gilmar Fernandes do Prado

DISTÚRBIOS DO SONO

Capítulo 66

Introdução aos distúrbios do sono

Lúcio Huebra Pimentel Filho
Gilmar Fernandes do Prado

CONCEITO

- Distúrbios do sono são dificuldades heterogêneas relacionadas ao sono, cursando com impacto negativo na quantidade, qualidade, comportamento ou ritmo em que ocorre o sono.
- Pacientes com queixas relacionados ao sono apresentam um ou mais do grupo de sintomas:
  - Insônia.
  - Movimentos, sensações ou comportamentos anormais durante o sono ou durante despertar noturno.
  - Sonolência diurna excessiva.
- Os distúrbios estão interligados, como causa ou consequência, a diversas condições médicas ou psiquiátricas, como hipertensão arterial, doenças cardiovasculares e cerebrovasculares, obesidade mórbida, diabetes, transtornos do humor.
- Pacientes com distúrbios do sono apresentam maiores taxas de hospitalizações e necessidade de avaliações em serviços de emergência.

EPIDEMIOLOGIA

» Prevalência: 10% da população mundial apresenta algum distúrbio do sono clinicamente significativo.
» Todos os dias, 1/3 da população apresenta algum sintoma relacionado a distúrbios do sono ou sonolência diurna.
» Estudo populacional na cidade de São Paulo, comparando a população em 1987, 1995 e 2007, demonstra grande aumento na frequência de queixas relacionadas a início e manutenção do sono, despertar precoce e ronco habitual. Pesadelos, sonambulismo, câimbras noturnas e bruxismo também apresentaram maior prevalência em 2007 comparado com avaliações anteriores.

CLASSIFICAÇÃO INTERNACIONAL DOS DISTÚRBIOS DO SONO

» O Quadro 66.1 demonstra a classificação diagnóstica dos distúrbios de sono proposta pela *International Classification of Sleep Disorders-3*.

Quadro 66.1. Classificação diagnóstica da *International Classification of Sleep Disorders-3*	
Insônia	• Insônia crônica • Insônia de curta duração
Distúrbios respiratórios do sono	• Apneia obstrutiva do sono • Apneia central do sono • Alterações do sono em razão de hipoventilação • Hipoxemia associada ao sono • Sintomas isolados ou variação da normalidade: – Roncos – Catatrenia
Hipersonias	• Narcolepsia tipo I • Narcolepsia tipo II • Hipersonia idiopática • Síndrome de Kleine-Levin • Hipersonia em razão de doenças médicas • Hipersonia em razão do uso de medicamentos • Hipersonia associada a doenças psiquiátricas • Síndrome do sono insuficiente

(continua)

Quadro 66.1. Classificação diagnóstica da *International Classification of Sleep Disorders-3* (continuação)	
Distúrbios do ritmo circadiano	• Atraso de fase • Avanço de fase • Padrão irregular de vigília-sono • Distúrbios do ciclo vigília-sono diferente de 24 horas • Distúrbios dos trabalhadores de turno • *Jet lag* • Distúrbios do ritmo circadiano não especificados
Parassonias	• Parassonias do NREM: – Despertares confusionais – Sonambulismo – Terrores noturnos – Distúrbio da alimentação relacionado ao sono • Parassonias do REM: – Transtorno comportamental do sono REM – Paralisia isolada recorrente do sono – Pesadelos
Distúrbios do movimento relacionados ao sono	• Síndrome das pernas inquietas (doença de Willis-Ekbom) • Distúrbio do movimento periódico de membros inferiores • Câimbras noturnas relacionadas ao sono • Bruxismo relacionado ao sono • Distúrbio de movimento rítmico relacionado ao sono • Mioclonia benigna do sono da infância • Mioclônus proprioespinal no início do sono • Distúrbios de movimento relacionados a um distúrbio clínico e ao uso de substâncias e não classificados em outra parte

■ HISTÓRIA CLÍNICA

» Questionário dirigido aos eventos relacionados ao sono noturno e impacto diurno.

» Entrevista com parceiro de cama: características de sintomas que não são percebidos pelo próprio paciente (intensidade de ronco ou tipos de movimentos ou comportamentos durante o sono).

- Hábitos de vida podem estar relacionados ao distúrbio de sono; exemplos: consumo excessivo de café em razão da sonolência diurna ou como um fator de má higiene do sono; horários de cochilos e preferência de turnos de trabalho podem ser sinais de um distúrbio de ritmo circadiano; tipos de atividades durante o dia e exposição à luz.
- História médica pregressa permite identificar populações de risco para alguns distúrbios do sono; exemplos: acidente vascular cerebral prévio e maior risco de síndrome de apneia-hipopneia obstrutiva do sono; transtorno depressivo e maior risco de insônia; doença renal crônica e maior risco de síndrome de pernas inquietas; doença de Parkinson e maior risco para transtorno comportamental do sono REM.
- Uso de medicações: sedativos ou estimulantes; diuréticos levando a noctúria; betabloqueadores associados a pesadelos.
- História familial: contribuição genética importante para narcolepsia; maior risco síndrome de apneia-hipopneia obstrutiva do sono e parassonias do sono não REM (NREM); forma idiopática de síndrome de pernas inquietas apresenta padrão familial.
- Diferenciar sonolência diurna e fadiga pode ser difícil, mas auxilia no diagnóstico diferencial dos distúrbios do sono. Duas dicas clínicas auxiliam neste momento: questionar se há necessidade de cochilo ou apenas repouso para se sentir bem; questionar se atividade física agrava (fadiga) ou melhora os sintomas (sonolência).
- O Quadro 66.2 demonstra algumas queixas que devem ser exploradas no questionamento dirigido durante a entrevista clínica.

EXAME FÍSICO

- Exame clínico geral: hipertensão arterial e índice de massa corporal elevado podem estar associados a síndrome de apneia-hipopneia obstrutiva do sono; sibilos na ausculta pulmonar associados com ataques de asma noturnos.

Quadro 66.2. Questionamento dirigido

- Hábitos de sono: horário de dormir e acordar na semana e no fim de semana; tempo até iniciar o sono; tempo na cama após despertar; cochilos; despertares noturnos
- Sintomas matutinos: boca seca; sono não reparador; cefaleia matinal; congestão nasal; odinofagia
- Funcionamento diurno: sonolência; cochilos inesperados; dificuldade de memória ou concentração; fadiga; irritabilidade
- Observação do parceiro de cama: intensidade do ronco; apneias presenciadas; despertares; alteração comportamental
- Movimentos relacionados ao sono: sintomas de síndrome das pernas inquietas; câimbras; mioclonias; movimentos periódicos de membros
- Sintomas de narcolepsia: cataplexia; alucinações; paralisia do sono; comportamentos automáticos
- Sonhos: sonhos épicos ou pesadelos: frequência e conteúdo

» Exame neurológico: síndrome parkinsoniana aumenta o risco para transtorno comportamental do sono REM; sinais de miopatia ou doença do neurônio motor aumentam a suspeita para distúrbios respiratórios do sono; prejuízo em atenção pode estar relacionado a má qualidade ou privação de sono; hipoestesia distal (polineuropatia) pode estar relacionada ao surgimento de sintomas de síndromes de pernas inquietas.

» Exame direcionado:

- Circunferência cervical: risco de síndrome de apneia-hipopneia obstrutiva do sono em sexo feminino > 38 cm; masculino > 43 cm.
- Circunferência abdominal: risco de síndrome de apneia-hipopneia obstrutiva do sono em sexo feminino > 88 cm; masculino > 102 cm.
- Cavidade oral e orofaringe: marcação dos dentes na borda da língua (micrognatia), edema de orofaringe posterior (trauma vibratório de roncos), desgastes do esmalte dos dentes (bruxismo); glossite (ferropenia associada ao desenvolvimento de síndrome de pernas inquietas).
- Escala de Mallampati modificada: risco de síndrome de apneia-hipopneia obstrutiva do sono.

- Observação para a presença de alterações craniofaciais (hipoplasia maxilar, micrognatia, retrognatia, má oclusão dentária).
- Tamanho das tonsilas faríngeas (classificação de Brodsky).

INVESTIGAÇÃO COMPLEMENTAR

» Diário de sono:

- Registro em dias sequenciais dos horários de se deitar, de início e término do sono, assim como de se levantar da cama e cochilos, quando houver.
- Útil no diagnóstico e acompanhamento de pacientes com insônia, principalmente quando em realização de terapia cognitivo-comportamental.
- Permite o estudo do ritmo circadiano e seus distúrbios.

» Exames laboratoriais:

- Função tireoidiana: hipotireoidismo pode levar a maior sonolência diurna, enquanto hipertireoidismo pode ser responsável por agitação e insônia.
- Função renal: desenvolvimento e exacerbação de síndrome de pernas inquietas; sonolência diurna em urêmicos.
- Função hepática: sonolência diurna em insuficiência hepática grave.
- Ferro e ferritina: desenvolvimento da síndrome de pernas inquietas.
- Vitamina B12 e ácido fólico: piora da síndrome de pernas inquietas.
- Hemograma completo: anemia pode levar a fadiga e sonolência diurna.

» Polissonografia:

- Imprescindível para diagnóstico e gravidade de síndrome de apneia-hipopneia obstrutiva do sono.
- Geralmente dispensável para insônia, exceto se sintomas associados ou alguns casos de insônia de manutenção.

- Modalidades:
  - Nível 1: exame padrão, acompanhado por técnico (realizado em laboratório de sono). Canais múltiplos de eletroencefalograma, oculograma, eletrocardiograma, eletromiograma de mento e membros inferiores (em casos específicos também de membros superiores), sensores para detecção de ronco, posição corporal, detecção de eventos respiratórios, movimento torácico e abdominal.
  - Nível 2: mesmos parâmetros do nível 1, porém o exame não é assistido por técnico especializado (pode ser realizado em domicílio).
  - Nível 3: mínimo quatro canais, incluindo ventilação (pelo menos dois canais para movimentos respiratórios ou movimento respiratório e fluxo aéreo oronasal), eletrocardiograma (ou frequência cardíaca) e satuação arterial de oxigênio. Pode ser utilizado para diagnóstico de síndrome de apneia-hipopneia obstrutiva do sono diante de grande suspeita clínica e sem grandes comorbidades.
  - Nível 4: oxímetro simples, associado ou não ao registro de frequência cardíaca. Evidência insuficiente para uso clínico para diagnóstico de síndrome de apneia-hipopneia obstrutiva do sono.
- Exames específicos:
  - Polissonografia com vídeo: essencial para avaliação de movimentos anormais durante o sono ou alterações comportamentais. Deve ser solicitada na investigação de parassonias REM ou NREM e epilepsia noturna.
  - Polissonografia para titulação de aparelho de pressão positiva: realizada em laboratório com polissonografia nível 1, para ajuste de pressão de aparelhos de pressão positiva no tratamento de síndrome de apneia-hipopneia obstrutiva do sono, apneia central, hipoventilação durante o sono, hipoxemia durante o sono.

- Teste de múltiplas latências do sono: exame realizado durante o dia, após uma polissonografia noturna. Após 4 a 5 oportunidades de 20 minutos para o sono durante o dia, é definida a média das latências em cada ocasião. Essencial para o diagnóstico de narcolepsia tipos 1 e 2.

» Actigrafia: monitoração da movimentação corporal por acelerômetro. Útil para diagnóstico e acompanhamento de pacientes com insônia e distúrbios do ritmo circadiano.

» Neuroimagem cerebral: deve ser solicitada tomografia computadorizada de crânio ou ressonância magnética encefálica em algumas situações específicas em medicina do sono, como: suspeita de epilepsia noturna, diagnóstico de apneia central, diagnóstico de parassonias do REM, sonolência diurna com suspeita de lesão estrutural, suspeita de narcolepsia secundária.

» Líquor: dosagem de hipocretina-1 pode ser útil na dúvida diagnóstica de narcolepsia tipo 1.

Leituras recomendadas

Abrahamyan L, Sahakyan Y, Chung S, Pechlivanoglou P, Bielecki J, Carcone SM, et al. Diagnostic accuracy of level IV portable sleep monitors versus polysomnography for obstructive sleep apnea: a systematic review and meta-analysis. Sleep Breath. 2018 [ahead of print].

American Academy of Sleep Medicine. International Classification of Sleep Disorders. 3. ed. Darien: American Academy of Sleep Medicine; 2014.

Sadeh A. The role and validity of actigraphy in sleep medicine: an update. Sleep Med Rev. 2011;15(4):259-67.

Santos-Silva R, Bittencourt LRA, Pires ML, de Mello MT, Taddei JA, Benedito-Silva AA, et al. Increasing trends of sleep complaints in the city of São Paulo, Brazil. Sleep Med. 2010;11(6):520-4.

Silber MH. Diagnostic approach and investigation in sleep medicine. Continnum (Minnap Minn). 2017;23(4):973-88.

Capítulo 67

Síndrome da apneia obstrutiva do sono

Lucila Bizari Fernandes do Prado
Luciane Bizari Coin de Carvalho
Gilmar Fernandes do Prado

INTRODUÇÃO

- A síndrome da apneia obstrutiva do sono (SAOS) no adulto é uma doença crônica, progressiva e incapacitante, de alta prevalência, com alta mortalidade e com morbidade cardiovascular.
- A SAOS é caracterizada pela ocorrência de eventos cíclicos e prolongados de obstrução da via aérea superior (VAS) e a dessaturação de oxiemoglobina, seguida por microdespertares e restauração da patência da via aérea.

EPIDEMIOLOGIA

- SAOS ocorre em 9% em adultos acima de 50 anos.
- Ocorre em 4% das mulheres após a menopausa.
- Os picos de incidência são:
  - 45 a 64 anos em homens obesos.
  - 60 a 69 anos em mulheres após a menopausa.
- O sexo masculino é mais afetado por diferenças anatômicas da VAS, perfil hormonal e distribuição adiposa central.
- O Quadro 67.1 aponta os principais fatores predisponentes para SAOS no adulto.

Quadro 67.1. Fatores predisponentes para síndrome de apneia obstrutiva do sono no adulto
• Idade média acima de 60 anos • Sexo masculino e mulheres na menopausa • Hipotireoidismo • Obesidade • Alterações anatômicas craniofaciais (síndromes genéticas, micrognatia, retrognatia) • Alterações faríngeas neuromusculares

FISIOPATOLOGIA

» A disfunção principal dos pacientes com SAOS é a instabilidade da VAS, que leva ao colapso exclusivamente durante o sono e ocorre pela aposição da língua, paredes laterais da orofaringe, hipofaringe e palato mole.

» Uma vez ocorrido o colapso da VAS e a ausência de fluxo aéreo, o músculo diafragmático não interrompe sua movimentação e o indivíduo mantém os esforços toracoabdominais progressivamente até gerar a hipoxemia.

» A pressão negativa intratorácica gerada pelo esforço respiratório estimula mecanorreceptores na parede torácica e na VAS e conduz ao despertar.

» O Quadro 67.2 demonstra as alterações fisiológicas decorrentes da apneia e suas consequências clínicas.

Quadro 67.2. Repercussões da apneia obstrutiva do sono no adulto
Alterações fisiológicas decorrentes da apneia
Hipóxia crônica intermitente
Hipercapnia
Ativação do sistema nervoso simpático
Desregulação do sistema nervoso autonômico
Aumento da pressão torácica negativa
Fragmentação do sono
Aumento dos microdespertares
Redução do tempo total de sono
Fragmentação do sono REM (*rapid eye movement*)

(continua)

Quadro 67.2. Repercussões da apneia obstrutiva do sono no adulto *(continuação)*
Consequências das alterações fisiológicas decorrentes da apneia • Processo inflamatório • Estresse oxidativo • Oxidação de proteínas e lipídeos • Aumento da adiposidade • Prejuízo na função diastólica • Disfunção cardíaca • Aumento do fator peptídico natriurético • Vasoconstrição sistêmica e pulmonar • Disfunção metabólica • Aumento da resistência à insulina • Hipercoagulabilidade • Disfunção endotelial • Disfunção autonômica • Sonolência excessiva diurna
Repercussões clínicas (complicações) dessas alterações fisiológicas da apneia • Aumento do risco cardíaco • Hipertensão arterial sistêmica • Hipertensão pulmonar • Noctúria • Alterações cardíacas (doença coronariana, insuficiência cardíaca, arritmias) • Aterosclerose • Acidente vascular cerebral • Resistência à insulina e/ou intolerância à glicose • Obesidade • Prejuízo cognitivo, motor e na atenção • Prejuízo à memória • Alteração de humor • Morte súbita do adulto • Aumento de morbidade e mortalidade • Acidentes veiculares

■ ASPECTOS CLÍNICOS

» O Quadro 67.3 lista os principais sintomas e sinais ao exame físico dos pacientes adultos com SAOS.

Quadro 67.3. Sinais e sintomas dos pacientes com síndrome de apneia obstrutiva do sono

Sintomas diurnos	Exame físico
• Sonolência excessiva diurna • Sonolência ao dirigir • Fadiga • Prejuízo de concentração e memória • Irritabilidade, depressão • Perda de libido • Cefaleia matinal **Sintomas noturnos** • Despertares noturnos • Sono não reparador • Noctúria • Boca seca • Sudorese noturna • Ronco • *Gasping* • Apneia testemunhada • Refluxo gastroesofágico noturno.	• Índice de massa corporal maior de 30 kg/m^2 • Circunferência cervical maior que 43 cm em homens e 40,6 cm em mulheres • Obstrução nasal (hipertrofia de cornetos, desvio de septo, pólipos) • Valva nasal incompetente • Retrognatia ou micrognatia • Macroglossia • Cavidade oral pequena (dentes sobrepostos) • Palato mole alongado • Palato ogival ou palato duro estreito • Úvula longa e flácida • Má oclusão ou *overjet* • Hipertrofia tonsilar • Estreitamento peritonsilar lateral

■ DIAGNÓSTICO

» O Quadro 67.4 apresenta os critérios diagnósticos de SAOS de acordo com a American Academy of Sleep Medicine.

» Exames de fibronasofaringoscopia e de imagem (cefalometria) podem complementar o diagnóstico de SAOS no adulto.

Quadro 67.4. Critérios de síndrome da apneia obstrutiva do sono de acordo com a American Academy of Sleep Medicine
Presença dos critérios A e B ou somente o C: A. Um ou mais dos seguintes devem estar presentes: • Sonolência excessiva, sono não reparador, fadiga ou insônia • Acordar com falta de ar e sufocamento (do inglês, *gasping*). • Observador ou companheiro(a) de cama relata ronco, interrupção respiratória ou ambos durante o sono • Diagnóstico de hipertensão, doença coronariana, acidente vascular cerebral, falência cardíaca, fibrilação arterial, diabete melito tipo 2, distúrbio de humor, alteração cognitiva E B. Polissonografia em laboratório ou domiciliar demonstrando 5 ou mais eventos respiratórios obstrutivos (apneias, hipopneias ou esforço respiratório relacionado ao despertar) por hora de sono (polissonografia) ou por hora de monitoração (domiciliar) OU C. Polissonografia em laboratório ou domiciliar demonstrando 15 ou mais eventos respiratórios obstrutivos (apneias, hipopneias ou esforço respiratório relacionado ao despertar) por hora de sono (polissonografia) ou por hora de monitoração (domiciliar)

TRATAMENTO CLÍNICO

» O tratamento clínico envolve medidas comportamentais, uso de aparelho intraoral, uso de aparelho de pressão aérea positiva e farmacoterapia.

» O Quadro 67.5 lista tais modalidades de tratamento clínico.

Quadro 67.5. Tratamento clínico da síndrome de apneia obstrutiva do sono no adulto	
Medidas comportamentais	Perda de peso, evitar sedativos como benzodiazepínicos e álcool, tratamento de doenças associadas, evitar o decúbito dorsal durante o sono, medidas gerais de higiene do sono

(continua)

Quadro 67.5. Tratamento clínico da síndrome de apneia obstrutiva do sono no adulto *(continuação)*	
Aparelho intraoral	Realizado por dentista com treinamento em distúrbios respiratórios do sono. Atua reposicionando a mandíbula e aumentando o espaço faríngeo posterior
Aparelho de pressão aérea positiva (APAP)	Representado pelo CPAP (pressão contínua), é o tratamento de referência em qualquer grau de gravidade. A titulação da pressão aérea necessária ao seu tratamento se faz necessária e o uso da máscara (interface) adequada é essencial para a aderência ao tratamento
Farmacoterapia	Drogas que atuam na estimulação ventilatória ou supressão do sono REM: • Fluoxetina e paroxetina • Mirtazapina • Protriptilina, clonidina • Metilxantinas (teofilina, aminofilina) • Naloxona, doxapram, nicotina • Promotores de vigília (modafinil) • Corticosteroides tópicos e descongestionantes • Trazodona • Donepezila
Terapias em conjunto e/ou alternativas	Reabilitação miofuncional, acupuntura, suplementação de oxigênio, estimulação nervosa

TRATAMENTO CIRÚRGICO

» As modalidades de tratamento cirúrgico da SAOS encontram-se resumida no Quadro 67.6.

Quadro 67.6. Tratamento cirúrgico da síndrome de apneia obstrutiva do sono no adulto	
Cirurgias craniofaciais	Avanço do músculo genioglosso Avanço maxilomandibular

(continua)

Quadro 67.6. Tratamento cirúrgico da síndrome de apneia obstrutiva do sono no adulto *(continuação)*	
Cirurgias nasais	Septoplastia, turbinectomia e cauterização linear ou radiofrequência de conchas nasais inferiores. A permeabilização das fossas nasais isoladamente ainda não mostrou efetivo tratamento. Facilita a adesão ao CPAP e ao aparelho intraoral e permite um conforto respiratório
Cirurgias faríngeas	Uvulopalatofaringoplastia e suas variações: foi o primeiro procedimento cirúrgico descrito com o intuito de tratar pacientes com ronco. Preconiza-se o uso de técnicas mais conservadoras, procurando trabalhar principalmente a parede lateral da orofaringe, poupando a região do palato mole e da úvula, na tentativa de minimizar complicações Radiofrequência para redução volumétrica (palato mole e base de língua) Glossectomias
Traqueostomia	Tratamento cirúrgico com 100% de eficácia Sua indicação é reservada a pacientes com SAOS grave que não se adaptem aos aparelhos de pressão aérea positiva e que possuam contraindicação cirúrgica
Cirurgia para perda de peso	Bariátrica e outras

SAOS: síndrome da apneia obstrutiva do sono; CPAP: *continuous positive airway pressure*.

■ PROGNÓSTICO

» A progressão natural da doença é tornar-se mais grave ao longo dos anos, aumentadas a quantidade e a frequência das apneias, o que pode ser explicado pelo fato de a musculatura da região tornar-se cada vez mais flácida, tanto com o passar da idade como pela vibração provocada pelo ronco.

» O prognóstico piora depois do aparecimento das comorbidades consequentes aos eventos obstrutivos, como hipertensão arterial, doença isquêmica cardíaca e acidente vascular cerebral.

» Apesar de a fadiga e a sonolência diurna acabarem desencorajando o paciente quanto à prática de exercícios, eles devem ser estimulados por serem uma forma simples, saudável, segura e barata, que auxilia na melhora do sono de uma forma geral e na manutenção de um peso corpóreo adequado.

Leituras recomendadas

American Academy of Sleep Medicine. International Classification of Sleep Disorders. 3. ed. Darien, IL: American Academy of Sleep Medicine; 2014.

Boudewyns A, Punjabi N, Van de Heyning PH, De Backer WA, O'Donnell CP, Schneider H, et al. Abbreviated method for assessing upper airway function in obstructive sleep apnea. Chest. 2000;118:1031-41.

Foldvary-Schaefer NR, Waters TE. Sleep-disordered breathing. Continuum (Minneap Minn). 2017;23:1093-116.

Haddad F, Bittencourt L. Recomendações para o diagnóstico e tratamento da SAOS no adulto. São Paulo: Estação Brasil; 2013.

Veasey SC, Guilleminault C, Strohl KP, Sanders MH, Ballard RD, Magalang UJ. et al. Medical therapy for obstructive sleep apnea: a review by the medical therapy for obstructive sleep apnea task force of the standards of practice committee of the American Academy of Sleep Medicine. Sleep. 2006;29:1036-44.

Capítulo 68

Insônia

Lúcio Huebra Pimentel Filho
Lucila Bizari Fernandes do Prado
Luciane Bizari Coin de Carvalho
Gilmar Fernandes do Prado

CONCEITO

- Persistente dificuldade em iniciar, manter, consolidar o sono ou percepção de má qualidade do sono.
- Associada a sintomas diurnos.
- Deve haver circunstâncias e oportunidades adequadas para dormir.
- Distúrbio de sono específico ou sintoma relacionado a outras doenças.

EPIDEMIOLOGIA

- Prevalência de insônia crônica na população adulta varia de 9 a 15%, sendo 28% com insônia grave e 10% com o uso de medicação prescrita.
- O Quadro 68.1 lista os principais fatores de risco para insônia.

CLASSIFICAÇÕES

- Os Quadros 68.2 a 68.5 demonstram, respectivamente, a classificação diagnóstica, sintomática, baseada na gravidade e fisiopatológica de insônia.

Quadro 68.1. Fatores de risco para insônia
• Idade (mais comum em idosos) • Sexo (feminino 4:3) • Comorbidades médicas (dor crônica, fibromialgia, doença do refluxo gastresofágico, asma, insuficiência cardíaca etc.) • Comorbidades psiquiátricas (transtorno de ansiedade, transtorno depressivo, transtorno afetivo bipolar etc.) • Uso de substâncias psicoativas (estimulantes, álcool, café, drogas ilícitas etc.) • Regime de trabalho (desemprego) • Baixo *status* socioeconômico

Quadro 68.2. Classificação diagnóstica da *International Classification of Sleep Disorders-3*	
Transtorno de insônia de curto prazo (insônia aguda ou de ajustamento)	• Duração dos sintomas menor do que 3 meses • Geralmente associada a fator precipitante bem definido • Ansiedade ou sintomas depressivos predispõem à insônia diante de fatores estressores • Se não houver remissão dos sintomas, pode evoluir para transtorno de insônia crônica
Transtorno de insônia crônica	**Deve preencher todos os critérios a seguir:** a) Dificuldade em iniciar o sono, manter o sono, despertar precoce, resistência em ir para cama em um horário adequado, dificuldade de dormir sem os pais ou intervenção do cuidador b) Um dos sintomas relacionados com a dificuldade de sono: fadiga ou mal-estar; prejuízo de atenção, concentração ou memória; impacto social, familiar, ocupacional ou acadêmico; irritabilidade ou distúrbios do humor; sonolência diurna; problemas comportamentais; redução da motivação e iniciativa; maior propensão a erros e acidentes; preocupação ou insatisfação com o sono c) Não explicadas por oportunidade ou circunstâncias inadequadas para o sono d) Distúrbio do sono por no mínimo 3 vezes por semana e) Sintomas por no mínimo 3 meses f) Não é mais bem explicada por outro distúrbio do sono

Quadro 68.3. Classificação sintomática de insônia da *International Classification of Sleep Disorders-3*	
Insônia inicial	• Dificuldade para iniciar o sono (geralmente mais que 20 minutos) • Alguns diagnósticos específicos devem ser pensados nesse tipo de queixa, como: – Insônia associada a transtorno de ansiedade – Insônia associada à síndrome das pernas inquietas – Insônia psicofisiológica – Insônia decorrente da má higiene do sono – Insônia associada à doença do refluxo gastresofágico – Diferencial: atraso de fase do sono
Insônia de manutenção	• Vários despertares durante a noite ou dificuldade para reiniciar o sono após um despertar • Tipo de insônia que em certas situações deve ser avaliada com polissonografia, como: – Bruxismo – Síndrome da apneia obstrutiva do sono – Insônia psicofisiológica – Movimentos periódicos dos membros – Transtorno de pesadelos
Despertar precoce	• Despertar antes do momento desejado (mais que 30 minutos antes) • Associa-se às seguintes condições: – Transtorno depressivo – Insônia psicofisiológica – Diferencial: avanço da fase de sono

Quadro 68.4. Classificação por gravidade de insônia da *International Classification of Sleep Disorders-3*	
Insônia leve	Pequeno impacto sobre as atividades diurnas, com irritabilidade, ansiedade ou fadiga
Insônia moderada	Sensível alteração de humor, cansaço e prejuízo das atividades diurnas
Insônia grave	Alterações de humor (irritado, inquieto, ansioso), cansaço ou fadiga intensa, baixo desempenho das atividades diárias, declínio cognitivo e problemas emocionais

Quadro 68.5. Classificação fisiopatológica de insônia da *International Classification of Sleep Disorders-3*	
Insônia psicofisiológica	• Dificuldade em iniciar e manter o sono • Indícios de associações sono-privativas aprendidas (como não conseguir dormir em casa, mas dormir em outros lugares) • Despertar condicionado ao leito (estar com sono, mas despertar completamente ao se deitar). • Insônia como resposta a determinadas situações de estresse
Insônia paradoxal	• Má percepção do sono • Dificuldade em perceber que dormiu • Sem correlação objetiva com estudos polissonográficos, diário de sono ou actigrafia • Ocorre em menos 5% do total de pacientes que apresentam insônia
Insônia idiopática	• Início precoce • Evolução persistente e sem remissão • Difícil tratamento • Provável anormalidade no controle neurológico do ciclo vigília-sono • Rara: menos de 1% da população
Insônia decorrente da má higiene do sono	• Relacionada aos maus hábitos de sono • Comportamentos incompatíveis com ambiente ou horário de sono: – Cochilos durante o dia – Exercícios físicos à noite – Horário irregular para dormir e acordar – Ingestão de produtos estimulantes antes do horário de dormir – Local de sono inadequado – Atividades mentais de grande concentração antes de dormir – Assistir televisão e usar celular no momento de dormir

(continua)

Quadro 68.5. Classificação fisiopatológica de insônia da *International Classification of Sleep Disorders-3* (continuação)	
Insônia comportamental da infância	• Tipo: má associação para início do sono – Dificuldade para início do sono – Dependência de estímulos ou situações específicas para início do sono (presença dos pais, chupeta, pelúcia, ambiente claro) • Tipo: ausência de limites – Recusa ao horário de dormir – Dificuldade dos pais para impor horários e condições • Misto: combina características de ambos os tipos
Insônia decorrente do uso de drogas ou substâncias	• Cafeína • Álcool • Nicotina • Estimulantes (modafinil, metilfenidato) • Drogas ilícitas • Antidepressivos não sedativos
Insônia decorrente de condições médicas	• Secundária a outras doenças que cursam com dor, desconforto ou outros distúrbios do sono, como: – Síndrome da apneia obstrutiva do sono – Síndrome das pernas inquietas – Fibromialgia – Hipertiroidismo – Climatério – Doença do refluxo gastresofágico
Insônia por condições psiquiátricas	• Depressão: geralmente despertar precoce ou má qualidade de sono • Ansiedade: causa mais comum de insônia inicial

DIAGNÓSTICO

» O diagnóstico das insônias é eminentemente clínico.

» Polissonografia só deve ser feita quando há suspeita de outros distúrbios do sono associados.

» Diário de sono, actigrafia e questionários para depressão e ansiedade ajudam no diagnóstico.

» O Quadro 68.6 aponta os principais diagnósticos diferenciais de insônia.

Quadro 68.6. Diagnósticos diferenciais de insônia

- Privação de sono: o indivíduo permanece acordado propositalmente
- Atraso de fase: o indivíduo dorme e acorda mais tarde que a média populacional
- Avanço de fase: o indivíduo dorme e acorda mais cedo que a média populacional
- Sono curto: tempo total de sono reduzido, mas sem sintomas diurnos
- Tempo excessivo na cama: aumento do tempo na cama sem dificuldade para iniciar o sono ou despertar precoce

TRATAMENTO

» Sempre multifatorial.

» Terapia cognitivo-comportamental recomendada para todos.

» Medicações em casos selecionados, por período menor que 6 semanas.

» Tratar concomitantemente comorbidades médicas e psiquiátricas.

» O tratamento farmacológico é validado apenas para insônia de curto período e associado à terapia cognitivo-comportamental (Quadros 68.7 a 68.12).

» O tratamento medicamentoso de longo prazo deve ser decidido avaliando-se caso a caso.

» Escolha deve ser orientada de acordo com a dificuldade apresentada (inicial, manutenção ou despertar precoce), perfil do paciente, farmacologia da medicação (tempo de início de efeito e meia-vida).

Quadro 68.7. Terapia cognitivo-comportamental para insônia

- Controle de estímulos: reforçar estímulos que associem a cama com período de dormir
- Relaxamento
- Restrição de sono: aumentar eficiência do sono
- Restruturação cognitiva
- Intenção paradoxal: recomendação de tentar permanecer acordado, diminuindo ansiedade antecipatória em relação ao sono

Quadro 68.8. Tratamento com benzodiazepínicos para insônia

Medicamento	Início de ação (minutos)	Meia-vida (média em horas)	Dose hipnótica (em mg)	Comentários referentes a todos
Alprazolam*	30-60	12 ± 2	0,5-2	• Aumenta eficiência do sono • Aumenta tempo total de sono • Reduz latência de sono • Aumenta fuso de sono • Reduz complexos K • Reduz sono de ondas lentas • Reduz despertares
Clonazepam*	20-60	23 ± 5	1-3	
Diazepam*	30-60	43 ± 13	5-10	
Estazolam*#	15-30	10-24	1-2	
Flunitrazepam*	45	11-20	0,5-1,5	
Flurazepam*#	15-20	74 ± 24	15-30	
Lorazepam*	30-60	14 ± 5	2-4	
Nitrazepam*	20-40	25-35	2,5-10	
Midazolam*	10-20	1,9 ± 0,6	7,5-15	
Oxazepam	30-60	8 ± 2,4	15-30	
Triazolam*#	15-30	2,9 ± 1,0	0,125-0,5	

* Disponíveis no Brasil. # Aprovados pelo FDA para tratamento de curto prazo de insônia.

Quadro 68.9. Tratamento com agonistas GABA não benzodiazepínicos para insônia

Medicamento	Início de ação (minutos)	Meia-vida (média em horas)	Dose hipnótica (em mg)	Comentários referentes a todos
Zaleplon#	15-30	1	5-10	• Menor alteração na arquitetura do sono • Menor risco de insônia de rebote, tolerância e dependência em relação aos benzodiazepínicos
Zolpidem*#	20-30	2,4	5-10	
Zopiclona*#	15-30	3,5-6,5	3,75-7,5	

* Disponíveis no Brasil. # Aprovados pelo FDA para tratamento de curto prazo de insônia.

Quadro 68.10. Tratamento com antidepressivos para insônia

Medicamento	Classe	Potência do efeito hipnótico	Meia-vida (média em horas)	Dose hipnótica (em mg)	Comentários referentes a todos
Amitriptilina*	Tricíclico	+++	16-30	25-300	• Aumentam o tempo total de sono, reduzem despertares • Aumentam a latência do sono REM e reduzem a quantidade de sono REM • Podem desencadear transtorno comportamental do sono REM e síndrome de pernas inquietas
Clomipramina*	Tricíclico	++	32-70	25-250	
Doxepina*#	Tricíclico	+++	16-30	3-6	
Imipramina*	Tricíclico	++	12-30	25-300	
Mirtazapina*	Tetracíclico	++++	16-30	7,5-45	
Trazodona*	Atípico	+++	6	50-600	

* Disponíveis no Brasil. # Aprovados pela FDA para tratamento por curto prazo de insônia crônica.

Quadro 68.11. Tratamento com melatonina e agonistas melatoninérgicos para insônia

Medicamento	Classe	Início de ação (minutos)	Meia-vida (média em horas)	Dose hipnótica (em mg)	Comentários
Melatonina*#	Melatonina	60-120	2-3	3-6	Reduz latência do sono, ajuste de fase. Meia-vida curta, melhor efeito sobre insônia inicial
Ramelteon*#	Agonista receptor de melatonina	30	2,4	8	Reduz latência do sono. Meia-vida curta, melhor efeito sobre insônia inicial
Agomelatina*	Antidepressivo agonista receptor de melatonina	90	2-2,4	25-50	Reduz latência do sono, ajuste de fase, efeito antidepressivo

* Liberados pela Anvisa para comercialização no Brasil. # Aprovados pelo FDA para tratamento em curto prazo de insônia crônica.

Quadro 68.12. Tratamento com outros agentes hipnóticos para insônia

Medicamento	Classe	Início de ação (minutos)	Meia-vida (média em horas)	Dose hipnótica (em mg)	Comentários
Suvorexante#	Antagonista receptor de hipocretina	30	12	5-20	Contraindicado para narcolépticos
Valeriana*	Valepotriato	30-120	--	250-500	Reduz latência do sono e N1, aumenta N3
Difenidramina*	Anti-histamínico	60-120	9	25-50	Reduz latência do sono
Hidroxizina*	Anti-histamínico	60-120	20	25-100	Reduz latência do sono
Quetiapina*	Antipsicótico	15-30	7	25-200	Reduz REM e N1
Olanzapina*	Antipsicótico	15-30	30	2,5-20	Aumenta N3
Pregabalina	Alfa-delta ligantes	90	6	75-150	Bom efeito quando há síndrome das pernas inquietas ou dor crônica
Gabapentina	Alfa-delta ligantes	120	7	300-900	Bom efeito quando há síndrome das pernas inquietas ou dor crônica

* Medicamentos disponíveis no Brasil. # Aprovados pelo FDA para tratamento em curto prazo para tratamento de insônia crônica.

Leituras recomendadas

American Academy of Sleep Medicine. International Classification of Sleep Disorders. 3. ed. Darien: American Academy of Sleep Medicine; 2014.

Avidan AY, Neubauer DN. Chronic insomnia disorder. Continuum (Minneap Minn). 2017;23(4):1064-92.

Mitchell MD, Gehrman P, Perlis M, Umscheid CA. Comparative effectiveness of cognitive behavioral therapy for insomnia: a systematic review. BMC Farm Pract. 2012;13:40.

Pinto Jr LR, Alves RC, Caixeta E, Fontenelle JA, Bacellar A, Poyares D, et al. New guidelines for diagnosis and treatment of insomnia. Arq Neuropsiquiatr. 2010;68(4):666-75.

Sateia MJ, Buysse DJ, Krystal AD, Neubauer DN, Heald JL. Clinical Practice Guideline for the Pharmacologic Treatment of Chronic Insomnia in Adults: An American Academy of Sleep Medicine Clinical Practice Guideline. J Clin Sleep Med. 2017;13(2):307-80.

Capítulo 69

Parassonias

Lúcio Huebra Pimentel Filho
Gilmar Fernandes do Prado

CONCEITO

- Eventos físicos ou experiências indesejáveis que ocorrem no início do sono, durante o sono ou no momento do despertar.
- Movimentos complexos, comportamentos, emoções, percepções, sonhos ou atividade do sistema nervoso autônomo.
- Ruptura entre barreiras dos estágios do sono e vigília: dissociação dos estados e parassonias.
- Podem ser divididas em parassonias do sono REM (do inglês *rapid eye movement*) ou parassonias do sono não REM (NREM).

CLASSIFICAÇÃO

Parassonias do despertar (parassonias do sono NREM)

- Dissociação entre componentes do sono NREM e o estado de vigília.
- Despertar parcial (durante sono de ondas lentas N3).
- Funções cognitivas superiores estão prejudicadas ou ausentes.
- Capacidade motora preservada.
- Não associada com doenças neurodegenerativas.

Parassonias do sono REM

- Dissociação entre componentes do sono REM: sobrepõe à vigília ou ao sono NREM.
- Persistência da atonia do sono REM na vigília: paralisia do sono e cataplexia.
- Persistência do conteúdo onírico do sono REM: alucinações hipnagógicas e hipnopômpicas.
- Perda da atonia do sono REM: transtorno comportamental do sono REM.
- Pode estar relacionada a doenças neurodegenerativas.
- O Quadro 69.1 lista as principais diferenças entre as parassonias do despertar (sono NREM) das parassonias do sono REM.

Quadro 69.1. Diferenças gerais entre parassonias do despertar (sono NREM) e parassonias do sono REM

Características	Parassonias NREM	Parassonias REM
Faixa etária predominante	Crianças	Idosos
Predomínio durante a noite	Primeira metade da noite	Segunda metade da noite
Comportamento	Instintivo (grito, choro, alimentação, defesa, sexo)	Vivenciando sonhos, geralmente agressivos
Interação com o meio	Reconhecem o ambiente, podem usar objetos, sair da cama, mudar de quarto, abrir portas e janelas	Movimentos finalísticos (simulam ações), porém com precária interação com o meio. Geralmente não saem da cama e não fazem uso adequado de objetos
Olhos	Abertos, olhar vago	Fechados
Alimentação	Pode ocorrer (transtorno alimentar associado ao sono)	Pode simular alimentação, mas sem de fato ingerir alimentos

(continua)

Quadro 69.1. Diferenças gerais entre parassonias do despertar (sono NREM) e parassonias do sono REM
(continuação)

Características	Parassonias NREM	Parassonias REM
Sonhos	Não se recordam	Geralmente lembram dos sonhos, conteúdo agressivo como luta contra animal ou monstro, fuga, situação de perigo
Fisiopatologia	Geralmente distúrbio funcional, associado com imaturidade do sistema nervoso central	Pode estar associado a lesões neuropatológicas na via de manutenção da atonia do sono REM
Doenças associadas	Nenhuma	Narcolepsia, sinucleinopatias (doença de Parkinson, atrofia de múltiplos sistemas, demência por corpúsculos de Lewy)
Prognóstico	Benigno, muitos dos pacientes apresentam remissão completa com o amadurecimento. Maioria não precisa de tratamento	Transtorno comportamental do sono REM pode anteceder o surgimento de sinucleinopatias. Comportamento agressivo aumenta risco de acidentes graves para paciente e cuidadores, geralmente precisando de tratamento
Tratamento	Benzodiazepínicos (maior consolidação do sono NREM, evitando despertares no sono de ondas lentas)	Benzodiazepínicos (atenua liberação motora secundária à perda de atonia do sono REM); melatonina

PARASSONIAS DO DESPERTAR (SONO NREM)

Despertar confusional

- Confusão mental ou comportamento confuso após despertar parcial em N3.
- Permanece na cama, não perambula e não há aumento da atividade autonômica.
- Início geralmente na primeira infância, por volta de 2 anos de idade.
- Geralmente benigno, não necessitando de tratamento.
- Redução de frequência por volta dos 5 anos de idade.

Sonambulismo

- Geralmente precedido por um despertar confusional.
- Deambulação e outros comportamentos complexos fora da cama.
- Início mais comum na infância com tendência a desaparecimento na puberdade.
- Forma esporádica ou em alta frequência como várias vezes por noite e em diversas noites consecutivas.
- Fase adulta: em contexto de privação de sono ou períodos de estresse.
- Avaliar o risco de acidentes: manipulação de objetos cortantes, uso de escadas e troca de cômodos.

Terror noturno

- Despertares com terror abrupto, tipicamente vocalização de alarme como um grito assustado.
- Sensação de medo com grande descarga autonômica.
- Tendência de piora quando são contidos ou tocados.
- Início em crianças de 4 a 12 anos.
- Tendência a desaparecer espontaneamente na adolescência.

Distúrbio alimentar relacionado ao sono

» Alimentação disfuncional após um despertar.
» Associado a:
  • Consumo de formas ou combinações peculiares de alimentos.
  • Acidentes ou risco potencial de acidentes durante a busca por alimentos.
  • Consequências adversas da alimentação durante o sono.
» Amnésia parcial ou completa.
» Mais prevalente em mulheres (60-83%).
» Média de idade entre 23-39 anos.
» Associado a outro distúrbio primário do sono (sonambulismo) ou uso de medicações sedativas-hipnóticas (particularmente zolpidem).
» Diferencial: síndrome da alimentação noturna. Alimentação excessiva após despertares completos durante a noite com total consciência da ingestão dos alimentos, recordando-se no dia seguinte.
» O Quadro 69.2 resume as diferenças principais entre as parassonias do despertar (NREM).

Quadro 69.2. Diferenças gerais entre as parassonias do despertar (NREM)

Característica	Despertar confusional	Sonambulismo	Terror noturno	Distúrbio alimentar relacionado ao sono
Duração típica	< 1 minuto	1-20 minutos	5-20 minutos	5-20 minutos
Deambulação	-	+	-/+	+
Ativação autonômica	-	-	+	-
Amnésia	+	+	+	-/+

■ DIAGNÓSTICO DAS PARASSONIAS DO DESPERTAR

» Eminentemente clínico.
» Polissonografia (PSG) com vídeo nos casos difíceis, graves, persistentes no adulto.
» PSG: despertares frequentes durante o sono de ondas lentas ou associados a comportamentos anormais.
» O grande diferencial das parassonias do despertar são com as epilepsias noturnas. O Quadro 69.3 lista algumas características que ajudam a distinguí-las.

Quadro 69.3. Diagnóstico diferencial entre parassonias do sono NREM e epilepsias noturnas

Características	Parassonias NREM	Epilepsias noturnas
Tipo de movimento	Propositais, podendo utilizar objetos de forma adequada	Estereotipados e repetitivos
Frequência	Raramente mais do que uma vez na mesma noite	Alta frequência, podendo ocorrer em séries
Horário durante a noite	Início por volta de 60-120 minutos de sono. Predomínio no primeiro terço da noite	Qualquer momento
Duração	Pode durar alguns minutos	Segundos ou poucos minutos. Menor duração
Idade do paciente	Mais limitadas à infância	Durante toda a vida

■ TRATAMENTO DAS PARASSONIAS DO DESPERTAR

» Maioria não precisa de tratamento farmacológico.
» Mudanças comportamentais: evitar privação do sono, ambientes mais calmos, silenciosos e escuros.
» Vigilância em relação à segurança.
» Tratamento farmacológico: parassonias persistentes, refratárias a medidas comportamentais, associadas a comportamentos de risco ou muito frequentes.

» Droga de escolha: clonazepam 0,5 a 2 mg.
» Paroxetina: segunda linha no terror noturno.
» Topiramato: distúrbio alimentar relacionado ao sono.

PARASSONIAS DO SONO REM – DISTÚRBIO COMPORTAMENTAL DO SONO REM

» Vocalização ou comportamentos complexos que sugerem vivência de sonhos.
» Geralmente agressivos e violentos.
» Isomórficos ao conteúdo do sono.
» Olhos permanecem fechados.
» Pouca interação com o ambiente.
» Incomum paciente se levantar da cama e andar pelo quarto.
» Predomina no terço final do período principal do sono.
» Início geralmente após os 50 anos de idade.
» Infância: associada à narcolepsia.
» Predominância no sexo masculino.
» Forma aguda: abstinência de álcool ou sedativos-hipnóticos, uso de antidepressivos, surtos de desmielinização em esclerose múltipla recorrente remitente.
» Forma crônica: sinucleinopatias como doença de Parkinson, atrofia de múltiplos sistemas e demência por corpúsculos de Lewy.
» Precede o diagnóstico da doença degenerativa em cerca de 10 anos.
» Doenças neurológicas associadas: acidente vascular cerebral, síndrome de Guillain-Barré, tumores do ângulo pontocerebelar, ataxia espinocerebelar do tipo 3, encefalopatia mitocondrial, hidrocefalia de pressão normal e autismo.
» *Status dissociatus*: forma mais grave. Encefalopatias autoimunes, *delirium tremens*, IgLON5, enquanto *agrypnia excitata* é característica de síndrome de Morvan e insônia familial fatal.
» PSG: perda transitória frequente ou sustentada da atonia típica do sono REM com excesso de atividade fásica muscular no eletrodo de eletromiografia do mento e membros.

» Tratamento:
  - Transtorno comportamental do sono REM relacionado ao uso ou à retirada de medicações: ajustes relacionados ao uso dessas substâncias podem ser suficientes para remissão completa do quadro.
  - Formas crônicas: clonazepam com resposta de cerca de 90% dos pacientes com baixas doses (0,5-1 mg). Casos refratários podem ser manejados com o uso de melatonina (6-15 mg) ou tentativa de controle com outras medicações, como imipramina, carbamazepina, levodopa, pramipexol, quetiapina e clozapina.

PARASSONIAS DO SONO REM – PARALISIA DO SONO RECORRENTE

» Incapacidade de mover voluntariamente o tronco e os membros, ou mesmo de verbalizar, no início do sono ou logo ao despertar.
» Musculatura respiratória não é afetada.
» Duração: poucos segundos, no máximo alguns minutos.
» Melhora completa espontânea ou após estimulação sensitiva.
» Associada a alucinações (25-75%).
» Prevalência: 15-40% da população geral apresenta pelo menos um episódio ao longo da vida.
» Mais comum em situações de privação do sono ou estresse.
» Início geralmente na adolescência.
» Diagnóstico diferencial: paralisia periódica familial, especialmente hipocalêmica, uma vez que pode acontecer logo ao despertar. Crises atônicas e cataplexia também devem ser descartadas.

PARASSONIAS DO SONO REM – TRANSTORNO DE PESADELOS

» Sonhos disfóricos e vívidos de conteúdo negativo.
» Sonhos levam a despertar com atividade autonômica importante e rapidamente o paciente se torna orientado e alerta.
» Comum em crianças, atinge 2 a 8% da população geral.

- Muito associado a transtorno de estresse pós-traumático (80%).
- Tratamento pode ser realizado com bloqueador alfa-adrenérgico (prazosina) ou antidepressivos serotoninérgicos.

OUTRAS PARASSONIAS

Síndrome da cabeça explodindo

- Sensação súbita de barulho alto ou sensação de explosão na cabeça.
- Transição da vigília-sono ou em um despertar durante a noite.
- Despertar súbito após o evento, com sensação de medo.
- Não há queixa de dor.

Alucinações associadas ao sono

- Alucinações recorrentes logo antes do início do sono (hipnagógicas) ou logo após o despertar (hipnopômpicas).
- Predominantemente visuais, podendo também ser auditivas, táteis ou proprioceptivas.
- Mais comuns na adolescência e no início da fase adulta.
- Muito frequentes em pacientes com narcolepsia.

Enurese noturna

- Micção involuntária durante o sono.
- Mínimo 2 vezes por semana.
- Duração mínima: 3 meses.
- Diagnóstico só é dado em pacientes acima de 5 anos.
- Enurese primária: paciente nunca conseguiu controlar a diurese durante o sono.
- Enurese secundária: paciente passou por período maior de 6 meses sem micção durante o sono.
- 15 a 20% das crianças acima de 5 anos.
- 3 vezes mais comum em meninos.
- Prevalência de 2,1% em adultos (mulheres > homens).

Leituras recomendadas

American Academy of Sleep Medicine. International Classification of Sleep Disorders. 3. ed. Darien: American Academy of Sleep Medicine, 2014.

Högl B, Iranzo A. Rapid eye movement sleep behavior disorder and other rapid eye movement sleep parasomnias. Continuum (Minneap Minn). 2017;23(4):1017-34.

Irfan M, Schenck CH, Howell MJ. Non-rapid eye movement sleep and overlap parasomnias. Continuum (Mineap Minn). 2017;23(4):1035-50.

Kryger MH, Roth T, Dement WC. Principles and practice of sleep medicine. 6. ed. Philadelphia: WB Saunders; 2015.

Vale TC, Pedroso JL, Dutra LA, Azevedo L, Pimentel Filho LH, Prado LBF, et al. Morvan syndrome as a paraneoplastic disorder of a thymoma with anti-CASPR-2 antibodies. Lancet. 2017;389:1367-8.

Índice remissivo

Os números em *itálico* indicam figuras; os números em **negrito** indicam tabelas e quadros.

D

M

O

P

S

V

X

Z